"十二五"职业教育国家规划立项教材

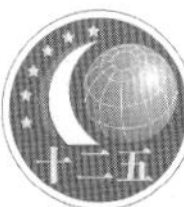

国家卫生和计划生育委员会"十二五"规划教材
全国中等卫生职业教育教材

供助产、护理专业用　　第3版

解剖学基础

主　编　代加平　安月勇

副主编　牟　敏　鲍建瑛　罗　明

编　者（以姓氏笔画为序）

于　宁（山东省莱阳卫生学校，
于庆丰（锦州市卫生学校）
代加平（四川省宜宾卫生学校）
安月勇（山东省莱阳卫生学校）
牟　敏（山东省烟台护士学校）
吴宣忠（山东省临沂卫生学校）
范永红（西安市卫生学校）
罗　明（南昌市卫生学校）
赵文忠（郑州市卫生学校）
胡　哲（包头医学院职业技术学院）
诸清华（承德护理职业学院）
赖　伟（四川省宜宾卫生学校）（兼秘书）
鲍建瑛（上海健康职业技术学院）

人民卫生出版社

图书在版编目(CIP)数据

解剖学基础/代加平,安月勇主编.—3版.—北京:人民卫生出版社,2014

ISBN 978-7-117-19908-7

Ⅰ.①解…　Ⅱ.①代…②安…　Ⅲ.①人体解剖学-中等专业学校-教材　Ⅳ.①R322

中国版本图书馆CIP数据核字(2014)第255512号

人卫社官网　www.pmph.com　出版物查询，在线购书
人卫医学网　www.ipmph.com　医学考试辅导，医学数据库服务，医学教育资源，大众健康资讯

版权所有，侵权必究!

解剖学基础
第3版

主　　编:代加平　安月勇
出版发行:人民卫生出版社(中继线 010-59780011)
地　　址:北京市朝阳区潘家园南里19号
邮　　编:100021
E - mail:pmph @ pmph.com
购书热线:010-59787592　010-59787584　010-65264830
印　　刷:北京盛通印刷股份有限公司
经　　销:新华书店
开　　本:787×1092　1/16　　印张:19
字　　数:474千字
版　　次:2001年8月第1版　　2015年2月第3版
　　　　2015年2月第3版第1次印刷(总第23次印刷)
标准书号:ISBN 978-7-117-19908-7/R·19909
定　　价:46.00元
打击盗版举报电话:010-59787491　E-mail:WQ @ pmph.com
(凡属印装质量问题请与本社市场营销中心联系退换)

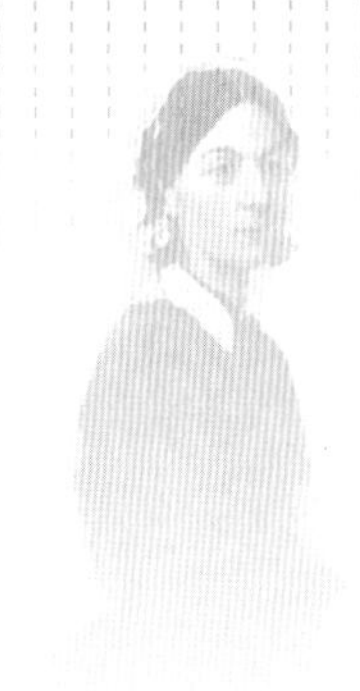

出版说明

为全面贯彻党的十八大和十八届三中、四中全会精神，依据《国务院关于加快发展现代职业教育的决定》要求，更好地服务于现代卫生职业教育快速发展的需要，适应卫生事业改革发展对医药卫生职业人才的需求，贯彻《医药卫生中长期人才发展规划（2011—2020年）》《现代职业教育体系建设规划（2014—2020年）》文件精神，人民卫生出版社在教育部、国家卫生和计划生育委员会的领导和支持下，按照教育部颁布的《中等职业学校专业教学标准（试行）》医药卫生类（第一辑）（简称《标准》），由全国卫生职业教育教学指导委员会（简称卫生行指委）直接指导，经过广泛的调研论证，启动了全国中等卫生职业教育第三轮规划教材修订工作。

本轮规划教材修订的原则：①明确人才培养目标。按照《标准》要求，本轮规划教材坚持立德树人，培养职业素养与专业知识、专业技能并重，德智体美全面发展的技能型卫生专门人才。②强化教材体系建设。紧扣《标准》，各专业设置公共基础课（含公共选修课）、专业技能课（含专业核心课、专业方向课、专业选修课）；同时，结合专业岗位与执业资格考试需要，充实完善课程与教材体系，使之更加符合现代职业教育体系发展的需要。在此基础上，组织制订了各专业课程教学大纲并附于教材中，方便教学参考。③贯彻现代职教理念。体现"以就业为导向，以能力为本位，以发展技能为核心"的职教理念。理论知识强调"必需、够用"；突出技能培养，提倡"做中学、学中做"的理实一体化思想，在教材中编入实训（实践）指导。④重视传统融合创新。人民卫生出版社医药卫生规划教材经过长时间的实践与积累，其中的优良传统在本轮修订中得到了很好的传承。在广泛调研的基础上，修订教材与新编教材在整体上实现了高度融合与衔接。在教材编写中，产教融合、校企合作理念得到了充分贯彻。⑤突出行业规划特性。本轮修订紧紧依靠卫生行指委，充分发挥行业机构与专家对教材的宏观规划与评审把关作用，体现了国家规划教材一贯的标准性、权威性、规范性。⑥提升服务教学能力。本轮教材修订，在主教材中设置了一系列服务教学的拓展模块；此外，教材立体化建设水平进一步提高，根据专业需要开发了配套教材、网络增值服务等，大量与课程相关的内容围绕教材形成便捷的在线数字化教学资源包，为教师提供教学素材支撑，为学生提供学习资源服务，教材的教学服务能力明显增强。

人民卫生出版社作为国家规划教材出版基地，获得了教育部中等职业教育专业技能课教材选题立项24个专业的立项选题资格。本轮首批启动了护理、助产、农村医学、药剂、制药技术专业教材修订，其他中职相关专业教材也将根据《标准》颁布情况陆续启动修订。

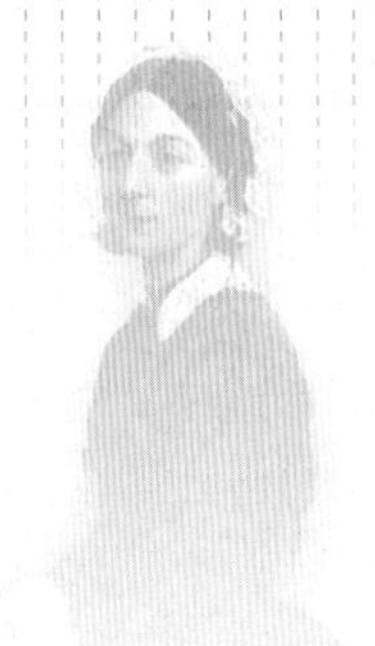

全国卫生职业教育教学指导委员会

主任委员 何　维

副主任委员 金生国　赵明钢　孟　群　文历阳

秘书长 杨文秀

副秘书长 万学红　巫向前

委员 马　莉　王　宪　王　斌　王　瑾　王怀生　王冠军
邓　禅　厉　岩　田常俊　史献平　吕兴权　吕俊峰
朱启华　朱祖余　任　晖　任光圆　刘　斌　刘　晨
刘文川　刘旭平　刘金峰　常唐喜　李大川　李志刚
李秀华　李建国　李春林　李海鹰　李智成　吴仁友
吴永佩　吴欣娟　沈　彬　张湘富　陈　方　陈贤义
陈昕煜　陈健尔　陈德军　宋国华　林春明　欧阳锦平
尚少梅　罗　毅　罗天友　周建军　郑树森　姜安丽
赵玉沛　胡　野　姚　宏　姚镇坤　秦敬民　夏修龙
倪　居　徐龙海　席　彪　高　辉　郭永松　郭素华
郭积燕　郭燕红　梁琼芳　敬蜀青　曾　诚　曾益新
路　阳　路喜存　阚全成　樊　洁　赫光中

全国中等卫生职业教育“十二五”规划教材目录

护理、助产专业

序号	教材名称	版次	主编	课程类别	所供专业	配套教材
1	解剖学基础 *	3	任　晖　袁耀华	专业核心课	护理、助产	√
2	生理学基础 *	3	朱艳平　卢爱青	专业核心课	护理、助产	
3	药物学基础 *	3	姚　宏　黄　刚	专业核心课	护理、助产	√
4	护理学基础 *	3	李　玲　蒙雅萍	专业核心课	护理、助产	√
5	健康评估 *	2	张淑爱　李学松	专业核心课	护理、助产	√
6	内科护理 *	3	林梅英　朱启华	专业核心课	护理、助产	√
7	外科护理 *	3	李　勇　俞宝明	专业核心课	护理、助产	√
8	妇产科护理 *	3	刘文娜　闫瑞霞	专业核心课	护理、助产	√
9	儿科护理 *	3	高　凤　张宝琴	专业核心课	护理、助产	√
10	老年护理 *	3	张小燕　王春先	老年护理方向	护理、助产	√
11	老年保健	1	刘　伟	老年护理方向	护理、助产	
12	急救护理技术	3	王为民　来和平	急救护理方向	护理、助产	√
13	重症监护技术	2	刘旭平	急救护理方向	护理、助产	
14	社区护理	3	姜瑞涛　徐国辉	社区护理方向	护理、助产	√
15	健康教育	1	靳　平	社区护理方向	护理、助产	
16	解剖学基础 *	3	代加平　安月勇	专业核心课	助产、护理	√
17	生理学基础 *	3	张正红　杨汎雯	专业核心课	助产、护理	√
18	药物学基础 *	3	张　庆　田卫东	专业核心课	助产、护理	√
19	基础护理 *	3	贾丽萍　宫春梓	专业核心课	助产、护理	√
20	健康评估 *	2	张　展　迟玉香	专业核心课	助产、护理	√
21	母婴护理 *	1	郭玉兰　谭奕华	专业核心课	助产、护理	√

续表

序号	教材名称	版次	主编	课程类别	所供专业	配套教材
22	儿童护理 *	1	董春兰　刘　俐	专业核心课	助产、护理	√
23	成人护理(上册)—内外科护理 *	1	李俊华　曹文元	专业核心课	助产、护理	√
24	成人护理(下册)—妇科护理 *	1	林　珊　郭艳春	专业核心课	助产、护理	√
25	产科学基础 *	3	翟向红　吴晓琴	专业核心课	助产	√
26	助产技术 *	1	闫金凤　韦秀宜	专业核心课	助产	√
27	母婴保健	3	颜丽青	母婴保健方向	助产	√
28	遗传与优生	3	邓鼎森　于全勇	母婴保健方向	助产	
29	病理学基础	3	张军荣　杨怀宝	专业技能课	护理、助产	√
30	病原生物与免疫学基础	3	吕瑞芳　张晓红	专业技能课	护理、助产	√
31	生物化学基础	3	艾旭光　王春梅	专业技能课	护理、助产	
32	心理与精神护理	3	沈丽华	专业技能课	护理、助产	
33	护理技术综合实训	2	黄惠清　高晓梅	专业技能课	护理、助产	√
34	护理礼仪	3	耿　洁　吴　彬	专业技能课	护理、助产	
35	人际沟通	3	张志钢　刘冬梅	专业技能课	护理、助产	
36	中医护理	3	封银曼　马秋平	专业技能课	护理、助产	
37	五官科护理	3	张秀梅　王增源	专业技能课	护理、助产	√
38	营养与膳食	3	王忠福	专业技能课	护理、助产	
39	护士人文修养	1	王　燕	专业技能课	护理、助产	
40	护理伦理	1	钟会亮	专业技能课	护理、助产	
41	卫生法律法规	3	许练光	专业技能课	护理、助产	
42	护理管理基础	1	朱爱军	专业技能课	护理、助产	

农村医学专业

序号	教材名称	版次	主编	课程类别	配套教材
1	解剖学基础 *	1	王怀生　李一忠	专业核心课	
2	生理学基础 *	1	黄莉军　郭明广	专业核心课	
3	药理学基础 *	1	符秀华　覃隶莲	专业核心课	
4	诊断学基础 *	1	夏惠丽　朱建宁	专业核心课	
5	内科疾病防治 *	1	傅一明　闫立安	专业核心课	
6	外科疾病防治 *	1	刘庆国　周雅清	专业核心课	
7	妇产科疾病防治 *	1	黎　梅　周惠珍	专业核心课	
8	儿科疾病防治 *	1	黄力毅　李　卓	专业核心课	
9	公共卫生学基础 *	1	戚　林　王永军	专业核心课	
10	急救医学基础 *	1	魏　蕊　魏　瑛	专业核心课	
11	康复医学基础 *	1	盛幼珍　张　瑾	专业核心课	
12	病原生物与免疫学基础	1	钟禹霖　胡国平	专业技能课	
13	病理学基础	1	贺平则　黄光明	专业技能课	
14	中医药学基础	1	孙治安　李　兵	专业技能课	
15	针灸推拿技术	1	伍利民	专业技能课	
16	常用护理技术	1	马树平　陈清波	专业技能课	
17	农村常用医疗实践技能实训	1	王景舟	专业技能课	
18	精神病学基础	1	汪永君	专业技能课	
19	实用卫生法规	1	菅辉勇　李利斯	专业技能课	
20	五官科疾病防治	1	王增源	专业技能课	
21	医学心理学基础	1	白　杨　田仁礼	专业技能课	
22	生物化学基础	1	张文利	专业技能课	
23	医学伦理学基础	1	刘伟玲　斯钦巴图	专业技能课	
24	传染病防治	1	杨　霖　曹文元	专业技能课	

药剂、制药技术专业

序号	教材名称	版次	主编	课程类别	配套教材
1	基础化学 *	1	石宝珏　宋守正	专业核心课	
2	微生物基础 *	1	熊群英　张晓红	专业核心课	
3	实用医学基础 *	1	曲永松	专业核心课	
4	药事法规 *	1	王　蕾	专业核心课	
5	药物分析技术 *	1	戴君武　王　军	专业核心课	
6	药物制剂技术 *	1	解玉岭	专业技能课	
7	药物化学 *	1	谢癸亮	专业技能课	
8	会计基础	1	赖玉玲	专业技能课	
9	临床医学概要	1	孟月丽　曹文元	专业技能课	
10	人体解剖生理学基础	1	黄莉军　张　楚	专业技能课	
11	天然药物学基础	1	郑小吉	专业技能课	
12	天然药物化学基础	1	刘诗泆　欧绍淑	专业技能课	
13	药品储存与养护技术	1	宫淑秋	专业技能课	
14	中医药基础	1	谭　红　李培富	专业核心课	
15	药店零售与服务技术	1	石少婷	专业技能课	
16	医药市场营销技术	1	王顺庆	专业技能课	
17	药品调剂技术	1	区门秀	专业技能课	
18	医院药学概要	1	刘素兰	专业技能课	
19	医药商品基础	1	詹晓如	专业核心课	
20	药理学	1	张　庆　陈达林	专业技能课	

注：1. * 为“十二五”职业教育国家规划立项教材。

2. 全套教材配有网络增值服务。

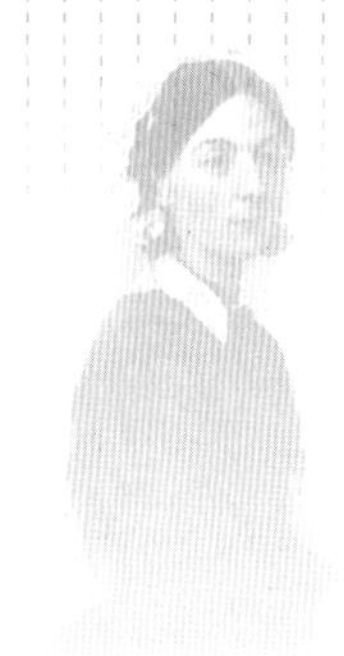

助产专业编写说明

根据教育部的统一部署，全国卫生职业教育教学指导委员会组织全国百余所中等卫生职业教育相关院校，进行了全面、深入、细致的助产专业岗位、教育调查研究工作，制订了助产专业教学标准。标准颁布后，全国卫生行指委全力支持人民卫生出版社规划并出版助产专业国家级规划教材。

本轮教材的特点是：①体现以学生为主体、"三基五性"的教材建设与服务理念。注重融传授知识、培养能力、提高素质为一体，重视培养学生的创新、获取信息及终身学习的能力，注重对学生人文素质的培养，突出教材的启发性。②满足中等卫生职业教育助产专业的培养目标要求。坚持立德树人，面向医疗和妇幼保健等机构，培养从事临床助产和母婴护理保健等工作，德智体美全面发展的技能型卫生专业人才。③有机衔接高职高专助产专业教材。在深入研究人卫版三年制高职高专助产专业规划教材的基础上确定了本轮教材的内容及结构，为建立中高职衔接的立交桥奠定基础。④凸显助产专业的特色。反映科学的孕娩理念，体现助产专业价值，教材内容与工作岗位需求紧密衔接。⑤把握修订与新编的区别。本轮教材是在"十一五"规划教材基础上的完善，因此继承了上版教材的体系和优点，同时注入了新的教材编写理念、创新教材编写结构、更新陈旧的教材内容。⑥整体优化。本套教材注重不同层次之间、不同教材之间的衔接；同时明确整体规划，要求各教材每章或节设"学习目标""工作情景与任务"模块，章末设"思考题或护考模拟"模块，全书末附该课程的实践指导、教学大纲、参考文献等必要的辅助内容。⑦凸显课程个性。各教材根据课程特点选择性地设置"病案分析""知识窗""课堂讨论""边学边练"等模块，50 学时以上课程编写特色鲜明的配套学习辅导教材。⑧立体化建设。全套教材创新性地编制了网络增值服务内容，每本教材可凭封底的唯一识别码进入人卫网教育频道(edu.ipmph.com)得到与该课程相关的大量的图片、教学课件、视频、同步练习、推荐阅读等资源，为学生学习和教师教学提供强有力的支撑。⑨与护士执业资格考试紧密接轨。教材内容涵盖所有执业护士考点，且通过章末护考模拟或配套教材的大量习题帮助学生掌握执业护士考试的考点，提高学习效率和效果。

助产专业教材共 27 种，其中 4 种仅供助产专业用，其他教材供助产、护理专业共用。全套教材将由人民卫生出版社于 2015 年 7 月前分两批出版，供全国各中等卫生职业院校使用。

前 言

根据《教育部关于“十二五”职业教育教材建设的若干意见》和新的《中等职业学校专业教学标准(试行)》,坚持把建立适合我国国情、具有时代特征的现代职业教育教材体系和培养应用性医学人才作为本教材编写的主要目标,以推进中高职教育教学标准、教材内容的有机衔接和贯通为原则,打造体现职业教育特点,与助产、护理专业特点相结合的精品教材。《解剖学基础》正是在这种理念的指引下,由人民卫生出版社组织全国多所中高职医学院校的专业教师精心编写的规划教材。

人民卫生出版社对本轮教材的编写进行了总体设计和精心策划,遵从“三基、五性”的编写原则,使内容与后续课程相互衔接,与“护士执业资格考试”和岗位需要接轨,注重实用性和科学性。与同类教材相比,本书具有以下特点:①满足中等职业教育的培养目标要求,坚持立德树人,培养能胜任助产和护理工作岗位的德智体美全面发展的技能型卫生专业人才。②克服过度强调学科完整性和系统性的缺点,对一般内容删繁就简,降低知识难度;对与专业密切相关的内容,适当增加篇幅,体现助产、护理专业解剖学课程的特色。③在各章增加的学习目标、情景与思考、Box(知识窗、临床应用和课堂讨论)和思考题中,以解剖学知识为基础,扩展到生活、护考和临床工作岗位。其中,学习目标包括知识目标(掌握、熟悉、了解)和技能目标(熟练掌握、学会)两部分。④来自中、高职院校解剖学专家组成的编写团队中,部分专家同时兼任着临床课程的教学和医疗实践工作,在本教材实现基础课程与临床的衔接方面发挥了积极作用。⑤充分运用现代化的教育手段和方法,新开发了与本教材配套的网络增值服务和配套教材。⑥考虑到中、高职对接,本书对核心、重要的解剖学名词标注了其对应的英文,并提取中英文名词对照索引,方便读者检索。

本教材按照 90 学时内容编写,全书约 40 万字,插图 316 幅,供中职助产、护理专业使用。

本教材编委由具有多年教学和教材编写经验的高级讲师、讲师担任,在编写过程中,编委们团结协作,熬更守夜,为教材付出了大量的心血和劳动。本教材参考了相关专业的教材,在此,谨一并向对本教材编写工作给予大力支持的有关院校领导和老师表示衷心的感谢!

由于编写时间仓促,编者水平有限,教材中的疏漏之处在所难免,敬请读者批评指正。

代加平　安月勇

2014 年 10 月

目 录

绪论 …… 1
一、解剖学基础的定义与地位 …… 1
二、学习解剖学基础的基本观点与方法 …… 2
三、人体的组成与分部 …… 2
四、常用的解剖学术语 …… 3

第一章　细胞与基本组织 …… 6
第一节　细胞 …… 6
一、细胞的形态 …… 6
二、细胞的结构 …… 6
第二节　上皮组织 …… 10
一、被覆上皮 …… 10
二、腺上皮和腺 …… 13
三、上皮组织的特殊结构 …… 13
第三节　结缔组织 …… 14
一、固有结缔组织 …… 15
二、软骨组织和软骨 …… 17
三、骨组织与骨 …… 17
四、血液 …… 20
第四节　肌组织 …… 21
一、骨骼肌 …… 21
二、心肌 …… 22
三、平滑肌 …… 24
第五节　神经组织 …… 24
一、神经元 …… 24
二、神经胶质细胞 …… 27
三、神经纤维 …… 27
四、神经末梢 …… 29
【附】皮肤 …… 29

一、皮肤的结构 …… 30
二、皮肤的附属器 …… 30

第二章　运动系统 …… 33
第一节　骨与骨连结 …… 34
一、概述 …… 34
二、全身骨及其连结 …… 37
第二节　骨骼肌 …… 58
一、概述 …… 58
二、头肌 …… 59
三、颈肌 …… 60
四、躯干肌 …… 60
五、四肢肌 …… 63

第三章　消化系统 …… 70
第一节　概述 …… 70
一、消化系统的组成 …… 70
二、消化管壁的结构 …… 71
三、胸部标志线和腹部分区 …… 72
第二节　消化管 …… 73
一、口腔 …… 73
二、咽 …… 77
三、食管 …… 79
四、胃 …… 80
五、小肠 …… 81
六、大肠 …… 84
第三节　消化腺 …… 86
一、肝 …… 86
二、胰 …… 90
第四节　腹膜 …… 91
一、腹膜与腹膜腔的概念 …… 91
二、腹膜与脏器的关系 …… 92
三、腹膜形成的结构 …… 92

第四章　呼吸系统 …… 95
第一节　呼吸道 …… 97
一、鼻 …… 97
二、咽 …… 99
三、喉 …… 99
四、气管与主支气管 …… 100

第二节 肺 …… 102
一、肺的位置和形态 …… 102
二、支气管树 …… 103
三、肺的微细结构 …… 103
四、肺的血管 …… 106
第三节 胸膜与纵隔 …… 107
一、胸膜与胸膜腔 …… 107
二、肺和胸膜下界的体表投影 …… 107
三、纵隔 …… 108

第五章 泌尿系统 …… 110
第一节 肾 …… 111
一、肾的形态与位置 …… 111
二、肾的剖面结构与被膜 …… 113
三、肾的微细结构 …… 114
第二节 输尿管 …… 118
第三节 膀胱 …… 118
第四节 尿道 …… 120

第六章 生殖系统 …… 122
第一节 男性生殖系统 …… 122
一、男性内生殖器 …… 122
二、男性外生殖器 …… 126
三、男性尿道 …… 128
第二节 女性生殖系统 …… 129
一、女性内生殖器 …… 129
二、女性外生殖器 …… 136
第三节 乳房和会阴 …… 137
一、乳房 …… 137
二、会阴 …… 138

第七章 脉管系统 …… 142
第一节 概述 …… 142
第二节 心 …… 144
一、心的位置和外形 …… 144
二、心腔的结构 …… 145
三、心壁结构与传导系统 …… 147
四、心的血管 …… 149
五、心包 …… 149
六、心的体表投影 …… 150

第三节　血管 …… 151
一、血管的分类及结构特点 …… 151
二、肺循环的主要血管 …… 154
三、体循环的主要血管 …… 154
第四节　淋巴系统 …… 174
一、淋巴管道 …… 175
二、淋巴器官 …… 175

第八章　感觉器 …… 180
第一节　视器 …… 180
一、眼球 …… 180
二、眼副器 …… 184
第二节　前庭蜗器 …… 186
一、外耳 …… 186
二、中耳 …… 187
三、内耳 …… 188

第九章　神经系统 …… 191
第一节　概述 …… 191
一、神经系统的组成和功能 …… 191
二、神经系统的常用术语 …… 192
第二节　中枢神经系统 …… 193
一、脊髓 …… 193
二、脑 …… 194
三、脊髓、脑的被膜和血管 …… 201
四、脑脊液及其循环 …… 205
第三节　周围神经系统 …… 206
一、脊神经 …… 206
二、脑神经 …… 212
三、内脏神经 …… 218
第四节　脑和脊髓的传导通路 …… 221
一、感觉传导通路 …… 221
二、运动传导通路 …… 224

第十章　内分泌系统 …… 227
第一节　垂体 …… 228
一、垂体的位置和形态 …… 228
二、垂体的微细结构 …… 229
第二节　甲状腺及甲状旁腺 …… 230
一、甲状腺 …… 230

二、甲状旁腺 …… 231
第三节　肾上腺 …… 232
一、肾上腺的形态和位置 …… 232
二、肾上腺的微细结构 …… 233

第十一章　人体胚胎概要 …… 235
第一节　生殖细胞 …… 236
一、精子的发生和成熟 …… 236
二、卵子的发生和成熟 …… 236
第二节　受精与卵裂 …… 237
一、受精 …… 237
二、卵裂 …… 238
第三节　植入与蜕膜 …… 239
一、植入 …… 239
二、蜕膜 …… 240
第四节　三胚层的形成与分化 …… 240
一、三胚层的形成 …… 240
二、三胚层的分化 …… 241
第五节　胎膜与胎盘 …… 243
一、胎膜 …… 243
二、胎盘 …… 245
第六节　胎儿血液循环特点 …… 246
一、胎儿心血管系统的结构特点 …… 246
二、胎儿血液循环途径 …… 246
三、出生后心血管系统的变化 …… 247
第七节　双胎与多胎 …… 248
一、双胎 …… 248
二、联体双胎 …… 249
三、多胎 …… 249

实践指导 …… 251
实践1　显微镜的构造和使用　被覆上皮 …… 251
实践2　疏松结缔组织　肌组织　神经组织 …… 252
实践3　躯干骨、颅骨及其连结 …… 253
实践4　四肢骨及其连结、骨骼肌 …… 253
实践5　消化管和消化腺及腹膜 …… 254
实践6　消化管和消化腺的微细结构 …… 255
实践7　呼吸系统主要器官的位置和结构 …… 255
实践8　泌尿系统主要器官的位置、形态和肾的微细结构 …… 256
实践9　男性生殖系统主要器官的位置与形态及生殖系统的微细结构 …… 257

实践 10 女性生殖系统主要器官的位置和形态…… 259
实践 11 心的位置、外形、传导系统和血管…… 259
实践 12 体循环的血管和淋巴系统…… 260
实践 13 心及血管的微细结构…… 262
实践 14 视器、前庭蜗器 …… 262
实践 15 中枢神经系统…… 263
实践 16 周围神经系统、脑和脊髓的传导通路 …… 264
实践 17 内分泌器官的位置和形态结构…… 264
实践 18 人体胚胎概要…… 265

教学大纲 …… 267

中英文名词对照索引 …… 274

参考文献 …… 285

绪　论

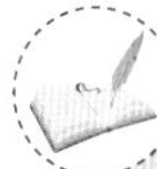

学习目标

1. 掌握　解剖学姿势;方位术语;轴和面。
2. 熟悉　解剖学基础的定义与地位;人体的组成和分部。
3. 了解　学习解剖学基础的基本观点与方法。
4. 熟练掌握　演示解剖学姿势及人体的轴和面;比较人体任意两点的方位。
5. 学会　在活体上指出人体的分部。

情景与思考

情景:

"没有解剖学,就没有医学"。当你跨进医学大门的那一刻起,心肺听诊、外科手术、产科接生、血压测量、静脉输液、胃镜插管、X 线检查等等,每一项诊断、治疗和护理技能都离不开解剖学。

思考:

1. "没有解剖学,就没有医学"这句话是哪一位名人说的? 为什么这样说?
2. 想一想,为什么医院各临床科室都离不开解剖学?
3. 人体有哪些重要的器官? 它们的形态、位置和结构如何?

一、解剖学基础的定义与地位

解剖学基础是研究正常人体形态、结构及其发生、发展规律的科学。它包括大体解剖学、组织学和胚胎学。

大体解剖学是以肉眼观察的方法,研究正常人体形态结构的科学。按其研究和叙述方法的不同,通常分为系统解剖学、局部解剖学等学科。**系统解剖学**(systematic anatomy)是按人体器官功能系统(如运动系统、消化系统、呼吸系统等)阐述各器官的形态结构的科学。**局部解剖学**(topographic anatomy)是按照人体的部位(如头部、颈部、胸部、腹部等),由浅入深,逐层描述各器官形态结构及其相互位置关系的科学。

组织学(histology)是借助显微镜观察的方法,研究正常人体的细胞、组织、器官微细结构的科学。

胚胎学(embryology)是研究人体胚胎发生、发育过程及其规律的科学。

解剖学基础是一门重要的医学基础课程,也是医学生的必修课。学习解剖学基础的目的,就是系统全面地理解和掌握正常人体的形态结构和位置及其发生、发展规律,为学习其他医学基础课程和专业临床课程奠定基础。只有充分掌握正常人体的形态结构,才能正确地理解和分析人体的正常生理现象与病理变化,判断器官与组织的正常与异常,从而对疾病做出正确的诊断和治疗,并采取相应的护理措施,促进病人康复。

二、学习解剖学基础的基本观点与方法

(一) 学习解剖学基础的基本观点

学习解剖学基础,应按辩证唯物主义的观点和方法进行学习,将4个基本观点,即进化发展的观点、形态与功能相互联系的观点、局部与整体相统一的观点和理论联系实际的观点贯穿于学习和实践中。只有这样,才能系统、动态地理解人体形态结构及其演变的规律,灵活掌握解剖学基础的知识和实践技能,适应后续课程的学习和今后工作岗位的需求。

(二) 解剖学基础的学习方法

解剖学基础作为一门形态科学,其结构复杂,名词繁多,在学习中容易产生难学、难懂、难记的三难情绪。因此,掌握正确的学习方法,是学好解剖学基础的关键。

学好解剖学基础的“诀窍”是做到“四勤”:①眼勤,课前预习,课后及时复习,多看教材,多观察标本、模型;充分利用网络资源的课件、视频、习题进行学习,增强感性认识,促进记忆。②脑勤,在课堂和生活中,要积极思考,多动脑筋、多联想,以理解记忆。③手勤,实践课中要多动手;对重要的概念和生疏的字、词,要多书写、多练习,以增进记忆。④嘴勤,不懂就问,多与同学、老师讨论;对新的概念、名词,要反复读音练习,强化记忆。做到了“四勤”,才可能将繁多的结构名词定位于人体,牢记于心中,灵活运用,融会贯通,从而,建立立体的、完整的人体形态结构概念,提高分析问题和解决问题的能力。

三、人体的组成与分部

(一) 人体的组成

细胞是人体结构和功能的基本单位。形态结构相似、功能相近的细胞借细胞间质结合在一起构成**组织**。人体的**基本组织**有上皮组织、结缔组织、肌组织、神经组织4大类。几种不同的组织构成具有一定形态、完成一定功能的结构称**器官**,如心、肝、肾等。许多功能相关的器官组合在一起,共同完成一种连续的生理功能,这些器官合称**系统**。人体有**运动系统**、**消化系统**、**呼吸系统**、**泌尿系统**、**生殖系统**、**脉管系统**、**感觉器**、**神经系统**和**内分泌系统**等9大系统。其中,消化系统、呼吸系统、泌尿系统和生殖系统的大部分器官都位于胸、腹、盆腔内,并借一定的孔道与外界相通,总称**内脏**(viscera)。

(二) 人体的分部

按照人体的外形,人体可分为头、颈、躯干、四肢4部分。头又分为颅部和面部。颈又分为颈部和项部。躯干又分为胸部、腹部、背部(背的下部称腰)和盆会阴部。四肢分为上肢和

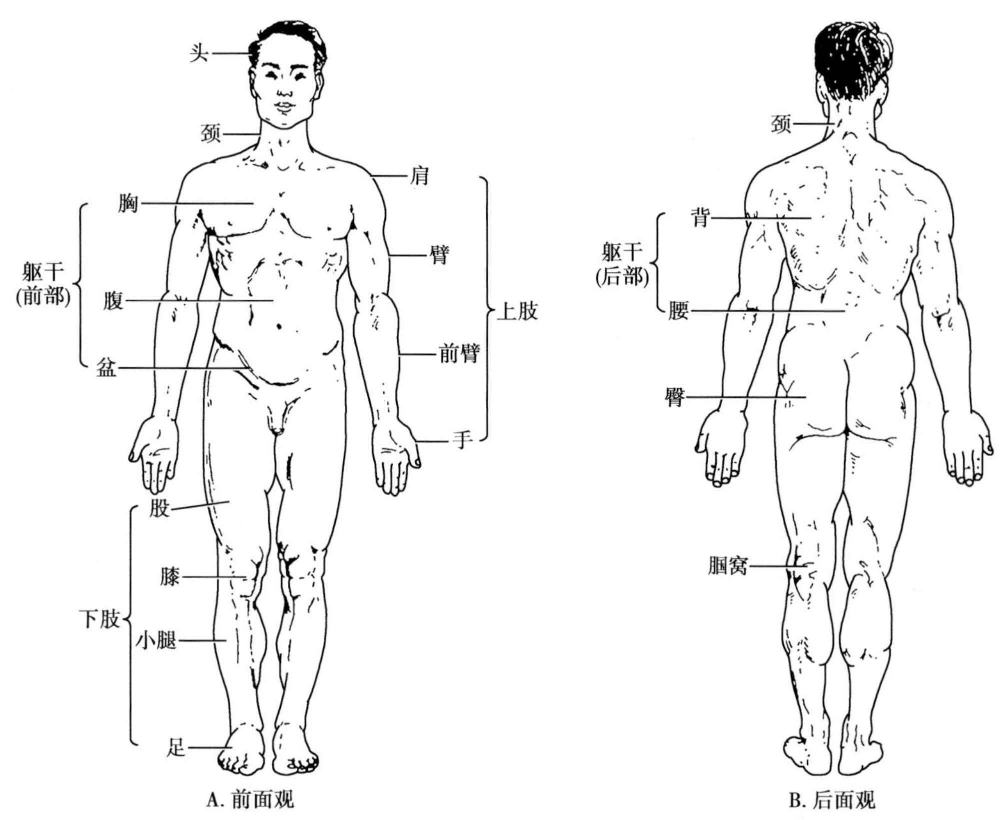

图绪论-1　解剖学姿势及人体的分部

下肢，上肢分为肩、臂、前臂和手，下肢分为臀、大腿、小腿和足（图绪论-1）。

四、常用的解剖学术语

为了正确描述人体各部位和器官的形态、结构及相互间的位置关系，解剖学规定了统一的解剖学姿势、方位、轴和面等术语。

（一）解剖学姿势

解剖学姿势（anatomical position）是指身体直立，两眼平视，上肢下垂，下肢并拢，手掌向前，足尖向前。在观察人体形态结构时，无论被观察对象处于何种状态（如俯卧、仰卧、侧卧或倒立），均应以解剖学姿势为标准进行描述。

（二）方位术语

以解剖学姿势为标准，解剖学方位术语可以准确描述人体各结构间的位置关系。

1. **上和下**　近头者为上，近足者为下。
2. **前和后**　近胸、腹面者为前，近背面者为后。
3. **内侧和外侧**　近正中矢状面者为内侧，远正中矢状面者为外侧。
4. **内和外**　对空腔器官而言，近腔者为内，远腔者为外。
5. **浅和深**　以体表为准，近体表者为浅，远体表者为深。
6. **近侧和远侧**　在四肢，近肢体根部者为近侧，远离肢体根部者为远侧。

此外，前臂的内侧又称**尺侧**，外侧又称**桡侧**；小腿的内侧又称**胫侧**，外侧又称**腓侧**。

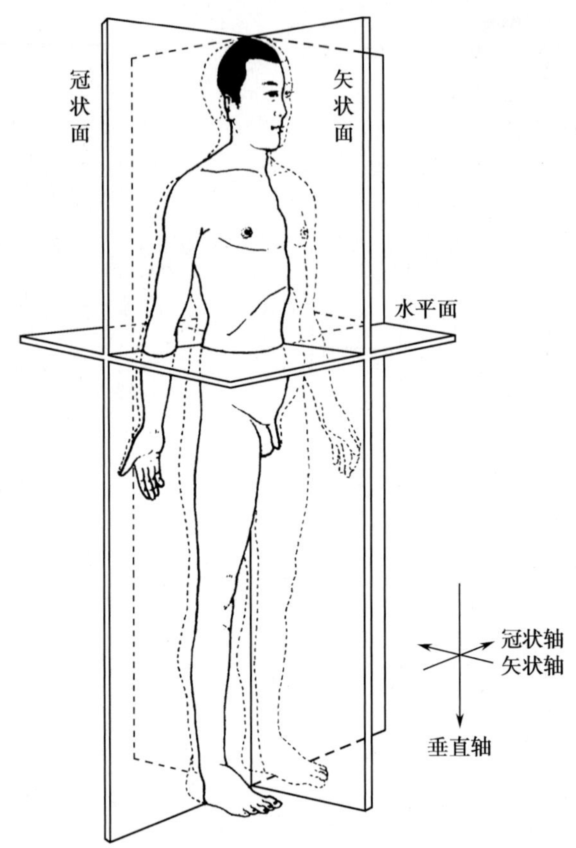

图绪论-2 人体的轴和面

（三）人体的轴和面

1. 轴 为了准确描述关节的运动形式，以解剖学姿势为准，人体可作出3种相互垂直的轴（图绪论-2）。

（1）**垂直轴**：是上下方向与水平面垂直的轴。

（2）**矢状轴**：是前后方向与水平面平行的轴。

（3）**冠状轴**：是左右方向与水平面平行的轴。

2. 面 以解剖学姿势为准，人体或其任何一个局部可作出3种相互垂直的切面（图绪论-2）。

（1）**矢状面**：是前后方向将人体分为左、右两个部分的切面。其中，通过人体正中的矢状面称正中矢状面，将人体分为左、右对称的两个部分。

（2）**冠状面**：是左右方向，将人体分为前、后两个部分的切面。该切面与矢状面垂直。

（3）**水平面**：又称横切面，是与水平面平行，将人体分为上、下两个部分的切面。该切面与矢状面和冠状面垂直。

在描述器官切面时，常以器官自身的长轴为标准，与其长轴平行的切面称**纵切面**，与其长轴垂直的切面称**横切面**。

（代加平）

思考题

1. 人体的组成如何？指出人体各部。
2. 如何描述解剖学姿势？
3. 以解剖学姿势为标准，上与下、前与后、内侧与外侧等方位如何确定？

第一章　细胞与基本组织

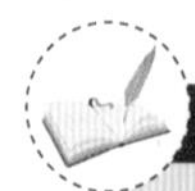

学习目标

1. 掌握　血细胞的分类、正常值及主要功能；神经元的形态结构、分类；突触和神经纤维的分类及结构特点。
2. 熟悉　细胞的基本结构；被覆上皮的分类和分布；疏松结缔组织的结构特点、构成及功能；骨骼肌的微细结构；皮肤的结构。
3. 了解　腺的分类；上皮组织的特殊结构；骨组织和软骨组织的微细结构；心肌、平滑肌的微细结构；骨骼肌和心肌的超微结构；神经胶质细胞和神经末梢。
4. 熟练掌握　显微镜的使用，在显微镜下辨认基本组织的微细结构。

情景与思考

情景：

有的同学头上经常有头屑脱落；喜欢锻炼身体的同学肌肉发达；被蚊子叮咬后会产生疼痛……

思考：

那你知道“屑”是怎么形成的吗？体育锻炼为什么可以使身体强壮、体型健美？被蚊子叮咬后，为什么会感觉到疼痛？

第一节　细　　胞

一、细胞的形态

细胞(cell)是人体结构和功能的基本单位。细胞功能不同，大小不一，形态各异。一般需借助显微镜才能看到(图 1-1)。

二、细胞的结构

人体细胞尽管各式各样，但仍有共同的基本结构。在显微镜下，细胞分为**细胞膜**、**细胞质**、**细胞核** 3 部分(图 1-2，图 1-3)。

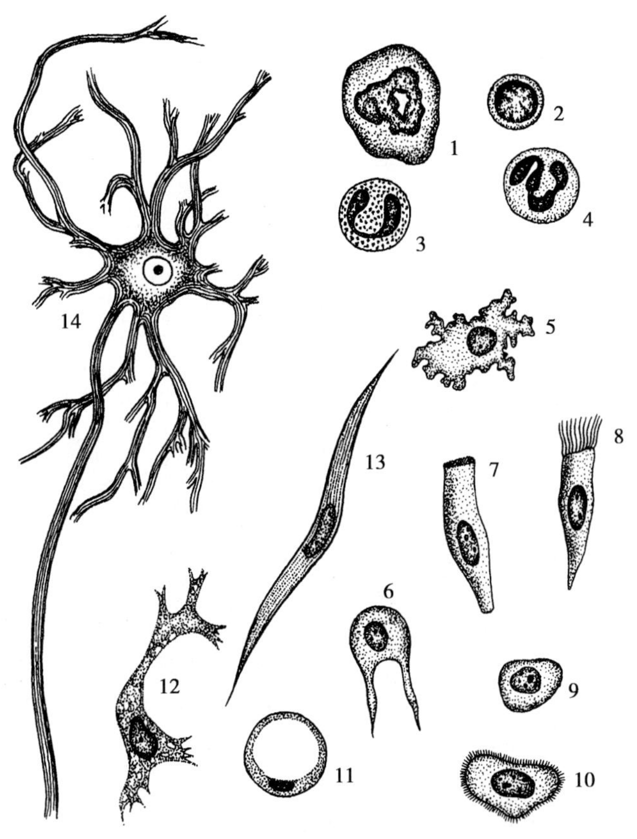

图 1-1　人体各种形态的细胞

1～4. 血细胞；5～10. 上皮细胞；11、12. 结缔组织细胞；13. 肌细胞；14. 神经细胞

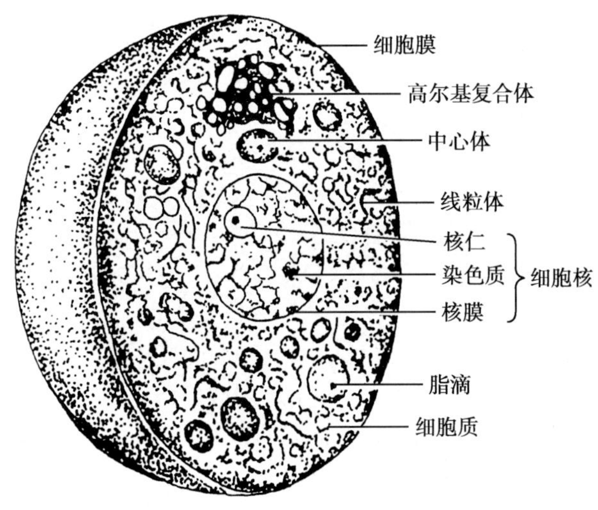

图 1-2　光镜下的细胞结构示意图

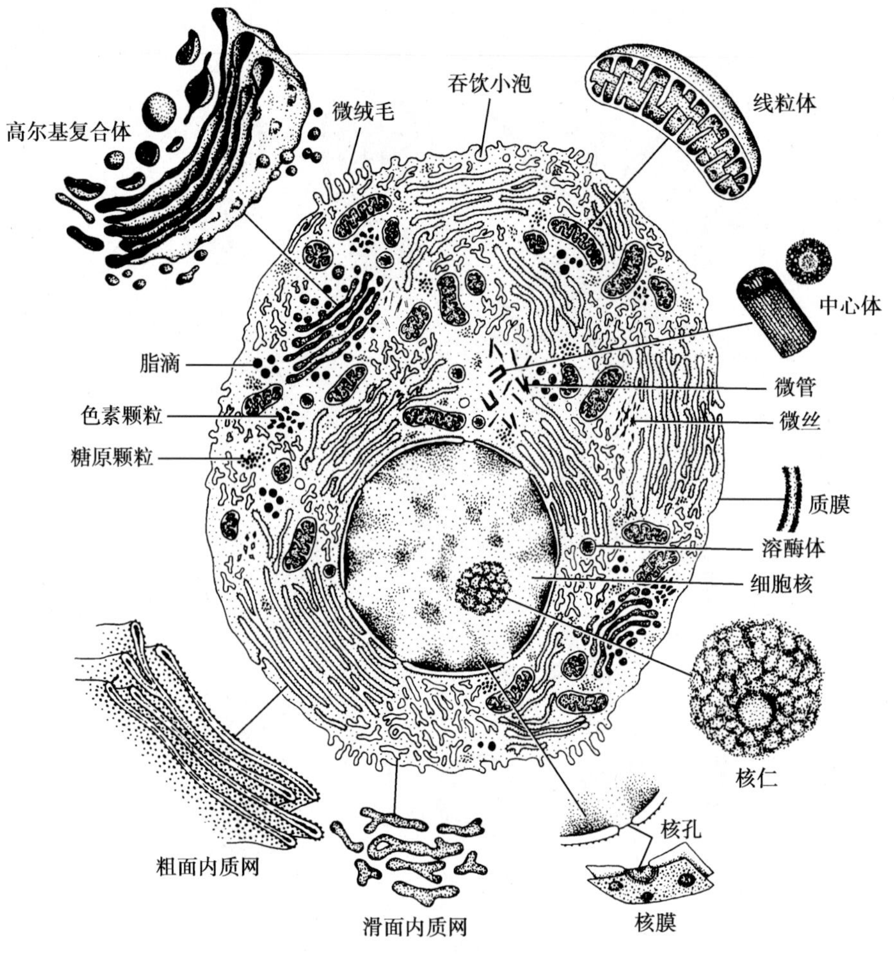

图 1-3 电镜下的细胞结构示意图

（一）细胞膜

细胞膜（cell membrane）是细胞表面的一层薄膜，也叫**质膜**，在光镜下难以分辨。在电镜下，细胞膜呈 3 层结构，即内、外呈深暗色，中间一层呈浅色（图 1-4）。细胞内各种膜，也有

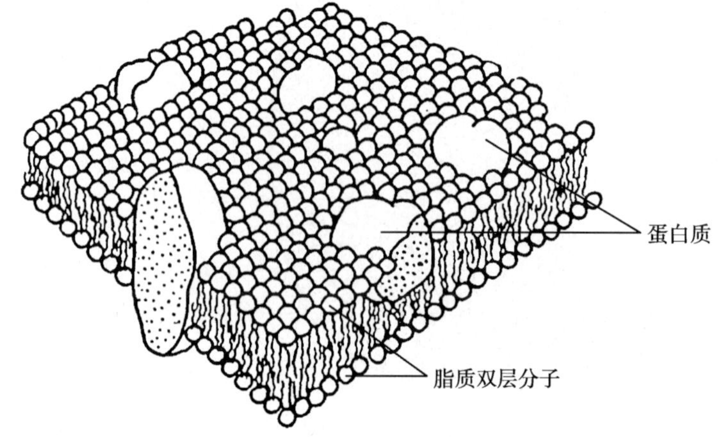

图 1-4 细胞膜电镜结构示意图

相似的3层结构，常把具有这3层结构的膜称为**单位膜**。

单位膜主要由类脂、蛋白质和糖组成。**液态镶嵌模型**学说认为：①类脂双分子层构成细胞膜的"基架"，亲水端在外，疏水端在膜内，在正常生理条件下呈液态。②蛋白质以镶嵌、覆盖和贯穿的形式位于类脂双分子层之间。③糖分子以多糖的形式组成糖链，与蛋白质、类脂分子结合形成糖蛋白和糖脂。

细胞膜具有维持细胞形态、保护细胞内容物、与周围环境进行物质交换和接受信息等作用。

（二）细胞质

细胞质（cytoplasm）位于细胞膜与细胞核之间，由细胞器、基质和内含物组成。

1. 细胞器　是细胞质内具有一定形态结构和生理功能的结构。光镜下可见到的细胞器有：线粒体、高尔基复合体（又称内网器）、中心体等；电镜下还可以看到内质网、核糖体、溶酶体及细胞骨架（微管、微丝和中间丝）等（图1-3）。细胞器的形态结构和功能见表1-1。

表1-1　主要细胞器的名称、形态结构和功能

细胞器	形态结构	功能
线粒体	光镜下呈颗粒状或粗线状；电镜下呈椭圆形，由双层单位膜围成，外膜光滑，内膜折叠成嵴，含多种酶	氧化分解细胞内的营养物质，产生能量
内质网	粗面内质网（有核糖体附着） 滑面内质网（无核糖体附着） 由单位膜围成的管或扁平囊	与蛋白质合成有关 与糖、脂类、类固醇激素的合成有关，解毒
高尔基复合体	光镜下呈网状；电镜下为重叠的扁平囊、大泡和小泡	对蛋白质进行加工，浓缩；形成分泌颗粒或溶酶体
溶酶体	球泡状结构，含多种酸性水解酶	消化分解细胞内衰老的细胞器和细胞所吞噬的异物
微体	卵圆形小体，含过氧化氢酶	对细胞起保护作用
核糖体	电镜下呈椭圆形小体	合成蛋白质的场所
中心体	由两个互相垂直的中心粒构成	参与细胞分裂
细胞骨架	包括微管、微丝和中间丝	构成细胞支架，参与细胞运动和细胞分裂

2. 基质　是无定形的胶体物质。

3. 内含物　是一些代谢产物或细胞贮存的营养物质。如脂滴、糖原、色素颗粒、吞噬体等。

（三）细胞核

人体细胞常具有1个**细胞核**（nuclear）（成熟红细胞除外），也有2个（如肝细胞）或多个，多位于细胞中央，有的偏于一侧或靠近细胞膜。细胞核的形态多呈圆形、卵圆形或杆状。

在电镜下观察，细胞核主要由核膜、核仁、染色质和核基质构成。

1. 核膜　由双层单位膜构成。核膜上有核孔，是细胞核和细胞质之间进行物质交换的通道。

2. 核仁　一般为1~2个，常偏于核的一侧。

3. 染色质与染色体　化学成分主要是 DNA 和蛋白质。DNA 是人体遗传的物质基础。在细胞分裂期,染色质细丝螺旋化,盘曲缠绕成短棒状的结构,即染色体。所以染色质与染色体是同一种物质,在细胞分裂的不同时期所表现的两种形态。

人体细胞除生殖细胞外都有 23 对染色体,其中常染色体 22 对;性染色体一对,在男性为 XY,在女性为 XX,决定性别。

4. 核基质　又称核液,呈透明胶状物,为核内代谢活动提供适宜的环境。

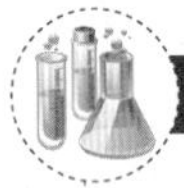

知识窗

组织切片的染色方法

用光学显微镜观察机体的细胞、组织和器官的微细结构时,为了能清晰的辨认相应的结构,需对切片进行染色。

1. 常用染色法　是苏木精和伊红染色法,简称 HE 染色法。苏木精(hematoxylin, H)是蓝色的碱性染料,能将酸性物质染成蓝紫色;伊红(eosin, E)是红色的酸性染料,能将碱性物质染成红色。易被碱性染料着色呈蓝紫色反应的性质称嗜碱性;易被酸性染料着色呈红色反应的性质称嗜酸性。

2. 特殊染色法　是指除 HE 染色法外的所有其他染色法。如硝酸银染色法,可将网状纤维染成棕黑色。

第二节　上 皮 组 织

上皮组织(epithelial tissue)简称上皮,由密集排列的上皮细胞和少量的细胞间质构成,具有保护、吸收、分泌和排泄等功能。依据分布及功能的不同,上皮组织分为被覆上皮和腺上皮。

一、被覆上皮

(一) 被覆上皮的结构特点

被覆上皮(covering epithelium)覆盖于身体表面、某些实质性器官的表面或衬贴在有腔器官的腔面。被覆上皮的共同特征是:①细胞多,细胞间质少,细胞排列紧密。②上皮细胞呈极性分布,有游离面和基底面。朝向身体表面或有腔器官腔面的称**游离面**;与游离面相对的称**基底面**,借**基膜**与深部的结缔组织相连。③上皮组织一般无血管,其营养由结缔组织供给。

(二) 被覆上皮的分类

根据细胞的层数和细胞(或表层细胞)在垂直切面的形态,对被覆上皮进行分类(表 1-2)。

1. **单层扁平上皮**(simple squamous epithelium)　由一层扁平细胞紧密排列而成(图 1-5)。从表面看,细胞呈多边形,核扁圆形,位于细胞中央。从垂直切面看,细胞扁薄,有核部分略厚。分布于心、血管和淋巴管腔面的单层扁平上皮称**内皮**。内皮薄而光滑,有利于血液和淋巴的流动及物质透过。分布于胸膜、腹膜和心包膜表面的单层扁平上皮称**间皮**。间皮表面湿润、光滑,有利于器官的活动。

表1-2 被覆上皮的分类和主要分布

按层数分类	按细胞形态分类	主要分布
单层上皮	单层扁平上皮	内皮:位于心、血管、淋巴管内表面 间皮:位于胸膜、腹膜和心包膜表面
	单层立方上皮	肾小管、小叶间胆管等
	单层柱状上皮	胃、肠、胆囊、子宫等
	假复层纤毛柱状上皮	呼吸道
复层上皮	复层扁平上皮	未角化的:口腔、食管、阴道 角化的:皮肤的表皮
	变移上皮	肾盏、肾盂、输尿管、膀胱

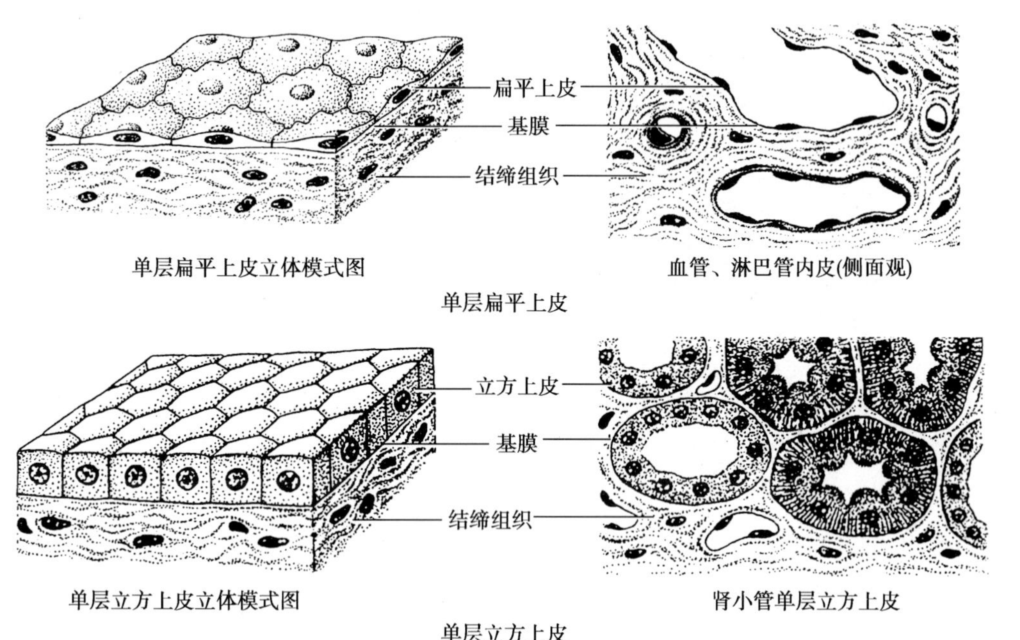

图1-5 单层扁平上皮和单层立方上皮

2. **单层立方上皮**(simple cuboidal epithelium) 由一层立方形细胞紧密排列而成(图1-5)。细胞呈立方形,细胞核圆形,位于细胞中央。该上皮分布在肾小管、小叶间胆管等处,具有分泌和吸收功能。

3. **单层柱状上皮**(simple columnar epithelium) 由一层棱柱状细胞紧密排列而成(图1-6,彩图1)。细胞呈柱状,核长椭圆形,位于细胞的基底部。该上皮主要分布在胃、肠等处,具有分泌和吸收功能。

4. **假复层纤毛柱状上皮**(pseudostratified ciliated columnar epithelium) 由一层高矮不一的柱状细胞、杯状细胞、梭形细胞和锥体形细胞构成(图1-6,彩图2)。各细胞核不在同一平面上,外观似复层,但所有细胞都附着于基膜上,排列成一层。其中柱状细胞游离面有纤毛,故称假复层纤毛柱状上皮。该上皮主要分布在呼吸道,具有保护和分泌功能。

5. **复层扁平上皮**(stratified squamous epithelium) 浅层为多层扁平细胞,中间层是数层

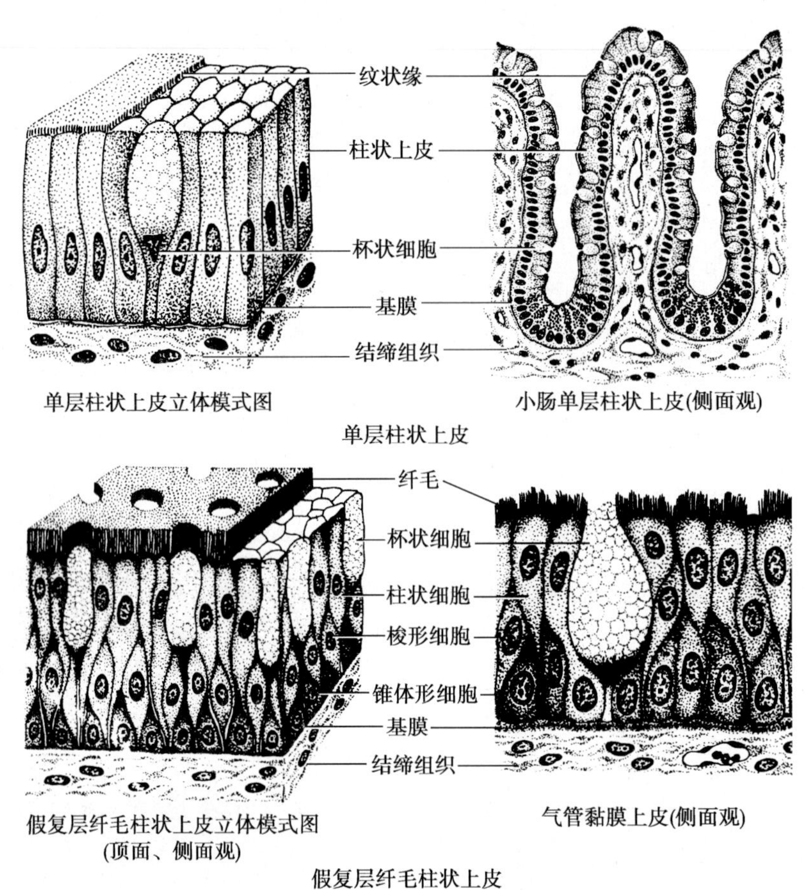

图1-6 单层柱状上皮和假复层纤毛柱状上皮

多边形细胞，基底部为一层矮柱状或立方形细胞。该上皮分布于皮肤、咽、食管、阴道等处，具有保护功能(图1-7)。

6. **变移上皮**(transitional epithelium) 由多层细胞组成。该上皮分布在肾盏、肾盂、输尿

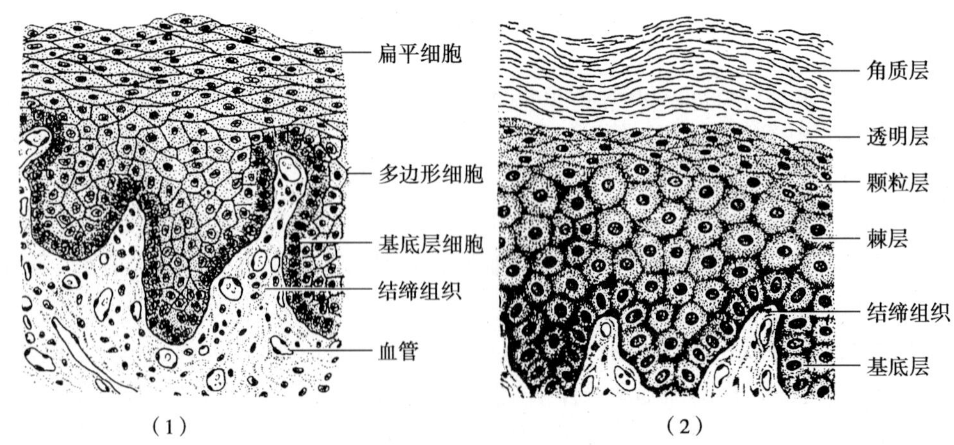

图1-7 复层扁平上皮

(1)未角化复层扁平上皮 (2)角化复层扁平上皮

管、膀胱等处。当器官容积减小时，细胞层数增多、体积增大为立方形，上皮变厚；当器官容积增大时，细胞层数减少，形状变成扁平，上皮变薄（图1-8）。

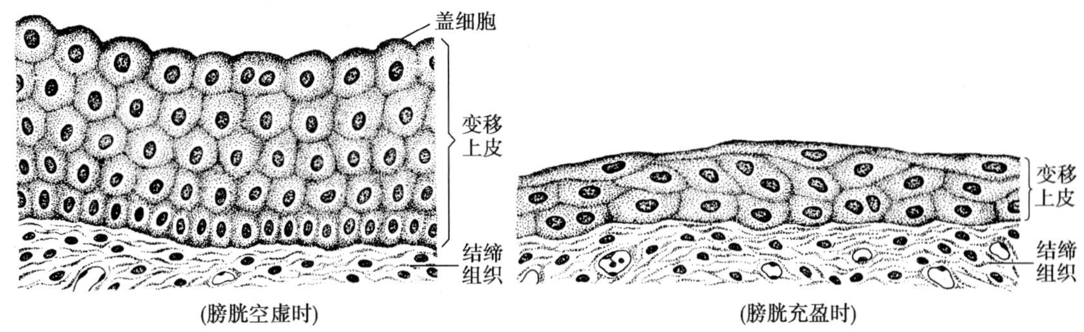

图1-8 变移上皮

二、腺上皮和腺

以分泌功能为主的上皮称**腺上皮**。以腺上皮为主要成分的器官称**腺**（gland）。腺分为**外分泌腺**和**内分泌腺**。外分泌腺亦称有管腺，分泌物经导管排出（图1-9），如汗腺、唾液腺等。内分泌腺亦称无管腺，其分泌物称激素，一般释放入血液，如甲状腺、肾上腺、垂体等。

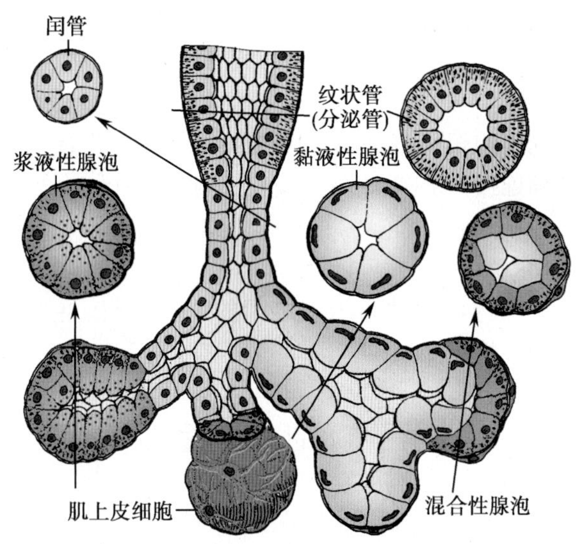

图1-9 外分泌腺的形态

三、上皮组织的特殊结构

（一）上皮细胞的游离面

1. 微绒毛　是上皮细胞的细胞膜和细胞质共同形成的微小指状突起，其内含有微丝（图1-10）。光镜下微绒毛在游离面排列整齐形成**纹状缘**。微绒毛扩大了细胞的表面积，有利于吸收。

2. 纤毛　是上皮细胞的细胞膜和细胞质共同形成的指状突起，比微绒毛粗而长，其内含有微管。纤毛能节律性地定向摆动，有利于排出上皮表面的分泌物及黏附物（图1-6）。

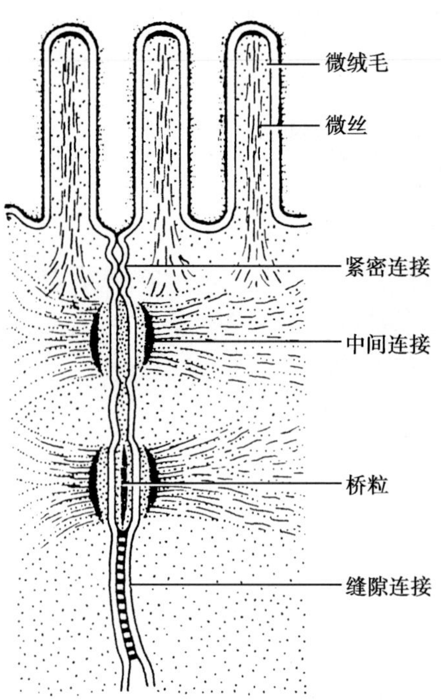

图 1-10 单层柱状上皮的微绒毛与细胞连接超微结构模式图

（二）上皮细胞的侧面

上皮细胞的侧面是细胞的相邻面，在细胞膜接触区域特化形成一些细胞连接，如**紧密连接**、**中间连接**、**桥粒**和**缝隙连接**（图 1-10），具有加强细胞间牢固联系、封闭细胞间隙、参与细胞间信息传递（缝隙连接）等不同功能。

（三）上皮细胞的基底面

基膜为上皮细胞基底面与深部结缔组织之间的一层薄膜。它除具有支持和连接作用外，还是一种半透膜，有利于物质交换。

第三节 结 缔 组 织

结缔组织（connective tissue）由细胞和大量细胞间质构成。其主要特点是：细胞少但种类多，且分布稀疏无极性；细胞间质多，包括基质和纤维。基质的状态随各种不同的结缔组织而异，有液态、胶体状和固态等；纤维包埋在基质中。结缔组织在人体内分布广泛，具有连接、支持、营养、运输、保护、修复和防御等功能。

根据结缔组织结构和功能的不同，分为以下几类（表 1-3）：

表 1-3 结缔组织的分类

- 结缔组织
  - 固有结缔组织
    - 疏松结缔组织
    - 致密结缔组织
    - 脂肪组织
    - 网状组织
  - 软骨组织
  - 骨组织
  - 血液和淋巴

一、固有结缔组织

（一）疏松结缔组织

疏松结缔组织（loose connective tissue）广泛分布于器官与组织之间，起着连接、支持、防御和修复等功能。其结构特点是：细胞种类多，纤维数量少，排列疏松。整个组织松软，状如蜂窝，故又称蜂窝组织（图 1-11）。外科常见的蜂窝织炎，就是皮下疏松结缔组织所发生的急性弥漫性化脓性炎症。

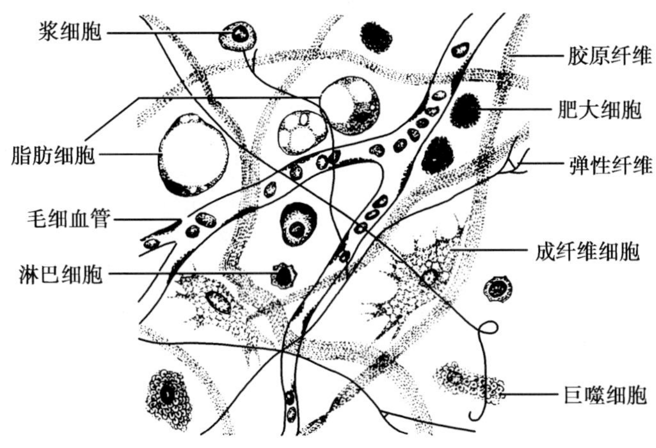

图 1-11 疏松结缔组织铺片模式图

1. 细胞

（1）成纤维细胞：是疏松结缔组织中的主要细胞。细胞扁平，多突起；细胞核较大，椭圆形，着色浅；细胞质呈弱嗜碱性。成纤维细胞能合成纤维和基质，在创伤修复中起重要作用。

（2）巨噬细胞：形态不规则，常有突起；核小而圆染色深；细胞质内有丰富的溶酶体、吞噬体和吞饮小泡等。主要功能：①变形运动。②吞噬异物和衰老的细胞。③参与免疫应答。

（3）浆细胞：细胞为圆形或卵圆形；核圆，常偏于一侧，其中染色质呈块状紧靠核膜，呈放射状分布；细胞质呈嗜碱性。浆细胞能合成和分泌免疫球蛋白（即抗体），参与体液免疫。

（4）肥大细胞：细胞卵圆形；核圆，位于细胞中央；细胞质内充满粗大的颗粒，颗粒内含肝素、组胺和嗜酸性粒细胞趋化因子等。肝素有抗凝血作用；组胺和嗜酸性粒细胞趋化因子都与过敏反应有关。

（5）脂肪细胞：细胞较大，呈圆形或卵圆形；细胞质内充满脂滴，核被挤到细胞一侧。脂肪细胞能合成和贮存脂肪。

2. 细胞间质

（1）纤维：埋于基质中，包括胶原纤维、弹性纤维和网状纤维 3 种。

1）胶原纤维：新鲜时呈白色，故又称白纤维，HE 染色呈粉红色（图 1-11）。胶原纤维韧性大，抗拉力强。

2）弹性纤维：新鲜时呈黄色，故又称黄纤维，HE 染色不易着色，特殊染色呈紫色，弹性纤维较细，有分支并交织成网，富有弹性。

3）网状纤维：硝酸银染色呈棕黑色，故又称嗜银纤维，纤维细短且分支较多，彼此交织成网。网状纤维主要分布在造血器官和淋巴组织等处。

（2）基质：为无定形的胶状物质，其化学成分主要是蛋白多糖和水。基质中含有从毛细血管渗出的液体,称组织液。组织液是细胞和血液之间进行物质交换的媒介。

(二) 致密结缔组织

致密结缔组织(dense connective tissue)的结构特点是细胞和基质少,胶原纤维多而粗大,排列致密(图 1-12)。该组织主要分布于肌腱、韧带、真皮、被膜、骨膜等处,具有连接、支持和保护作用。

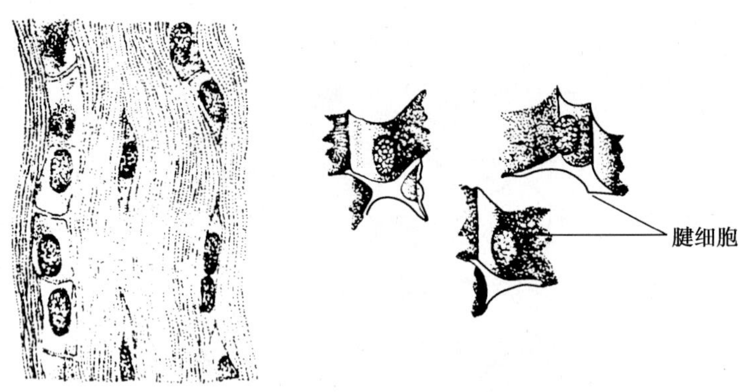

图 1-12 致密结缔组织(肌腱与腱细胞)

(三) 脂肪组织

脂肪组织(adipose tissue)由大量脂肪细胞构成(图 1-13),主要分布于皮下组织、肠系膜和网膜等处,具有储存脂肪、保护脏器、缓冲和保温等作用。

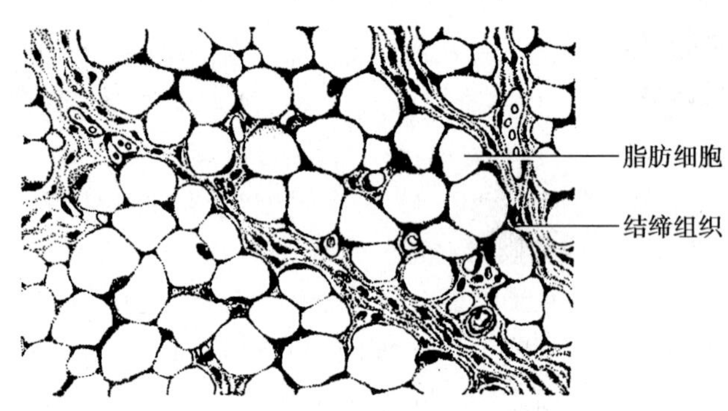

图 1-13 脂肪组织

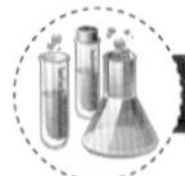

知识窗

肥 胖 症

随着人们生活水平的提高,交通工具日益发达,工作量和家务量均减轻,使得人体消耗热量的机会减少,而饮食的日益丰盛,使摄入的热量不减反增,当人体进食热量多于消耗热量时,多余热量以脂肪形式储存于体内,其量超过正常生理需要,且达一定值时遂演变为肥胖症。正常男性成人脂肪组织重量约占体重的 15% ~18%,女性约占 20% ~25%。随年龄增长,体脂所占比例相应增加。因体脂增加使体重超过标准体重 20%或体重指数[体重(kg)/身高^2(m^2)]大于 24 者称为肥胖症。

(四) 网状组织

网状组织(reticular tissue)由网状细胞和网状纤维构成(图1-14,彩图3)。网状细胞为多突起的星形细胞,有产生网状纤维的功能。网状组织主要分布于造血器官和淋巴组织等处。

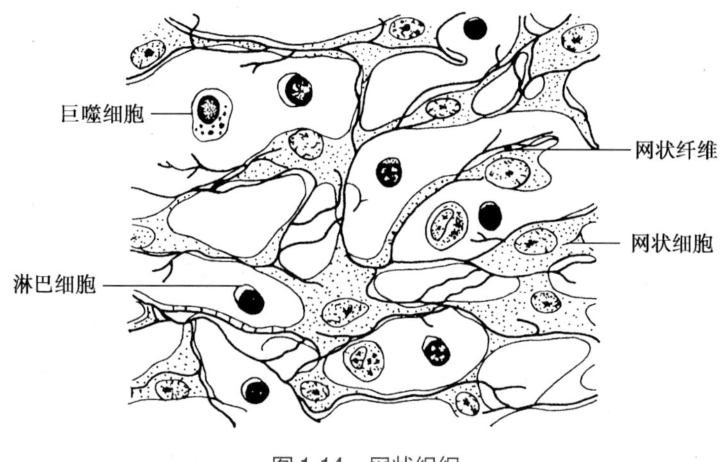

图1-14 网状组织

二、软骨组织和软骨

软骨由软骨组织和软骨膜构成。软骨组织由软骨细胞和细胞间质构成。

(一) 软骨组织的微细结构

1. 软骨细胞 软骨细胞包埋于软骨基质中,其所处的腔隙称**软骨陷窝**。靠近软骨周围部的软骨细胞扁而小,较为幼稚;越靠近软骨中央,细胞越成熟,体积逐渐增大,变成圆形或椭圆形。

2. 细胞间质 由软骨基质和纤维构成。基质呈凝胶状,嗜碱性,主要成分为蛋白多糖和水。纤维包埋在基质中,使软骨具有韧性和弹性。

(二) 软骨的分类

根据软骨内纤维成分的不同,将软骨分为透明软骨、弹性软骨和纤维软骨(图1-15,表1-4)。

表1-4 软骨的分类、结构特点和分布

类型	结构特点	分 布
透明软骨	含胶原原纤维,呈半透明状	呼吸道、肋软骨、关节软骨
纤维软骨	含胶原纤维束,呈不透明的乳白色	椎间盘、关节盘、耻骨联合
弹性软骨	含弹性纤维,呈不透明的黄色	耳郭、会厌

三、骨组织与骨

骨组织是骨的主体结构。骨组织由钙化的细胞间质和骨细胞组成。

(一) 骨组织的微细结构

1. 细胞间质 由有机质和无机质构成。有机质主要是胶原纤维;无机质主要是钙盐。胶原纤维平行排列,借基质粘合在一起,并有钙盐沉积,形成的薄板状结构称**骨板**。骨板间

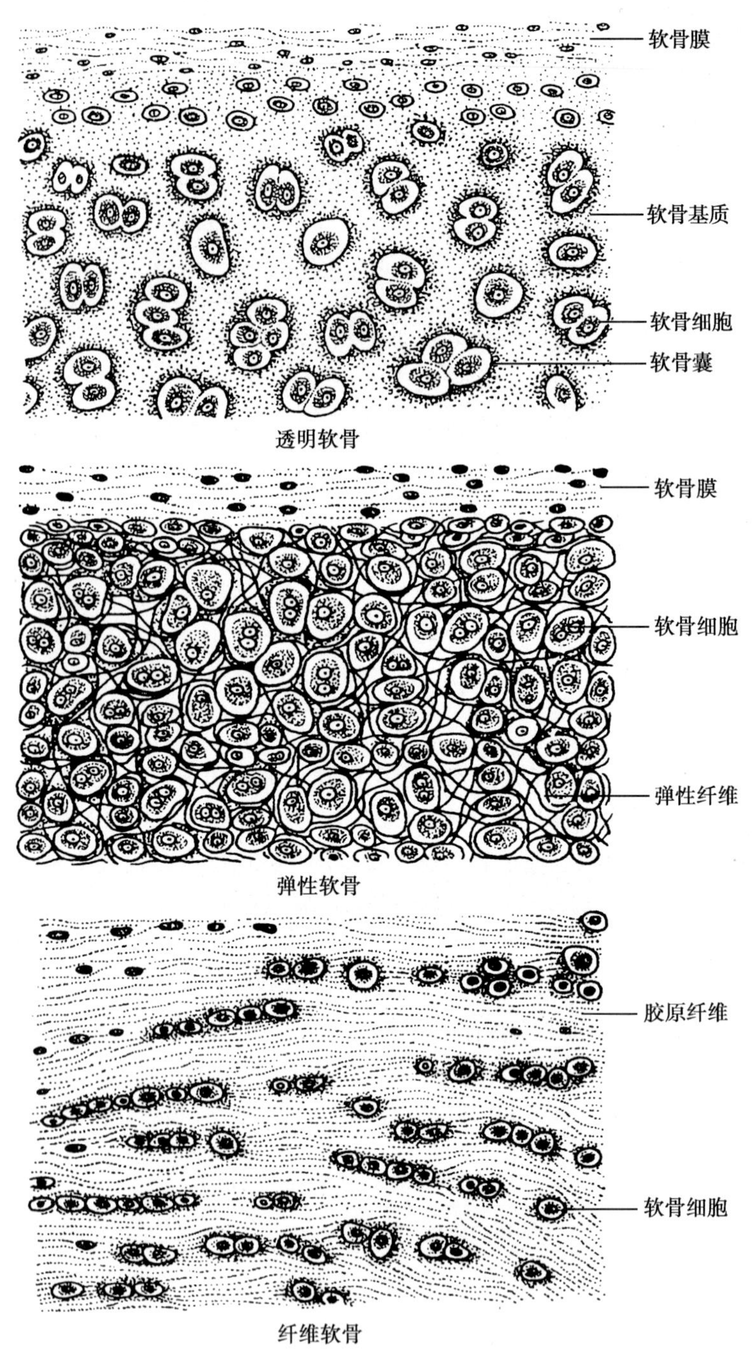

图 1-15 软骨结构模式图

或骨板内有许多小腔，称**骨陷窝**；由骨陷窝发出的放射状小管称**骨小管**，相邻骨小管互相通连。

2. 骨细胞 是一种扁椭圆形多突起细胞。骨细胞的胞体位于骨陷窝内，其突起则伸入骨小管内，相邻骨细胞借突起互相连接（图 1-16）。

（二）骨密质和骨松质的结构特点

骨组织分骨密质和骨松质，两者的区别在于骨板的排列方式不同（图 1-17）。以长骨为

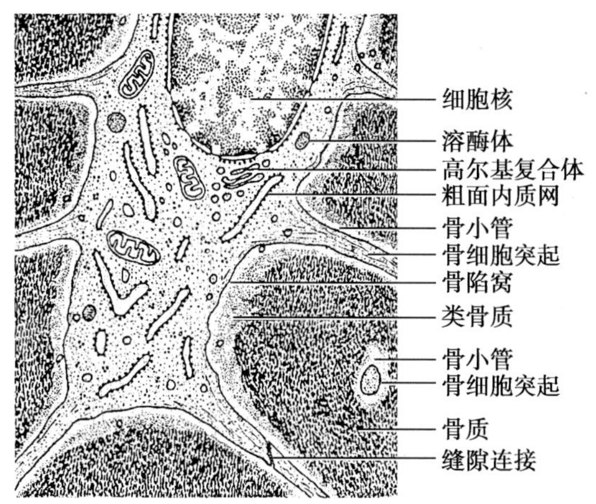

图 1-16 骨细胞超微结构模式图

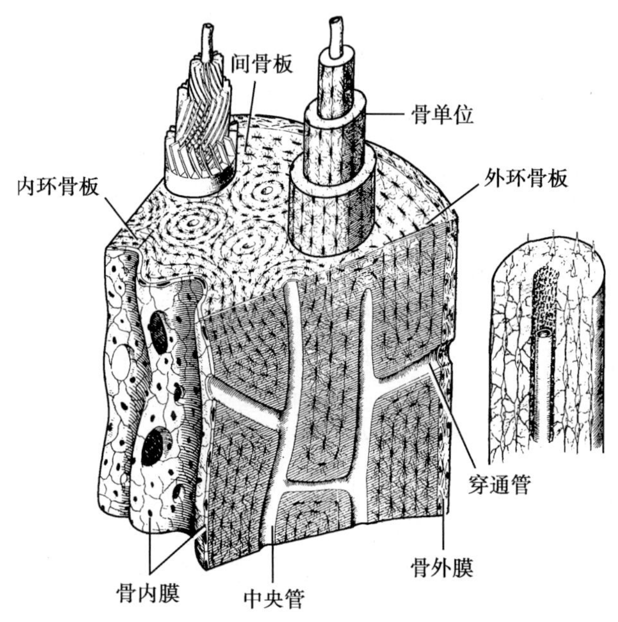

图 1-17 骨密质立体结构模式图

例，其结构特点有：

1. 骨密质 结构致密，分布于骨的表层和长骨骨干。骨板排列有 3 种类型。

（1）**环骨板**：呈环形，构成骨密质的外层和内层。

（2）**骨单位**（osteon）：又称**哈弗斯系统**（Haversian system）（彩图 4），位于环骨板之间，由同心圆排列的数层骨板（哈弗斯骨板）围绕 1 条纵行的中央管组成。

（3）**间骨板**：位于骨单位之间或骨单位与环骨板之间，为形状不规则的骨板。

2. 骨松质 大多分布在长骨两端的骺部，少量分布于骨干。骨松质是由许多细片状或针状的骨小梁交织而成的多孔隙网架结构，空隙内含有红骨髓。骨小梁由不规则骨板及骨细胞构成。

四、血液

血液(blood)流动于心血管内,成人的循环血量约为5L,占体重的7% ~8%。血液是一种液状结缔组织,由血浆和血细胞组成。血细胞的分类和各类血细胞的正常值如下(表1-5):

表1-5 血细胞的分类和各类血细胞的正常值

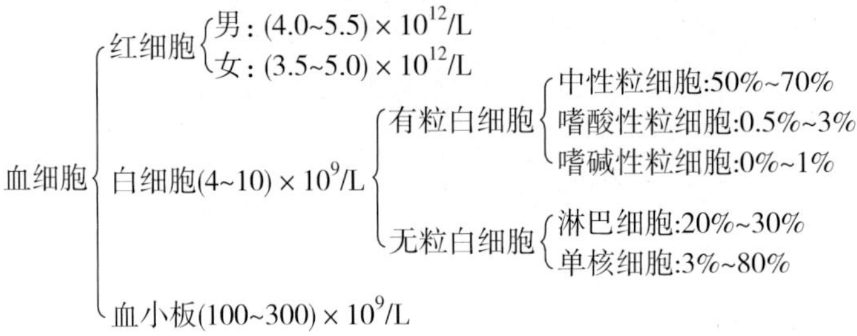

(一) 血浆

血浆(plasma)为淡黄色的液体,占全血容积的55%,其中90%是水分,其余为血浆蛋白(包括白蛋白、球蛋白、纤维蛋白原等)、酶、激素、糖、维生素、脂类、无机盐和代谢产物等。血液流出血管后,溶解状态的纤维蛋白原转变为不溶解状态的纤维蛋白,液态血液凝固成血块。血液凝固后析出的淡黄色透明液体称**血清**。

(二) 血细胞

血细胞悬浮于血浆中,占全血容积的45%,包括红细胞、白细胞和血小板。血细胞的形态结构通常采用瑞特(Wright)或吉姆萨(Giemsa)染色的血涂片进行光镜观察(彩图5)。

1. 红细胞　成熟的**红细胞**(red blood cell,RBC)呈双面微凹的圆盘状,直径约7.5μm,中央较薄,周缘较厚,无细胞核和细胞器,胞质内充满血红蛋白,使红细胞呈红色。**血红蛋白**(hemoglobin,Hb)具有结合与运输O_2和CO_2的功能。正常成人血液中Hb的含量,男性为120~150g/L,女性为110~140g/L。红细胞的数量和Hb的含量,可因生理或病理状态的变化而改变。当红细胞少于$3.0\times10^{12}/L$或Hb低于100g/L,则为贫血。

网织红细胞是未完全成熟的红细胞,成人占红细胞总数的0.5% ~1.5%,新生儿可达3% ~6%。红细胞的寿命为120天。

2. 白细胞　**白细胞**(white blood cell,WBC)呈球形,体积比红细胞大,能以变形运动穿过毛细血管壁进入结缔组织。

根据白细胞胞质内有无特殊颗粒,将白细胞分为有粒白细胞和无粒白细胞。有粒白细胞又按特殊颗粒的嗜色性不同,分为中性粒细胞、嗜酸性粒细胞和嗜碱性粒细胞;无粒白细胞分为单核细胞和淋巴细胞。

(1) 中性粒细胞:直径10~12μm。细胞核呈杆状或分叶状,一般为2~5叶,叶间有细丝相连,随着细胞的衰老,细胞核分叶增多。细胞质中充满细小而分布均匀的淡紫红色颗粒,颗粒分特殊颗粒和嗜天青颗粒两种:特殊颗粒较多,含溶菌酶和吞噬素,有杀菌作用;嗜天青颗粒较少,是一种溶酶体,能消化吞噬的细菌和异物。中性粒细胞具有十分活跃的变形运动能力和吞噬功能。在急性化脓性炎症时,中性粒细胞的数量明显增多。

(2) 嗜酸性粒细胞:直径10~15μm。细胞核常分两叶。细胞质内充满粗大而分布均匀的橘红色嗜酸性颗粒,颗粒内含有多种酸性水解酶和组胺酶等。嗜酸性粒细胞有减轻过敏反应和杀灭寄生虫等功能，在患过敏性疾病或寄生虫病时，嗜酸性粒细胞增多。

(3) 嗜碱性粒细胞：直径 10～12μm。细胞核呈球形或不规则形。胞质内充满大小不等，分布不均的紫蓝色嗜碱性颗粒，颗粒中含肝素、组胺等物质。嗜碱性粒细胞功能与肥大细胞相似，参与过敏反应。

(4) 单核细胞：是白细胞中体积最大的一种，直径 14～20μm，呈圆形或卵圆形。细胞核呈肾形、马蹄形或不规则形。胞质较多，染成淡灰蓝色。单核细胞具有活跃的变形运动，在血液中停留 1～2 天后，即进入结缔组织，分化为巨噬细胞。

(5) 淋巴细胞：直径 6～16μm，呈球形或卵圆形。细胞核大多为球形，一侧常有凹陷，染色深。胞质少，染成天蓝色。淋巴细胞根据其发生部位和免疫功能不同主要分为：①**骨髓依赖淋巴细胞**(T 淋巴细胞)，参与细胞免疫。②**胸腺依赖淋巴细胞**(B 淋巴细胞)，参与体液免疫。

3. 血小板　**血小板**(blood platelet)是骨髓中巨核细胞脱落的细胞质碎块，呈双凸圆盘状，直径 2～4μm，其中央部分是紫蓝色的颗粒区，周围部分为淡蓝色的透明区。在血涂片上，常聚集成群。血小板在止血和凝血过程中起重要作用。

第四节　肌　组　织

肌组织(skeletal muscle)主要由肌细胞构成，肌细胞之间有少量结缔组织、血管、淋巴管和神经等。肌细胞细长呈纤维状，又称**肌纤维**。肌细胞的细胞膜称**肌膜**，细胞质称**肌浆**。

肌组织分骨骼肌、心肌和平滑肌 3 种。骨骼肌受躯体神经支配，属随意肌；心肌和平滑肌受内脏神经支配，是不随意肌。

一、骨骼肌

骨骼肌(skeletal muscle)附着于骨，主要由骨骼肌纤维构成。

(一) 骨骼肌纤维的微细结构

骨骼肌纤维呈细长圆柱状，直径约 10～100μm，长短不一。细胞核呈扁椭圆形，数量多，紧靠肌膜(图 1-18)。肌浆内含有许多与细胞长轴平行排列的肌原纤维。

肌原纤维有明带(I 带)和暗带(A 带)，两者交替排列。每条肌纤维内肌原纤维的明带、暗带互相对齐，排列在同一平面上，呈现出明暗相间的横纹。A 带的中部有一较明亮的窄

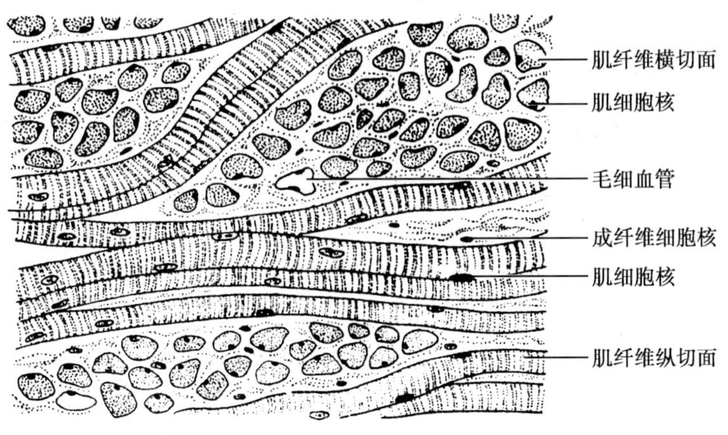

图 1-18　骨骼肌的微细结构

带，称H带；H带的中央还有一条深色的M线。在I带的中央有一条深色的细线称Z线。相邻两条Z线之间的一段肌原纤维，称**肌节**(sarcomere)，每个肌节包括1/2 I带+A带+1/2 I带(图1-19)。肌节是肌原纤维结构和功能的基本单位，是骨骼肌纤维收缩和舒张运动的结构基础。

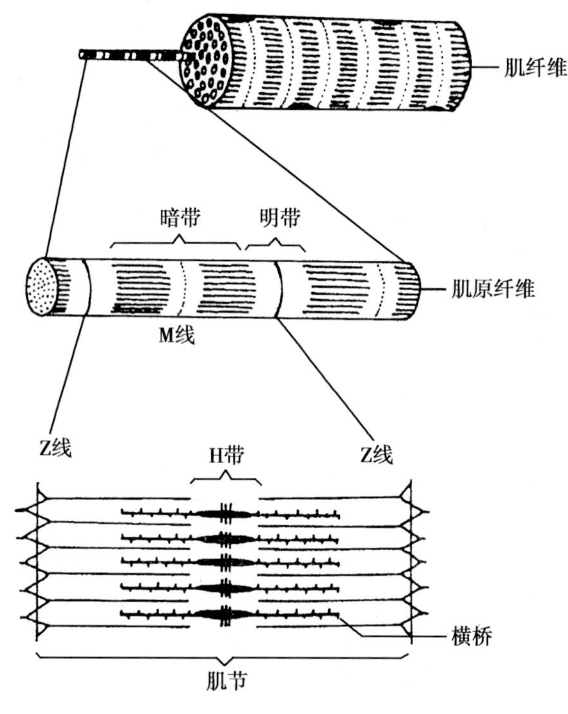

图1-19 骨骼肌纤维逐级放大示意图

(二) 骨骼肌纤维的超微结构

1. **肌原纤维** 在电镜下，肌原纤维由粗肌丝、细肌丝组成(图1-20)。**粗肌丝**位于肌节的A带，中央借M线固定，两端游离。粗肌丝的两端有伸向周围的许多小突起，称**横桥**。细肌丝一端固定于Z线，另一端插入粗肌丝之间，达H带的边缘。当肌纤维收缩时，粗肌丝牵拉细肌丝，细肌丝朝M线方向滑行，使肌节变短。

2. 横小管 是肌膜向肌浆内凹陷所形成的横行小管，与肌纤维长轴垂直，位于A带和I带的交界处(图1-20)。同一平面内的横小管分支吻合，并环绕在每条肌原纤维周围。横小管可将肌膜的兴奋迅速传到每个肌节。

3. **肌浆网** 又称**肌质网**，是肌纤维内的滑面内质网，它位于横小管之间，呈纵向排列包绕在每条肌原纤维的周围，故又称**纵小管**(图1-20)。肌浆网在靠近横小管处横向膨大，并彼此连接成环行扁囊，称**终池**。终池与横小管紧密相贴，但并不相通。每条横小管及其两侧的终池合称**三联体**。肌浆网的功能是储存并调节肌浆中Ca^{2+}的浓度。钙离子在肌纤维收缩过程中起重要作用。

二、心肌

心肌(cardiac muscle)主要由心肌纤维构成，分布于心壁等处。心肌收缩具有自动节律性。

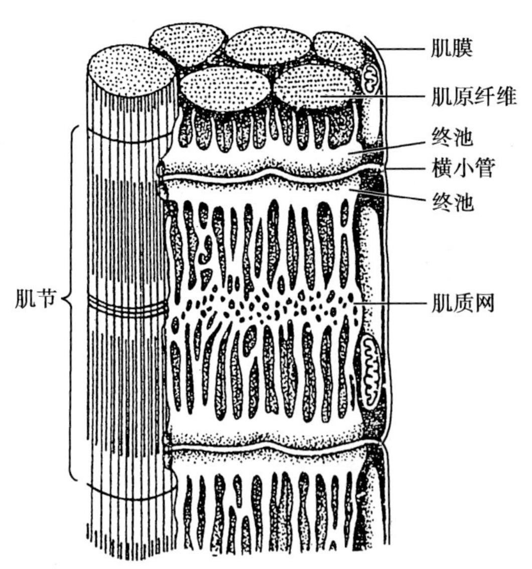

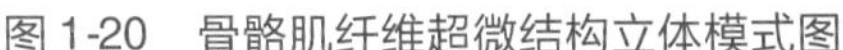

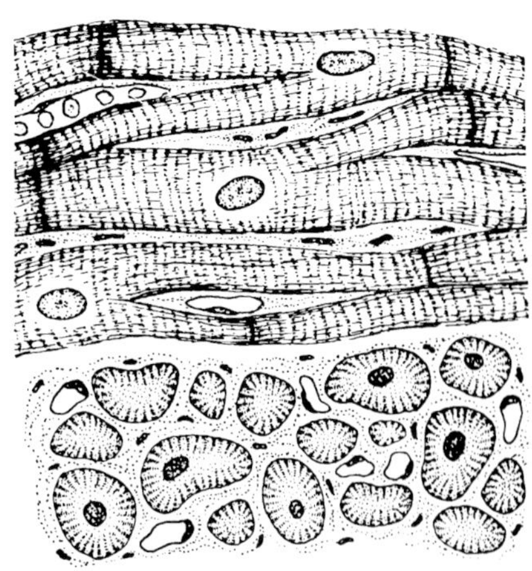

图 1-20　骨骼肌纤维超微结构立体模式图

图 1-21　心肌纤维的微细结构

光镜下，心肌纤维呈短圆柱状，有分支并互相连接成网，有 1～2 个卵圆形的核，位于细胞中央，心肌纤维的连接处有一条染色较深的带状结构，称**闰盘**。横纹不如骨骼肌明显（图 1-21）。

电镜下，心肌纤维的超微结构与骨骼肌纤维相似。但有如下特点：①肌原纤维不明显。②横小管较粗，位于 Z 线水平。③肌质网不发达，终池较小而少，横小管多与一侧的终池紧贴形成二联体。④有闰盘。⑤心房的心肌纤维还有内分泌功能（图 1-22）。

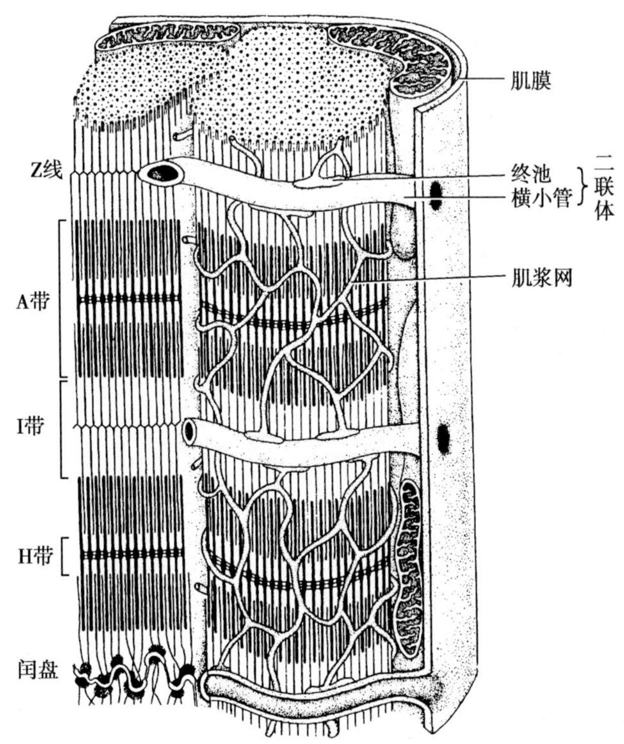

图 1-22　心肌纤维超微结构立体模式图

三、平滑肌

平滑肌(smooth muscle)主要由平滑肌纤维构成,分布于血管和内脏等处。平滑肌纤维呈长梭形,无横纹,细胞核一个,呈长椭圆形或杆状,位于细胞中央(图 1-23)。

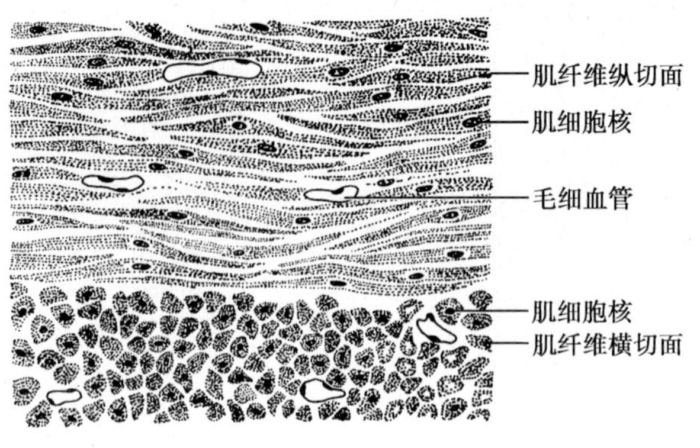

图 1-23 平滑肌

第五节 神 经 组 织

神经组织(nervous tissue)由**神经细胞**(nerve cell)和**神经胶质细胞**(neuroglial cell)组成。神经细胞又称**神经元**(neuron),具有接受刺激和传导冲动等功能。神经胶质细胞具有支持、绝缘、保护和营养等作用。

一、神经元

(一) 神经元的形态结构

神经元分胞体和突起两部分。

1. 胞体　形态多样,有圆形、梭形、锥体形和星形等(图 1-24)。细胞膜能接受刺激,传导冲动。细胞核大而圆,位于胞体中央,染色浅,核仁大而明显(图 1-25)。细胞质内有多种细胞器,其中特殊的有:

(1) **尼氏体**(Nissl body):又称嗜染质,呈嗜碱性的颗粒状或小块状。电镜下,尼氏体是由粗面内质网和游离核糖体构成,能合成蛋白质和神经递质。

(2) 神经原纤维:在 HE 染色切片上无法分辨,在银盐染色切片中呈棕黑色细丝,相互交织成网,并伸入轴突和树突内,主要起支持作用。

2. 突起　由神经元的细胞膜和细胞质突出形成,分树突和轴突两种。

(1) 树突:每个神经元有一个至多个树突。树突的主要功能是接受刺激。

(2) 轴突:每个神经元只有一个轴突。轴突的主要功能是传导神经冲动。

(二) 神经元的分类

1. 按神经元突起的数目分类

(1) **多极神经元**:具有一个轴突和多个树突。

(2) 双极神经元:具有一个轴突和一个树突。

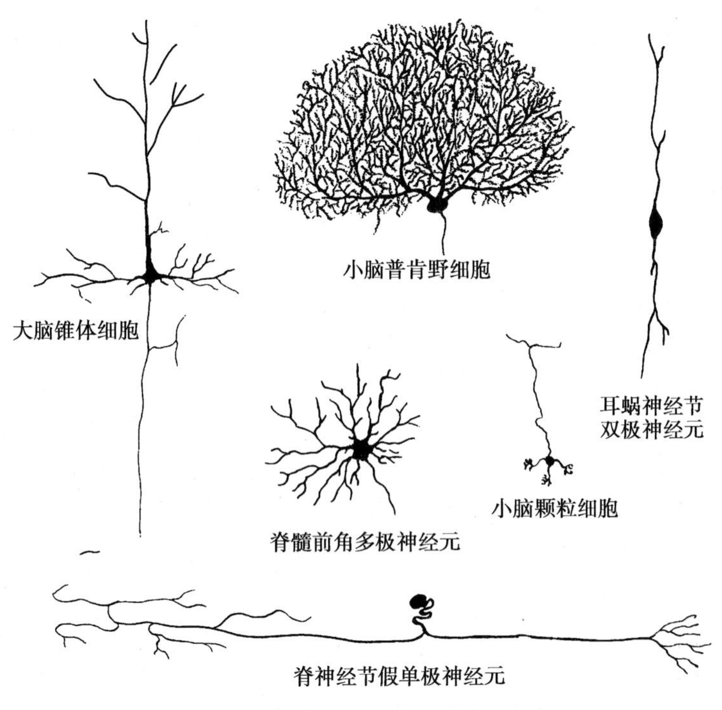

图 1-24　神经元的形态

（3）**假单极神经元**：由胞体发出一个突起，随即分为两支，一支分布到周围组织或器官的称**周围突**；另一支进入脑或脊髓的称**中枢突**（图 1-25）。

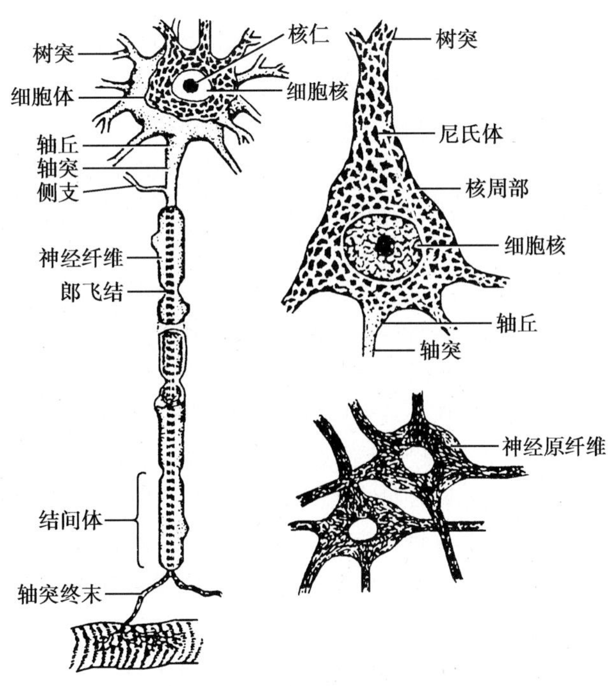

图 1-25　神经元和神经纤维结构模式图

2. 按神经元的功能分类

（1）**感觉神经元**：又称**传入神经元**，它能接受刺激，并将信息传向中枢，多为假单极神经元。

（2）**运动神经元**：又称**传出神经元**，它能将中枢产生的神经冲动传至肌纤维或腺细胞，从而引起肌纤维的收缩或腺体的分泌，如脊髓前角运动神经元，一般为多极神经元。

（3）**联络神经元**：又称**中间神经元**，介于感觉神经元与运动神经元之间，多为多极神经元，起信息加工和传递作用。

（三）突触

神经元与神经元之间或神经元与非神经细胞之间的一种特化的细胞连接称**突触**（synapse）。最常见的是一个神经元的轴突末端与另一个神经元的树突或胞体相接触，分别构成**轴-树突触**或**轴-体突触**。神经冲动只有通过突触，才能由一个神经元传给另一个神经元。

根据神经冲动传递的方式，突触分为**化学突触**和**电突触**两类。电突触即缝隙连接，神经元之间以电流作为信息载体。化学突触以化学物质（神经递质）作为传递信息的媒介，是通常所说的突触。电镜下观察，化学突触由**突触前部**、**突触间隙**和**突触后部** 3 部分构成（图 1-26）。

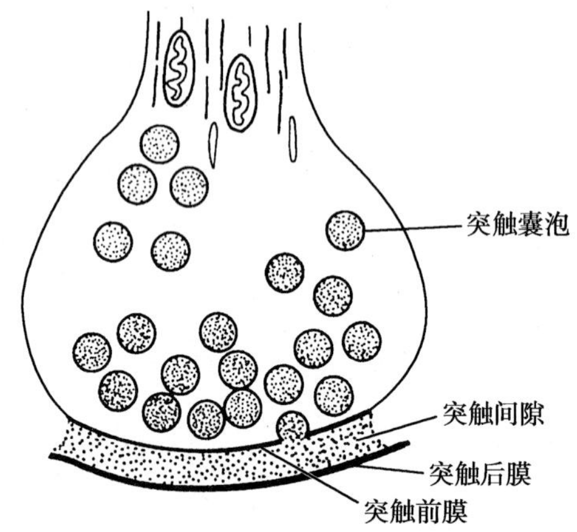

图 1-26 化学突触的超微结构示意图

（1）**突触前部**：是轴突末端的球形膨大部分，内含有许多突触小泡和线粒体等，突触小泡内含神经递质。与突触后部相接触的膜为突触前膜。

（2）**突触后部**：是与突触前部相对应的树突或胞体的部分，与突触前膜相接触的细胞膜为突触后膜，膜上具有特异性的接受神经递质的受体。

（3）**突触间隙**：是突触前膜和突触后膜之间的狭小间隙，间隙宽约 15～30nm。当神经冲动传至突触前膜时，突触小泡移向突触前膜并与之融合，神经递质释放到突触间隙内，并与突触后膜上的相应受体结合，从而引起突触后神经元的兴奋或抑制。

临床应用

突触的功能与临床应用

当躯体运动神经元的兴奋传到轴突末梢（突触前部）时，突触小泡中的乙酰胆碱释放到突触间隙内并迅速与骨骼肌纤维的肌膜（突触后部）上的特异性受体结合，引起骨骼肌纤维的肌膜兴奋，从而将神经冲动传至骨骼肌纤维，引起肌收缩。在生理情况下，释放出的乙酰胆碱在突触间隙内的胆碱酯酶的作用下迅速被水解而失去活力，收缩过程结束。突触完成了其传递冲动的功能。

麻醉药是通过干扰突触前部神经递质的释放，与突触后部受体结合，并干扰其结合后产生效应等，阻碍突触的传递过程，起到麻醉的作用。有机磷中毒是有机磷进入机体后与胆碱酯酶结合使其失去水解乙酰胆碱的能力，造成体内大量乙酰胆碱蓄积，从而引起生理功能紊乱。临床上以大汗、流涎、肌肉颤动、瞳孔缩小和血压升高为主要症状。

二、神经胶质细胞

神经胶质细胞散布于神经元之间，种类较多（图 1-27，表 1-6）。

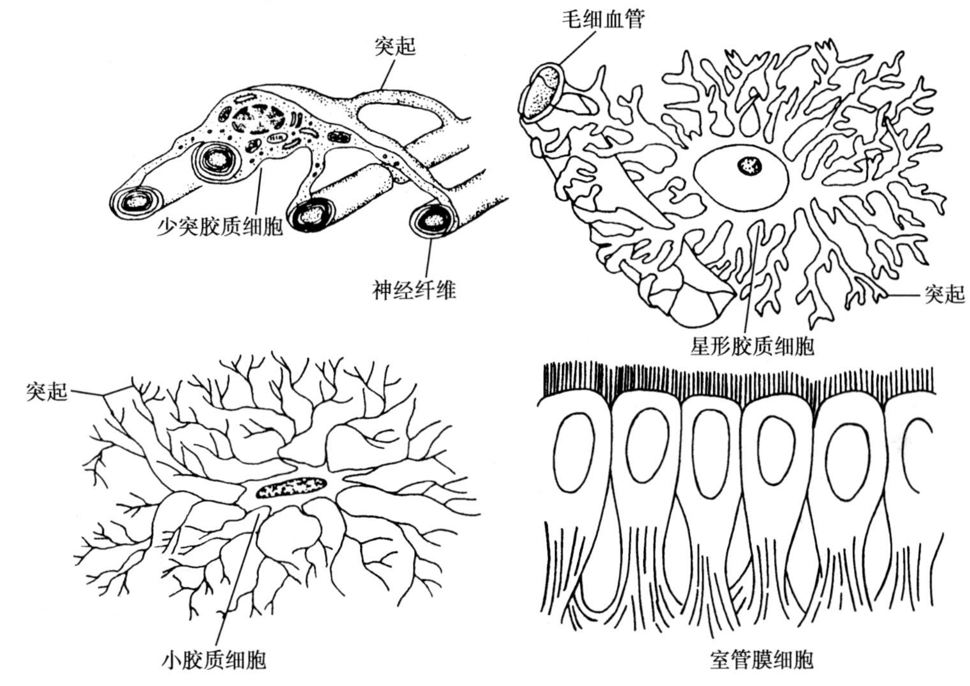

图 1-27 中枢神经系统的胶质细胞

表 1-6 神经胶质细胞的类型和功能

位 置	类 型	功 能
中枢神经系统	星形胶质细胞	支持和绝缘；参与血-脑屏障的构成
	少突胶质细胞	形成中枢神经系统有髓神经纤维的髓鞘
	小胶质细胞	吞噬功能
	室管膜细胞	支持和保护；参与脑脊液的形成
周围神经系统	施万细胞（Schwann cell）	形成周围神经系统有髓神经纤维的髓鞘
	卫星细胞	保护

三、神经纤维

神经纤维（nerve fiber）是由神经元的长突起及包绕在其外面的神经胶质细胞构成。神经纤维分有髓神经纤维和无髓神经纤维两类。

1. 有髓神经纤维　中央为神经元的长突起，周围为神经胶质细胞形成的髓鞘和神经膜（图 1-25，图 1-28）。一个神经胶质细胞只包裹一段神经元的长突起，故神经纤维呈节段性。相邻节段间的无髓鞘缩窄部，称**郎飞结**（Ranvier node）。相邻郎飞结之间的一段神经纤维称**结间体**。

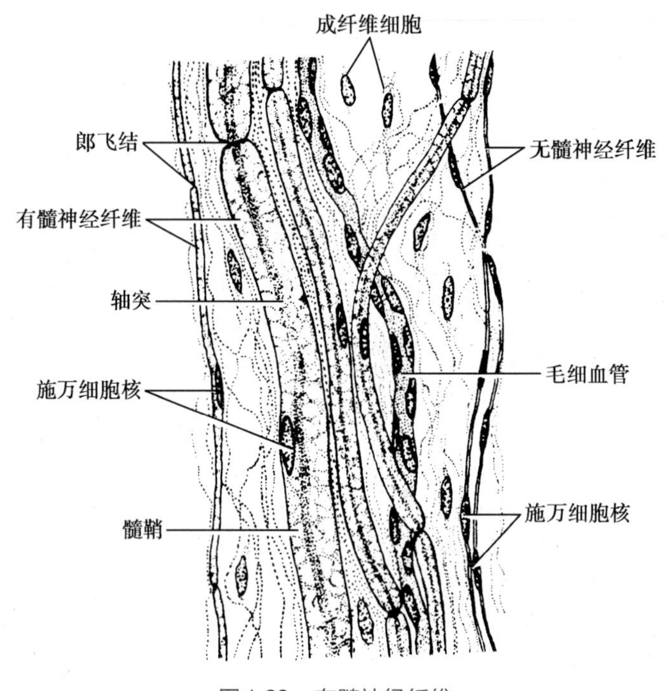

图 1-28 有髓神经纤维

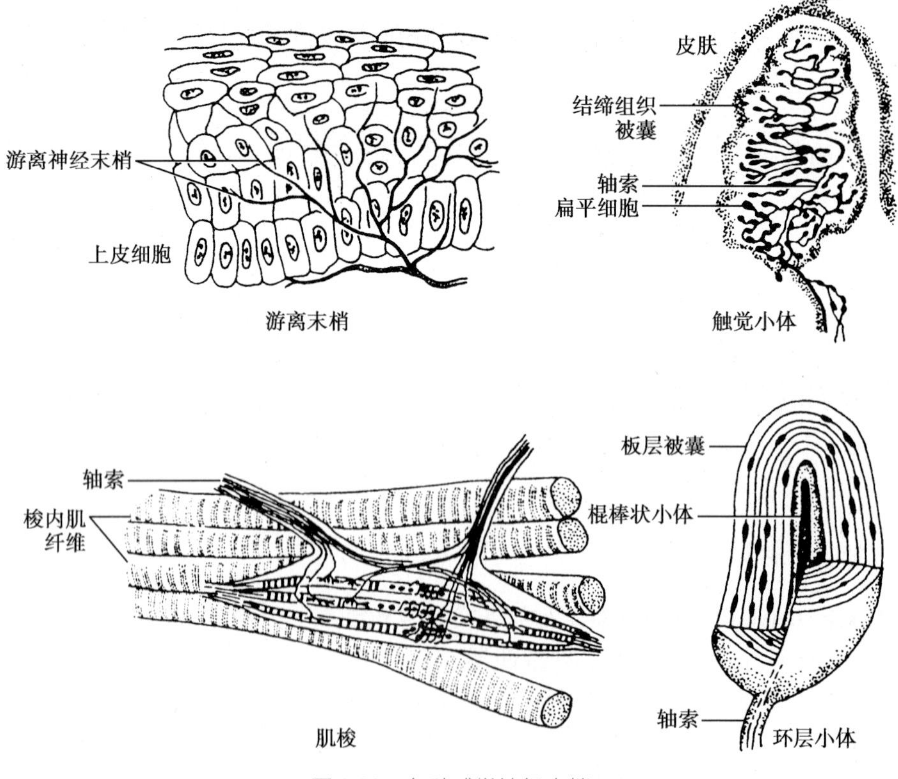

图 1-29 各种感觉神经末梢

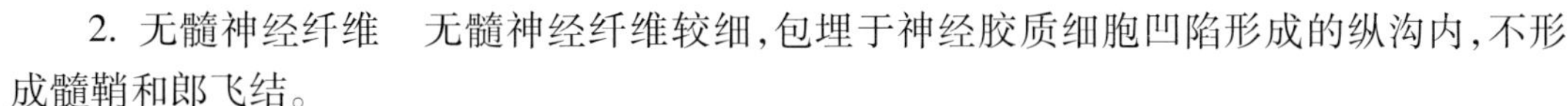

2. 无髓神经纤维　无髓神经纤维较细，包埋于神经胶质细胞凹陷形成的纵沟内，不形成髓鞘和郎飞结。

四、神经末梢

神经末梢(nerve ending)是神经纤维的终末部分，按功能不同分为感觉神经末梢和运动神经末梢。

（一）感觉神经末梢

感觉神经末梢是感觉神经纤维的终末部分，它与周围组织共同组成感受器(图1-29)。

1. 游离神经末梢　由感觉神经纤维的终末脱去髓鞘反复分支而成，多分布于上皮组织和结缔组织，能感受冷、热、轻触和疼痛的刺激。

2. 有被囊的神经末梢　周围均包有结缔组织构成的被囊。

(1) **触觉小体**：呈椭圆形，分布于真皮的乳头层，以手指、足趾掌侧的皮肤最为丰富，能感受触觉刺激。

(2) **环层小体**：呈圆形或椭圆形，广泛分布于皮下组织、肠系膜、韧带和关节囊等处，能感受压力和振动的刺激。

(3) **肌梭**：是分布于骨骼肌内的梭形小体，能感受肌纤维伸缩时的牵张变化，在调节骨骼肌的活动中起重要作用。

（二）运动神经末梢

运动神经末梢是运动神经纤维的终末部分，它与周围组织共同组成效应器。

1. 躯体运动神经末梢　是分布于骨骼肌的运动神经末梢。神经末梢在接近肌纤维处失去髓鞘，反复分支，像爪样附着在骨骼肌纤维的表面，形成椭圆形板状隆起，又称**运动终板**(图1-30)。

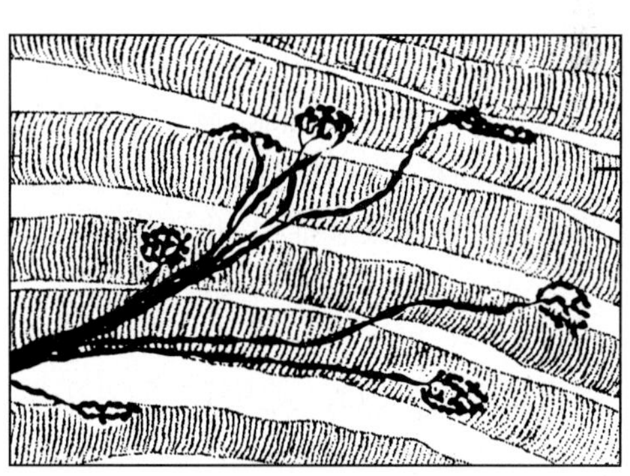

图1-30　运动终板（骨骼肌纤维铺片，氯化金染色）

2. 内脏运动神经末梢　是分布于心肌、平滑肌和腺体等处的运动神经末梢。

【附】皮　　肤

皮肤(skin)覆盖于人体的表面，具有保护、感受刺激、吸收、分泌、调节体温及参与物质代谢等多种功能。

一、皮肤的结构

皮肤分表皮和真皮(图 1-31)。

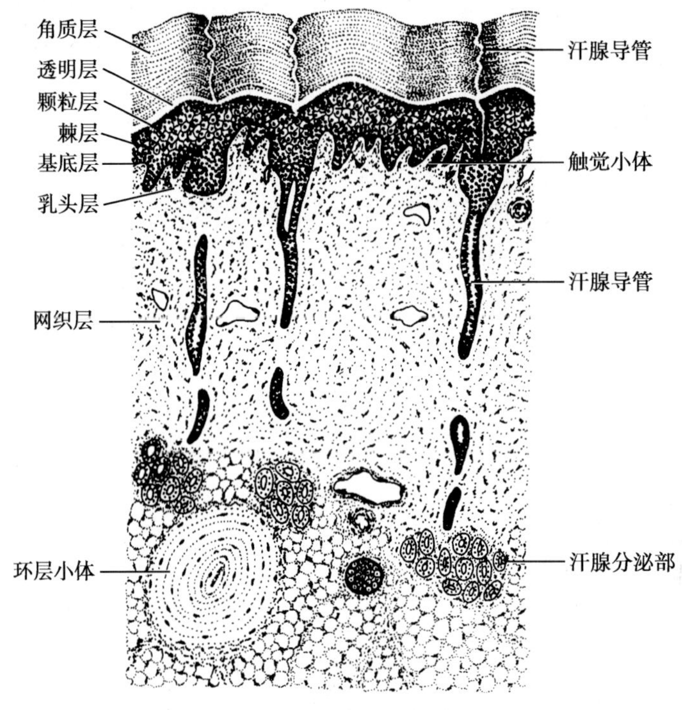

图 1-31 手指的皮肤

(一) 表皮

表皮是皮肤的浅层,由角化的复层扁平上皮构成,由深到浅分为 5 层:基底层、棘层、颗粒层、透明层和角质层。基底层是一层低柱状细胞,胞质中含有黑色素颗粒,细胞间散在有黑色素细胞,可以影响皮肤的颜色,可保护深部组织免受紫外线辐射的损害。基底层细胞有较强的分裂增殖能力,新生的细胞逐渐向浅层推移,并转化为其他各层细胞。角质层表层细胞常成小片脱落,形成皮屑。

(二) 真皮

真皮位于表皮深面,由致密结缔组织构成,分为浅层的乳头层和深层的网状层。真皮内含触觉小体、环层小体、汗腺、毛囊和皮脂腺等结构。

(三) 皮下组织

真皮的深面为皮下组织即浅筋膜,由疏松结缔组织和脂肪组织构成。皮下组织具有保温和缓冲压力的作用。

二、皮肤的附属器

皮肤的附属器包括**毛发**、**皮脂腺**、**汗腺**和**指(趾)甲**,它们都由表皮衍生而来(图 1-32)。

(一) 毛发

毛发分为毛干和毛根两部分。毛干露于皮肤外面,毛根埋在皮肤内。毛根周围有毛囊包裹。毛根和毛囊末端膨大称毛球,是毛发的生长点。毛囊的一侧有由平滑肌束构成的立

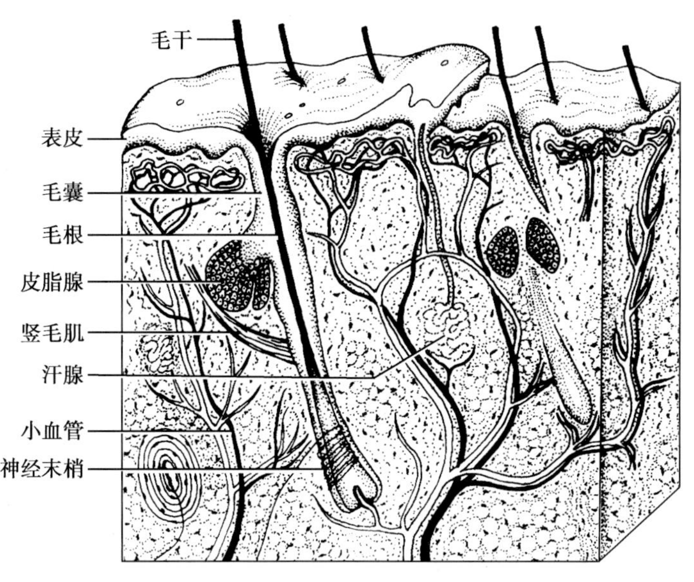

图 1-32 皮肤附属器模式图

毛肌，收缩时可使毛发竖立，出现“鸡皮疙瘩”。

（二）皮脂腺

皮脂腺位于毛囊和立毛肌之间，其导管开口于毛囊，分泌皮脂，有滋润皮肤和毛发，防止水分蒸发的作用。皮脂腺在青春期分泌活跃，当面部的皮脂腺导管阻塞时，可形成“粉刺”。

（三）汗腺

汗腺是管状腺，位于真皮深层或皮下组织内，盘曲成团；导管细长，开口于皮肤表面。

（四）指（趾）甲

指（趾）甲位于手指、足趾远端的背面，由表皮角质层增厚而成。甲外露的部分称甲体，甲体的深面为甲床。甲的近端埋入皮肤内称甲根，甲根的深面为甲母质，是甲的生长点。甲体的两侧与皮肤之间的沟，称甲沟。

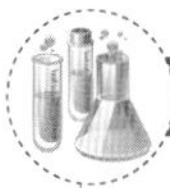
知识窗

青春痘

青春痘的发生主要与皮脂分泌过多、毛囊皮脂腺导管堵塞、细菌感染和炎症反应等因素密切相关。进入青春期后人体内雄激素特别是睾酮的水平迅速升高，促进皮脂腺发育并产生大量皮脂。同时毛囊皮脂腺导管的角化异常造成导管堵塞，皮脂排出障碍，形成角质栓即微粉刺，就是我们平常说的青春痘。闭合性粉刺，又称白头，典型皮损是约 1mm 大小的肤色丘疹，无明显毛囊开口。开放性粉刺，又称黑头，表现为圆顶状丘疹伴显著扩张的毛囊开口。青春痘可发展为痤疮。

在日常生活中，要注意面部皮肤的清洁，平时每日一到两次温水洗脸，忌用手挤压或搔抓皮损。忌用油脂类、粉类化妆品和含有糖皮质激素的软膏及霜剂。

（诸清华 安月勇）

思考题

1. 简述被覆上皮的分类、各类被覆上皮的分布和功能。
2. 简述疏松结缔组织结构特点、构成和各构成部分的功能。
3. 病人入院一般要进行血常规检查,请简述各种血细胞的正常值和主要功能。
4. 比较3种肌组织的微细结构特点。

第二章　运动系统

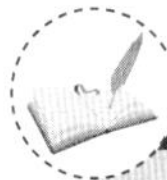

学习目标

1. 掌握　人体重要的体表标志；骨盆的组成和分部；女性骨盆的特点。
2. 熟悉　骨的构造；全身重要骨的名称、位置及主要结构；关节的结构和运动形式；脊柱的组成、形态和运动形式；四肢主要关节和颞下颌关节的构成、特点和运动形式；三角肌、臀肌、股四头肌、膈、腹肌前外侧群各肌的形态和功能。
3. 了解　椎骨的连结；肌的构造、起止点和功能；全身各部肌的分群和主要功能。
4. 熟练掌握　在活体上触及、在标本上指出全身主要的体表标志。
5. 学会　在活体和标本上指出肌内注射的常用部位。

情景与思考

情景：

张大爷，高血压多年，瘫痪在床2年，社区护士定期家访，测量血压，并嘱家属为其定时翻身，预防压疮。

思考：

1. 在什么部位测量血压？
2. 哪些部位是压疮的易发部位？

运动系统由骨、骨连结和骨骼肌组成，具有支持、运动和保护等功能。全身各骨借骨连结相连形成**骨骼**(skeleton)(图2-1)，构成人体的支架，以支持体重；骨骼肌附着于骨骼，通过收缩和舒张，牵引骨骼产生运动；运动系统参与颅腔、胸腔、腹腔和盆腔组成，对器官有保护作用。

在体表能看到或触及的骨骼和骨骼肌的凸起或凹陷，称**体表标志**。在临床上，这些标志对确定器官的位置、血管和神经的走向、穿刺进针的部位等，有着重要意义。

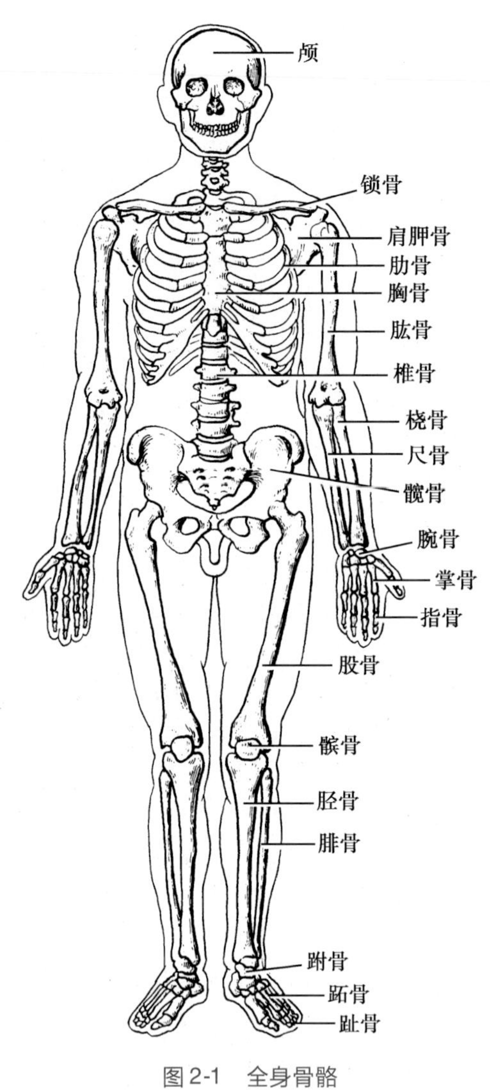

图 2-1 全身骨骼

第一节 骨与骨连结

一、概述

(一) 骨的分类

成人有 206 块骨(包括 6 块听小骨)。按形态,骨分为长骨、短骨、扁骨和不规则骨;按部位,骨分为颅骨、躯干骨和四肢骨。

(二) 骨的构造

骨(bone)由**骨质**(sclerotin)、**骨膜**(periosteum)和**骨髓**(bone marrow)构成(图 2-2)。

1. 骨质 分为骨密质和骨松质。**骨密质**致密坚硬,分布于骨的表层。**骨松质**由骨小梁构成,结构疏松,分布于骨的内部。颅盖骨内、外表层的骨密质,分别称内板和外板,二板之间的骨松质称**板障**,内有板障静脉通过。

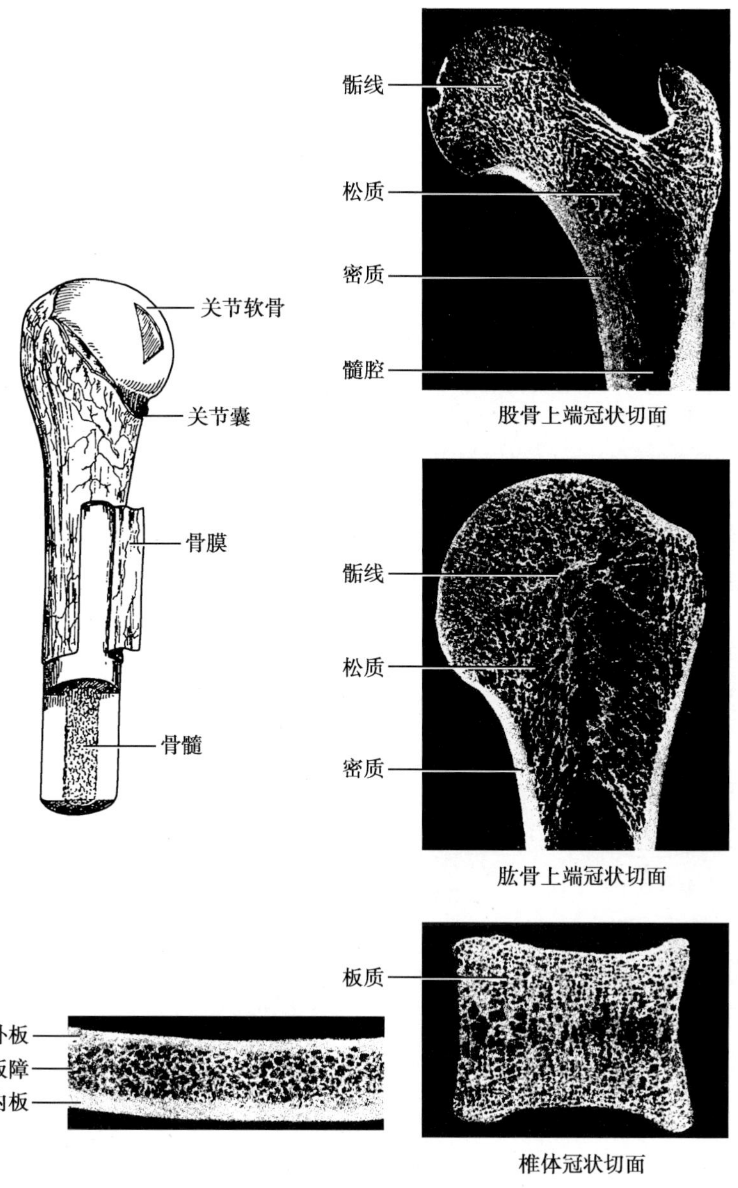

图2-2 骨的构造

2. 骨膜 是一层致密的结缔组织膜，被覆于骨的表面（关节面除外）和骨髓腔内面。骨膜含有丰富的血管、神经、淋巴管和成骨细胞，对骨的营养、生长和创伤修复等，起着重要的作用。

3. 骨髓 充填于骨髓腔和骨松质的间隙内，分为红骨髓和黄骨髓。**红骨髓**（red bone marrow）具有造血功能。5岁以后，长骨骨干内的红骨髓被脂肪组织逐渐代替形成**黄骨髓**，失去造血功能。因黄骨髓内尚保留少量幼稚血细胞，故有造血潜能，当机体需要时可转变为红骨髓。在椎骨、髂骨、肋骨、胸骨及长骨两端骨松质内的骨髓，终生是红骨髓。临床上常在髂骨、胸骨等处穿刺抽取骨髓，进行检查。

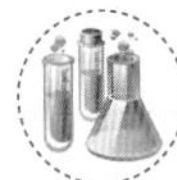

知识窗

骨的理化特性

成人的骨由有机质和无机质构成。有机质主要是胶原纤维，它使骨具有一定的韧性和弹性；无机质主要是钙盐，它使骨具有一定的硬度和脆性。因此骨既有很强的坚硬性，又有一定的弹性和韧性，能承受较大的压力而不变形。

在人的一生中，随着年龄的增长，骨的有机质和无机质的比例也不断地发生着变化。幼儿的骨，有机质含量相对较多，其弹性和韧性较大而硬度较小，幼年时要养成良好的坐、立姿势，以免骨的变形。幼儿外伤发生骨折易折而不断，临床上称"青枝骨折"；老年人则相反，有机质含量逐渐减少，无机质相对增多，因此，脆性增加，在外力作用下易发生粉碎性骨折。

（三）骨连结

骨与骨之间的连结装置，称**骨连结**（bony union）。按连结形式的不同，骨连结分为**直接连结**和**间接连结**（图 2-3）。

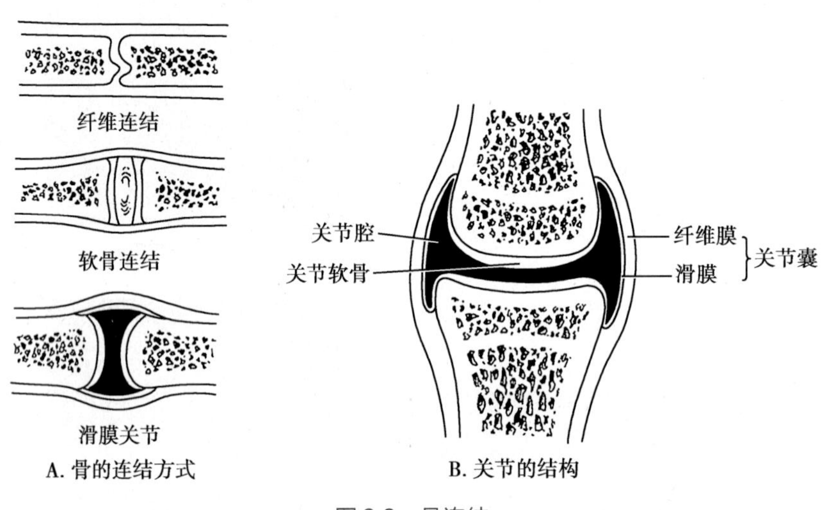

图 2-3 骨连结

1. 直接连结 骨与骨之间借纤维结缔组织、软骨或骨直接相连，无腔隙，活动性较小或不活动，分纤维连结、软骨连结和骨性结合 3 类。

2. 间接连结 间接连结又称**关节**（articulation），是骨与骨之间借结缔组织囊相连，囊内有腔隙，含有滑液，活动度大。

（1）关节的基本结构：包括关节面、关节囊和关节腔 3 部分。**关节面**（articular surface）上覆有关节软骨，能承受压力、吸收震荡、减少摩擦、利于关节活动；**关节囊**（articular capsule）由致密结缔组织构成，其厚薄和紧张度决定关节的稳固性、灵活性；**关节腔**（articular cavity）内有少量滑液，腔内呈负压，可增加关节的稳定性。

（2）关节的辅助结构：关节除基本结构外，还有一些特殊结构以增加关节的灵活性或增强关节的稳固性。如**韧带**（ligament）、**关节盘**（articular disc）等（图 2-19，图 2-34）。

（3）关节的运动：关节可围绕一定的轴而运动，不同关节的运动形式和范围不同。关节的运动形式有：屈和伸、内收和外展、旋内和旋外、环转。

二、全身骨及其连结

（一）躯干骨及其连结

躯干骨包括椎骨、骶骨、尾骨、胸骨和肋骨，借骨连结参与构成脊柱、胸廓和骨盆。

1. **脊柱**（vertebral column） 位于背部正中，由 24 块椎骨（颈椎 7 块、胸椎 12 块、腰椎 5 块）、1 块骶骨、1 块尾骨和它们之间的骨连结共同构成。

（1）椎骨：

1）椎骨的一般形态：**椎骨**（vertebrae）分椎体和椎弓两部分。椎体和椎弓共同围成**椎孔**，所有椎孔相连形成**椎管**，椎管内容纳脊髓。椎弓连结椎体的部分较细，称**椎弓根**。椎弓根的上、下缘各有一切迹，分别称**椎上切迹**和**椎下切迹**。相邻两个椎骨的椎上、下切迹共同围成**椎间孔**，内有脊神经通过。椎弓的后部较宽阔，称**椎弓板**。在椎弓板上发出 7 个突起，分别是向后的**棘突**，向两侧的**横突**，以及向上、下方的**上关节突**和**下关节突**（图 2-4）。

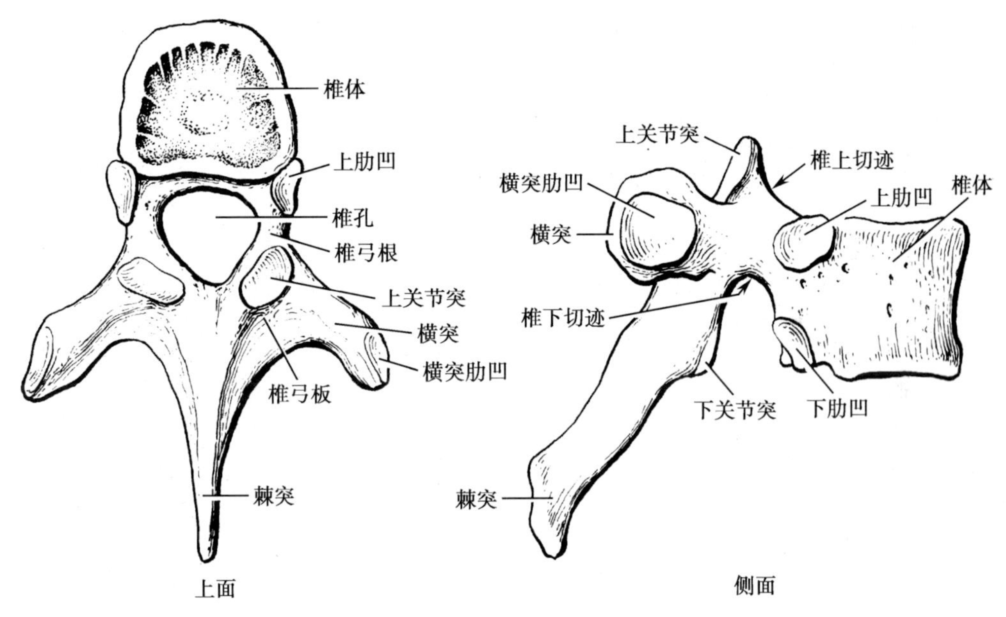

图 2-4 椎骨的一般形态（胸椎）

2）各部椎骨的主要特征：**颈椎**（cervical vertebrae）椎体较小，横突根部均有**横突孔**，内有血管通过，第 2～6 颈椎棘突末端分叉。第 1 颈椎呈环形，无椎体和棘突，称**寰椎**；第 2 颈椎椎体上方有一齿突，称**枢椎**；第 7 颈椎棘突较长，末端不分叉，称**隆椎**，活体易于触及，是计数椎骨的重要标志（图 2-5）。**胸椎**（thoracic vertebrae）棘突细长，斜向后下方，椎体两侧和横突末端有与肋相连的肋凹（图 2-4）。**腰椎**（lumbar vertebrae）椎体大，棘突呈板状，水平伸向后方（图 2-6）。**骶骨**（sacrum）由 5 块骶椎融合而成，呈三角形，底向上，尖向下。前面凹陷，有 4 对**骶前孔**，上缘中份向前隆凸，称**岬**。后面粗糙隆凸，有 4 对**骶后孔**。骶骨两侧面的上部各有一个粗糙的关节面，称**耳状面**。骶骨内有纵行的**骶管**，其下端呈三角形，称**骶管裂孔**。骶管裂孔两侧有**骶角**，可在体表触及，是骶管麻醉时确定进针位置的标志。**尾骨**（coccyx）由 3～4 块尾椎融合而成，上接骶骨，下端游离为尾骨尖（图 2-7）。

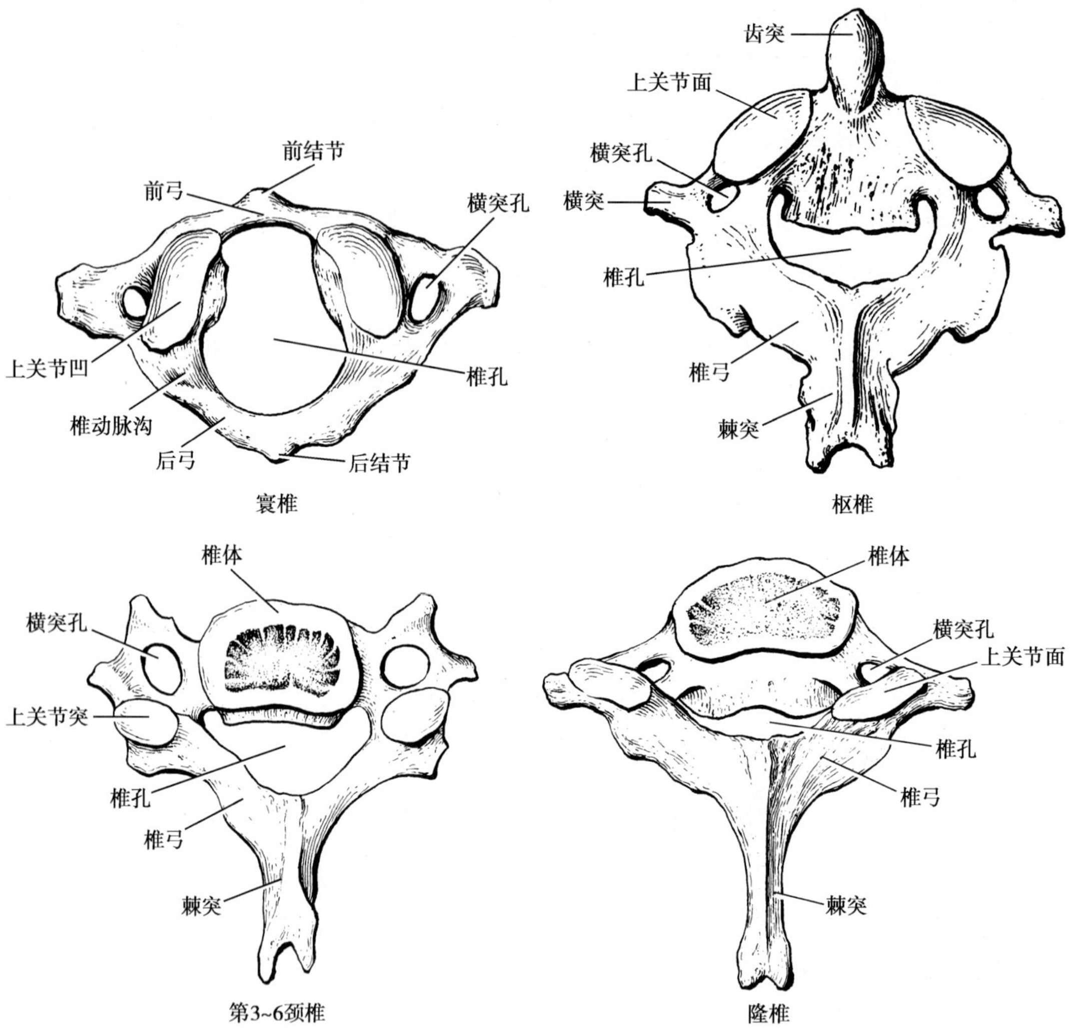

前结节
前弓
横突孔
上关节凹
椎孔
椎动脉沟
后弓
后结节
寰椎
齿突
上关节面
横突孔
横突
椎孔
椎弓
棘突
枢椎
椎体
横突孔
上关节突
椎孔
椎弓
棘突
第3~6颈椎
椎体
横突孔
上关节面
椎孔
椎弓
棘突
隆椎

图2-5 颈椎（上面）

椎体
椎弓根
椎孔
横突
副突
上关节突
乳突
椎弓板
棘突
上面
上关节突
椎上切迹
椎弓根
乳突
横突
棘突
下关节突
椎下切迹
椎体
侧面

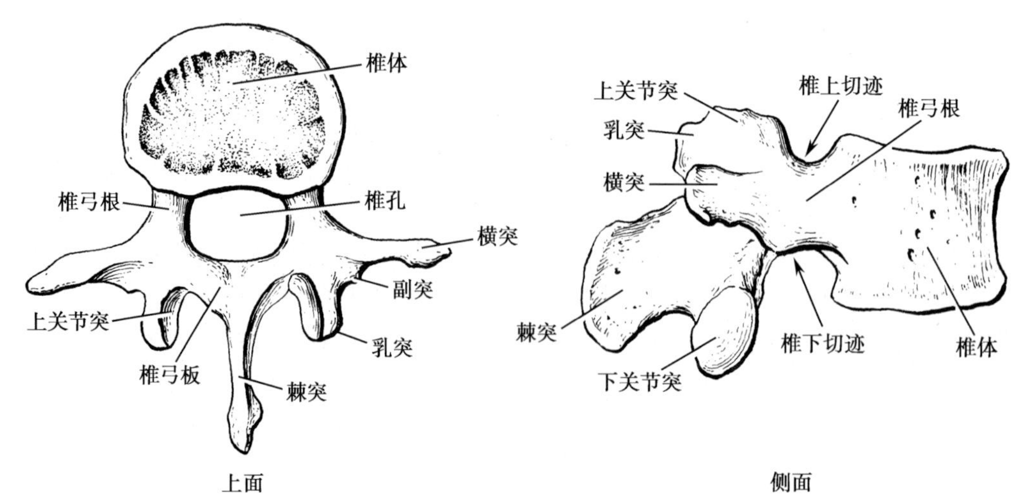

图2-6 腰椎

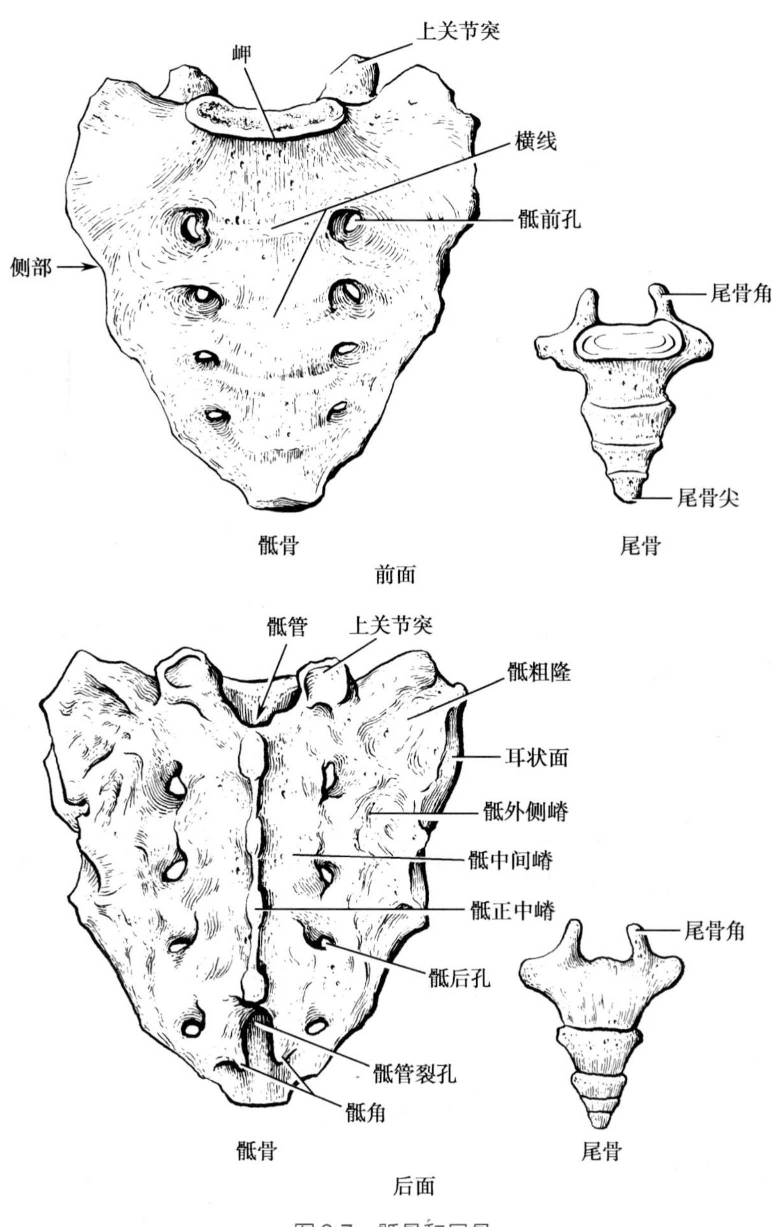

图 2-7 骶骨和尾骨

（2）椎骨的连结：有椎间盘、韧带和关节。

1）**椎间盘**（intervertebral disc）：位于相邻两个椎体之间，由**髓核**和**纤维环**构成。髓核为柔软富有弹性的胶状物质，位于中央。纤维环呈同心圆排列在髓核周围，坚韧而有弹性（图 2-8），具有连结椎体、缓冲震荡和利于脊柱运动的功能。由于纤维环的后外侧部较薄弱，且缺乏韧带的保护，如果猛力弯腰或腰肌劳损，可致纤维环后外侧部破裂，髓核突向椎间孔或椎管，压迫脊神经或脊髓，形成椎间盘突出症。

2）韧带：连结椎骨的韧带有长、短两类（图 2-8）。

长韧带共有 3 条，即**前纵韧带**、**后纵韧带**和**棘上韧带**。前纵韧带和后纵韧带分别位于椎体和椎间盘的前面和后面，具有连结椎体、椎间盘和限制脊柱过度伸、屈的功能。棘上韧带

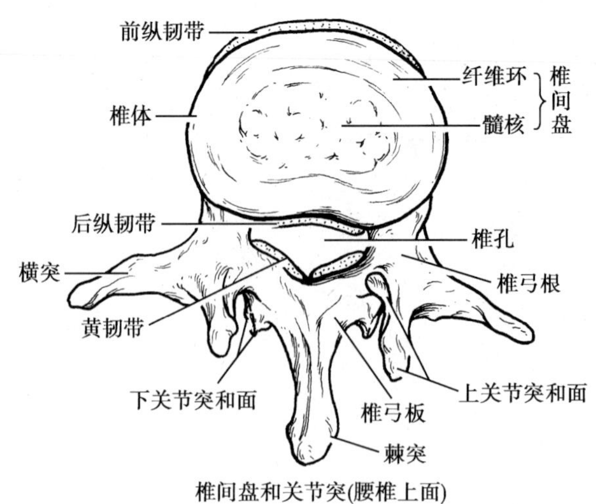

椎间盘和关节突(腰椎上面)

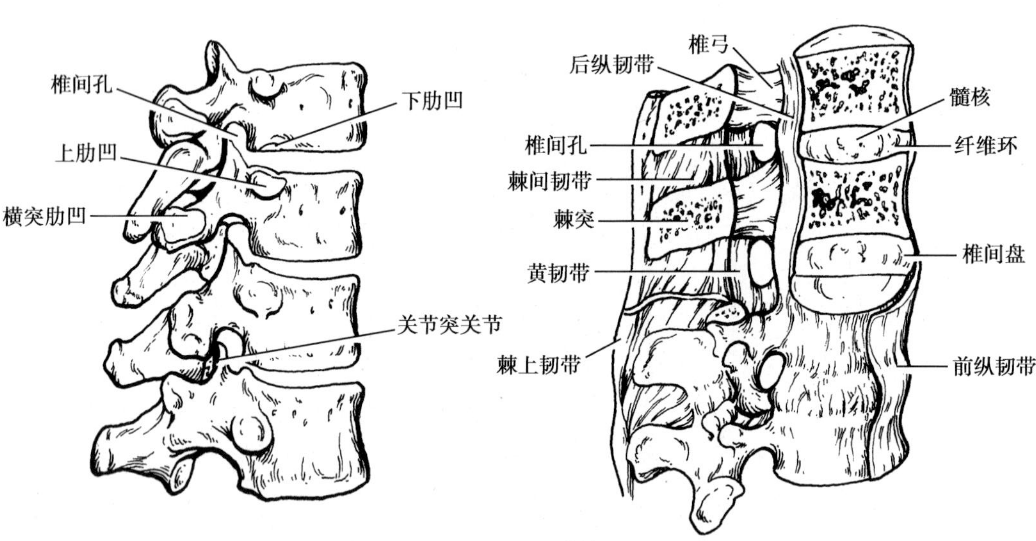

椎骨间的连结

图 2-8 椎间盘和椎骨间连结

为连结于各棘突尖的纵行韧带，到颈部后扩展为三角形板状的弹性膜，称**项韧带**。

短韧带包括椎弓板之间和各突起之间的连结。**黄韧带**为相邻两椎弓板间的连结，具有增强脊柱弹性和限制脊柱过度前屈的功能。**棘间韧带**位于相邻各棘突之间。

3）关节：有关节突关节（图 2-8）、寰枢关节和寰枕关节。关节突关节由相邻椎骨的上、下关节突构成。寰枢关节由寰椎和枢椎构成。寰枕关节由寰椎和枕骨的枕髁构成。

（3）脊柱的整体观及其运动：

1）脊柱的整体观：①前面观：椎体自上而下逐渐变宽，至骶椎上端最宽。②后面观：所有棘突连贯成纵嵴，位于背部正中线上。腰椎棘突呈板状，水平伸向后方。③侧面观：脊柱有颈、胸、腰、骶 4 个**生理性弯曲**（图 2-9）。其中，颈曲和腰曲凸向前，胸曲和骶曲凸向后。脊柱的这些弯曲增大了脊柱的弹性，有维持人体的重心稳定和减轻震荡的功能。

2）脊柱的运动：脊柱可作屈、伸、侧屈、旋转和环转运动。

2. **胸廓**（thorax cage） 由 12 块胸椎、12 对肋骨、1 块胸骨和它们之间的骨连结共同构

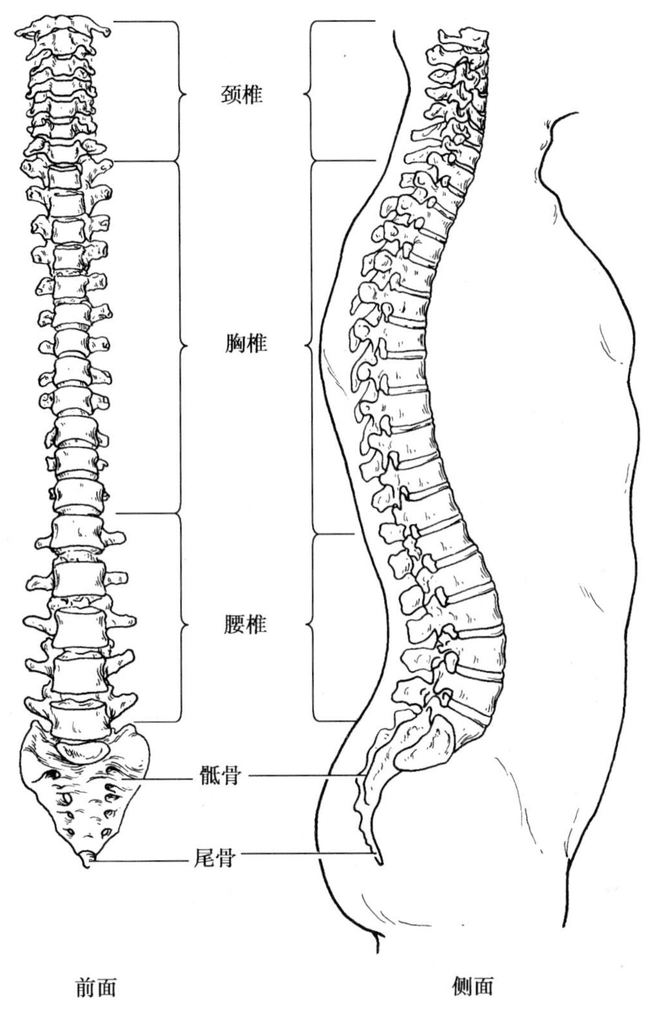

图 2-9 脊柱的整体观

成。构成胸廓的关节有肋椎关节和胸肋关节。

(1) **胸骨**(sternum):位于胸前壁正中,分胸骨柄、胸骨体和剑突 3 部分。**胸骨柄**上缘中部的凹陷称**颈静脉切迹**,两侧有与锁骨相连结的**锁切迹**。胸骨柄与胸骨体连结处微向前凸,称**胸骨角**(sternal angle),两侧平对第 2 肋,体表可触及,是计数肋和肋间隙的标志。**胸骨体**呈长方形,外侧缘接第 2 ~7 肋软骨。**剑突**薄而狭长,下端游离(图 2-10)。

(2) **肋**(ribs):由**肋骨**(costal bone)和**肋软骨**组成(图 2-11),第 1 ~7 对肋前端与胸骨连结;第 8 ~10 对肋前端借肋软骨依次连于上位肋软骨的下缘形成**肋弓**(costal arch);第11 ~12 对肋前端游离于腹壁肌中。肋骨内侧面近下缘处有**肋沟**(costal groove),肋间神经和血管经过此处(图 2-10)。

(3) 胸廓的整体观及运动:成人胸廓呈上窄下宽、前后略扁的圆锥形。胸廓有上、下两口:胸廓上口较小,由胸骨上缘、第 1 肋和第 1 胸椎体围成;胸廓下口较宽,由第 12 胸椎、第 12 肋和第 11 肋前端、肋弓和剑突围成。两侧肋弓之间的夹角,称**胸骨下角**。相邻两肋之间的间隙,称**肋间隙**(intercostal space)(图 2-11)。

胸廓具有保护、支持胸腔和腹腔内器官及参与呼吸运动等功能。

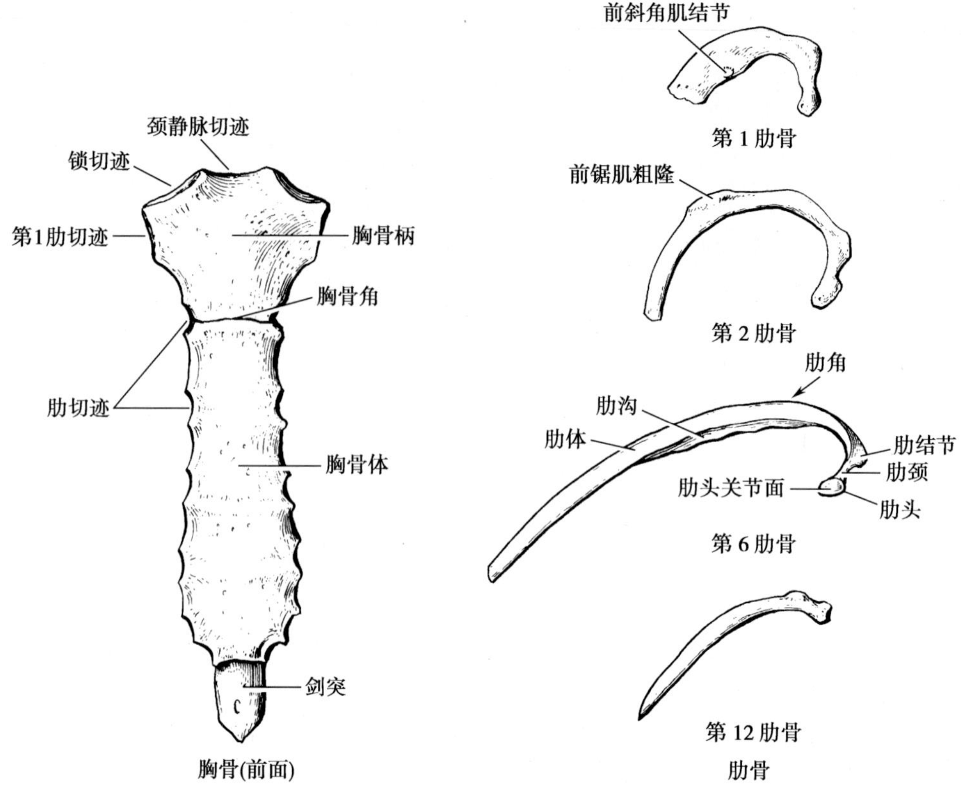

图 2-10 胸骨和肋骨

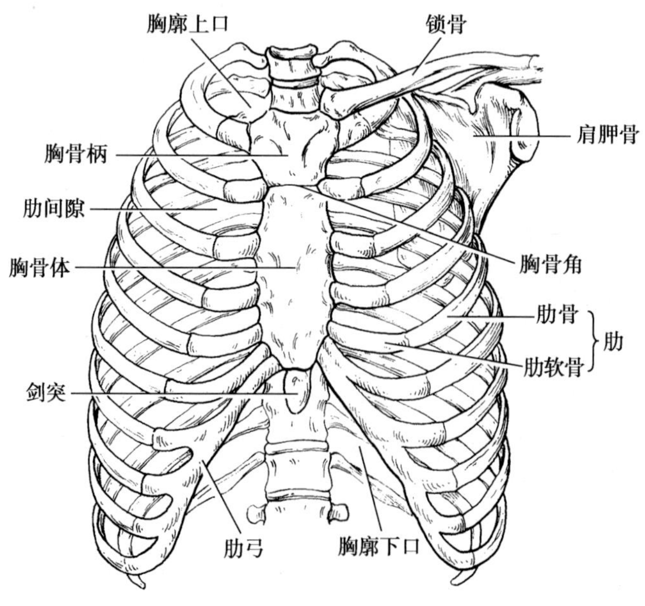

图 2-11 胸廓（前面）

临床应用

胸廓的临床意义

胸廓的形态、大小与年龄、性别、体型及营养、健康状况密切相关。新生儿胸廓呈桶状，生后2年内，逐渐呈椭圆形；成年人呈扁圆锥形；老年人因弹性减退，运动减弱，胸廓则扁而长。成年女性比男性略圆而短。经常参加体育锻炼的人，由于胸肌和肺发育良好，胸廓较为宽短；身体瘦弱或胸肌和肺发育不良的人，胸廓扁平、狭长。佝偻病患儿的胸廓前后径大，胸骨向前突出，形成所谓的"鸡胸"。肺气肿病人的胸廓各径线都增大，形成"桶状胸"。因此，观察胸廓外形是检查和诊断疾病的一个重要指标。

（二）颅骨及其连结

颅骨（cranial bones）共23块（3对听小骨未计入），分为**脑颅骨**和**面颅骨**（图2-12）。

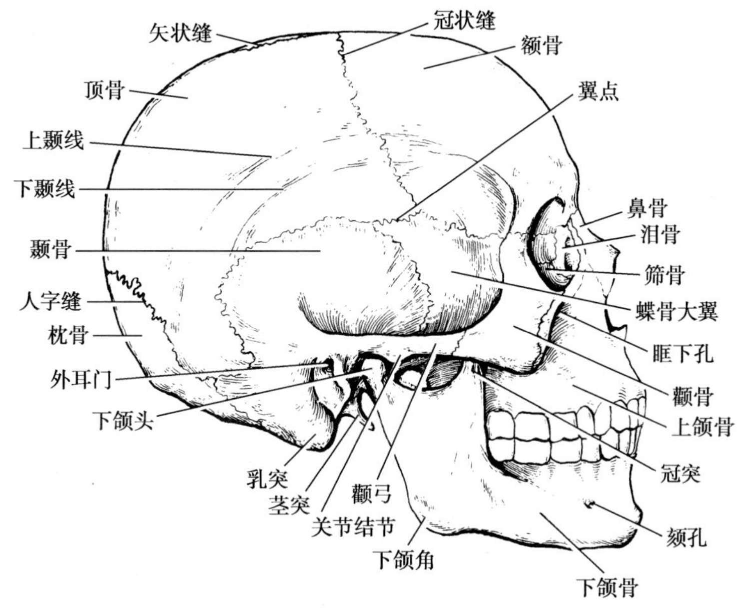

图2-12 颅骨（侧面）

1. 脑颅骨 脑颅骨共8块，成对的有颞骨和顶骨，不成对的有额骨、筛骨、蝶骨和枕骨，它们共同围成颅腔。

2. 面颅骨 面颅骨共15块，成对的有鼻骨、泪骨、颧骨、腭骨、下鼻甲、上颌骨，不成对的有犁骨、下颌骨和舌骨。

下颌骨分一体两支。①**下颌体**：呈蹄铁形，上缘构成**牙槽弓**，有容纳牙根的牙槽。下颌体前外侧面有一对**颏孔**。②**下颌支**：上端有两个突起，前方的称**冠突**，后方的称**髁突**，髁突上端的膨大称**下颌头**（head of mandible）。下颌支后缘与下颌体相交处，称**下颌角**（angle of mandible）。下颌骨内有**下颌管**，管的两口分别为颏孔和下颌支内侧面中部的**下颌孔**（图2-12，图2-13）。

3. 颅的整体观

（1）颅顶面观：额骨与顶骨之间有**冠状缝**，两侧顶骨之间有**矢状缝**，顶骨与枕骨之间有

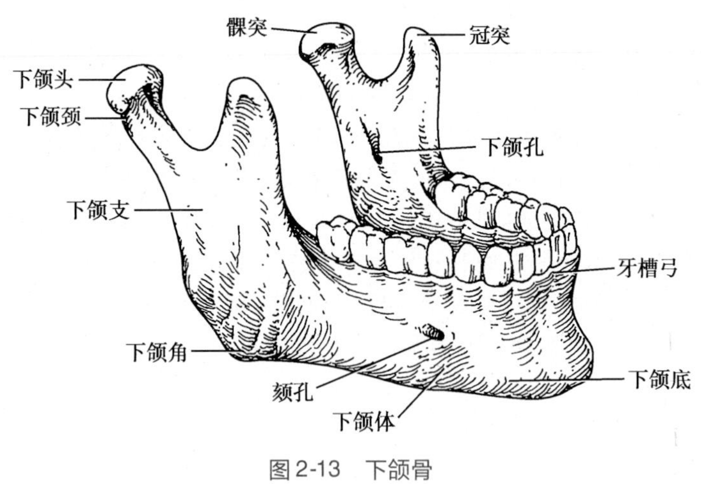

图 2-13 下颌骨

人字缝。在新生儿颅盖骨之间有尚未骨化的较大的结缔组织膜，称**颅囟**（cranial fontanelles）。位于额骨与两顶骨之间的为**前囟**，于 1.5 岁左右闭合；位于两顶骨与枕骨之间的为**后囟**，出生后不久即闭合（图 2-14）。

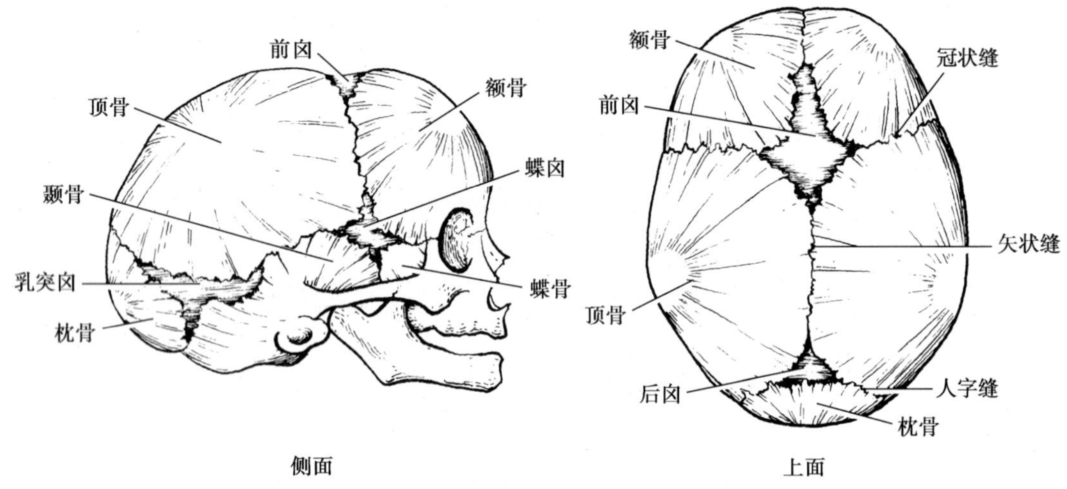

图 2-14 新生儿颅

（2）颅底内面观：颅底内面高低不平，呈阶梯状，分为颅前窝、颅中窝和颅后窝。颅底内面的沟、管、孔、裂，为血管、神经穿过的通道，如**筛孔**、**视神经管**、**眶上裂**、**破裂孔**、**圆孔**、**卵圆孔**、**棘孔**、**内耳门**、**舌下神经管**、**枕骨大孔**、**颈静脉孔**等。颅中窝中部的凹陷称**垂体窝**（图 2-15）。

（3）颅底外面观：颅底外面高低不平，前部为**骨腭**，由上颌骨和腭骨组成。后部中央有**枕骨大孔**，孔的两侧有**枕髁**。枕骨大孔后上方的粗糙隆起为**枕外隆凸**。颧弓后方有**下颌窝**，其前缘隆起为**关节结节**（图 2-16）。

（4）颅侧面观：中部有外耳门，外耳门后下方的隆起为**乳突**（mastoid process），前方是**颧弓**。颧弓内上方的浅窝，称**颞窝**。额骨、顶骨、颞骨和蝶骨 4 骨汇合处，称**翼点**（pterion），此处骨质较薄弱，其内面有脑膜中动脉前支通过（图 2-12）。

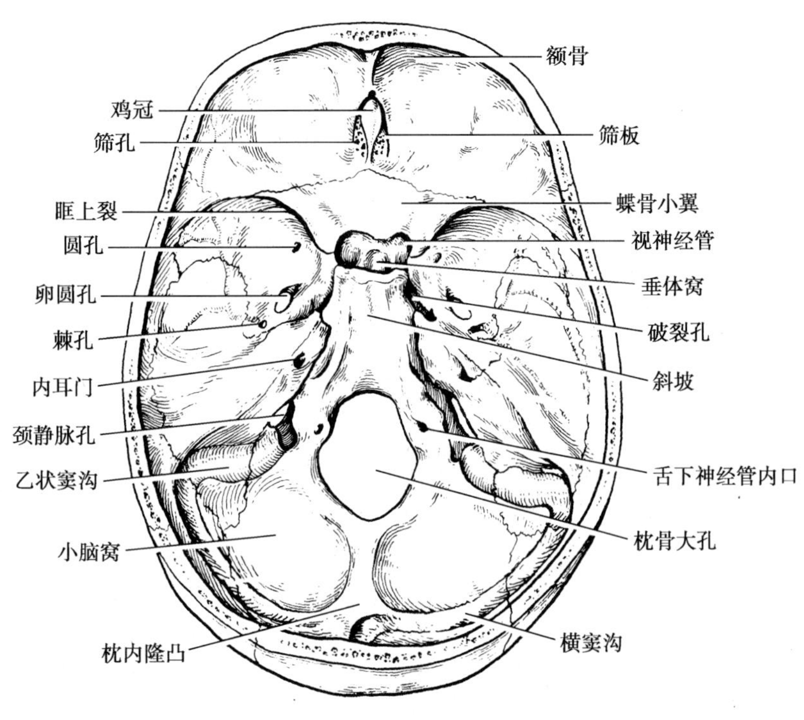

图 2-15 颅底内面观

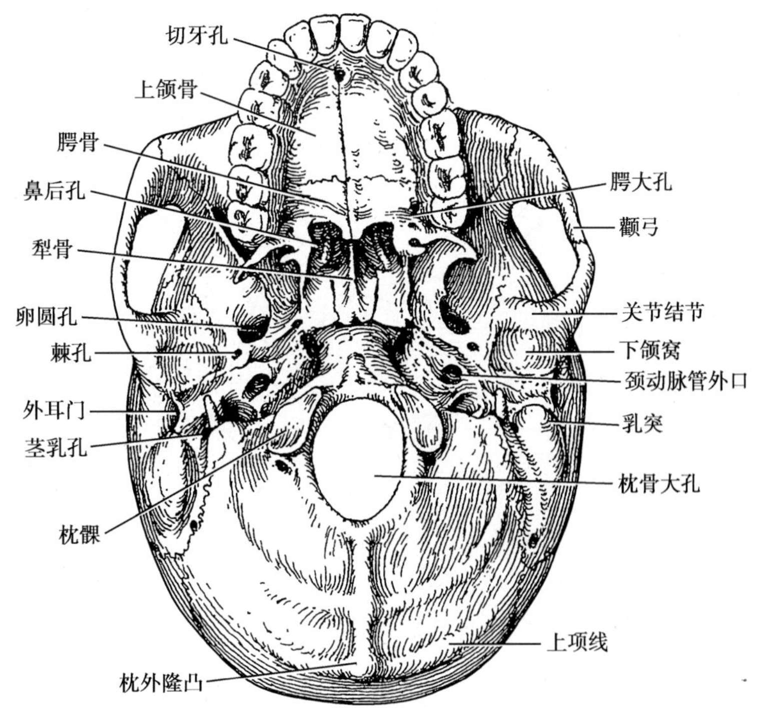

图 2-16 颅底外面观

（5）颅前面观：

1）眶：呈四棱锥形，容纳视器（图2-17）。

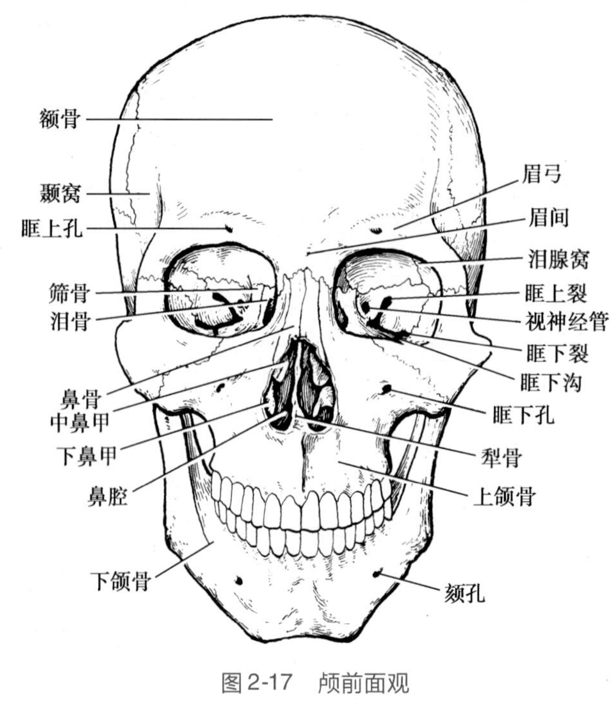

图2-17 颅前面观

2）骨性鼻腔：位于面颅中央，借骨性鼻中隔分为左、右两半。外侧壁由上而下有3个弯曲的骨片，分别称**上鼻甲**、**中鼻甲**和**下鼻甲**。每个鼻甲下方相应的鼻道，分别称**上鼻道**、**中鼻道**和**下鼻道**（图2-18）。

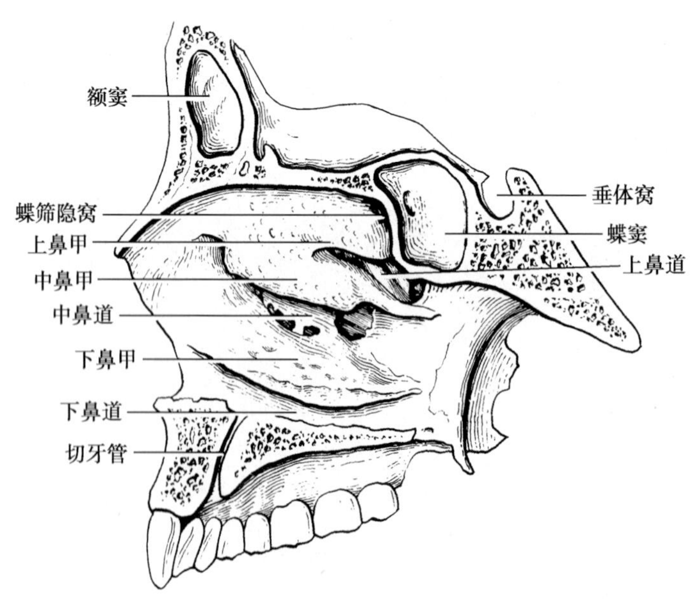

图2-18 鼻腔外侧壁

3）**鼻旁窦**（paranasal sinuses）：又称鼻窦，为上颌骨、额骨、蝶骨及筛骨内含气的空腔，位于鼻腔周围并开口于鼻腔，共有4对，分别称上颌窦、额窦、蝶窦和筛窦。

4. 颅骨的连结　颅骨之间多以致密结缔组织或软骨相连，只有下颌骨与颞骨借关节相连。**颞下颌关节**（temporomandibular joint）由下颌骨的**下颌头**与颞骨的**下颌窝**及**关节结节**构成。颞下颌关节的结构特点是：关节囊松弛，关节腔内有关节盘。两侧颞下颌关节须同时运动，使下颌骨做上提、下降、前进、后退和侧方运动（图2-19）。

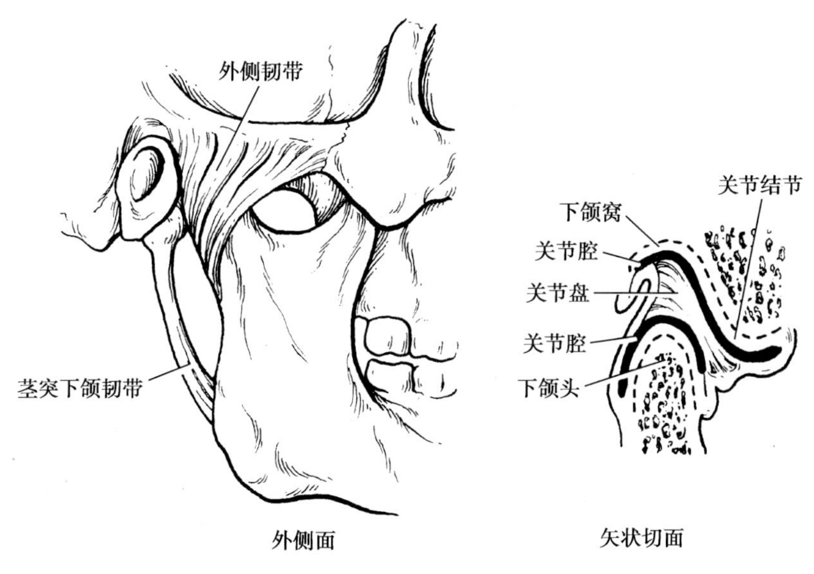

图2-19　颞下颌关节

（三）四肢骨及其连结

1. 上肢骨及其连结

（1）上肢骨

1）**锁骨**（clavicle）：位于胸廓前上方的两侧，呈"～"形，内侧2/3凸向前，外侧1/3凸向后。内侧端粗大，为胸骨端。外侧端扁平，为肩峰端。全长可在体表触及（图2-20）。

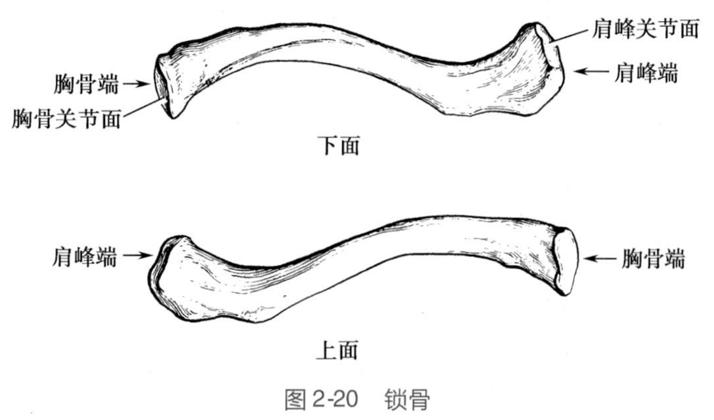

图2-20　锁骨

2）**肩胛骨**（scapula）：为三角形扁骨，贴于胸廓后面两侧，位于第2～7肋之间，有两面、三角和三缘。前面微凹，称**肩胛下窝**。后面有一斜向外上的骨嵴，称**肩胛冈**，其上、下方的浅窝,分别称**冈上窝**和**冈下窝**。肩胛冈向外侧延伸的扁平突起,称**肩峰**,为肩部最高点。上角平第2肋,下角平第7肋,外侧角上有微凹的**关节盂**。肩胛骨的上、下角为计数肋的标志。三缘分别为上缘、内侧缘和外侧缘(图2-21)。

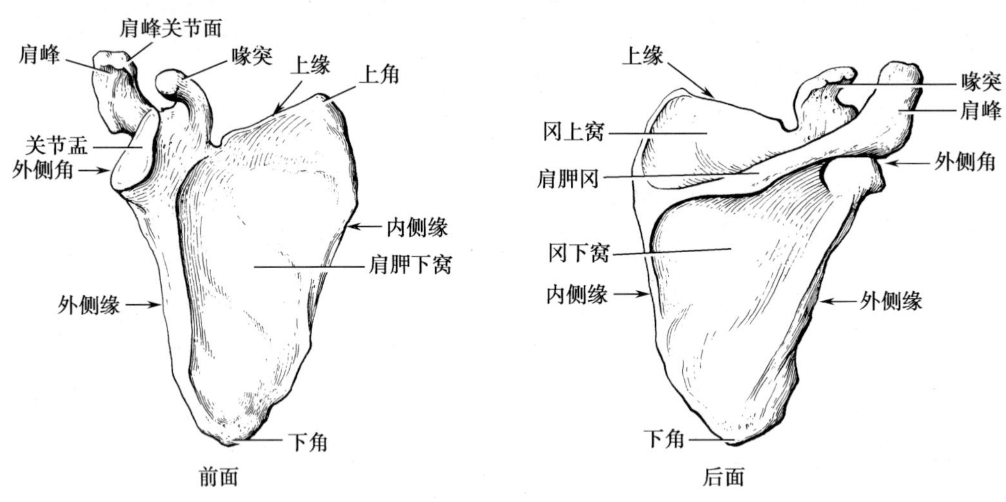

图2-21 肩胛骨

3) **肱骨**(humerus):位于臂部。上端内上方是半球形的**肱骨头**。肱骨上端与肱骨体交界处稍细,称**外科颈**,是骨折的易发部位。肱骨体中部外侧面有粗糙的**三角肌粗隆**。后面中部,有一自内上斜向外下的浅沟,称**桡神经沟**。下端较扁,外侧部前面有半球状的**肱骨小头**,内侧部有滑车状的**肱骨滑车**;下端两侧各有一突起,内侧的称**内上髁**,外侧的称**外上髁**。内上髁后下方有一浅沟,称**尺神经沟**(图2-22)。

4) **桡骨**(radius):位于前臂外侧。上端膨大,称**桡骨头**,下端外侧向下突出,称**茎突**(图2-23)。

5) **尺骨**(ulna):位于前臂内侧。上端粗大,前面有一半月形深凹,称**滑车切迹**,与肱骨滑车相关节。切迹后上方的突起,称**鹰嘴**(olecranon)。下端为**尺骨头**,后内侧的锥状突起,称**茎突**。

6) 手骨:包括8块腕骨、5块掌骨和14块指骨。腕骨排列成近侧、远侧两列。从桡侧向尺侧观察,近侧列为:手舟骨、月骨、三角骨、豌豆骨;远侧列为:大多角骨、小多角骨、头状骨、钩骨(图2-24)。

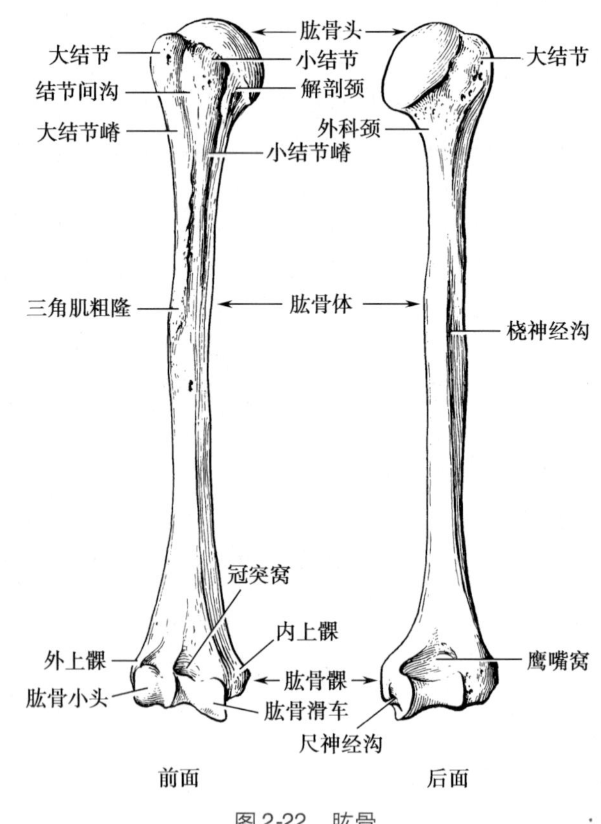

图2-22 肱骨

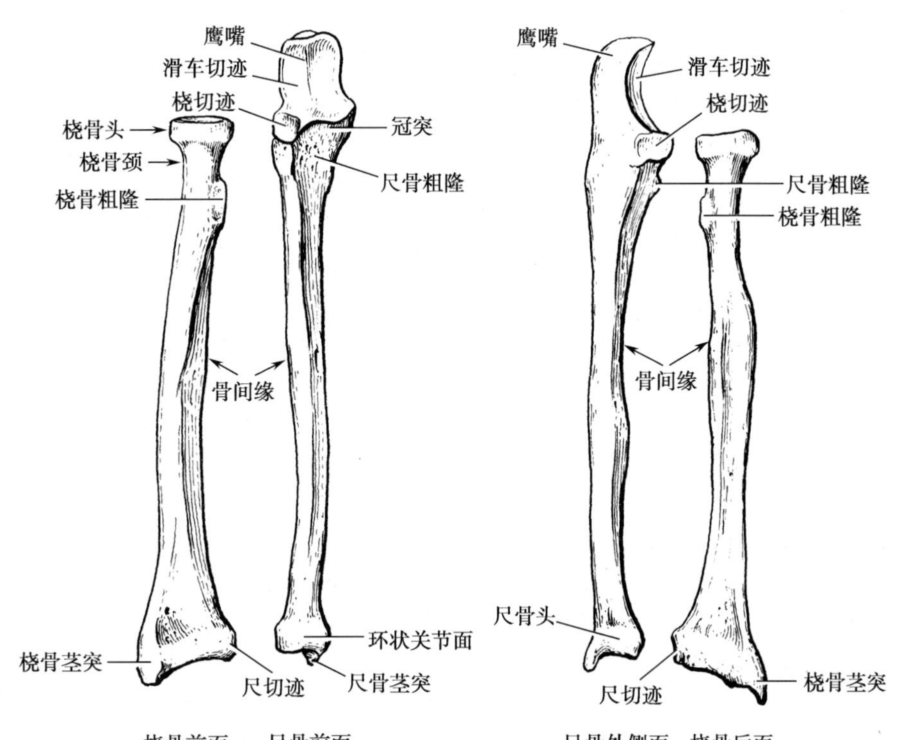

图 2-23 桡骨和尺骨

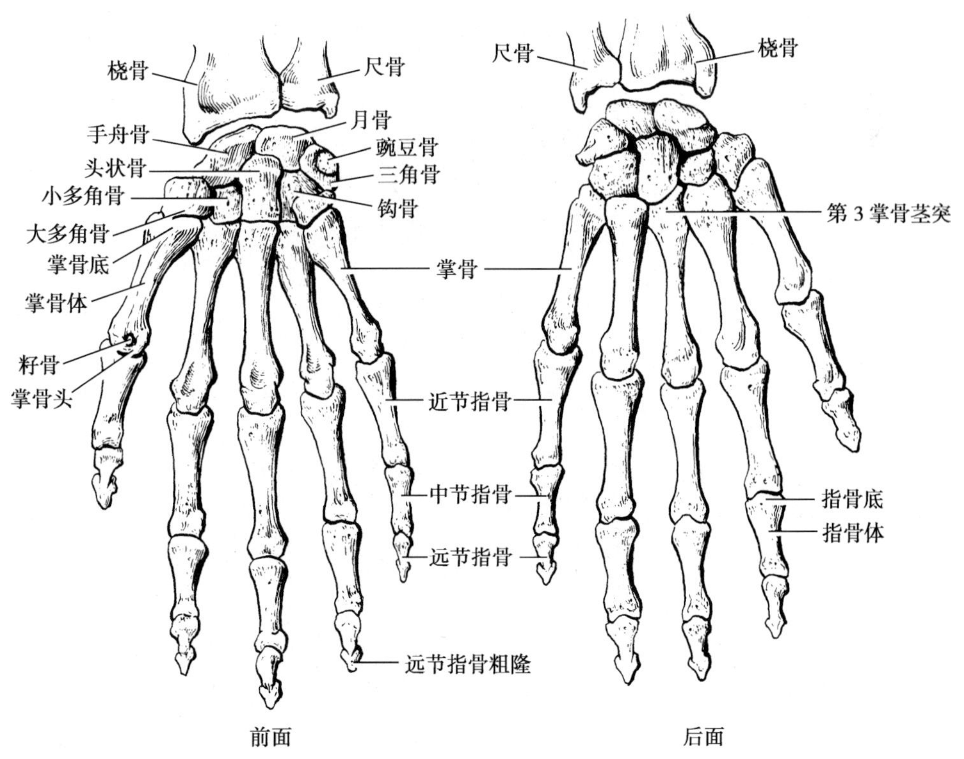

图 2-24 手骨

（2）上肢骨连结

1）**肩关节**（shoulder joint）：由肱骨头与关节盂构成。肩关节的结构特点是：肱骨头大而圆，关节盂浅而小，关节囊薄而松弛（图2-25）。肩关节运动灵活，可做屈和伸、内收和外展、旋内和旋外、环转运动。

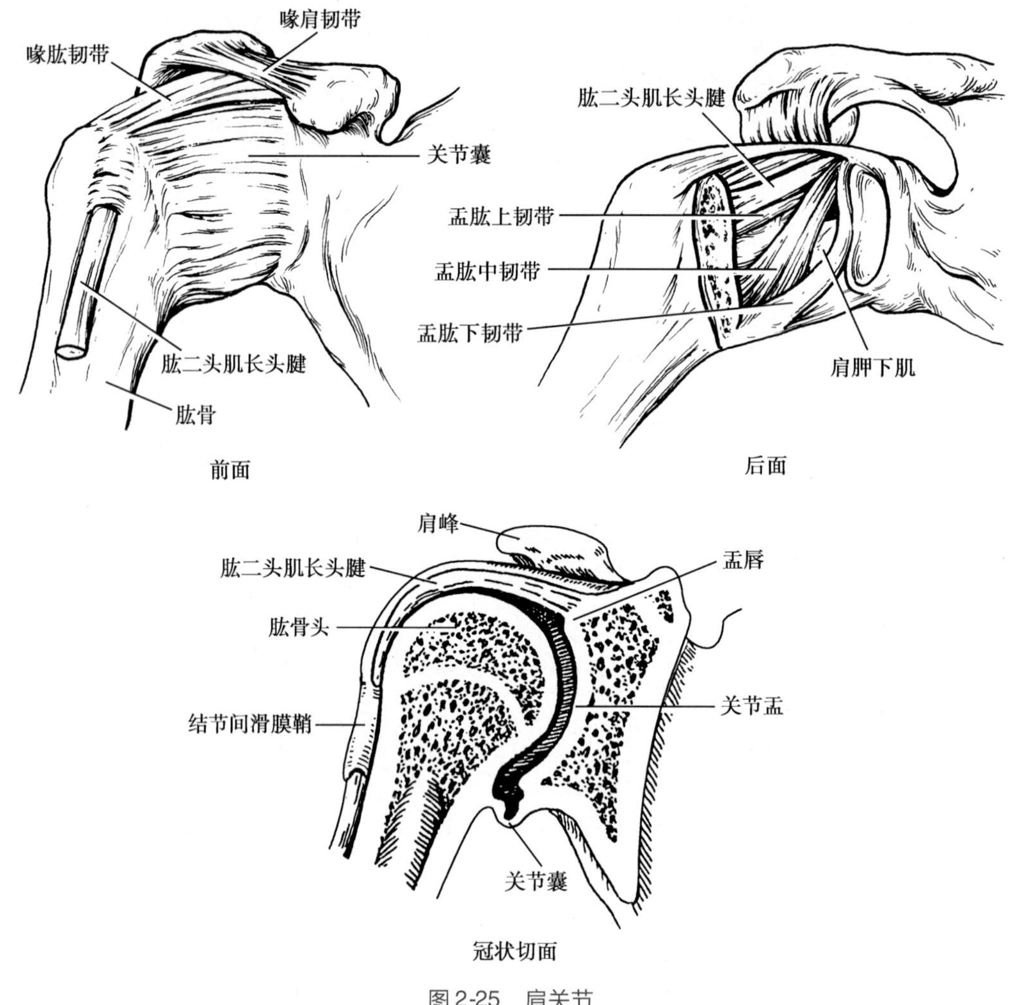

图2-25　肩关节

2）**肘关节**（elbow joint）：由肱骨下端与尺、桡骨上端构成，包括3个关节：**肱尺关节、肱桡关节、桡尺近侧关节**。肘关节主要做屈、伸运动。当屈肘至90°时，肱骨内、外上髁和尺骨鹰嘴三点连线构成一尖朝下的等腰三角形，伸肘时三点呈一直线。当肘关节脱位时，三点位置关系发生改变（图2-26）。

3）桡腕关节：又称**腕关节**（wrist joint），由桡骨下端、尺骨头下方的关节盘与手舟骨、月骨、三角骨构成（图2-27）。桡腕关节可作屈和伸、内收和外展及环转运动。

2. 下肢骨及其连结

（1）下肢骨

1）**髋骨**（hip bone）：由髂骨、耻骨和坐骨融合而成，3骨汇合处有一深窝，称**髋臼**；下部

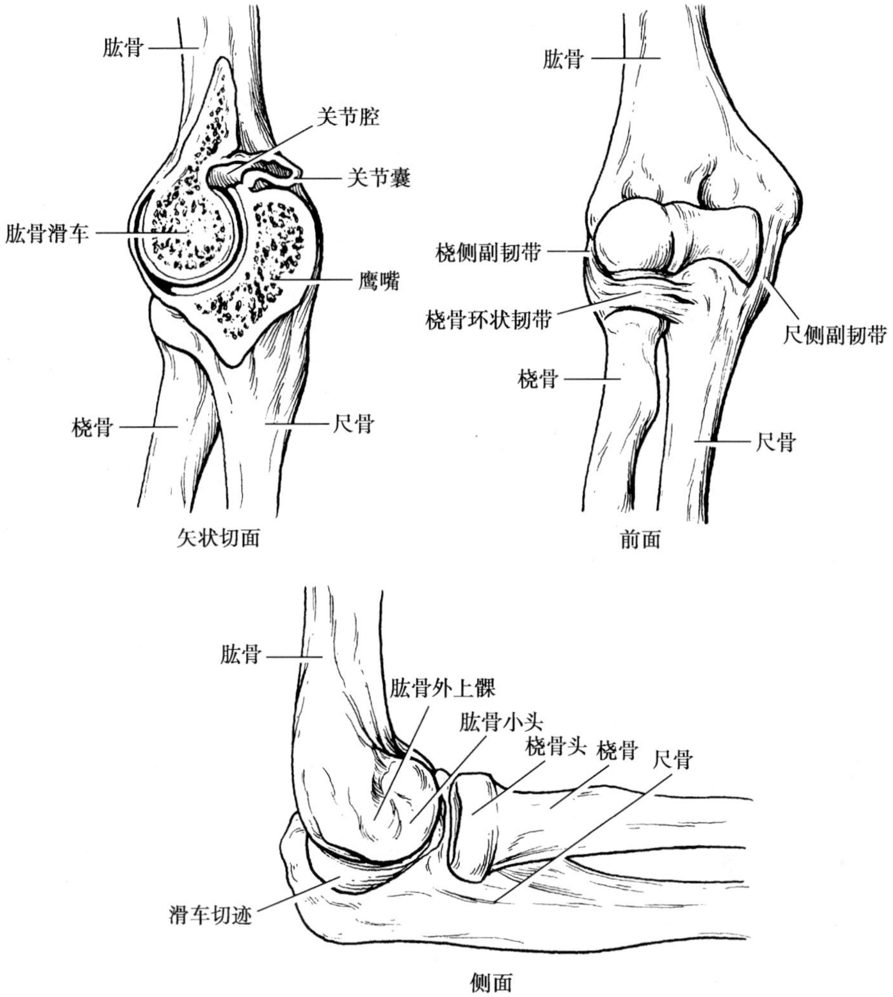

图 2-26 肘关节

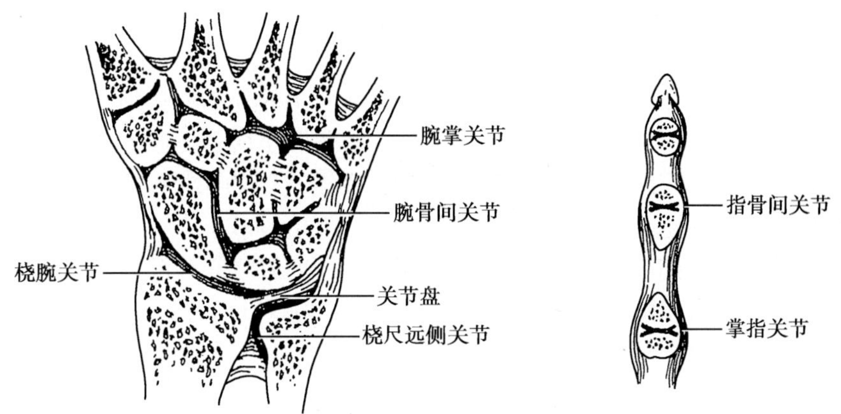

图 2-27 手骨的连结（冠状切面）

有一大孔,称**闭孔**。

髂骨(ilium)分髂骨翼和髂骨体。髂骨翼的上缘肥厚称**髂嵴**。髂嵴前端为**髂前上棘**,后端为**髂后上棘**。髂前上棘后方5~7cm处,髂嵴向外突起称**髂结节**。髂骨内侧面前上部的光滑浅窝称**髂窝**,髂窝下界为一圆钝的弓形隆起称**弓状线**。髂骨翼的后下部粗糙,有**耳状面**。

坐骨(ischium)分坐骨体和坐骨支。坐骨体构成髋臼的后下部,其下部粗糙隆起,称**坐骨结节**(ischial tuberosity),是骨盆的最低部位。坐骨结节后上方的尖形隆起称**坐骨棘**(ischial spine)。坐骨棘上、下方凹陷,分别称**坐骨大切迹**和**坐骨小切迹**。坐骨结节向前上内方延伸为**坐骨支**,与耻骨下支相连。

耻骨(pubis)分耻骨体、耻骨上支和耻骨下支。耻骨体构成髋臼的前下部,耻骨体向内移行为耻骨上支。耻骨上支的上缘锐薄,称**耻骨梳**。耻骨梳向后与弓状线相续,向前终于**耻骨结节**(pubic tubercle)。耻骨结节到中线的粗钝上缘为**耻骨嵴**。耻骨结节和耻骨嵴均可在体表触及。耻骨上、下支移行处的内侧面粗糙面称**耻骨联合面**(symphysial surface)。临床上通常把弓状线和耻骨梳合称为髂耻缘(图2-28)。

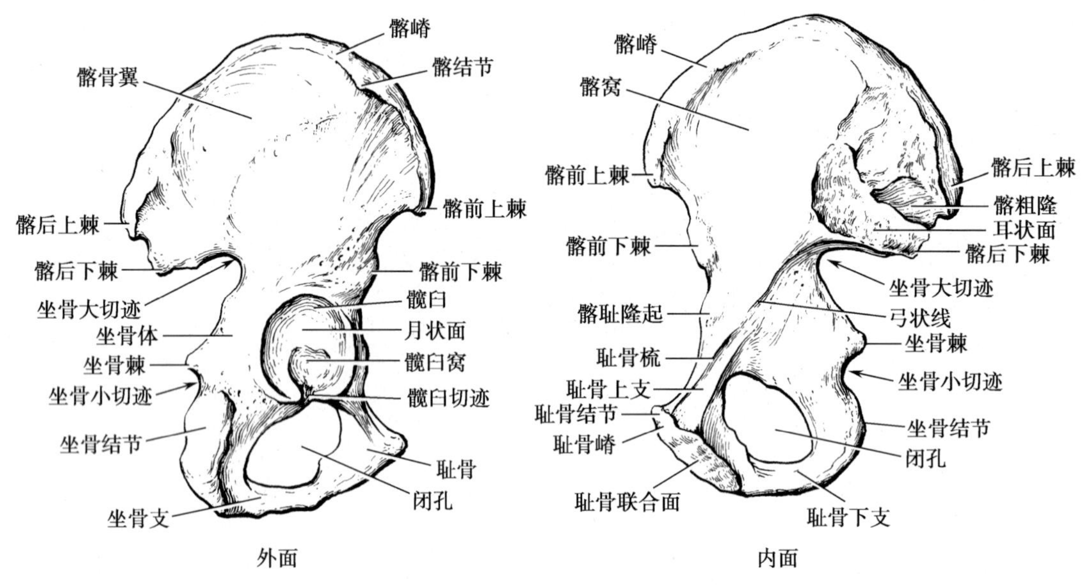

图2-28 髋骨

2) 股骨:**股骨**(femur)上端有朝向内上的**股骨头**。头的外下方狭细部称**股骨颈**。颈与体连结处的外上方和内下方有两个隆起,分别称**大转子**和**小转子**。股骨体上段后面有粗糙的**臀肌粗隆**。下端有两个膨大,为**内侧髁**和**外侧髁**,两髁之间的深窝称**髁间窝**(图2-29)。

3) **髌骨**(patella):是人体最大的籽骨,位于膝关节的前面。

4) **胫骨**(tibia):上端膨大,分为**内侧髁**和**外侧髁**。两髁之间为**髁间隆起**。上端与体移行处前面的隆起称**胫骨粗隆**。下端向内下方的突起,称**内踝**(medial malleolus)(图2-30)。

5) **腓骨**(fibula):位于胫骨的外侧,上端膨大,称**腓骨头**。下端膨大,称**外踝**(lateral malleolus)。

6) 足骨:包括7块跗骨(距骨、跟骨、3块楔骨、骰骨、足舟骨)、5块跖骨和14块趾骨。距骨位于胫、腓骨的下方。距骨下方为跟骨,跟骨后部粗糙隆起,称**跟骨结节**(图2-31)。

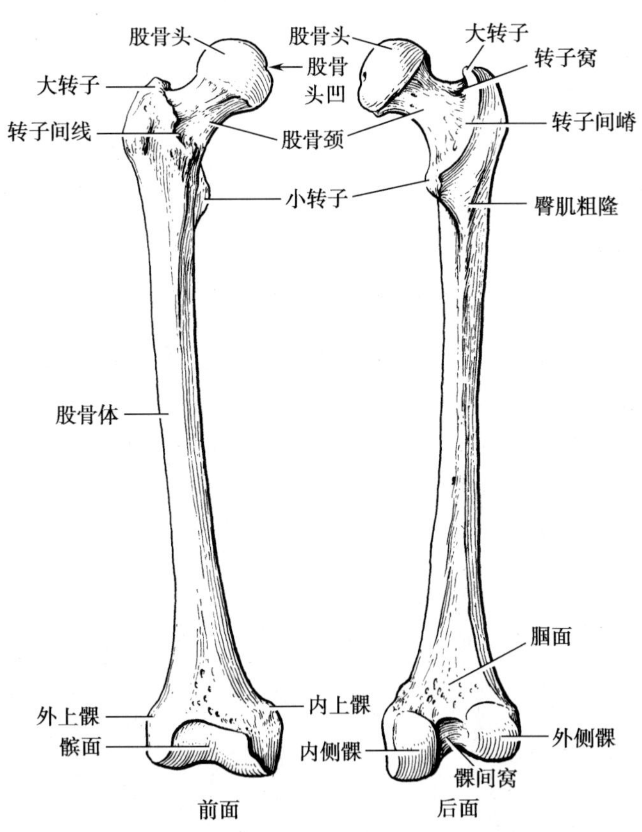

图 2-29 股骨

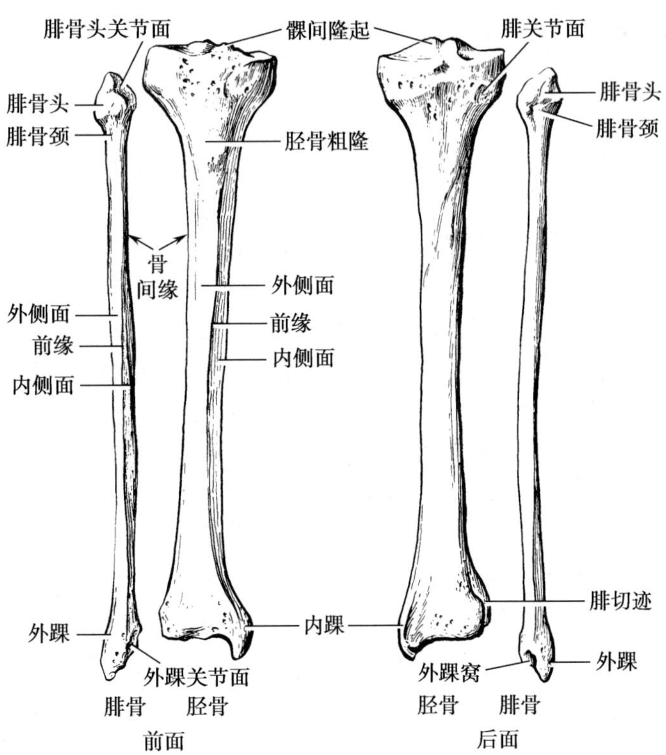

图 2-30 胫骨和腓骨

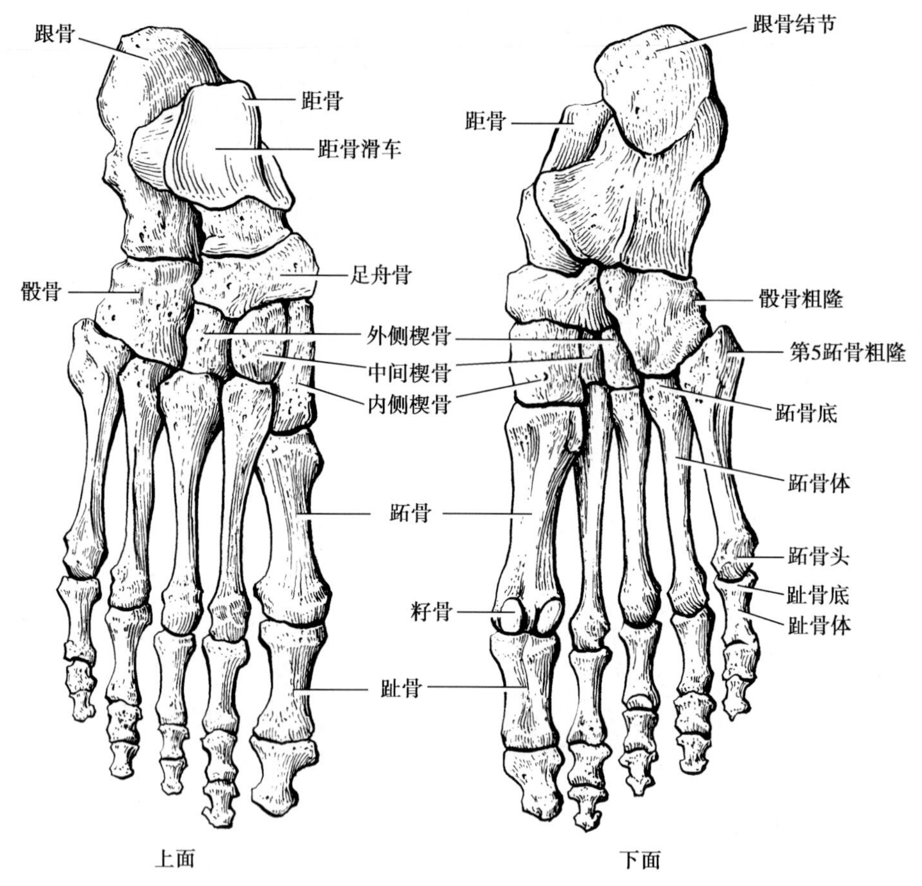

图 2-31 足骨

(2) 下肢骨连结

1) 髋骨的连结:两侧髋骨的后部借骶髂关节和韧带与骶骨相连,前部借耻骨联合相连。

骶髂关节(sacroiliac joint)由髂骨和骶骨的耳状面构成。在骶髂关节的后方,有骶结节韧带和骶棘韧带。两条韧带与坐骨大、小切迹围成**坐骨大孔**和**坐骨小孔**。

耻骨联合(pubic symphysis)由两侧耻骨联合面借纤维软骨构成的**耻骨间盘**连结构成。耻骨间盘中往往出现一矢状位的裂隙,女性的耻骨间盘较男性厚,裂隙也较大,孕妇和经产妇尤为显著。耻骨联合的活动甚微,但在分娩过程中,耻骨间盘中的裂隙增宽,以增大骨盆的径线。

骨盆(pelvis)由左、右髋骨和骶骨、尾骨连结而成。骨盆由骶骨岬向两侧经弓状线、耻骨梳、耻骨结节至耻骨联合上缘构成的环形**界线**,分为大骨盆和小骨盆。小骨盆有上、下两口,上口由界线围成;下口由尾骨尖、骶结节韧带、坐骨结节、坐骨支、耻骨下支和耻骨联合下缘围成,呈棱形。两侧坐骨支与耻骨下支连成**耻骨弓**,它们之间的夹角称**耻骨下角**。骨盆上、下口之间的腔为**骨盆腔**,也称固有盆腔。骨盆腔是一前壁短,侧壁和后壁较长的弯曲通道,其中轴为骨盆轴,分娩时,胎儿循此轴娩出。从青春期开始,骨盆的形态出现性别差异(表 2-1,图 2-32)。

2) **髋关节**(hip joint):由髋臼和股骨头构成。髋关节的结构特点是:髋臼深凹,几乎容纳整个股骨头;关节囊紧张而坚韧(图 2-33)。髋关节可做屈和伸、内收和外展、旋内和旋外、环转运动。

表 2-1　男、女性骨盆形态的差异

	男性	女性
骨盆形状	较窄长	较短宽
骨盆上口	较小，近心形	较大，近圆形
骨盆下口	较小	较大
骨盆腔	高而窄，呈漏斗形	短而宽，呈圆桶形
耻骨下角	70°～75°	90°～100°

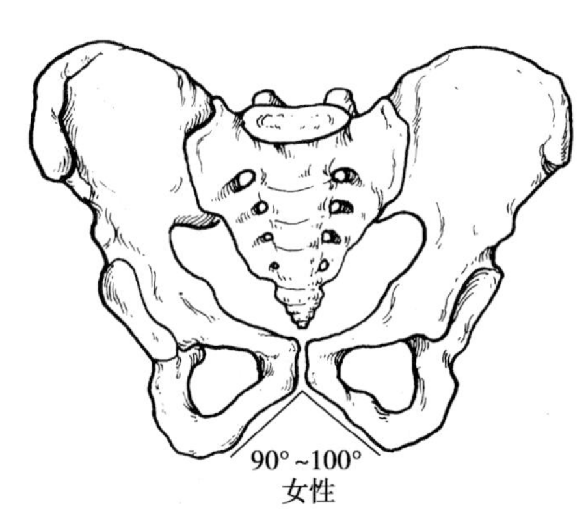

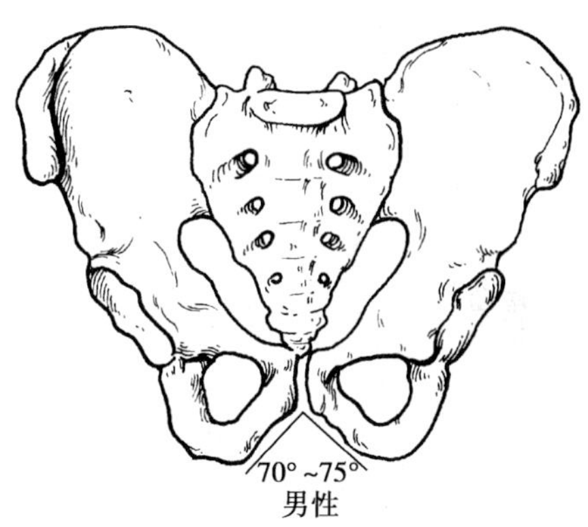

图 2-32　男性、女性骨盆

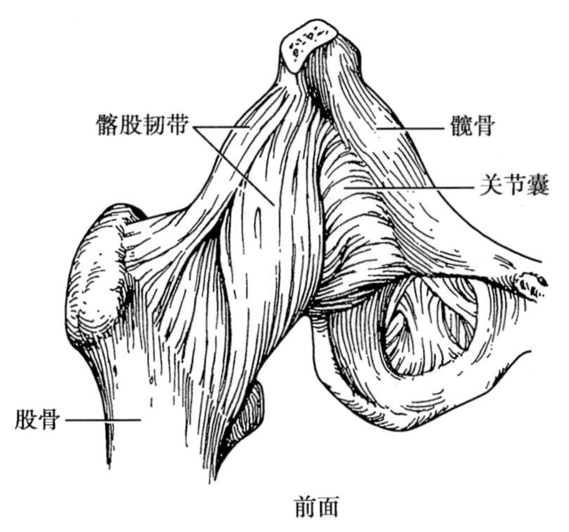

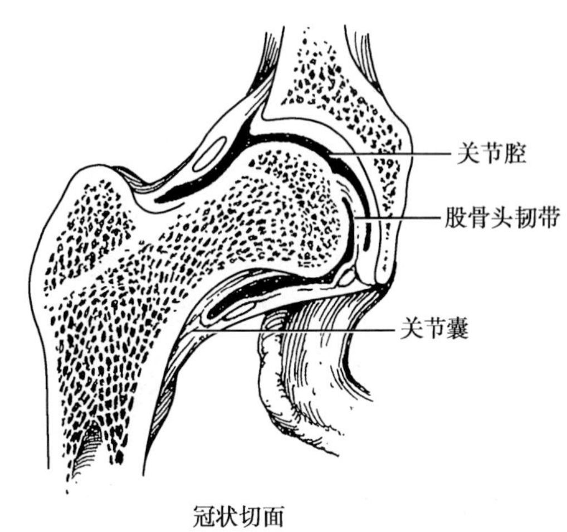

图 2-33　髋关节

3）**膝关节**（knee joint）：由股骨下端、胫骨上端与髌骨共同构成。膝关节的结构特点是：关节囊薄而松弛；前壁有**髌韧带**、两侧有副韧带加强；囊内有前、后**交叉韧带**和内、外侧**半月板**（图 2-34）。膝关节主要做屈、伸运动。

4）距小腿关节：又称**踝关节**（ankle joint），由胫骨下端、腓骨下端与距骨构成。踝关节的结构特点是：关节囊的前、后壁薄而松弛；两侧有韧带加强，但外侧的韧带较弱。踝关节可做背屈（伸）和跖屈（屈）运动，与跗骨间关节联合运动时，可使足内翻和足外翻（图 2-35）。

5）足弓：跗骨和跖骨借其连结而形成的凸向上的弓，称**足弓**，分为纵弓和横弓。足弓具有弹性，可缓冲震荡、保护足底的血管和神经。足弓主要借骨连结、韧带及肌来维持，当这些结构发育不良或损伤时，足弓便有可能塌陷，形成扁平足（图2-36）。

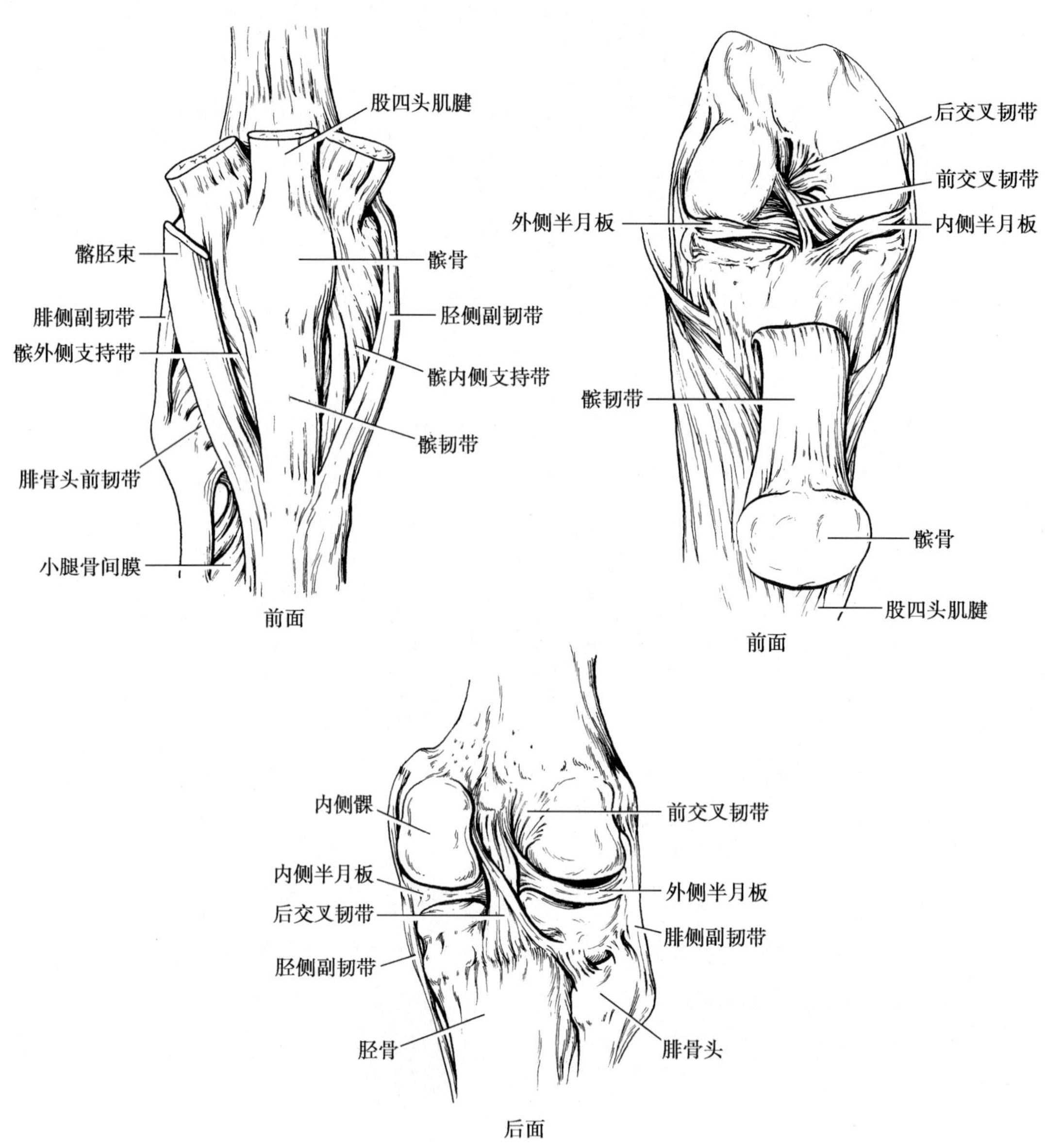

图2-34 膝关节

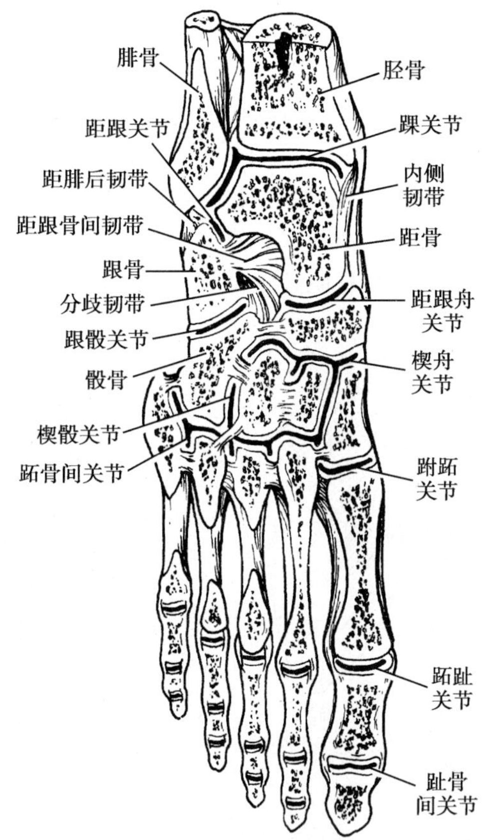

图2-35 足关节（水平切面）

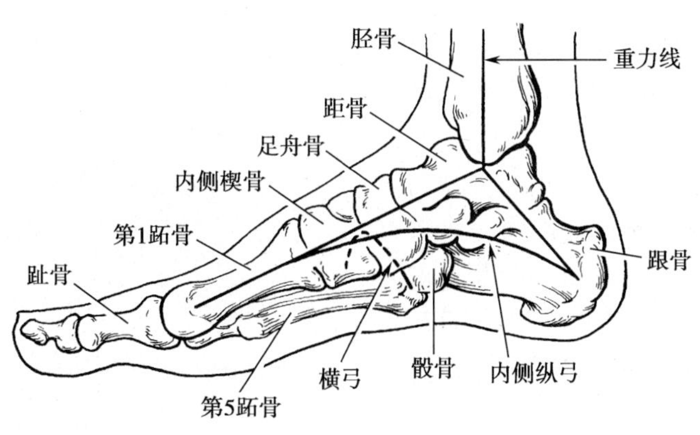

图2-36 足弓

（安月勇）

第二节 骨 骼 肌

一、概述

运动系统的肌均属于骨骼肌,全身共有600余块,约占体重的40%。

(一) 肌的构造和分类

骨骼肌由**肌腹**和**肌腱**构成。肌腹由肌纤维组成,具有收缩和舒张功能。肌腱为致密结缔组织,无收缩功能。扁肌的肌腱呈薄膜状又称腱膜。

根据肌的外形,肌分长肌、短肌、扁肌和轮匝肌(图2-37)。

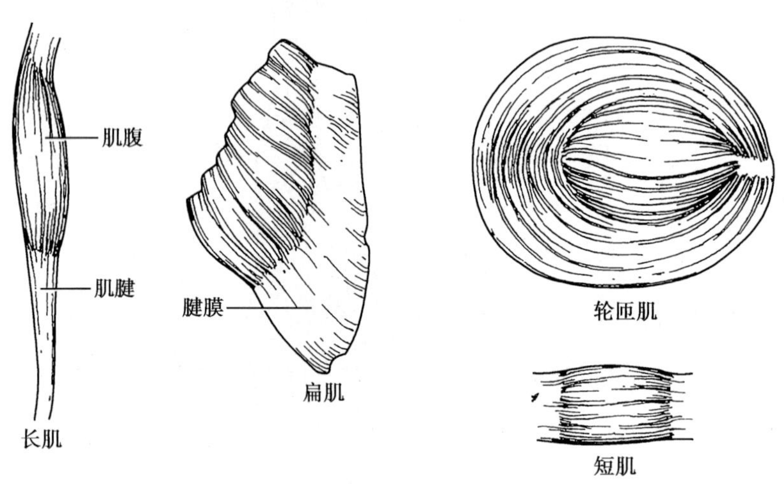

图2-37 肌的形态

根据肌的作用,肌分屈肌、伸肌、内收肌、外展肌、旋内肌、旋外肌等。

根据肌的位置,肌分头肌、颈肌、躯干肌、四肢肌等。

(二) 肌的起止和配布

肌通常以两端附着于两块或两块以上的骨,中间跨过一个或多个关节。通常以靠近正中矢状面或四肢近侧端的附着点为肌的起点;另一端则为止点。

肌在关节周围的配布形式和多少与关节的运动类型密切相关。即每一个关节至少配布有两组运动方向完全相反的肌群,这些在作用上相反的两群肌称**拮抗肌**。此外,关节在完成某一种运动时,常依赖多块肌配合,这些作用相同的肌称**协同肌**。

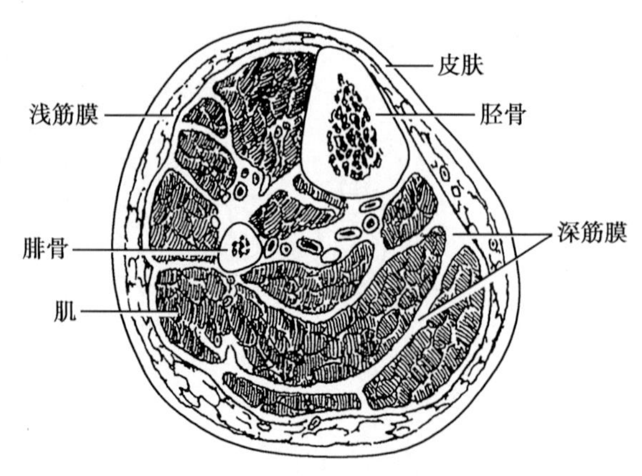

图2-38 小腿横切面模式图

(三) 肌的辅助结构

肌的辅助结构有**筋膜**、**滑膜囊**和**腱鞘**等。

1. **筋膜**(fascia) 分浅筋膜和深筋膜两种(图2-38)。

(1) **浅筋膜**:位于皮下,由疏松结缔组织构成,内含血管、神经、淋巴管及脂肪等。

(2) **深筋膜**:位于浅筋膜的深面,由致密结缔组织构成,深筋膜包裹肌、肌群、血管和神经等,形成肌间隔、筋膜鞘或血管神经鞘。

2. **滑膜囊**(synovial bursa) 为封闭的结缔组织小囊,扁薄,内有滑液,多位于肌腱与骨面相接触处,以减少两者之间的摩擦。

3. **腱鞘**(tendinous sheath) 是包围在肌腱外面的结缔组织鞘管,如手、足活动性较大的部位,分外层的纤维层和内层的滑膜层两部分。纤维层为深筋膜增厚所形成的骨性纤维性管道,起滑车和约束肌腱的作用;滑膜层又分为两层,内层包在肌腱的表面,外层贴在纤维层的内面和骨面,两层在两端相互移行,形成一个封闭的腔隙,内含少量滑液,肌腱能在鞘内自由滑动(图2-39)。

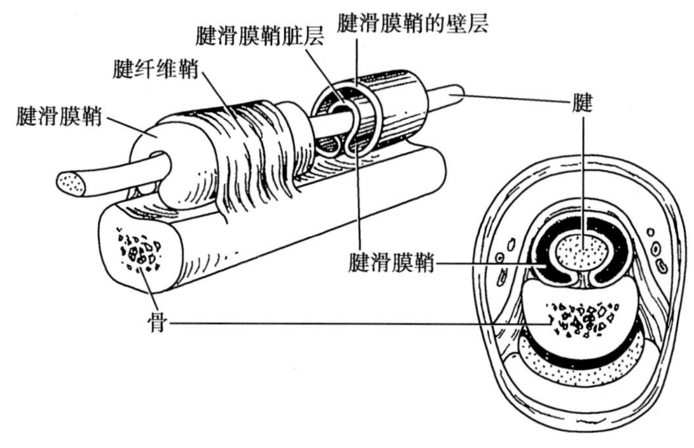

图2-39 腱鞘(示意图)

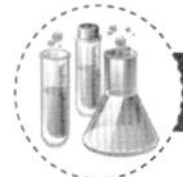

知识窗

腱鞘炎

腱鞘炎是一种常见病,多发生在手腕、手指、肩等部位。由于这些部位活动频繁,损伤机会多,倘若不注意,长期的摩擦、慢性劳损或寒冷等刺激,可使肌腱与腱鞘发生无菌性炎性反应,局部出现渗出、水肿。久之,鞘壁肥厚,管腔狭窄,肌腱在腱鞘内活动受限而引起一系列临床症状。病人会感到关节疼痛、肿胀、晨僵、活动障碍,若发生在手指,在活动时可出现弹响,故也有"扳机指"或"弹响指"之称。本病与职业有密切关系,如打字员、货物搬运工、包装工、缝纫工、电脑操作者等易引发或加重此病。

二、头肌

头肌分**面肌**和**咀嚼肌**(图2-40)。

(一) 面肌

面肌位置表浅,大多起自颅骨,止于面部皮肤,收缩时可改变皮肤的外形,做出各种表情,故又称表情肌。面肌主要有枕额肌、眼轮匝肌、口轮匝肌、颊肌。

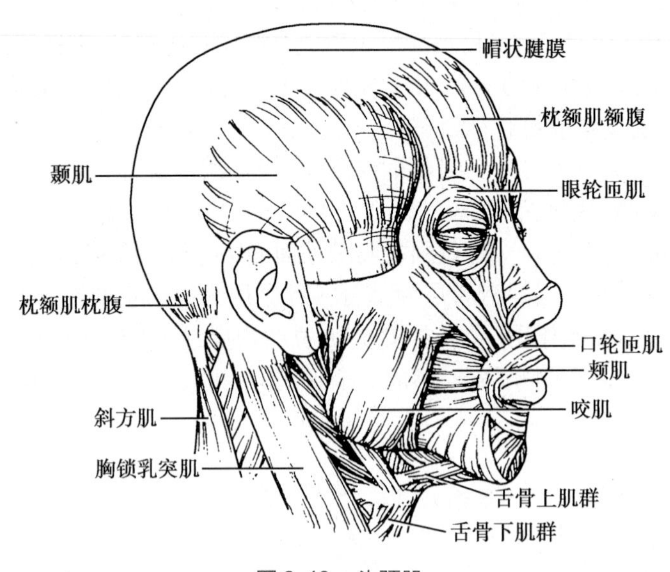

图2-40　头颈肌

（二）咀嚼肌

咀嚼肌配布于颞下颌关节周围，参与咀嚼运动，主要有咬肌、颞肌、翼内肌和翼外肌。

三、颈肌

颈肌位于颅和胸廓之间，分浅、深两群（图2-40）。

1. 浅群　主要有胸锁乳突肌和舌骨上、下肌群。

（1）**胸锁乳突肌**（sternocleidomastoid）：位于颈外侧部，以两个头分别起自胸骨柄和锁骨的内侧端，止于颞骨乳突。一侧收缩使头向同侧倾斜，面朝向对侧；两侧同时收缩，头后仰。

（2）**舌骨上肌群**：位于舌骨和下颌骨之间，参与构成口腔底。该肌群可上提舌骨，助吞咽；下降下颌骨，助张口。

（3）**舌骨下肌群**：位于舌骨和胸骨之间。该肌群可下降舌骨，使喉上、下活动，参与吞咽运动。

2. 深群　主要有前、中、后斜角肌。

它们均起自颈椎横突，其中前、中斜角肌止于第1肋，后斜角肌止于第2肋。前、中斜角肌与第1肋围成的三角形间隙称**斜角肌间隙**，内有锁骨下动脉和臂丛通过。

四、躯干肌

躯干肌可分为**背肌**、**胸肌**、**膈**、**腹肌**和**会阴肌**。

（一）背肌

背肌位于躯干背侧，分为浅、深两群（图2-41）。

1. 浅群　主要有斜方肌和背阔肌。

（1）**斜方肌**（trapezius）：位于项部和背上部的浅层，一侧呈三角形，两侧相合呈斜方形。斜方肌收缩时使肩胛骨上提、下拉或向脊柱靠拢。如肩胛骨固定，两侧同时收缩时，使头后仰。

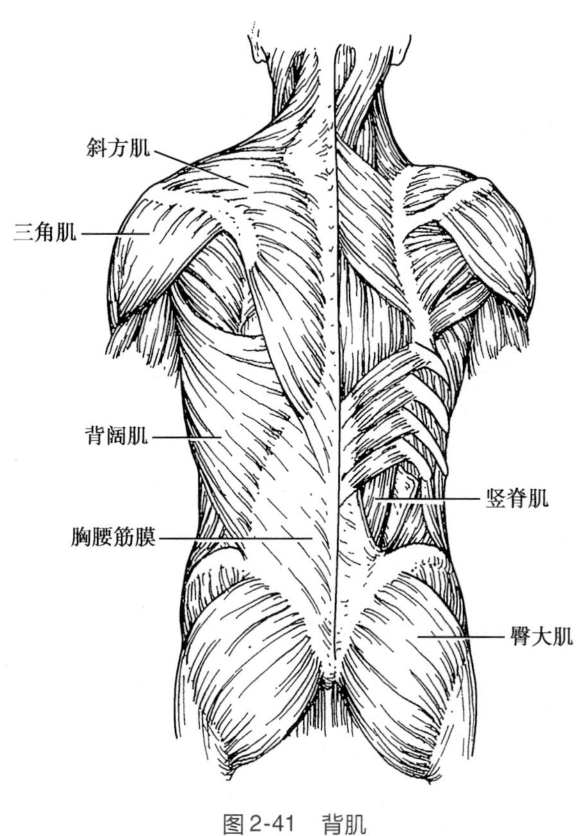

图 2-41 背肌

（2）**背阔肌**（latissimus dorsi）：位于背下部，为全身最大的扁肌，收缩时使臂内收、后伸和旋内；上肢固定可引体向上。

2. 深群 主要有**竖脊肌**（erector spinae），纵列于棘突两侧的沟内，收缩时使脊柱后伸和头后仰。

（二）胸肌

胸肌参与构成胸壁，主要有胸大肌、胸小肌、前锯肌和肋间肌等（图 2-42）。

1. **胸大肌**（pectoralis major） 位于胸前壁上部，呈扇形。胸大肌收缩时使肩关节内收、旋内和前屈；当上肢固定时，可上提躯干，也可提肋助吸气。

2. **胸小肌**（pectoralis minor） 位于胸大肌深面，呈三角形，收缩时使肩胛骨向前下。

3. **前锯肌**（serratus anterior） 位于胸廓外侧壁，收缩时使肩胛骨向前。

4. **肋间肌** 位于肋间隙内，分浅、深两层。浅层称肋间外肌，可提肋助吸气；深层称肋间内肌，可降肋助呼气。

（三）膈

膈（diaphragm）分隔胸腔和腹腔，为一向上膨隆的扁肌。膈起自胸廓下口的周缘和腰椎前面，周围部为肌腹，中央部的腱膜称**中心腱**（图 2-43）。膈上有 3 个裂孔：①**主动脉裂孔**在第 12 胸椎前方，有主动脉和胸导管通过。②**食管裂孔**在主动脉裂孔的左前上方，约在第 10 胸椎水平，有食管和迷走神经通过。③**腔静脉孔**在食管裂孔的右前上方的中心腱内，约在第 8 胸椎水平，有下腔静脉通过。

膈为主要的呼吸肌，收缩时，膈顶下降，胸腔容积扩大，以助吸气；舒张时，膈顶上升

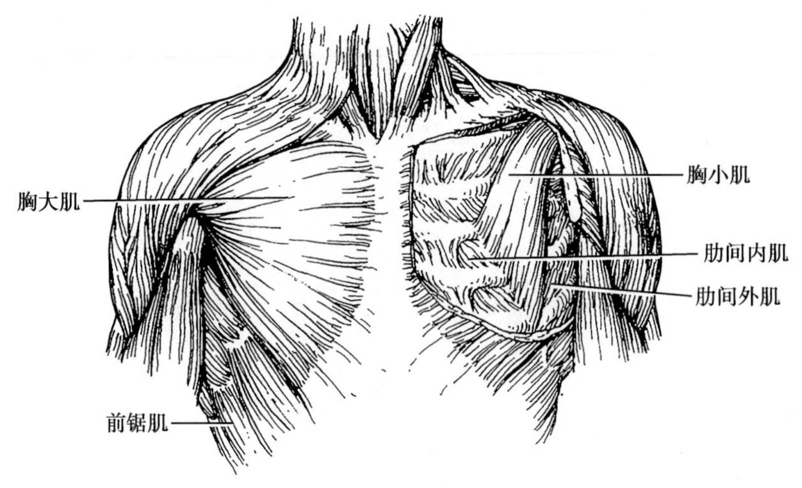

图 2-42 胸肌

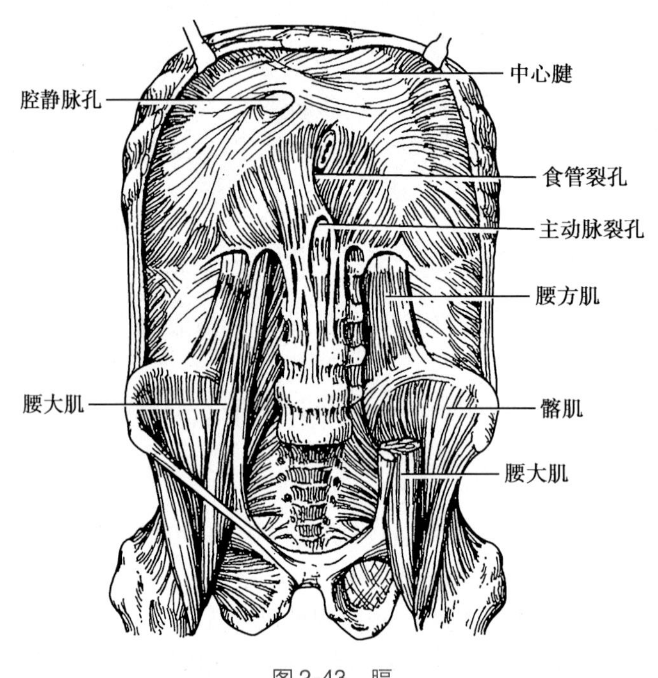

图 2-43 膈

恢复原位,胸腔容积减小,以助呼气。膈与腹肌同时收缩,可增加腹压,协助排便、分娩等活动。

(四) 腹肌

腹肌位于胸廓与骨盆之间,参与构成腹壁,分为前外侧群和后群。

1. 前外侧群 参与构成腹前外侧壁,主要有腹直肌、腹外斜肌、腹内斜肌和腹横肌(图 2-44)。

(1) **腹直肌**(rectus abdominis):呈带状,位于腹前壁正中线两侧的腹直肌鞘内。肌的全长被 3 ~4 条横行的腱划分成多个肌腹。

(2) **腹外斜肌**(obliquus externus abdominis):肌束斜向前下,在腹直肌外侧缘移行为腱

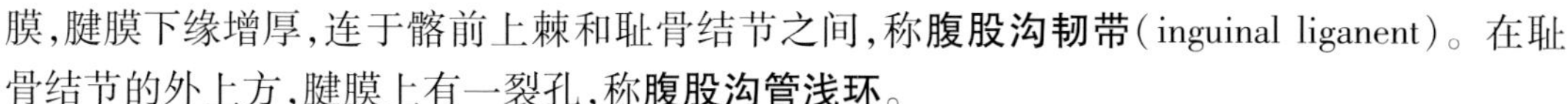

膜,腱膜下缘增厚,连于髂前上棘和耻骨结节之间,称**腹股沟韧带**(inguinal liganent)。在耻骨结节的外上方,腱膜上有一裂孔,称**腹股沟管浅环**。

(3) **腹内斜肌**(obliquus internus abdominis):肌束斜向前上,在腹直肌外侧缘移行为腱膜。

(4) **腹横肌**(transversus abdominis):肌束横行,在腹直肌外侧缘移行为腱膜。

腹内斜肌和腹横肌下部的部分肌束向下包绕精索和睾丸,称**提睾肌**(cremaster),收缩时可上提睾丸。

腹肌具有保护腹腔脏器,协助呼吸、排便、分娩、呕吐等作用。

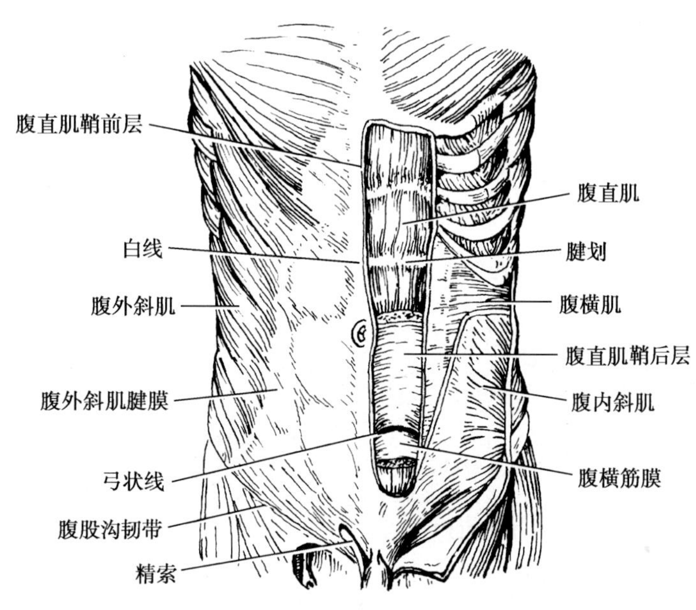

图 2-44 腹前外侧壁肌

2. 后群 后群位于腹后壁,脊柱的两侧,有腰大肌和腰方肌。

3. 腹肌形成的特殊结构

(1) **腹股沟管**(inguinal canal):位于腹股沟内侧半的上方,为腹外侧壁 3 层扁肌间的一条斜行间隙,长 4 ~5cm,男性的精索或女性的子宫圆韧带由此通过。管的内口称**腹股沟管深(腹)环**,管的外口即**腹股沟管浅(皮下)环**(图 2-45)。

(2) **腹直肌鞘**(sheath of rectus abdominis):由腹外侧壁 3 层扁肌的腱膜包裹腹直肌形成的腱膜鞘。鞘分前、后 2 层,前层由腹外斜肌腱膜与腹内斜肌腱膜的前层结合而成;后层由腹内斜肌腱膜的后层与腹横肌腱膜结合而成。在脐下 3 ~4cm 处,鞘的后层缺如,其下缘形成一凸向上的弧形界线,称**弓状线**,此线以下腹直肌后面与腹横筋膜直接相贴(图 2-46)。

(五) 会阴肌(见女性生殖系统)

五、四肢肌

(一) 上肢肌

上肢肌分上肢带肌、臂肌、前臂肌和手肌。

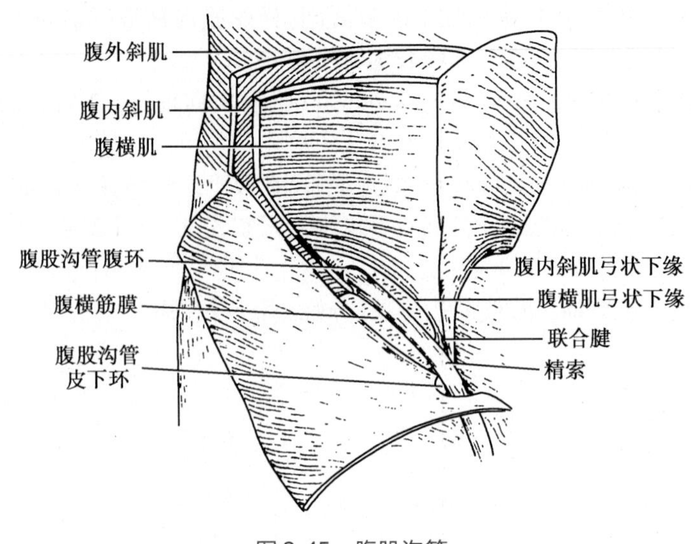

图 2-45　腹股沟管

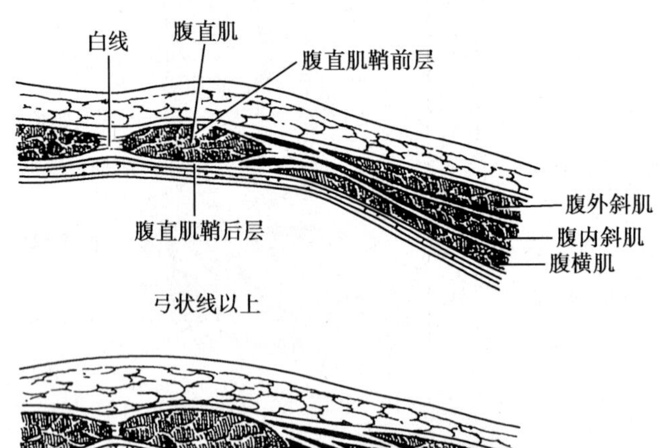

图 2-46　腹直肌鞘

1. 上肢带肌　位于肩部，运动肩关节，主要有三角肌、肩胛下肌、冈上肌和冈下肌等。

（1）**三角肌**（deltoid）：包绕肩关节，起自锁骨外侧半、肩胛骨，止于肱骨的三角肌粗隆（图 2-47），主要使肩关节外展，也可使肩关节旋内、旋外，屈和伸。三角肌中部较为肥厚，且深面无重要神经和血管通过，可作为肌内注射的部位。

（2）肩胛下肌：位于肩胛下窝内，收缩时使臂内收和旋内。

（3）冈上肌：位于冈上窝内，收缩时使臂外展。

（4）冈下肌：位于冈下窝内，收缩时使臂旋外。

2. 臂肌　分前、后两群。前群主要有肱二头肌和肱肌，后群主要是肱三头肌（图 2-47）。

（1）**肱二头肌**（biceps brachii）：有长、短两个头，起自肩胛骨，止于桡骨，收缩时可屈肘关节和肩关节。

（2）**肱肌**（brachialis）：位于肱二头肌深面，收缩时屈肘关节。

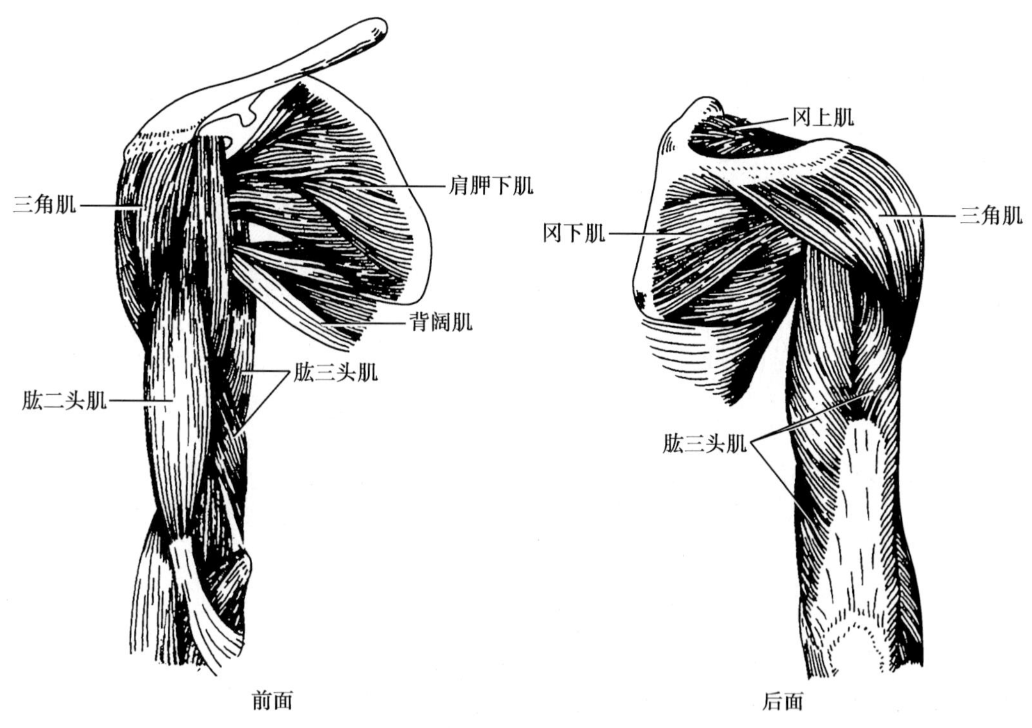

图 2-47 上肢带肌和臂肌

（3）**肱三头肌**（triceps brachii）：起自肩胛骨和肱骨的后面，止于尺骨鹰嘴，收缩时可伸肘关节和肩关节。

3. 前臂肌 分前群 9 块和后群 10 块（图 2-48，图 2-49）。它们多数起于肱骨下端，少数

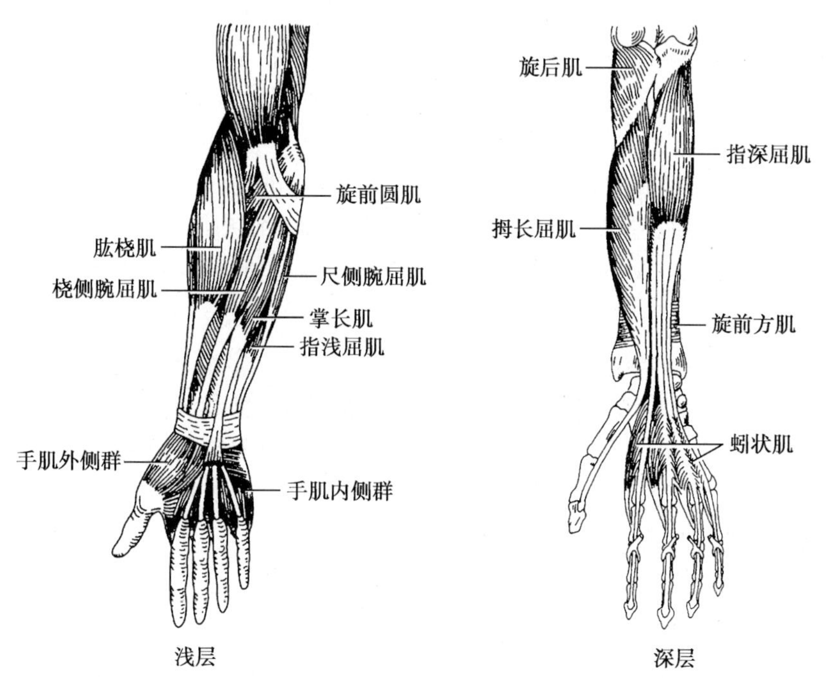

图 2-48 前臂肌前群和手肌

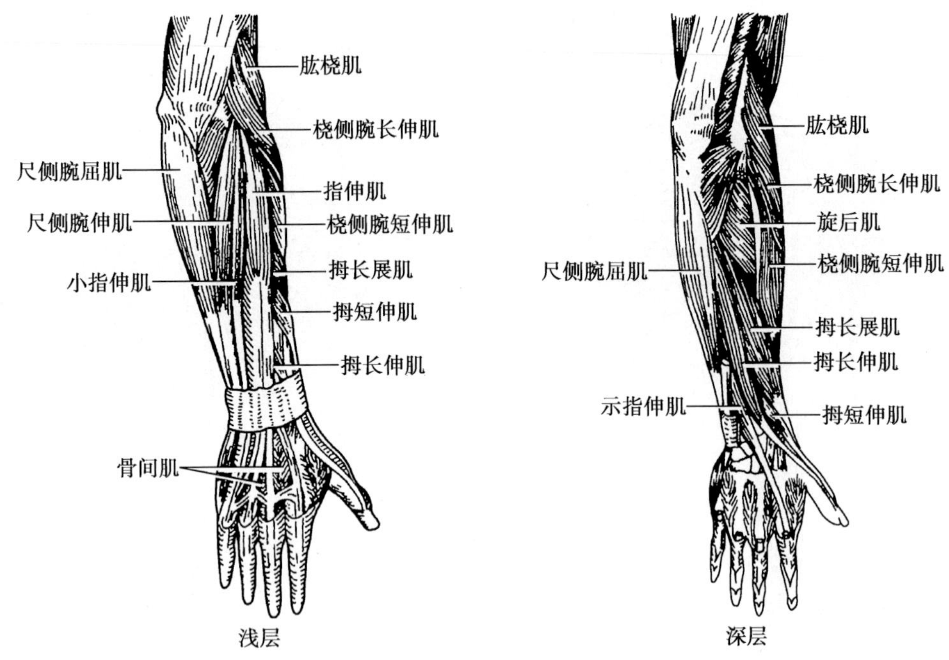

图 2-49　前臂肌后群和手肌

起于桡骨和尺骨，止于手骨。前群位于前臂的前面，其作用主要是屈腕、屈指和前臂旋前；后群位于前臂的后面，主要作用是伸腕、伸指和前臂旋后。

4. 手肌　分外侧群、内侧群和中间群。外侧群总称鱼际，中间群有蚓状肌和骨间肌，内侧群总称小鱼际。

（二）下肢肌

下肢肌分**髋肌**、**大腿肌**、**小腿肌**和**足肌**。

1. 髋肌　分前、后两群（图 2-50，图 2-51），起于骨盆内、外面，止于股骨上部，运动髋关节。

（1）前群：主要是**髂腰肌**，由腰大肌和髂肌组成，收缩时屈和旋外髋关节。

（2）后群：又称臀肌，主要有臀大肌、臀中肌、臀小肌、梨状肌。

1）**臀大肌**（gluteus maximus）：位于臀部最浅层，大而肥厚，收缩时伸髋关节。其外上部为肌内注射常用部位。

2）**臀中肌**（gluteus medius）和**臀小肌**（gluteus minimus）：位于臀部上外侧，臀中肌的下部位于臀大肌深面，臀小肌位于臀中肌的深面。两肌收缩可外展和旋内髋关节。

3）**梨状肌**（piriformis）：位于臀中肌的下方，收缩时外展和旋外髋关节。

坐骨大孔被梨状肌分隔成梨状肌上孔和梨状肌下孔，孔内有血管、神经通过。

2. 大腿肌　分前群、后群和内侧群（图 2-50，图 2-51）。

（1）前群：①**缝匠肌**（sartorius）：起自髂前上棘，斜向内下，止于胫骨上端的内侧，收缩时屈髋关节、屈膝关节。②**股四头肌**（quadriceps femoris）：是全身最大的肌，包括股直肌、股内侧肌、股外侧肌和股中间肌，肌腱包绕髌骨，向下延续为髌韧带，止于胫骨粗隆，收缩时伸膝关节、屈髋关节。

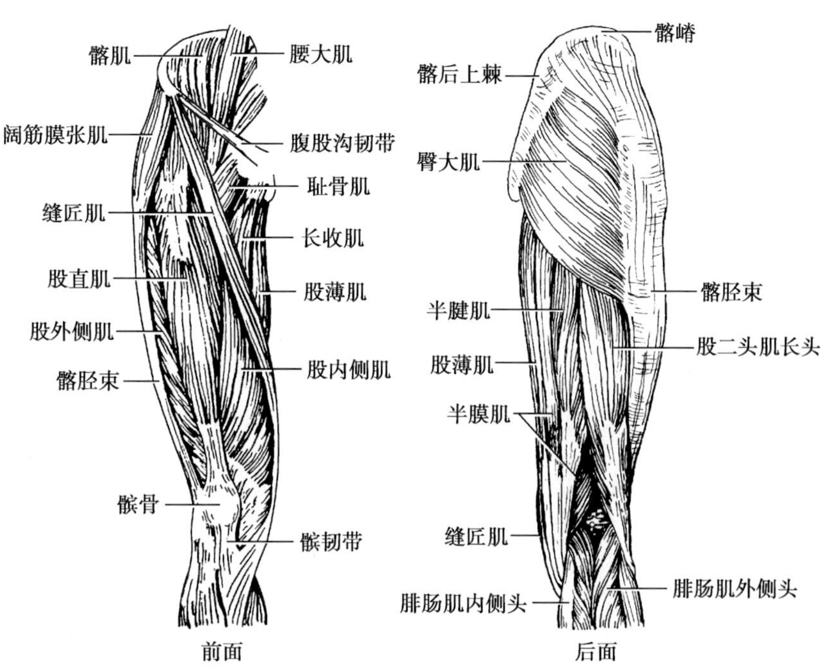

图 2-50 髋肌和大腿肌（浅层）

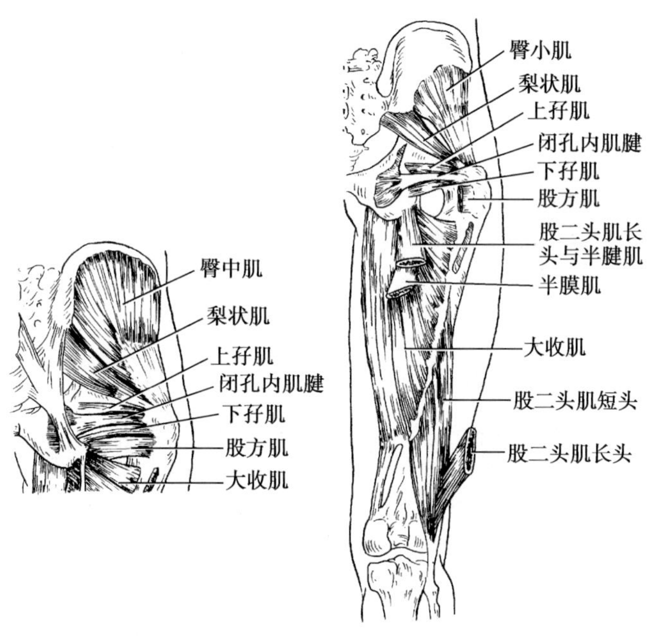

图 2-51 髋肌和大腿肌后群（深层）

（2）内侧群：共有 5 块，均起自髋骨，止于股骨和胫骨。浅层自外侧向内侧依次为耻骨肌、长收肌和股薄肌；中层有位于长收肌深面的短收肌；深层有大收肌。内侧群肌收缩时主要使髋关节内收。

股三角（femoral triangle）：位于大腿前面的上部，呈倒置的三角形，其上界为腹股沟韧带，内侧界为长收肌内侧缘，外侧界为缝匠肌内侧缘。股三角内从外侧向内侧依次有股神经、股动脉、股静脉等。

（3）后群：外侧是股二头肌，内侧是半腱肌和半膜肌，收缩时伸髋关节、屈膝关节。

3. 小腿肌　分前群、外侧群和后群（图 2-52，图 2-53）。

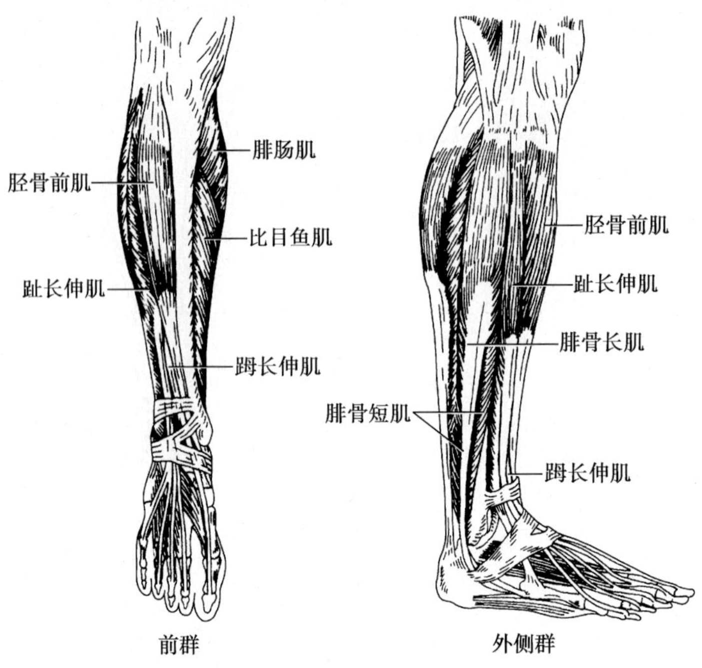

图 2-52　小腿肌（前群和外侧群）

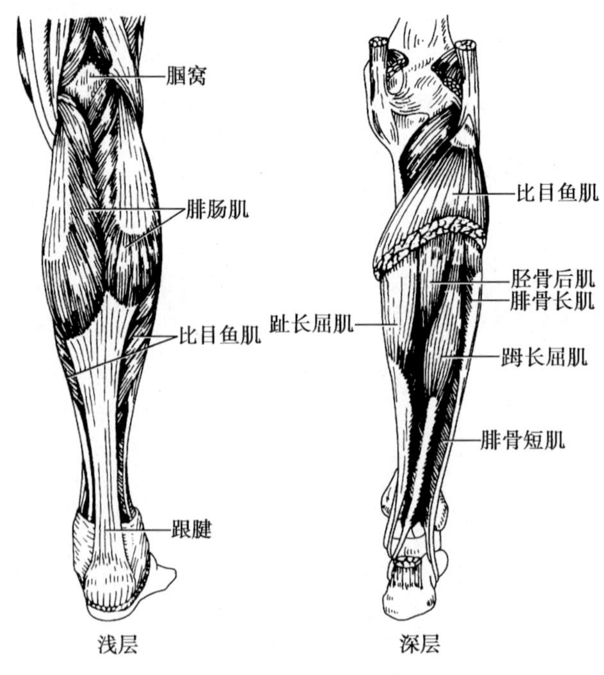

图 2-53　小腿肌（后群）

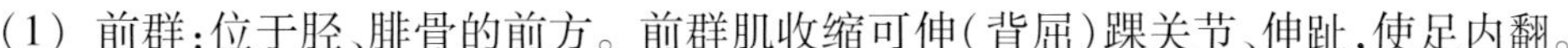

(1) 前群:位于胫、腓骨的前方。前群肌收缩可伸(背屈)踝关节、伸趾,使足内翻。

(2) 外侧群:位于腓骨的外侧,收缩时屈(跖屈)踝关节,使足外翻。

(3) 后群:位于胫、腓骨后方。

浅层为**小腿三头肌**,3 个头是比目鱼肌、腓肠肌内侧头和腓肠肌外侧头。3 头会合向下形成粗大的肌腱称**跟腱**,止于跟骨结节。小腿三头肌收缩时屈(跖屈)踝关节、屈膝关节。

深层肌位于浅层的深面,收缩时屈(跖屈)踝关节、屈趾,使足内翻。

4. 足肌 分足底肌和足背肌。

(于庆丰)

思考题

1. 关节的基本结构和辅助结构有哪些?
2. 请说出椎间盘的组成和结构特点。
3. 请比较男、女性骨盆的形态差异?
4. 列举膈的裂孔及其通过的结构?
5. 肌内注射时通常选哪些部位? 为什么?

第三章　消化系统

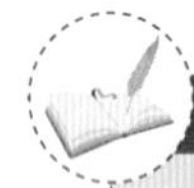

学习目标

1. 掌握　消化系统的组成；咽的分部与交通；胃的形态、位置和分部；食管的狭窄；盲肠和结肠的特征性结构；阑尾的位置和根部的体表投影；肝的形态、位置；胆囊的位置。
2. 熟悉　胸部标志线和腹部分区；牙的形态、结构和分类和排列；腮腺的位置及导管的开口；小肠、大肠的位置和分部；直肠和肛管的黏膜结构。
3. 了解　腹膜形成的结构。
4. 熟练掌握　在活体指出：咽峡的界限和主要结构，肝、阑尾根部和胆囊底的体表投影位置。
5. 学会　在活体上划出胸部标志线和腹部分区，指出各区主要器官的位置；在光镜下辨认消化管壁的一般结构和胃、小肠和肝的微细结构。

情景与思考

情景：

病人张大爷，60岁，反复上腹部疼痛6年，进食后疼痛加剧，1～2小时后缓解；近1周因腹痛加重，持续时间延长而入院。体格检查：上腹部偏左侧压痛；胃镜检查发现胃黏膜有数个圆形溃疡。诊断：胃溃疡。

思考：

1. 胃的位置、形态以及胃溃疡的好发部位。
2. 做胃镜检查插管时应注意的事项。

第一节　概　　述

一、消化系统的组成

消化系统(alimentary system)由**消化管**和**消化腺**两部分组成(图3-1)。

消化管包括口腔、咽、食管、胃、小肠(十二指肠、空肠、回肠)和大肠(盲肠、阑尾、结肠、直肠、肛管)。临床上通常将口腔到十二指肠之间的消化管称**上消化道**，将空肠及以下的消

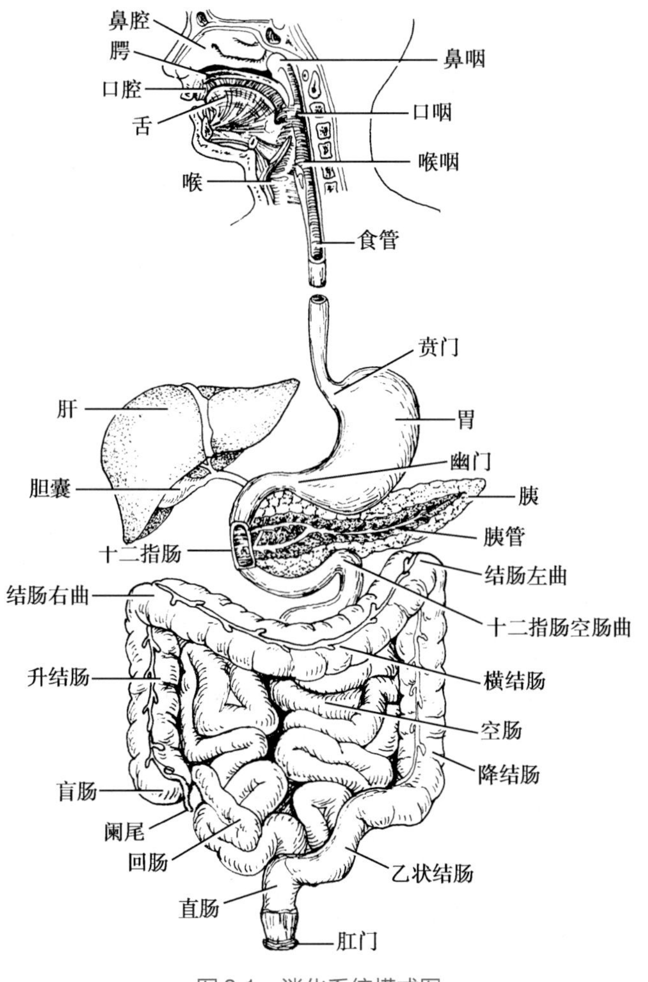

图 3-1 消化系统模式图

化管称**下消化道**。

消化腺包括大唾液腺、肝、胰以及消化管壁内的小腺体，它们均开口于消化管。

消化系统的主要功能是消化食物，吸收营养物质，排出食物残渣。

二、消化管壁的结构

除口腔外，消化管壁从内向外分为黏膜、黏膜下层、肌层和外膜 4 部分（图 3-2）。

（一）黏膜

黏膜为管壁最内层，从内向外包括上皮、固有层和黏膜肌层 3 部分。黏膜具有消化、吸收和保护功能。

1. 上皮　衬于黏膜的内表面。口腔、咽、食管和肛管下部为复层扁平上皮，主要具有保护功能，其它消化管的上皮为单层柱状上皮，主要具有消化和吸收功能。

2. 固有层　由结缔组织构成，内含腺、血管、神经、淋巴管和淋巴组织。

3. 黏膜肌层　由 1 ~2 层平滑肌构成，其收缩可促进腺体的分泌和血液、淋巴的运行，有利于营养物质的吸收。

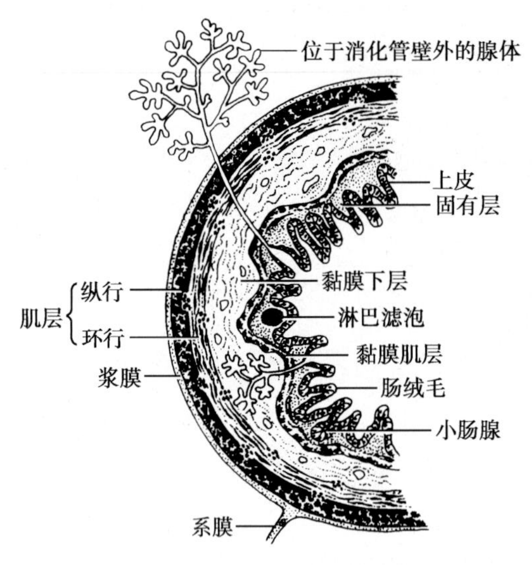

图 3-2 消化管壁结构模式图

(二) 黏膜下层

黏膜下层由疏松结缔组织组成，内含较大的血管、淋巴管和黏膜下神经丛。

黏膜和部分黏膜下层共同向消化管腔内突出，形成黏膜皱襞，增大了黏膜表面积。

(三) 肌层

在口腔、咽、食管上段的肌层以及肛门外括约肌为骨骼肌，其他部位为平滑肌。肌层一般分两层，内层环行，外层纵行。在某些部位，消化管的环行肌增厚，形成括约肌。

(四) 外膜

外膜为消化管壁的最外层。在食管、直肠下部的外膜为纤维膜，其他部分的外膜由间皮和结缔组织构成，称浆膜。浆膜表面光滑，能分泌滑液，具有减小器官间摩擦的作用，从而保护器官。

三、胸部标志线和腹部分区

内脏大部分器官位于胸腔、腹腔、盆腔内，为了便于描述器官所在位置及其体表投影，通常在胸部体表确定一些标志线，在腹部划分一些区域（图 3-3）。

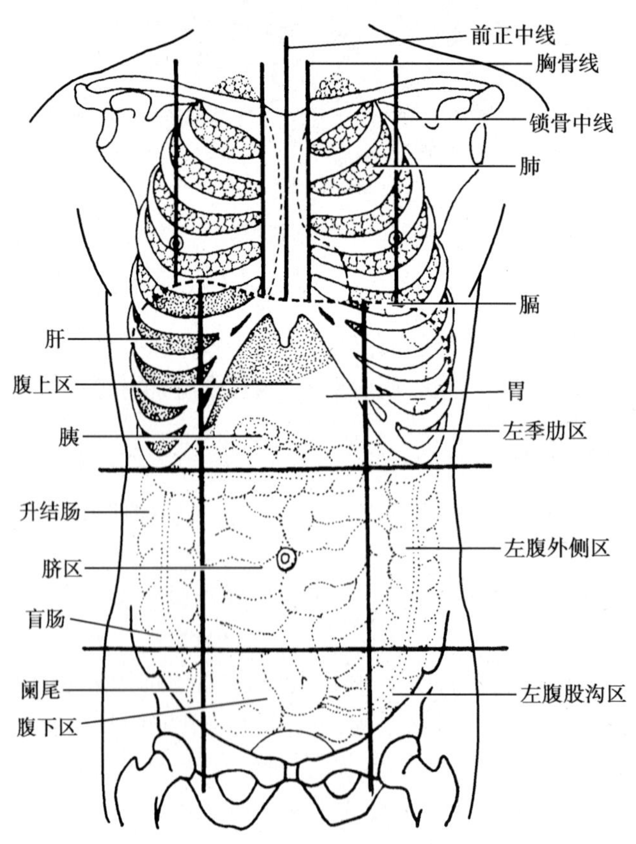

图 3-3 胸部标志线和腹部分区

（一）胸部标志线

1. **前正中线** 沿人体前面正中所作的垂直线。

2. **胸骨线** 沿胸骨外侧缘所作的垂直线。

3. **锁骨中线** 经锁骨中点所作的垂直线。

4. **腋前线** 沿腋前襞所作的垂直线。

5. **腋后线** 沿腋后襞所作的垂直线。

6. **腋中线** 经腋前、后线之间的中点所作的垂直线。

7. **肩胛线** 经肩胛骨下角所作的垂直线。

8. **后正中线** 沿人体后面正中所作的垂直线。

（二）腹部分区

临床上常用的简便方法是通过脐作水平面和矢状面，将腹部分为**左上腹**、**右上腹**、**左下腹**和**右下腹** 4 个区。

更为实用的是 9 区分法，即通过两侧肋弓最低点所作的**肋下平面**和通过两侧髂结节所作的**结节间平面**，将腹部分成上腹部、中腹部、下腹部，再由经两侧腹股沟韧带中点所作的两个矢状面，将腹部分成 9 个区，即上腹部的**腹上区、左季肋区、右季肋区**，中腹部的**脐区、左腹外侧区、右腹外侧区**，下腹部的**腹下区、左腹股沟区、右腹股沟区**。

第二节 消 化 管

一、口腔

口腔（oral cavity）是消化管的起始部，其前壁为上、下唇，两侧壁为颊，上壁为腭，下壁为口腔底。口腔向前借口裂通外界，向后经咽峡与咽相通。口腔以上、下牙弓为界，分为**口腔前庭**和**固有口腔**两部分。

（一）口唇和颊

口唇（oral lips）分为上唇和下唇，两唇围成**口裂**，口裂两侧为**口角**。上唇表面正中有一纵行浅沟，称**人中**，其中、上 1/3 交界处为人中穴，按压或针刺此处可用于解救晕厥病人。口唇的游离缘上皮较薄，质软，颜色鲜红，称**唇红**。当人体缺氧时，唇红的颜色可变为绛紫色，称发绀。上唇两侧借**鼻唇沟**与颊分界。

颊为口腔的两侧壁。在上颌第 2 磨牙牙冠相对的颊黏膜上，有腮腺管的开口。

（二）腭

腭（palate）为口腔上壁，分隔鼻腔与口腔。其前 2/3 由骨腭及表面覆以黏膜构成，称**硬腭**，后 1/3 由肌和黏膜构成，称**软腭**。软腭后缘游离，中央有一向下的突起，称**腭垂**。腭垂两侧各有两条弓形黏膜皱襞，前 1 对向下附于舌根两侧，称**腭舌弓**，后 1 对向下附于咽侧壁，称**腭咽弓**。两弓间的三角形间隙称扁桃体窝，容纳**腭扁桃体**。

腭垂、两侧的腭舌弓和舌根共同围成**咽峡**，是口腔与咽的分界（图 3-4）。

（三）牙

牙（teeth）是人体最坚硬的器官，嵌于上、下颌骨的牙槽内，具有咀嚼食物和辅助发音的功能。

1. 牙的形态 牙分为牙冠、牙根、牙颈 3 部分。**牙冠**露于口腔，**牙根**嵌于牙槽内，**牙颈**介

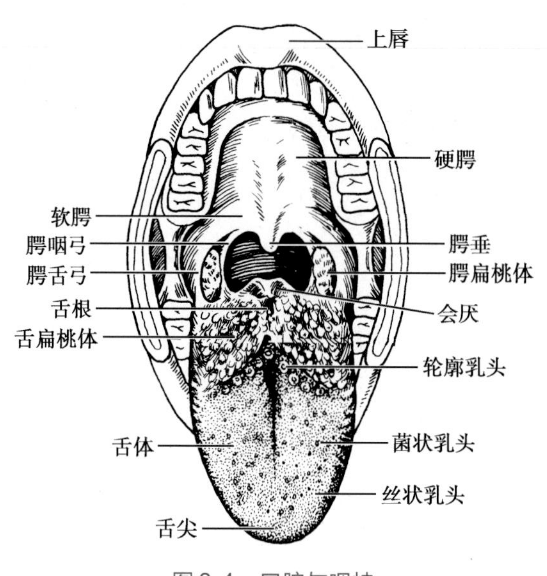

图 3-4 口腔与咽峡

于牙冠和牙根之间，被牙龈覆盖（图 3-5）。

2. 牙的构造 牙由牙质、釉质、牙骨质和牙髓组成。**牙质**构成牙的主体，**釉质**覆于牙冠表面，**牙骨质**包于牙颈和牙根的表面。牙内部的腔隙称牙腔，牙腔又分为**牙冠腔**和**牙根管**，腔内容纳**牙髓**。当牙髓发炎时，可引起剧烈疼痛。

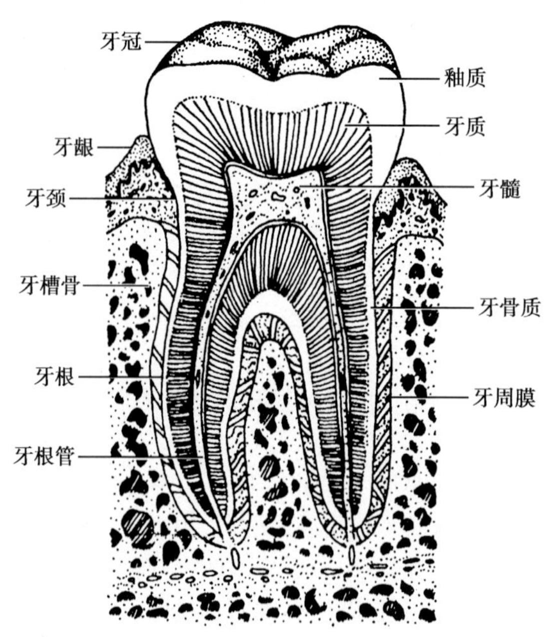

图 3-5 牙的构造模式图

3. 牙的种类与排列 人的一生先后有两组牙发生，即**乳牙**和**恒牙**。乳牙共 20 个，分为**切牙**、**尖牙**和**磨牙**；恒牙共 32 个，分为**切牙**、**尖牙**、**前磨牙**和**磨牙**。乳牙一般在出生后 6 个月时开始萌出，3 岁左右出齐。6 岁左右，乳牙开始脱落，恒牙逐渐萌出，到 14 岁左右，除第 3

磨牙外，其余恒牙均萌出。第3磨牙萌出可能迟至28岁或更晚，甚至终生不萌出，故又称迟牙或智牙。

乳牙和恒牙均以各自固定的排位形成牙列。乳牙一般用罗马数字Ⅰ～Ⅴ表示，恒牙用阿拉伯数字1～8表示（图3-6，图3-7）。

临床应用

牙与临床

1. 牙是人体最坚硬的器官，但口腔内的乳酸杆菌能使糖类酵解产酸，导致牙釉质脱钙，产生空洞，临床称龋齿。若龋洞不断加深，波及牙髓的神经，则可引起剧痛。

2. 临床上，为了快速而准确地记录各牙在口腔中的位置，通常用横线表示上、下牙的界限，以竖线表示左、右侧的界限，在相应的区域写入数字，这种记录牙的方式称牙式。如└5，表示左上颌第2前磨牙。

3. 当上、下牙弓咬合时，口腔前庭和固有口腔之间，仍可借最后磨牙后方的间隙相通。临床上，对牙关紧闭的病人，可用导管经此间隙进入固有口腔，再经咽、食管进入胃，导入营养物质等。

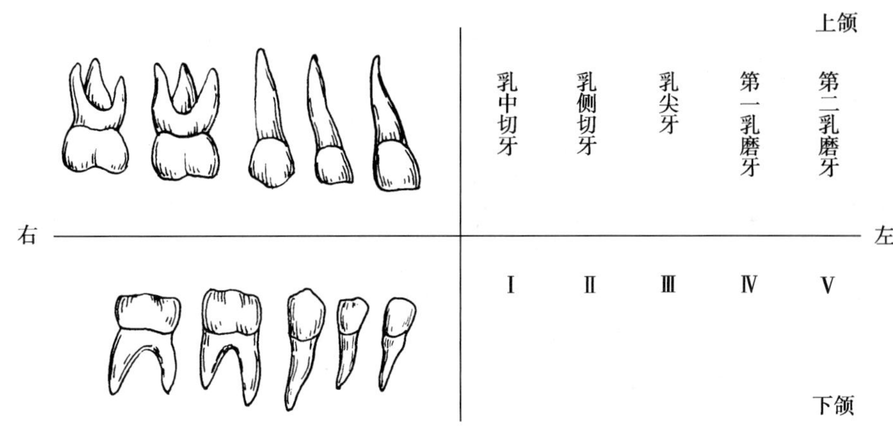

图3-6 乳牙的名称及符号

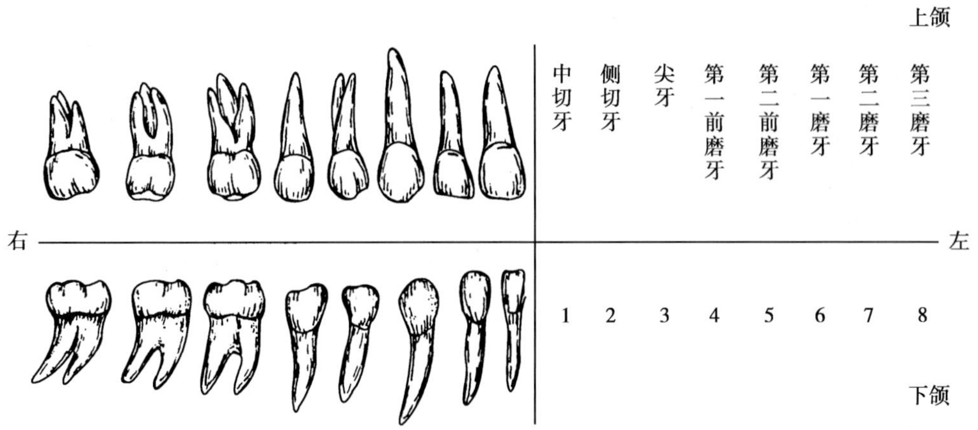

上颌
中切牙
侧切牙
尖牙
第一前磨牙
第二前磨牙
第一磨牙
第二磨牙
第三磨牙
右
左
1 2 3 4 5 6 7 8
下颌

图3-7 恒牙的名称及符号

4. 牙周组织　包括**牙周膜**、**牙槽骨**和**牙龈**。牙周膜是位于牙根与牙槽骨之间的致密结缔组织，有固定牙根的作用。牙槽骨是上、下颌骨的牙槽骨质。牙龈是覆盖在牙颈和牙槽弓的表面的口腔黏膜，富含血管，坚韧而有弹性。牙周组织对牙具有保护、支持和固定作用。

（四）舌

舌(tongue)位于口腔底，主要由舌肌覆以黏膜构成，具有搅拌食物、协助吞咽、感受味觉和辅助发音等功能。

1. 舌的形态　舌的上面称舌背，其前 2/3 为**舌体**，后 1/3 为**舌根**。舌体的前端，称**舌尖**。舌的下面正中有一条连于口腔底的黏膜皱襞，称**舌系带**。舌系带下端的两侧各有一黏膜隆起，称**舌下阜**。舌下阜向后外侧延续为**舌下襞**，其深面为舌下腺(图 3-8)。

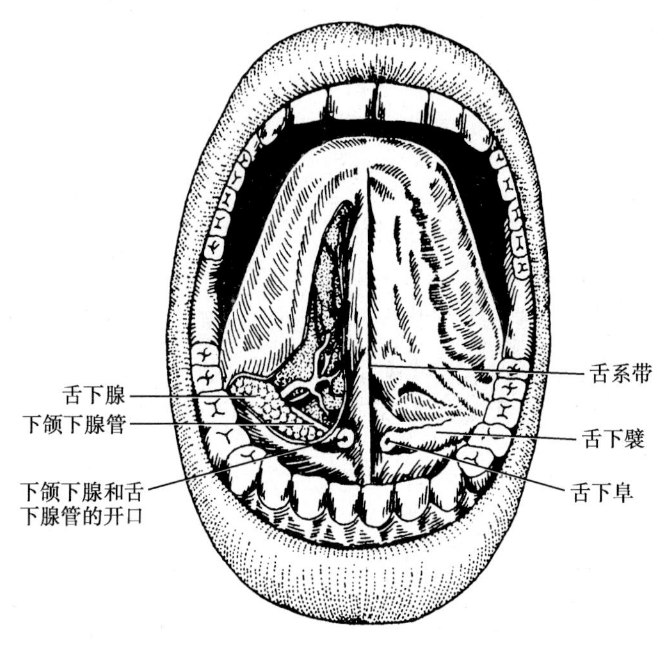

图 3-8　舌下面

2. 舌的构造

(1) 舌肌：为骨骼肌，分舌内肌和舌外肌。舌内肌构成舌的主体，收缩时可改变舌的形态。舌外肌主要有**颏舌肌**，左右各一，收缩时可改变舌的位置(图 3-9)。两侧颏舌肌同时收缩，可使舌前伸；一侧收缩时，舌尖伸向对侧。

(2) **舌黏膜**：舌体背面的黏膜呈淡红色，其表面有许多小突起，称**舌乳头**。舌乳头主要有**菌状乳头**、**轮廓乳头**和**丝状乳头**。菌状乳头和轮廓乳头的黏膜上皮中含有味蕾，为味觉感受器，具有感受酸、甜、苦、咸等味觉功能；丝状乳头能感受触觉。舌根黏膜内有许多由淋巴组织构成的小结节，称**舌扁桃体**(图 3-4)。

（五）唾液腺

唾液腺(salivary gland)是开口于口腔的腺体总称。唾液腺分泌唾液，具有湿润口腔黏膜、帮助消化的作用。唾液腺分大、小两类，大唾液腺有腮腺、下颌下腺、舌下腺，小唾液腺如唇腺、颊腺、腭腺等(图 3-10)。

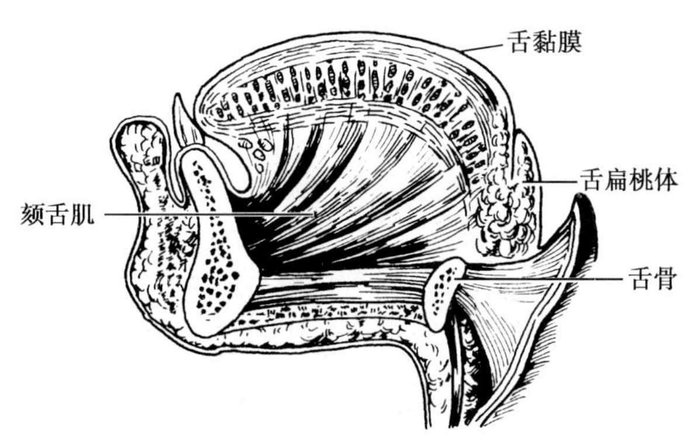

图 3-9 舌（矢状切面）

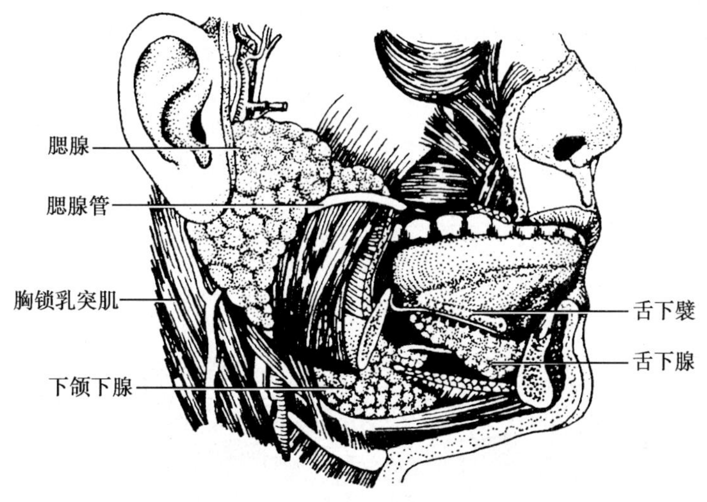

图 3-10 大唾液腺

1. **腮腺** 是最大的唾液腺，位于耳郭的前下方和下颌支与胸锁乳突肌之间的窝内，呈不规则三角形。腮腺管自腮腺前缘发出，在颧方下一横指处向前越咬肌表面至其前缘，穿过颊肌，开口于上颌第 2 磨牙牙冠相对的颊黏膜上。

2. **下颌下腺** 位于下颌体深面，其导管开口于舌下阜。

3. **舌下腺** 位于舌下襞的深面，其导管开口于舌下襞和舌下阜。

二、咽

咽(pharynx)是前后略扁的漏斗状肌性管道，位于颈椎的前方，上端起于颅底，下端在第 6 颈椎体下缘处与食管相连，长约 12cm(图 3-11)。咽是消化道和呼吸道的共同通道，可分为鼻咽、口咽和喉咽 3 部分(图 3-12)。

(一) 鼻咽

鼻咽位于软腭与颅底之间，向前与鼻腔相通。在鼻咽的两侧壁上，平对下鼻甲后方有**咽鼓管咽口**，咽由此经咽鼓管与中耳鼓室相通。在咽鼓管咽口的后上方有一纵行深窝，称**咽隐窝**，是鼻咽癌的好发部位。咽后上壁的黏膜内有丰富的淋巴组织，称**咽扁桃体**。

(二) 口咽

口咽位于会厌上缘与软腭平面之间，向上通鼻咽，向下通喉咽，向前经咽峡通口腔。其

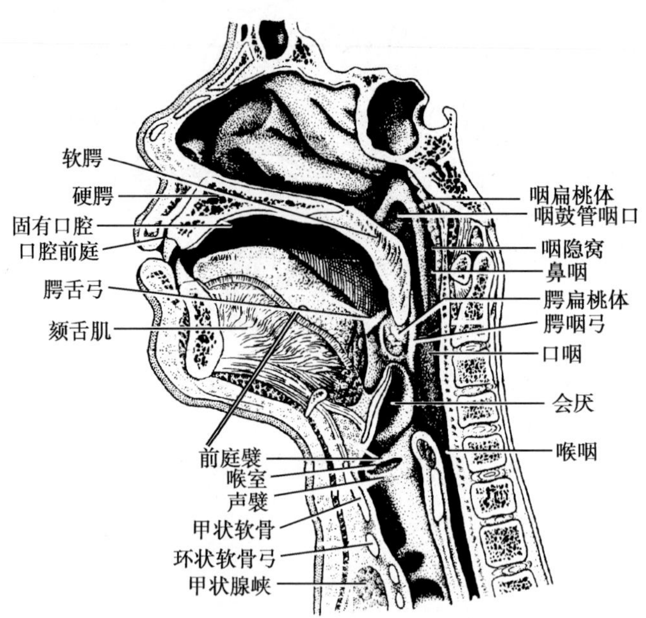

图 3-11 口腔、鼻腔、咽、喉正中矢状切面

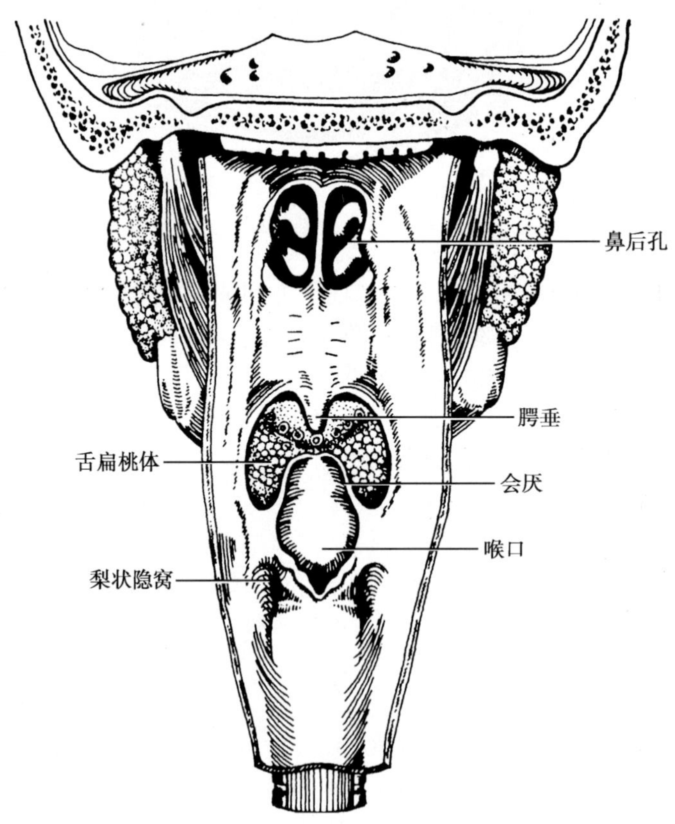

图 3-12 咽后面观（后壁切开）

侧壁上的扁桃体窝内有腭扁桃体。

舌扁桃体、腭扁桃体和咽扁桃体，在鼻腔、口腔与咽相通的部位，共同围成**咽淋巴环**，具有重要的防御功能。

（三）喉咽

喉咽位于会厌上缘与第6颈椎体下缘之间，向前经喉口通喉腔，向上通口咽，向下续于食管。在喉口两侧各有一个凹窝，称**梨状隐窝**，是异物容易滞留的部位。

三、食管

（一）食管的位置和分部

食管（esophagus）为一前后扁平的肌性管道，长约25cm。食管上端在第6颈椎体下缘处与咽相接，向下沿脊柱前方下降，经胸廓上口入胸腔，穿膈的食管裂孔进入腹腔，在第11胸椎体的左侧与胃的贲门相连。根据食管的行程及所在部位，可将食管分为颈部、胸部和腹部3部分（图3-13）。

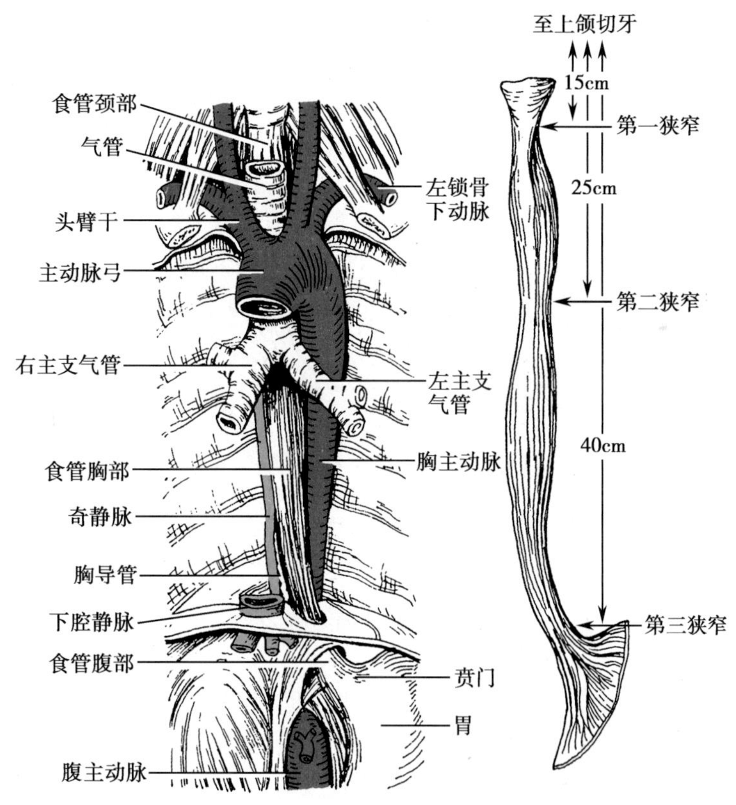

图3-13 食管的位置及狭窄

（二）食管的狭窄

食管全长有3处生理性狭窄：①食管起始处，距中切牙15cm。②食管与左主支气管交叉处，距中切牙25cm。③食管穿膈处，距中切牙40cm。这些狭窄是食管内异物容易滞留的部位，也是损伤和肿瘤的好发部位。临床进行食管插管时，要注意以上狭窄，避免损伤食管（图3-13）。

（三）食管壁的微细结构特点

1. 黏膜层　上皮为复层扁平上皮，具有保护功能。

2. 黏膜下层　含有食管腺，其分泌物可润滑管壁，利于食物通过。

3. 肌层　上段为骨骼肌，下段为平滑肌，中段为骨骼肌和平滑肌混合构成。

4. 外膜　为纤维膜。

四、胃

胃（stomach）是消化管中最膨大的部分，具有容纳和消化食物的功能。

（一）胃的形态和分部

1. 形态　胃有两壁、两缘和两口。两壁即前壁和后壁。两缘即上缘和下缘，上缘短而凹向右上方，称**胃小弯**，其最低点处有一切迹，称**角切迹**；下缘长而凸向左下方，称**胃大弯**。两口即入口和出口，入口称**贲门**，与食管相接；出口称**幽门**，与十二指肠相连（图 3-14）。

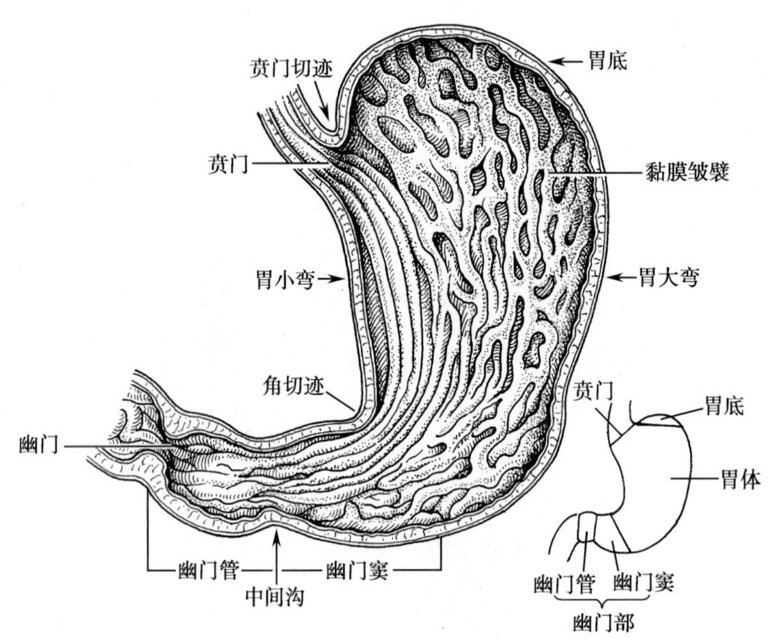

图 3-14　胃的形态和分部

2. 分部　胃分为 4 部分：①**贲门部**位于贲门附近。②**胃底**为贲门平面以上向左上方膨出的部分。③**胃体**为胃底与角切迹之间的部分。④**幽门部**为角切迹与幽门之间的部分，临床上又称**胃窦**。在幽门部的大弯侧有一不明显的浅沟，将幽门部分为左侧的**幽门窦**和右侧的**幽门管**（图 3-14）。幽门窦近胃小弯处是胃溃疡和胃癌的好发部位。

（二）胃的位置和毗邻

胃的位置常因体形、体位、年龄以及充盈程度的不同而有所变化。在中等程度充盈时，胃大部分位于左季肋区，小部分位于腹上区。

胃前壁的右侧与肝左叶相邻，左侧与膈相贴，并被左侧肋弓遮盖。在左、右肋弓之间的部分，胃直接与腹前壁相贴，是临床上触诊胃的部位。胃后壁邻近脾、左肾、左肾上腺和胰等器官。

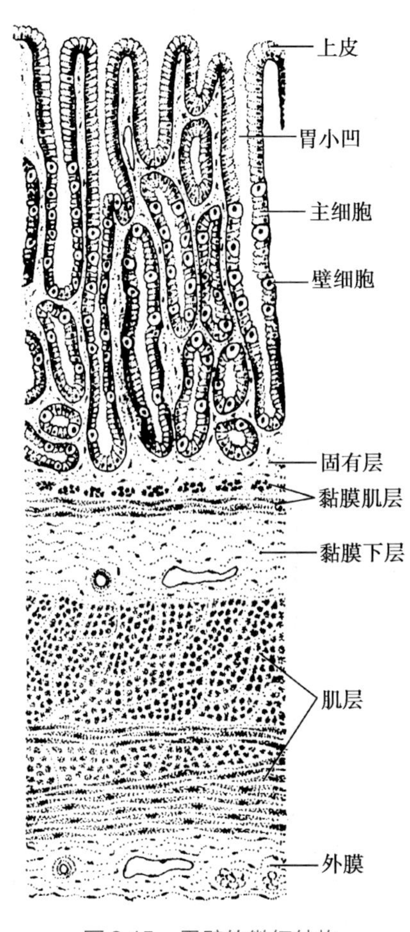

图 3-15 胃壁的微细结构

（三）胃壁的微细结构特点

胃壁由黏膜、黏膜下层、肌层和浆膜 4 层构成，其特点主要表现在黏膜和肌层。

1. 黏膜　胃在空虚状态下，黏膜形成许多皱襞，其表面的针孔状小窝称**胃小凹**，胃小凹的底部有胃腺开口（图 3-14）。

（1）上皮：为单层柱状上皮（图 3-15）。上皮细胞分泌黏液覆盖于上皮细胞表面，黏液与上皮细胞之间的紧密连接共同构成胃黏膜屏障，有阻止胃液中盐酸和胃蛋白酶对黏膜自身消化的作用。

（2）固有层：内含许多管状的胃腺。胃腺可分为**贲门腺**、**幽门腺**和**胃底腺**，其分泌物经胃小凹排入胃腔内，形成胃液。其中，胃底腺是分泌胃液的主要腺体，分布于胃底和胃体，主要由主细胞、壁细胞和颈黏液细胞构成。**主细胞**又称胃酶细胞，分泌胃蛋白酶原。胃蛋白酶原经盐酸激活，成为有活性的胃蛋白酶，参与蛋白质的分解。**壁细胞**又称盐酸细胞，分泌盐酸和内因子，盐酸具有杀菌和激活胃蛋白酶原的作用，内因子可促进回肠对维生素 B_{12} 的吸收。颈黏液细胞分泌黏液。

2. 肌层　胃的肌层较厚，分内斜行、中环行、外纵行 3 层。环形平滑肌在幽门处增厚，形成**幽门括约肌**，其表面被以黏膜，突入管腔形成**幽门瓣**。幽门括约肌有控制胃内容物排入十二指肠的作用。

五、小肠

小肠（small intestine）是消化管中最长的一段，长 5～7m，是消化食物和吸收营养物质的主要器官。小肠起于幽门，下端续接盲肠，分为十二指肠、空肠和回肠 3 部分。

（一）十二指肠

十二指肠（duodenum）为小肠起始段，长约 25cm，呈“C”形，包绕胰头，可分为 4 部分（图 3-16）。

1. 上部　上接胃的幽门，行向右后至肝门下方移行为降部。上部起始处管腔较大，管壁较薄，黏膜光滑，无皱襞，称**十二指肠球**，是十二指肠溃疡的好发部位。

2. 降部　在第 1～3 腰椎右侧下行，至第 3 腰椎体的右侧转折向左，移行为水平部。降部后内侧壁有一纵行黏膜皱襞，称十二指肠纵襞，下端有隆起的**十二指肠大乳头**，是胆总管和胰管的共同开口部位。

3. 水平部　在第 3 腰椎平面向左横行，至腹主动脉前方续于升部。

4. 升部　斜向左上方至第 2 腰椎体左侧，急转向前下方移行为空肠，急转处形成的弯曲称**十二指肠空肠曲**，被**十二指肠悬韧带**（又称 Treitz 韧带）固定于腹后壁。十二指肠悬韧带是确认空肠起始处的标志。

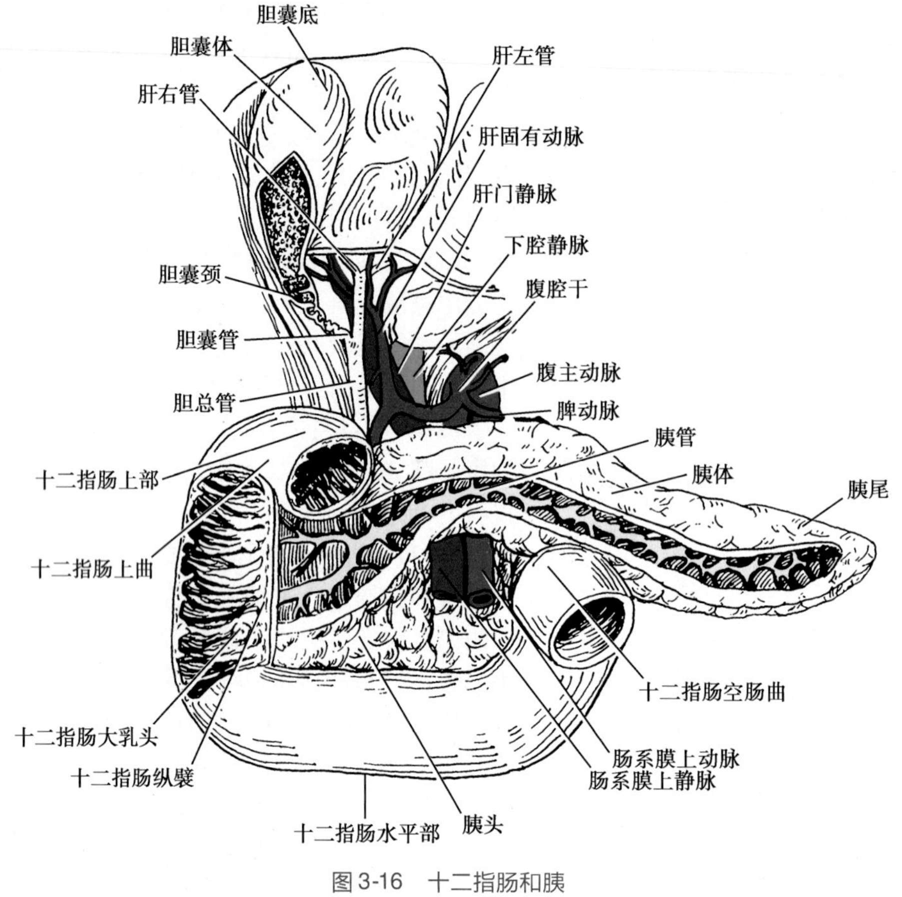

图 3-16 十二指肠和胰

（二）空肠与回肠

空肠（jejunum）起自于十二指肠空肠曲，**回肠**（ileum）末端连盲肠。空肠和回肠盘曲于腹腔的中下部，相互延续呈袢状，称**小肠袢**。空肠和回肠间无明显界限。通常情况下，空肠位于腹腔的左上部，占空、回肠全长的近侧 2/5，管腔较大，管壁较厚，血液供应丰富，黏膜环状襞高而密，黏膜内有散在的孤立淋巴滤泡；回肠位于腹腔的右下部，占空回肠全长的远侧 3/5，管腔较小，管壁较薄，血液供应较少，黏膜环状襞低而疏，黏膜内有集合淋巴滤泡及孤立淋巴滤泡（图 3-17）。

（三）小肠黏膜的微细结构特点

小肠黏膜在管腔内形成大量的环状襞和肠绒毛，并且在固有层内有大量小肠腺（图 3-18）。

1. **环状襞** 由黏膜层和黏膜下层共同向管腔内突起形成。在小肠不同的部位，黏膜皱襞的高矮、疏密程度不同。

2. **肠绒毛** 是上皮和固有层向管腔内突出的细小指状突起，为小肠特有的结构。

（1）上皮：为单层柱状上皮，主要由吸收细胞和杯状细胞组成。

1）吸收细胞：数量多，呈高柱状。在细胞游离面有由密集排列的微绒毛组成的纹状缘。

2）杯状细胞：散在于吸收细胞之间，分泌黏液，对肠黏膜起润滑和保护作用。

（2）固有层：为绒毛的中轴，内有 1～2 条以盲端起始的毛细淋巴管，称**中央乳糜管**。

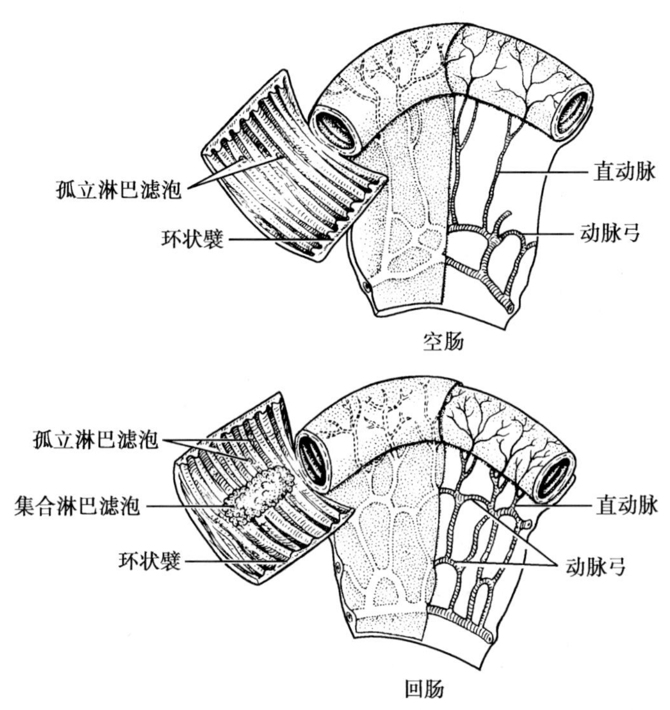

图 3-17 空肠和回肠的比较

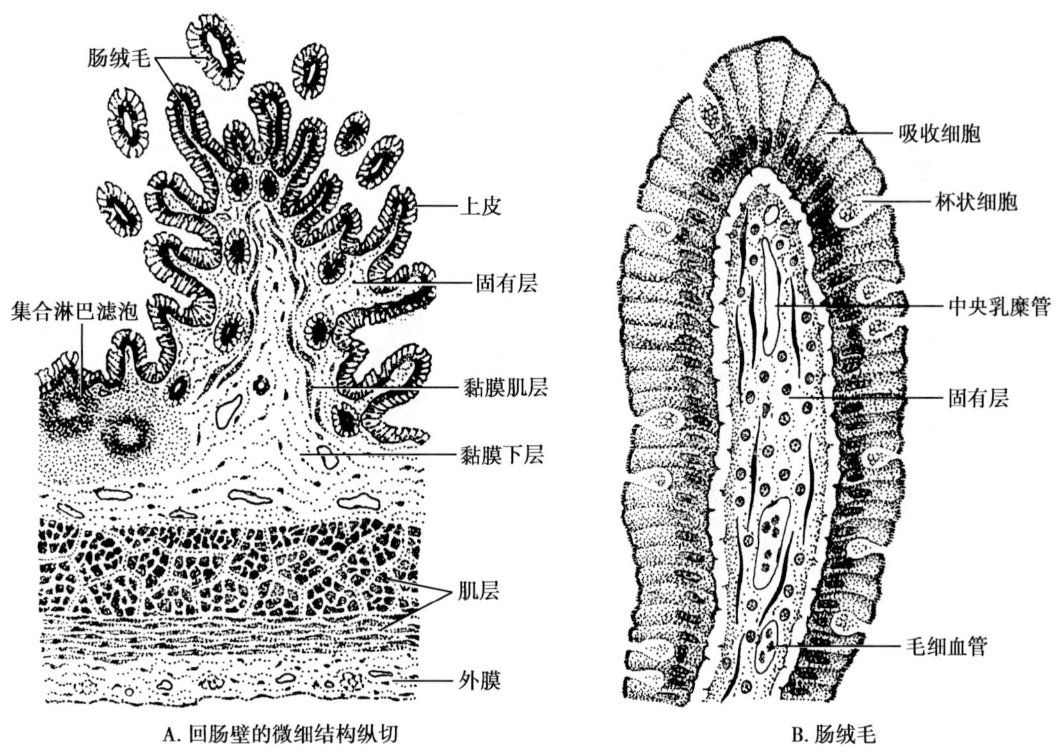

图 3-18 回肠壁的微细结构

环状襞、肠绒毛、纹状缘等极大地增加了小肠的内表面积，有利于小肠对营养物质的吸收。

3. **小肠腺** 是黏膜上皮陷入固有层形成的管状腺，其开口位于相邻绒毛根部之间。小肠腺主要由柱状细胞、杯状细胞和帕内特细胞构成（图 3-19）。

4. 淋巴组织 在小肠固有层内有许多淋巴组织，是小肠重要的防御结构（图 3-19）。

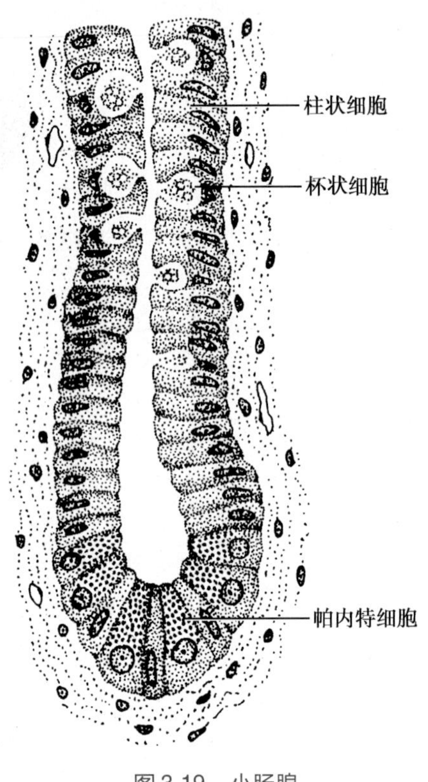

图 3-19 小肠腺

六、大肠

大肠（large intestine）起于回肠，终于肛门，全长约 1.5m，分为盲肠、阑尾、结肠、直肠和肛管 5 部分。

除直肠、肛管和阑尾外，结肠和盲肠在外形上有 3 种特征性结构（图 3-20）：①**结肠带**是由肠壁的纵行肌束聚集增厚而成的带状结构，走行与肠管的长轴一致，有 3 条。②**结肠袋**是肠管壁呈袋状向外膨出而成的结构。③**肠脂垂**是脂肪组织聚集于结肠带两侧的脂肪突起。以上结构是区别结肠、盲肠与小肠的重要依据。

（一）盲肠

盲肠（caecum）位于右髂窝，是大肠的起始部，长 6～8cm。盲肠左接回肠，上续升结肠，向下为盲端。回肠末端突入盲肠，在开口处形成上、下两个唇状黏膜皱襞，称**回盲瓣**，其深部有增厚的环行平滑肌。回盲瓣有阻止大肠内容物反流入小肠的作用（图 3-21）。

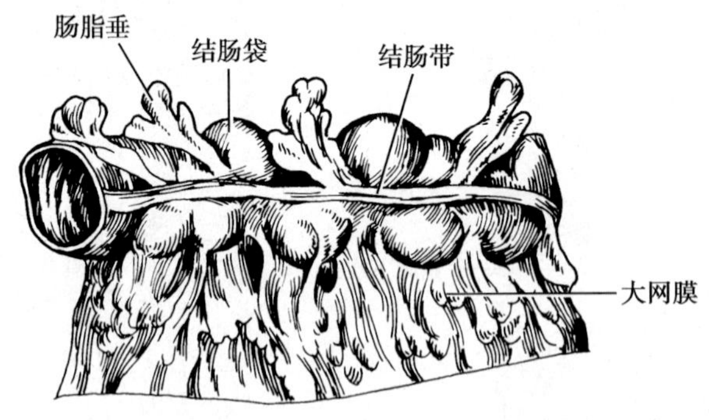

图 3-20 结肠的特征性结构

（二）阑尾

阑尾（vermiform appendix）连接并开口于盲肠的后内侧壁，为一蚓状盲管（图 3-21），长 6～8cm。阑尾多位于右髂窝内，因末端游离，其位置变化较大，但根部位置较为固定。阑尾根部的体表投影，约在脐与右髂前上棘连线的中、外 1/3 交点处，此点称为**麦氏（McBurney）点**，急性阑尾炎时，此处可有明显压痛。盲肠的 3 条结肠带均汇合于阑尾的根部，为

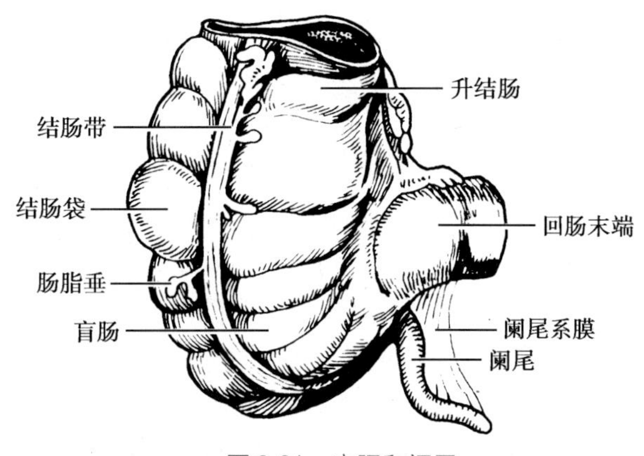

图 3-21　盲肠和阑尾

手术时寻找阑尾的标志。

(三) 结肠

结肠(colon)介于盲肠与直肠之间,包绕在空肠和回肠周围,根据其行程特点,分为**升结肠**、**横结肠**、**降结肠**和**乙状结肠**(图 3-1)。

结肠黏膜表面光滑,无肠绒毛,有半环行的结肠半月襞。黏膜内有大量的杯状细胞和丰富的淋巴组织。

(四) 直肠

直肠(rectum)位于小骨盆腔内,沿骶、尾骨前面下行,穿过盆膈移行为肛管,全长 10 ~ 14cm。直肠并非直行肠管,在矢状面上有两个弯曲,其上部位于骶骨前,凸向后的称**直肠骶曲**;下部位于尾骨尖前方,凸向前的称**直肠会阴曲**。

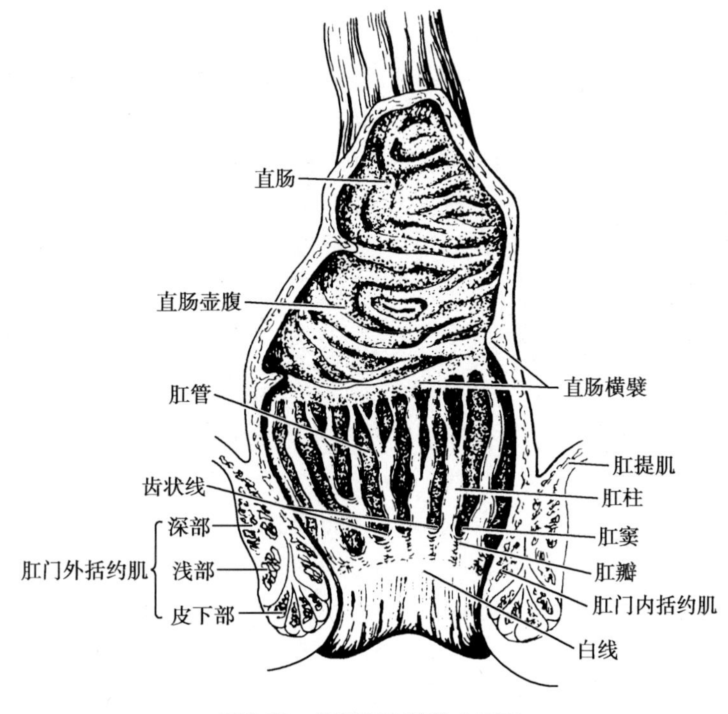

图 3-22　直肠和肛管的内面观

直肠下段的肠腔膨大,称**直肠壶腹**。肠腔内有2~3个半月形皱襞,称**直肠横襞**。其中,最大、位置最恒定的直肠横襞位于直肠壶腹的右前壁上,距肛门约7cm。临床上做直肠镜、乙状结肠镜检查时,应注意直肠的弯曲与横襞,以免损伤肠壁。

(五) 肛管

肛管(anal canal)位于盆膈以下,上接直肠,终于肛门,长3~4cm。

肛管内面有6~10条纵行的黏膜皱襞,称**肛柱**。连接肛柱下端的半月形黏膜皱襞称**肛瓣**。肛瓣与两个相邻肛柱下端之间围成的开口向上的陷窝,称**肛窦**(图3-22)。

各肛柱的下端和肛瓣边缘共同连成的锯齿状环形线,称**齿状线**,是黏膜和皮肤的分界线。齿状线下方有一宽约1cm的环状区域,称**肛梳**或痔环。肛梳下缘有一距肛门1.5cm的环行浅沟,称**白线**,是肛门内、外括约肌的分界线。肛管的黏膜下和皮下含有丰富的静脉丛,在病理情况下,静脉丛淤血曲张突向管腔形成**痔**。发生在齿状线以上的称内痔,齿状线以下的称外痔。

肛管周围有肛门内、外括约肌。**肛门内括约肌**由直肠的环行平滑肌增厚形成,可协助排便。**肛门外括约肌**围绕肛门内括约肌的外面,为骨骼肌,受意识支配,可控制排便。

肛门的内、外括约肌、直肠下段纵行肌及肛提肌的部分肌束,共同围绕肛管构成一强大肌环,称**肛直肠环**,具有括约肛管、控制排便的功能,若此环受损,将导致大便失禁。

肛门是肛管的末端开口,呈矢状裂隙,其周围皮肤富有汗腺和皮脂腺。

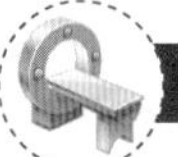

临床应用

直肠的毗邻与直肠指检

直肠下段的毗邻,其前方,男性为膀胱、前列腺、输精管壶腹和精囊,女性为子宫颈及阴道;后为骶、尾骨;两侧为坐骨棘和坐骨结节,女性还有输卵管、卵巢等。以上结构可通过直肠指检间接触摸。

直肠指检是一项检查直肠肛管疾病简便而有效的方法,对直肠癌的早期发现具有非常重要的意义。检查方法是:检查者右手戴乳胶手套,涂上润滑剂,用下压的动作轻轻将手指压入肛管内。在将手指逐渐深入的同时,感觉肛管、直肠壁及其周围有无触痛、肿块或波动感,肛管直肠狭窄的程度与范围,直肠外包块与盆腔壁或盆腔内器官的关系。必要时检查者可用左手配合触诊,以了解包块情况。

第三节 消 化 腺

消化腺包括大唾液腺、肝、胰及位于消化管壁内的小腺体,其主要功能是分泌消化液,参与食物消化。

一、肝

肝(liver)是人体最大的消化腺,具有分泌胆汁,参与代谢,解毒和防御等功能。

(一) 肝的位置

肝的大部分位于右季肋区和腹上区,小部分位于左季肋区。肝上界与膈穹窿一致,其最高点右侧在右锁骨中线与第5肋的交点处,左侧在左锁骨中线与第5肋间隙的交点处。肝下界，右侧与右肋弓一致，腹上区超出剑突下约 3cm，左侧被肋弓掩盖。3 岁以下的幼儿，由于肝体积相对较大，肝前缘常低于右肋弓下 1.5～2cm，到 7 岁以后，在右肋弓下不能触及。平静呼吸时，肝的上下移动范围为 2～3cm。

（二）肝的形态

肝呈红褐色，质软而脆。肝似楔形，分为前、后两缘，上、下两面。前缘锐利，后缘钝圆，后缘有 2～3 条肝静脉注入下腔静脉。肝的上面隆凸，与膈相贴，又称**膈面**，被镰状韧带分为大而厚的**肝右叶**和小而薄的**肝左叶**（图 3-23）。

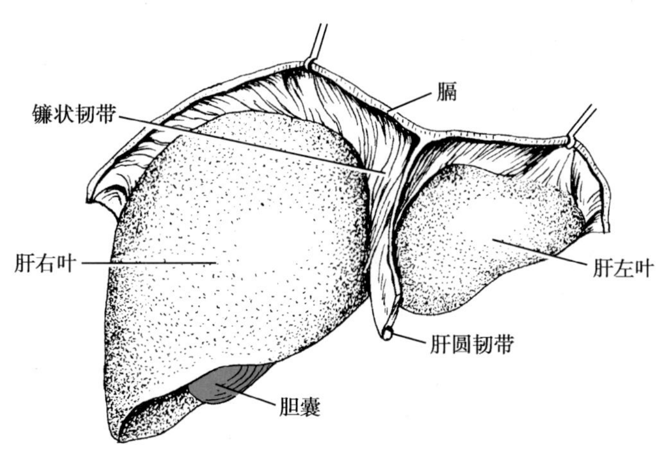

图 3-23　肝的膈面

肝的下面又称**脏面**。脏面中部有形似“H”的 3 条沟，其中横沟是肝固有动脉、肝门静脉、肝左、右管及神经、淋巴管等出入肝的部位，称**肝门**（porta hepatis）；右纵沟的前部为**胆囊窝**，容纳胆囊，后部有下腔静脉通过；左纵沟的前部有**肝圆韧带**，后部有**静脉韧带**。肝的脏面借“H”形沟分为 4 叶，左纵沟左侧为**肝左叶**，右纵沟右侧为**肝右叶**，左、右纵沟之间、横沟前方为**方叶**，横沟后方为**尾状叶**（图 3-24）。

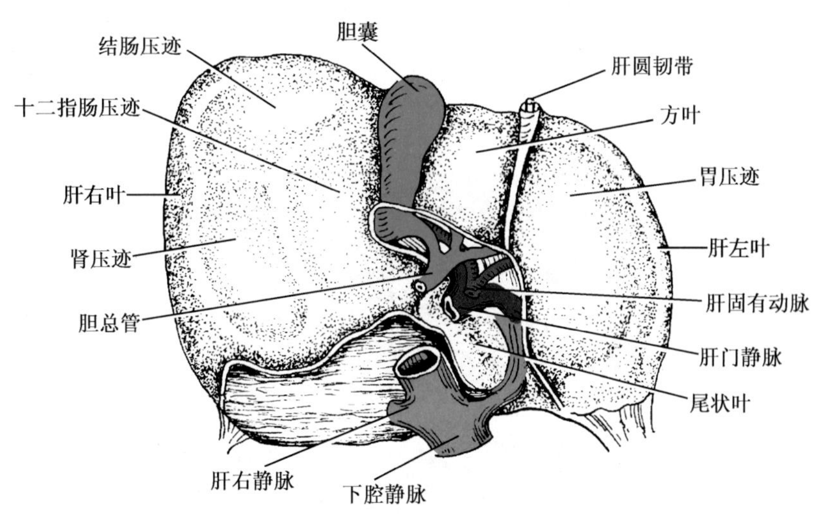

图 3-24　肝的脏面

（三）肝的微细结构

肝的表面被覆致密结缔组织被膜，被膜在肝门处随肝固有动脉、肝门静脉和肝管伸入肝内，将肝实质分隔成许多肝小叶。相邻的肝小叶间有肝门管区（图 3-25）。

1. **肝小叶**（hepatic lobule） 是肝的基本结构和功能单位，呈多面棱柱状。肝小叶中央有一条纵行的**中央静脉**，肝细胞以此为中心呈放射状排列，形成**肝板**，在切片上，肝板的断面呈索状，称**肝索**。**肝细胞**体积较大，呈多边形。细胞核大而圆，有 1～2 个，位于细胞中央，核仁明显。胞质内各种细胞器发达。肝板之间的空隙称**肝血窦**（图 3-26），其内有**肝巨噬细胞**。肝巨噬细胞体积较大，形态不规则，具有很强的吞噬功能。肝血窦的内皮细胞与肝细胞之间的狭窄间隙，称**窦周隙**，是肝细胞与血液之间进行物质交换的场所。相邻的肝细胞之间形成**胆小管**。

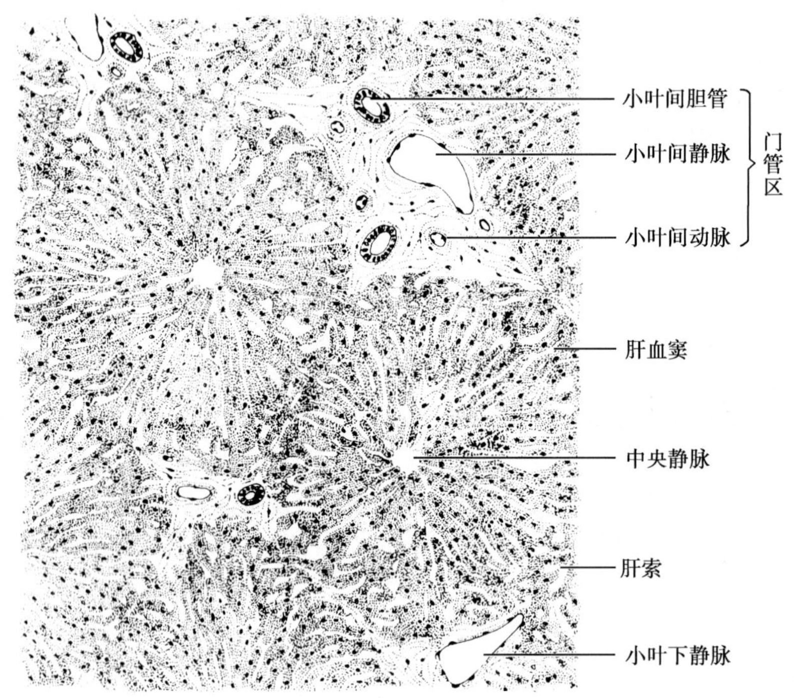

图 3-25 肝小叶（低倍）

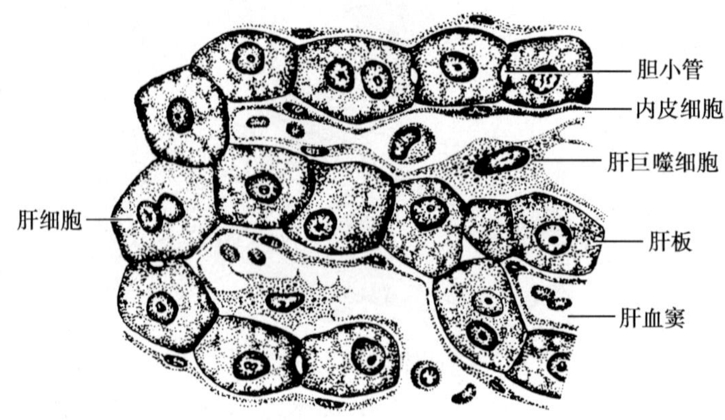

图 3-26 肝索与肝血窦

2. **肝门管区** 是相邻肝小叶之间的结缔组织区，内有**小叶间动脉**、**小叶间静脉**和**小叶间胆管**。小叶间胆管的管腔小，管壁由单层立方上皮构成，细胞核呈圆形。小叶间动脉管腔小而圆，管壁厚，有少量染成红色的环行平滑肌。小叶间静脉管腔大而不规则，管壁薄，着色较浅（图 3-25）。

3. 肝内血液循环 肝的血液有两个来源：①肝固有动脉，属于肝的营养性血管。②肝门静脉，属于肝的功能性血管。两者入肝后反复分支，分别形成小叶间动脉和小叶间静脉，血液均进入肝血窦，由肝小叶的周边流向中央汇入中央静脉，许多中央静脉汇合成小叶下静脉，小叶下静脉最后汇合成肝静脉出肝。

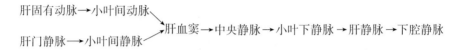

肝固有动脉→小叶间动脉↘
肝门静脉→小叶间静脉↗肝血窦→中央静脉→小叶下静脉→肝静脉→下腔静脉

（四）胆囊和输胆管道

1. **胆囊**（gallbladder） 位于右季肋区，肝下面的胆囊窝内，借结缔组织连于肝，有储存和浓缩胆汁的功能。胆囊呈梨形，分为**胆囊底**、**胆囊体**、**胆囊颈**、**胆囊管** 4 部分（图 3-27）。

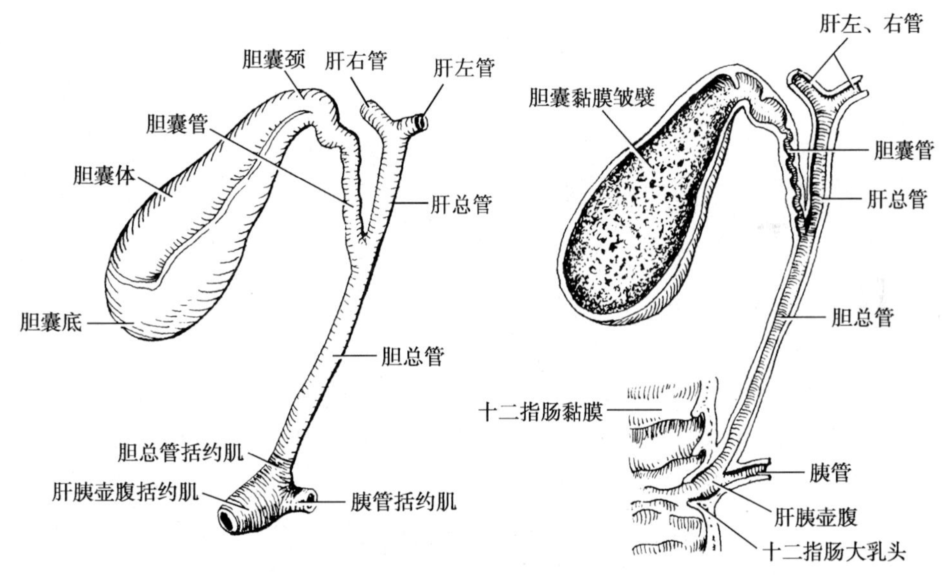

图 3-27 胆囊和输胆管道

胆囊底可露出于肝前缘，与腹前壁相贴，其体表投影在右锁骨中线与右肋弓交点稍下方。急性胆囊炎时，此处有明显压痛。

2. 输胆管道 是将胆汁输送至十二指肠的管道，分肝内和肝外两部分。肝内的胆小管汇入小叶间胆管，小叶间胆管逐渐汇合成**肝左管**、**肝右管**，肝左管、肝右管出肝门后汇合成一条**肝总管**，肝总管与胆囊管汇合成**胆总管**，胆总管与胰管汇合成略膨大的**肝胰壶腹**，斜穿十二指肠的后内侧壁，开口于十二指肠大乳头。肝胰壶腹周围的环行平滑肌增厚，形成**肝胰壶腹括约肌**（Oddi 括约肌），此肌收缩可控制胆汁和胰液的排出（图 3-27，图 3-28）。

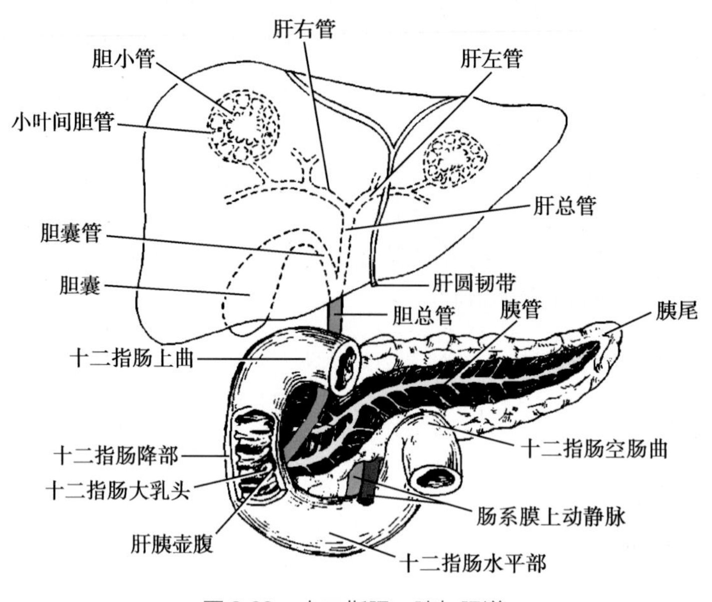

图 3-28 十二指肠、胰与胆道

胆汁的分泌和排出途径如下：

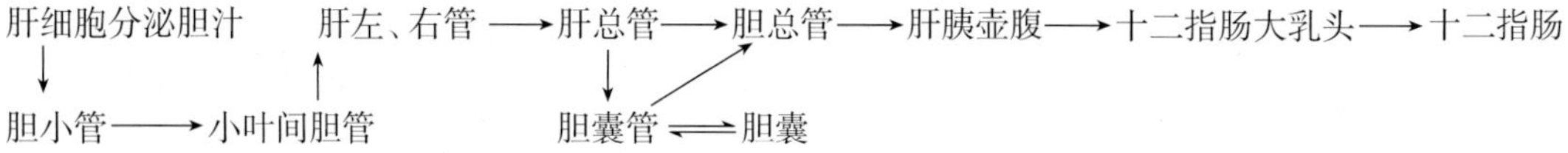

二、胰

胰(pancreas)是人体第 2 大消化腺，在消化过程中起重要作用。

（一）胰的位置和形态

胰位于胃的后方，在第 1～2 腰椎水平横贴于腹后壁。胰呈长三棱柱状，质柔软，色灰红。胰分为胰头、胰体、胰尾 3 部。胰的右端膨大称**胰头**，被十二指肠环抱。**胰体**位于头和尾之间，占胰的大部分。**胰尾**较细，伸向左上方至脾门。胰实质内有一条自胰尾向胰头走行

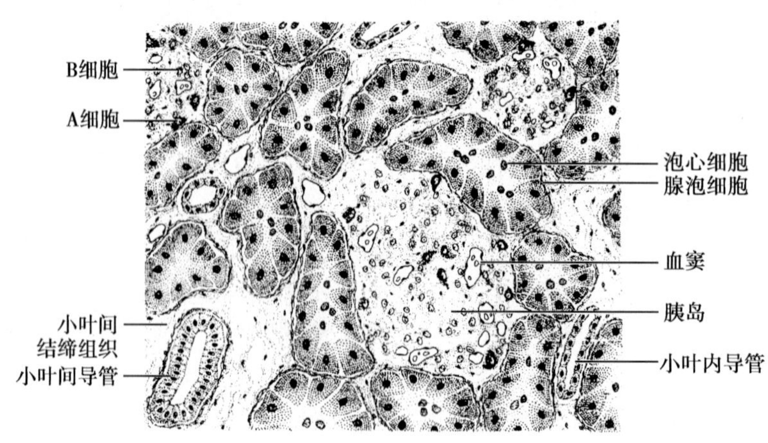

图 3-29 胰的微细结构

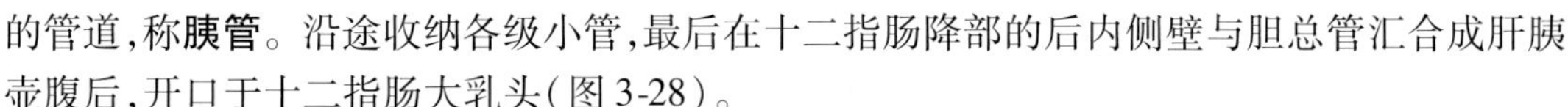

的管道，称**胰管**。沿途收纳各级小管，最后在十二指肠降部的后内侧壁与胆总管汇合成肝胰壶腹后，开口于十二指肠大乳头（图3-28）。

（二）胰的微细结构

胰表面的结缔组织被膜伸入实质内，将其分隔为许多胰小叶。胰实质由外分泌部和内分泌部组成。外分泌部分泌胰液，由胰管输送至十二指肠；内分泌部又称**胰岛**，为散在于腺泡之间的大小不等的细胞团。胰岛主要由A、B两种细胞组成，A细胞分泌胰高血糖素，可使血糖浓度升高；B细胞分泌胰岛素，使血糖浓度降低（图3-29）。

第四节 腹 膜

一、腹膜与腹膜腔的概念

腹膜（peritoneum）是位于腹、盆壁内面和腹、盆腔脏器表面的一层相互移行的浆膜。其中，衬于腹、盆壁和膈下面的称**壁腹膜**，被覆于腹、盆腔器官表面的称**脏腹膜**（图3-30）。

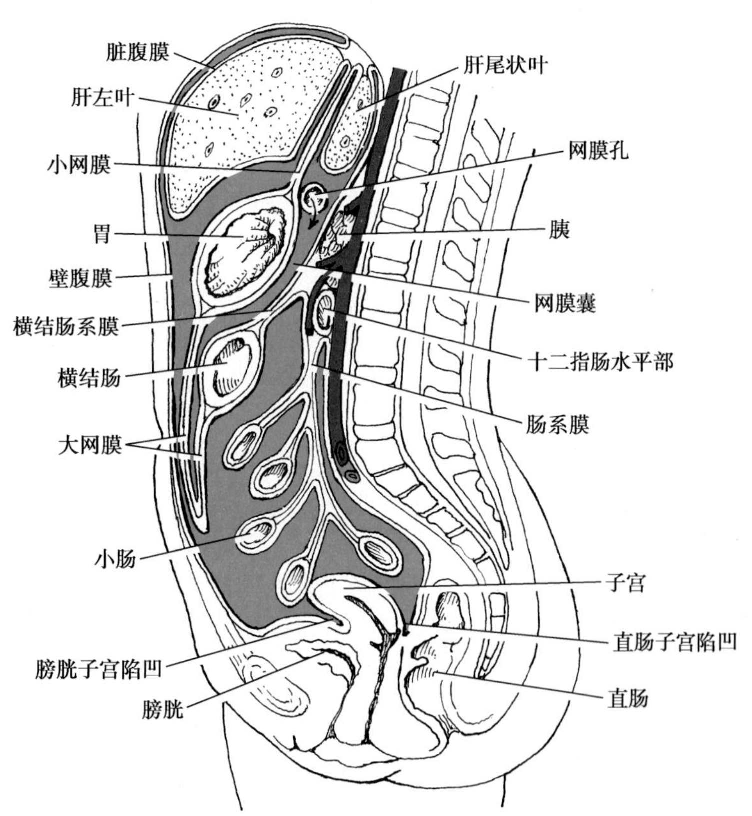

图3-30 腹膜的配布（女性腹腔正中矢状切面）

脏腹膜和壁腹膜相互移行围成的潜在性间隙，称**腹膜腔**，内有少量浆液。男性腹膜腔密闭，女性腹膜腔借输卵管腹腔口、输卵管、子宫、阴道与体外相通。

腹膜具有分泌、吸收、保护、支持、修复和防御等多种功能。

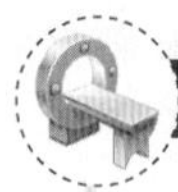
临床应用

腹膜的功能

1. 分泌　正常情况下,腹膜可分泌少量的浆液。病理情况下,如肝硬化,腹膜可渗出大量液体,形成腹水。

2. 吸收　上腹部腹膜的吸收能力较下腹部强,故对腹膜炎或手术后的病人多采取半卧位。目的是延缓腹膜对毒素的吸收。

3. 修复　腹膜具有较强的粘着、再生和修复功能,一方面利于手术缝合或取材,另一方面在腹腔手术中,应尽可能减少对腹膜的损伤和刺激。术后,应鼓励病人多翻身、多活动,预防肠粘连。

4. 防御　当腹腔脏器有炎症时,大网膜可包绕、粘连病灶,限制炎症蔓延。腹部手术时,可根据大网膜移动的方向,作为寻找炎性器官的参考。

二、腹膜与脏器的关系

根据腹、盆腔器官被腹膜包被的程度,可将其分为3种类型:

(一) 腹膜内位器官

表面全部被腹膜覆盖的器官称腹膜内位器官。如胃、十二指肠上部、空肠、回肠、盲肠、阑尾、横结肠、乙状结肠、脾、卵巢、输卵管等。此类器官活动度大。

(二) 腹膜间位器官

表面大部分被腹膜覆盖的器官称腹膜外位器官。如升结肠、降结肠、肝、胆囊、子宫、膀胱等。此类器官活动度较小。

(三) 腹膜外位器官

仅有一面被腹膜覆盖的器官称腹膜间位器官。如胰、肾、输尿管、肾上腺、十二指肠降部和水平部、直肠中下部等。此类器官位置较固定,不易活动。

三、腹膜形成的结构

(一) 网膜

网膜包括小网膜和大网膜(图3-30,图3-31)。

1. **小网膜**　是连于肝门与胃小弯、十二指肠上部之间的双层腹膜。右侧部称**肝十二指肠韧带**,内有胆总管、肝固有动脉、门静脉等结构通过。左侧部称**肝胃韧带**。小网膜游离缘的后方为**网膜孔**,此孔通**网膜囊**。

2. **大网膜**　是连于胃大弯和横结肠之间的4层腹膜结构,呈"围裙"状悬挂于横结肠和空、回肠之间。大网膜内含脂肪、血管、淋巴管和巨噬细胞等,其中巨噬细胞有重要的防御功能。

(二) 系膜

系膜是将肠管连于腹后壁的双层腹膜结构,内含血管、神经、淋巴管、淋巴结和脂肪等,主要有肠系膜、横结肠系膜、乙状结肠系膜和阑尾系膜(图3-32)。

(三) 韧带

韧带是连于腹、盆壁与脏器之间,或脏器与脏器之间的腹膜结构,对脏器起固定作用,主

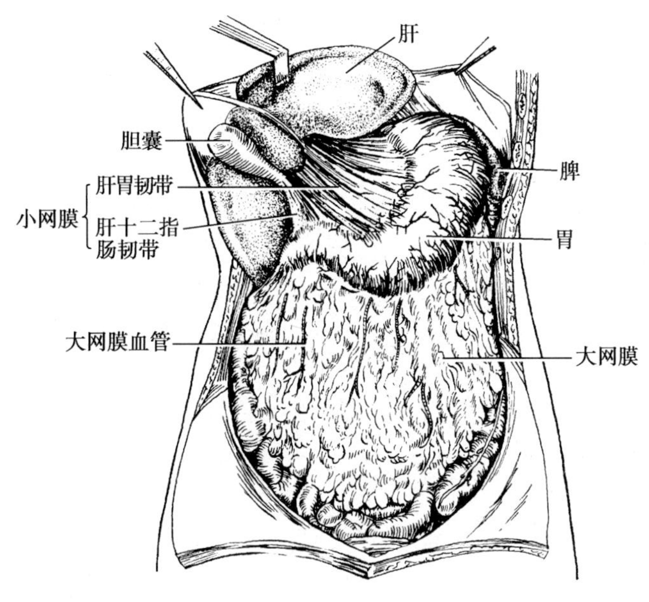

图 3-31 网膜

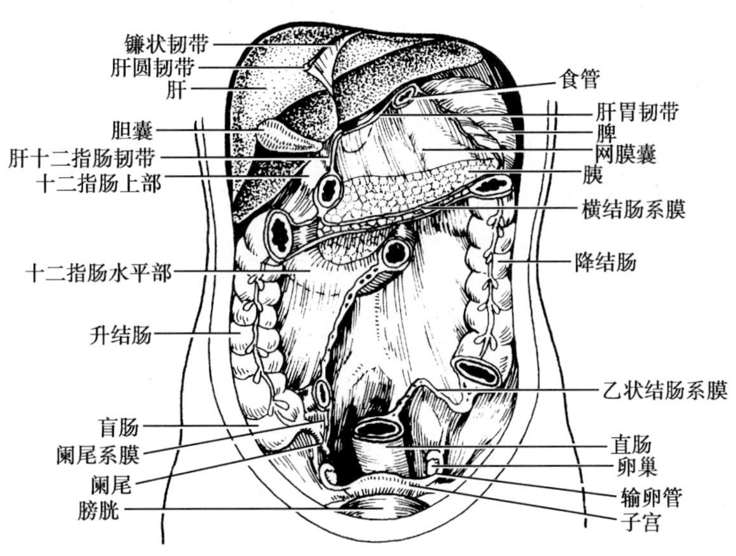

图 3-32 腹膜形成的结构

要有镰状韧带、冠状韧带、胃脾韧带等。

（四）腹膜陷凹

腹膜陷凹是腹膜在脏器之间移行返折而形成的凹陷，主要位于盆腔内。男性在直肠与膀胱之间有**直肠膀胱陷凹**。女性在直肠与子宫之间有**直肠子宫陷凹**（rectouterine pouch）（又称 Douglas 腔），在膀胱与子宫之间有**膀胱子宫陷凹**（vesicouterine pouch）（图 3-33）。在站立和半卧位时，男性的直肠膀胱陷凹和女性的直肠子宫陷凹是腹膜腔最低部位，如腹腔内有积液，常首先聚集于此处。上述陷凹是穿刺引流的常选部位，男性可经直肠前壁穿刺，女性可经阴道后穹穿刺。

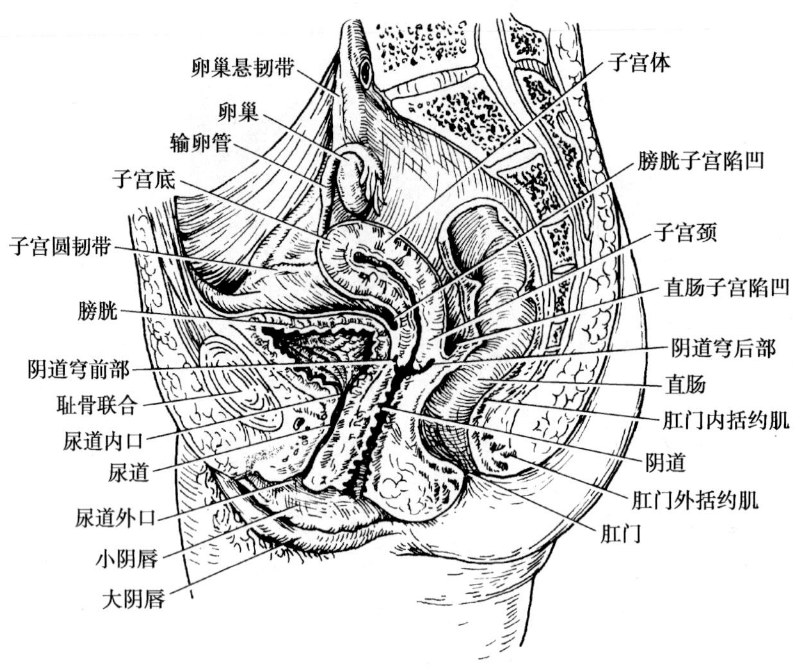

图 3-33　女性盆腔正中矢状切面

（代加平）

思考题

1. 对照图 3-11，请描述咽的分部和交通。
2. 在自己身体上确定肝、阑尾根部和胆囊底的体表投影。
3. 写出胆汁的产生部位及排泄途径。
4. 根据所学知识，说明腹膜腔和腹腔有什么不同。

第四章　呼 吸 系 统

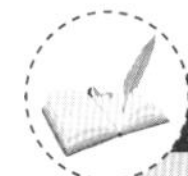

学习目标

1. 掌握　呼吸系统的组成；气管与主支气管的结构特点；肺的位置与形态；胸膜腔的组成及特点。
2. 熟悉　鼻、喉的位置与结构；肺的微细结构与肺的血管；肺和胸膜下界的体表投影。
3. 了解　支气管树和纵隔的组成。
4. 熟练掌握　在标本和模型上比较左右主支气管、查找肺的各部结构。
5. 学会　在体表上查找肺和胸膜的下界。

情景与思考

情景：

前几天气温突降，王女士未能及时增添衣服，近日开始有鼻塞、流鼻涕、头痛等现象。昨晚出现发热、寒战、咳嗽、咳痰，全身酸疼，面色发红，测量体温39℃，来医院就诊，经化验检查和胸部X线拍片等检查后，拟诊为上呼吸道感染引发的大叶性肺炎，收入院治疗。

思考：

1. 上呼吸道感染后为什么可以导致肺炎？
2. 呼吸道与肺是怎样的连通关系？

呼吸系统由呼吸道和肺组成，主要功能是进行气体交换，即从外界吸入氧气，呼出二氧化碳，此外还有产生嗅觉和发音等功能（图4-1）。

呼吸道是传送气体的管道，包括鼻、咽、喉、气管和支气管。通常将鼻、咽、喉称**上呼吸道**，气管和各级支气管称**下呼吸道**。**肺**是进行气体交换的器官（表4-1）。

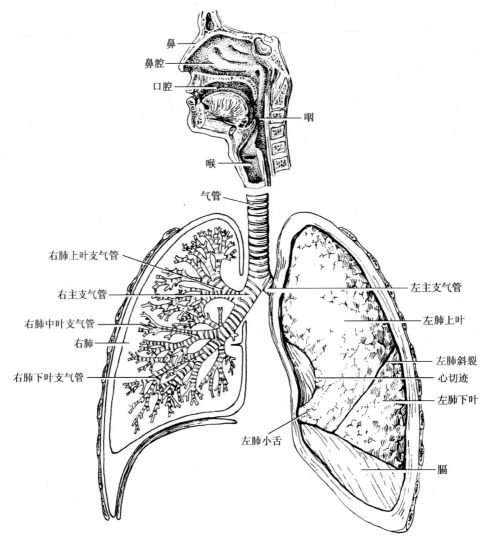

图 4-1 呼吸系统概观

表 4-1 呼吸系统组成

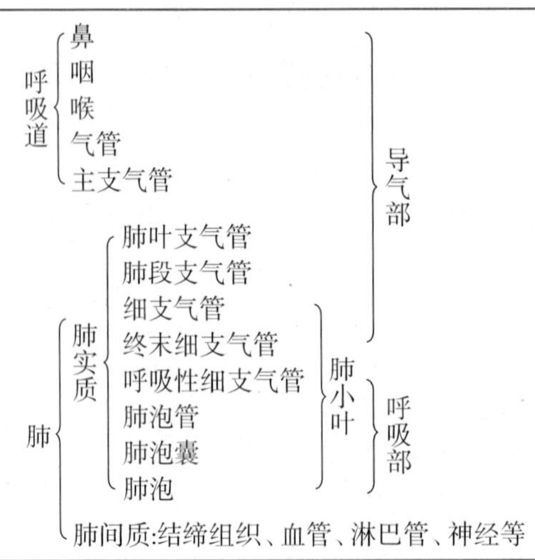

- 呼吸道（导气部）
  - 鼻
  - 咽
  - 喉
  - 气管
  - 主支气管
- 肺
  - 肺实质
    - 肺叶支气管（导气部）
    - 肺段支气管（导气部）
    - 细支气管（导气部；肺小叶）
    - 终末细支气管（导气部；肺小叶）
    - 呼吸性细支气管（肺小叶；呼吸部）
    - 肺泡管（肺小叶；呼吸部）
    - 肺泡囊（肺小叶；呼吸部）
    - 肺泡（肺小叶；呼吸部）
  - 肺间质:结缔组织、血管、淋巴管、神经等

第一节 呼 吸 道

一、鼻

鼻(nose)既是呼吸道的起始部,又具有感受气味的刺激和协助发音的功能。鼻分为外鼻、鼻腔和鼻旁窦3部分。

(一) 外鼻

外鼻由骨和软骨作支架,外覆皮肤,呈锥体形。外鼻上端狭窄的部分称**鼻根**,鼻根向下延伸为**鼻背**,外鼻下端突出的部分称**鼻尖**,鼻尖两侧膨大的部分称**鼻翼**。呼吸困难的病人可见鼻翼扇动。外鼻的下方有一对**鼻孔**(图4-2)。

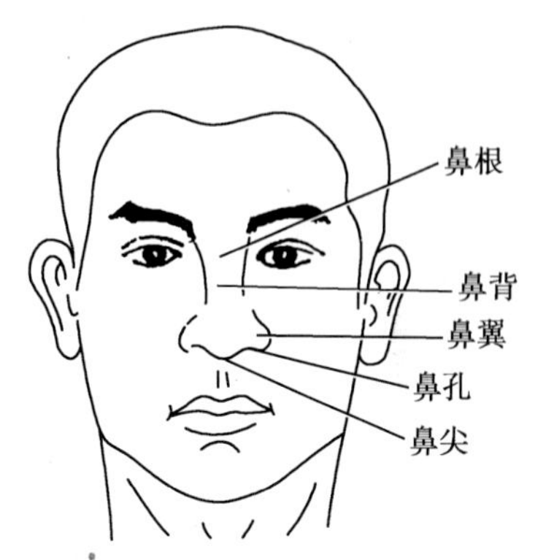

图4-2 外鼻的形态

(二) 鼻腔

鼻腔由骨和软骨围成,内衬黏膜和皮肤。鼻腔向前经鼻孔通外界,向后经鼻后孔通鼻咽。鼻腔被鼻中隔分为左、右两腔,互不相通;鼻中隔前下部黏膜较薄,血管丰富,且位置表浅,当外伤或空气干燥时,易发生出血,故称**易出血区**。

鼻腔包括鼻前庭和固有鼻腔(图4-3)。

1. **鼻前庭** 为鼻腔前下部鼻翼内面较宽大的部分,内面衬以皮肤,生有鼻毛,富有皮脂腺和汗腺,具有过滤和净化空气的作用。鼻前庭为疖肿的好发部位,因其缺少皮下组织,故在发生疖肿时疼痛剧烈。

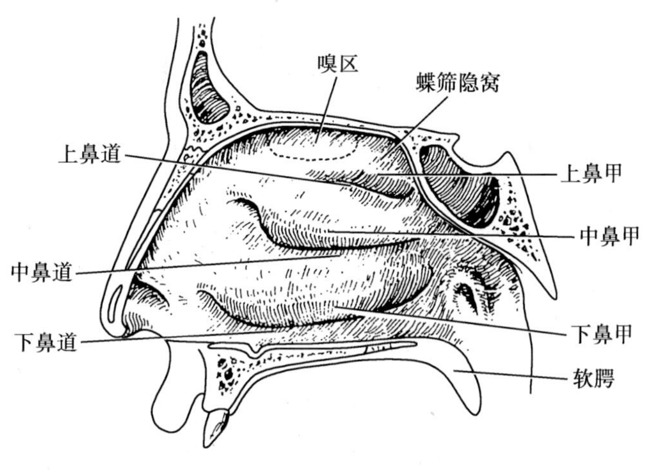

图4-3 鼻腔外侧壁(右侧)

2. **固有鼻腔** 为鼻腔的主要部分,由骨性鼻腔内衬黏膜构成。外侧壁自上而下有**上鼻甲**、**中鼻甲**和**下鼻甲**,各鼻甲下方的裂隙分别称**上鼻道**、**中鼻道**和**下鼻道**。在上鼻甲后上方的凹陷称**蝶筛隐窝**。下鼻道前端有鼻泪管的开口。

固有鼻腔的黏膜按生理功能分为嗅区和呼吸区两部分。**嗅区**是指覆盖上鼻甲及其对应的鼻中隔以上部分的黏膜,活体呈苍白或淡黄色,内含嗅细胞,能感受气味的刺激。**呼吸区**

是指其余的大部分黏膜,在活体上呈粉红色,内含丰富的毛细血管和腺体,能温暖、湿润和净化吸入的空气。

(三) 鼻旁窦

鼻旁窦(paranasal sinuses)由骨性鼻旁窦内衬黏膜构成。包括**额窦**、**筛窦**、**蝶窦**和**上颌窦**共4对。蝶窦开口于蝶筛隐窝;筛窦后群开口于上鼻道;额窦、上颌窦和筛窦前群、中群开口于中鼻道(图4-4,图4-5)。

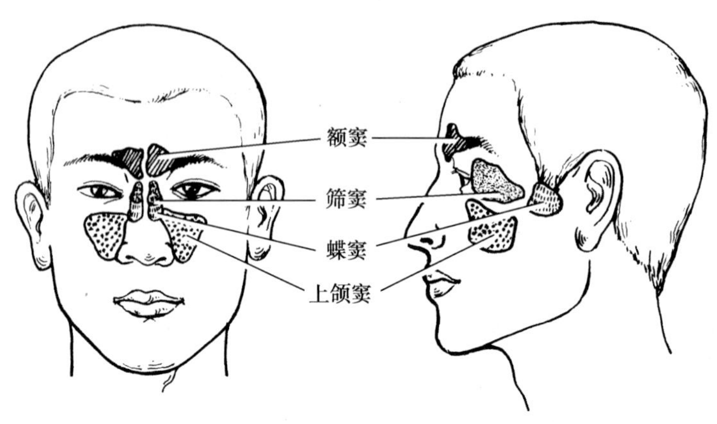

图4-4 鼻旁窦体表投影

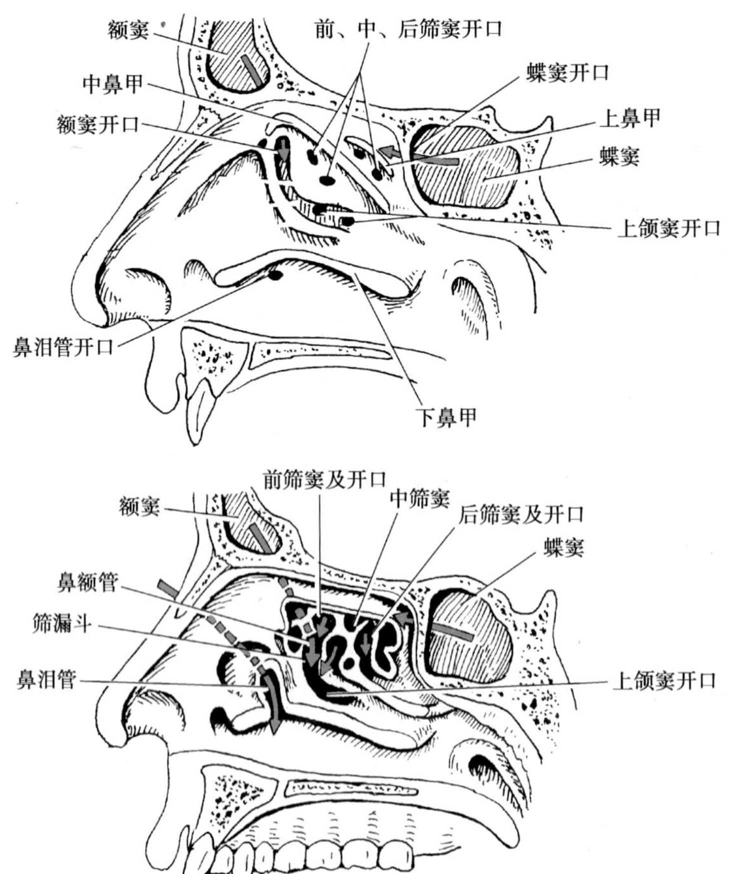

图4-5 鼻旁窦及鼻泪管的开口

由于鼻旁窦的黏膜与固有鼻腔的黏膜相延续,因此鼻腔黏膜的炎症常可蔓延至鼻旁窦。上颌窦是鼻旁窦中最大的一对,窦的开口位置高于窦底,炎症时,窦腔内的分泌物不易排出,故上颌窦的慢性炎症较多见。

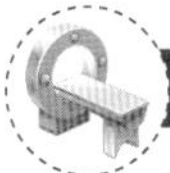

临床应用

上颌窦体位引流术

上颌窦体位引流术是通过摆放适当的体位,引流上颌窦内脓性分泌物的方法。病人取侧卧位,患侧向上,然后采取足高头低法,使上颌窦底慢慢抬高,窦口降低,并轻轻晃动病人头部,促使分泌物排出。当病人自觉鼻腔内充满分泌物时,将头抬起使分泌物经鼻前孔排出。重复该动作,直至分泌物排出。每天 2 ~3 次,持续 3 ~5 天。该方法简便,无痛苦,效果好,易被病人接受,是上颌窦炎的一种重要辅助治疗方法。

二、咽

见第三章消化系统。

三、喉

喉(larynx)既是气体通道,又是发音器官。

(一) 喉的位置

喉位于颈前部正中,相当于第 3 ~6 颈椎的高度,上通咽,下续气管,可随吞咽或发音而上、下移动。喉的两侧与颈部血管、神经和甲状腺侧叶相邻。

(二) 喉的组成

喉由喉软骨借关节和韧带连成支架,周围附有喉肌,内衬黏膜构成。

1. 软骨 喉软骨主要有甲状软骨、环状软骨、会厌软骨和杓状软骨(图 4-6)。

(1) **甲状软骨**:最大,位于舌骨的下方。甲状软骨上缘中部向前突出称**喉结**,成年男性

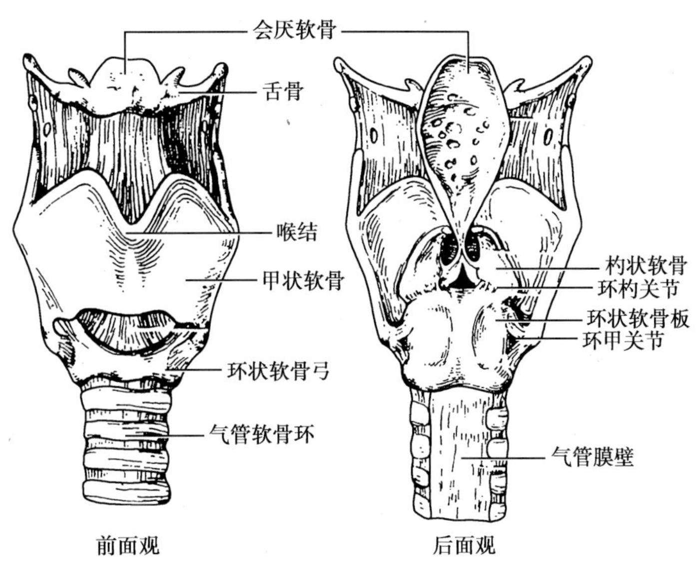

图 4-6 喉软骨连结

喉结较为明显。甲状软骨上缘借甲状舌骨膜与舌骨相连。甲状软骨下缘借**环甲膜**与环状软骨相连,环甲膜中部增厚称**环甲正中韧带**。环甲膜是喉腔穿刺的部位。

(2) **环状软骨**:位于甲状软骨下方,是喉软骨中唯一完整的软骨环,对维持呼吸道的畅通有极为重要的作用。环状软骨平对第6颈椎,是颈部的重要标志之一。

(3) **会厌软骨**:形似树叶,由弹性软骨构成,其上端宽而游离,下端缩细附着于甲状软骨内面。会厌软骨连同表面覆盖的黏膜构成会厌,吞咽时,喉上提,会厌可盖住喉口,防止食物误入喉腔。

(4) **杓状软骨**:左、右各一,位于环状软骨后部的上方。每侧杓状软骨与甲状软骨间都有一条声韧带相连。声韧带是发音的结构基础。

2. 喉腔及喉黏膜 喉腔的入口称**喉口**,喉的内腔称**喉腔**。喉腔壁的内面衬有黏膜,喉腔中部的两侧壁上有上、下两对呈前后方向的黏膜皱襞,上方的一对称**前庭襞**,两侧前庭襞之间的裂隙称**前庭裂**,下方的一对称**声襞**,由喉黏膜覆盖声韧带构成,两侧声襞之间的裂隙称**声门裂**。声门裂是喉腔最狭窄的部位(图4-7)。

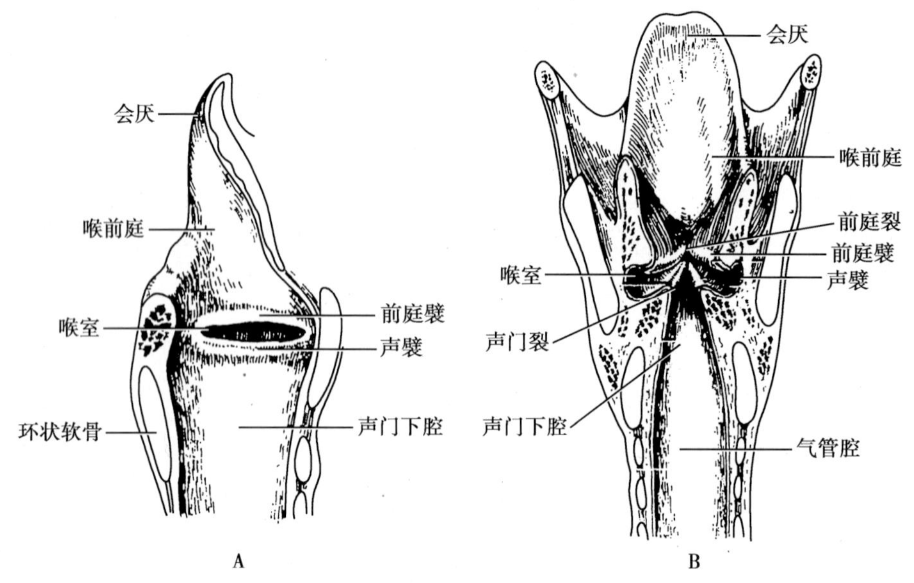

图4-7 喉腔

A. 喉腔(正中矢状面);B. 喉腔(冠状切面)

喉腔借前庭裂和声门裂分为喉前庭、喉中间腔和声门下腔。①前庭裂以上的部分为**喉前庭**。②前庭襞与声襞之间的部分为**喉中间腔**,其向两侧延伸的隐窝称**喉室**。③声门裂以下的部分为**声门下腔**。声门下腔的黏膜下组织较疏松,炎症时易引起水肿。特别是婴幼儿更易发生急性喉水肿而致喉梗塞,造成呼吸困难,甚至窒息。

3. 喉肌 为数块细小的骨骼肌,附着于喉软骨,可调节音调的高低和声音的强弱。

四、气管与主支气管

气管和主支气管是连于喉与肺之间的通气管道。

(一) 气管

气管(trachea)由12~17个呈"C"形的气管软骨环借韧带连接而成,后方靠近食管的软骨缺口处由平滑肌和结缔组织封闭。气管的上端起始于环状软骨下缘，向下深入胸腔，至胸骨角平面分为左、右主支气管，其分叉处称气管杈(图4-8)。

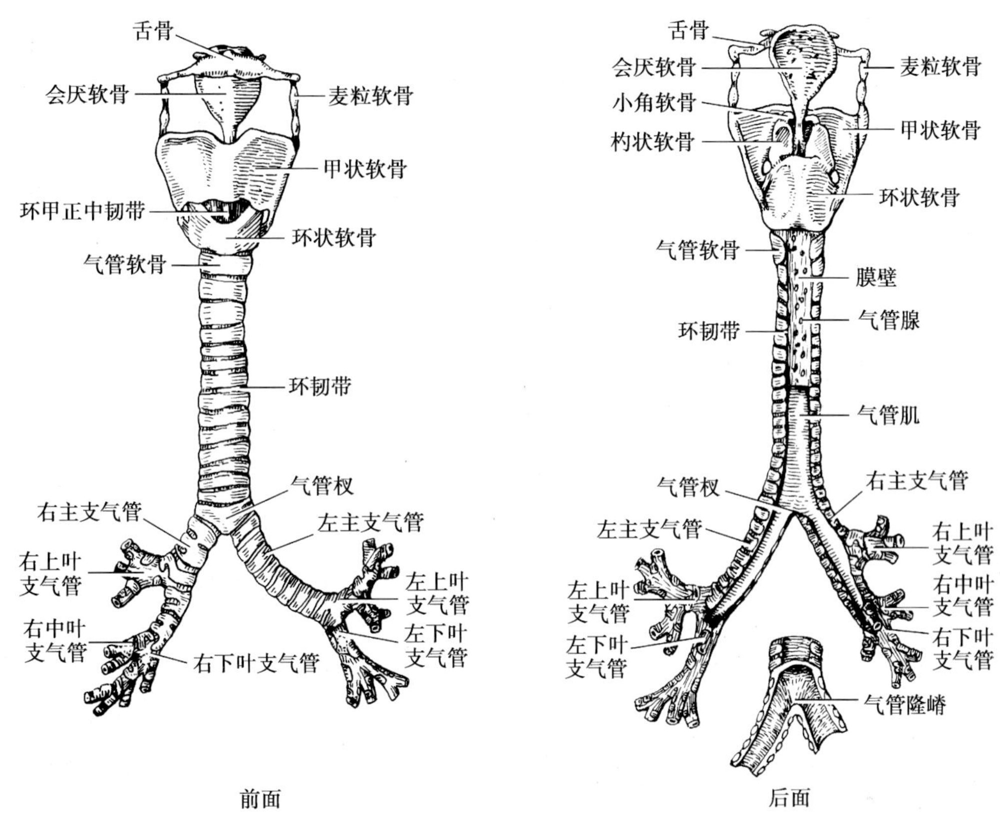

图4-8 气管与主支气管

气管以胸骨的颈静脉切迹为界分为颈部和胸部两部分：颈部位于颈前部正中，位置较表浅，可触及。其前方除有皮肤、舌骨下肌群覆盖外，在第2～4气管软骨的前面还有甲状腺峡横过，两侧有颈部的大血管和甲状腺的左、右叶，后方与食管相邻。临床常在第3～4或第4～5气管软骨处行气管切开术。气管胸部较长，位于胸腔内。

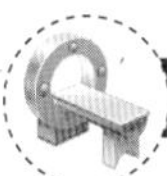

临床应用

气管切开

气管切开是临床上的一项急救术。当病人因呼吸道梗阻或呼吸功能失常等原因，造成窒息或严重呼吸困难时，立即进行气管切开。目前，气管切开有气管切开术、经皮气管切开术、环甲膜切开术、微创气管切开术4种方法。气管切开术时病人取仰卧位，垫高肩后部，颈部保持正中；在环状软骨下2～3cm处做一横切口，避开甲状腺峡；在第3～4或第4～5气管软骨切开气管颈部的前壁，进行插管，并妥善固定。注意手术时刀尖勿插入过深，以免刺伤气管后壁和食管前壁。

(二) 主支气管

主支气管(principal bronchus)是气管分出的第一级分支，为左、右主支气管，行向外下，分别经左、右肺门入肺。

左、右主支气管在形态和走行上有明显区别:左主支气管细而长,走行比较水平;右主支气管粗而短,走行较垂直。故气管异物多坠入右主支气管。

（三）气管与主支气管的微细结构

1. 黏膜　由上皮和固有层构成。上皮为假复层纤毛柱状上皮,其杯状细胞能分泌黏液。纤毛摆动,将黏液及其黏附的尘埃、细菌等推向咽部,以痰的形式排出。固有层为疏松结缔组织。

2. 黏膜下层　为疏松结缔组织,含有血管、淋巴组织和较多的混合腺。

3. 外膜　由透明软骨环和结缔组织构成,软骨环缺口处有平滑肌和结缔组织封闭。

第二节　肺

一、肺的位置和形态

肺(lung)左、右各一,位于胸腔内、膈的上方、纵隔两侧。肺的质地柔软,富有弹性。新生儿的肺呈淡红色,随着年龄的增长,吸入空气中的尘埃逐渐沉积,肺的颜色逐渐变为灰暗或棕黑色。

肺呈半圆锥形,左肺稍狭长,右肺略宽短。肺的上端钝圆,突入颈根部,称**肺尖**,高出锁骨内侧1/3部的上方2~3cm,故可在此处进行肺尖听诊。肺的下面凹陷称**肺底**,与膈相贴,故又称**膈面**。肺的外侧面与肋和肋间肌相邻,故称**肋面**。肺的内侧面朝向纵隔,近中央处凹陷称**肺门**。肺门是主支气管、肺血管、淋巴管和神经等出入肺的部位。出入肺门的结构被结缔组织包绕,构成**肺根**。肺的前缘和下缘薄而锐利,左肺前缘下份有一明显的凹陷,称**心切迹**;肺的后缘钝圆。

左肺被**斜裂**分为上、下两叶,右肺被**斜裂**和**水平裂**分为上、中、下3叶(图4-9,图4-10)。

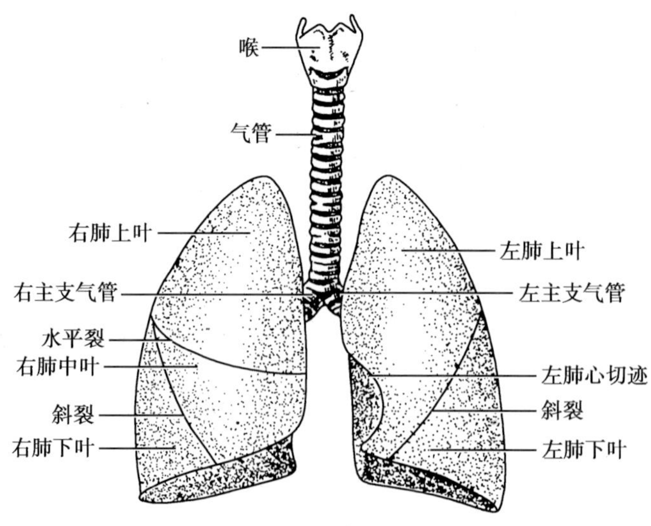

图4-9　肺的形态

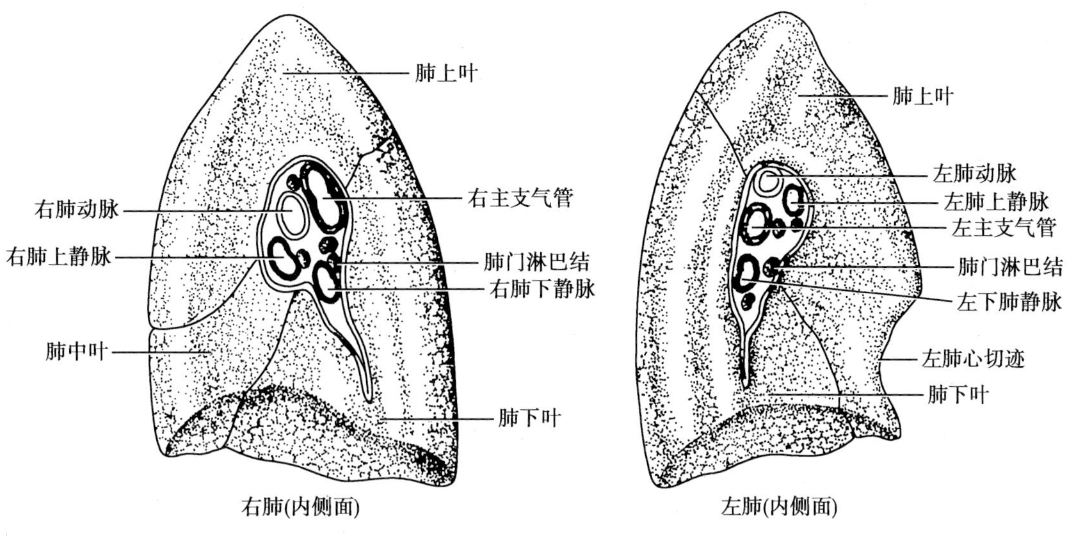

图 4-10 肺(内侧面)

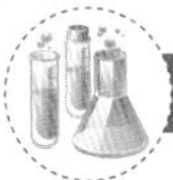

知识窗

新 生 儿 肺

胎儿出生前,肺没有呼吸功能,肺里无气体,比重大于 1(1.045 ~ 1.056),入水则下沉。出生后开始呼吸,肺泡内充满空气,呈海绵状,比重小于 1(0.345 ~ 0.746),故可浮于水中。法医常利用这一点,进行胎儿死亡时间的鉴定。

二、支气管树

主支气管进入肺门后的分支为肺叶支气管,左主支气管分上、下两支,右主支气管分上、中、下 3 支,进入相应的肺叶。再依次分级为肺段支气管、小支气管、细支气管、终末细支气管、呼吸性细支气管、肺泡管、肺泡囊等。全部各级支气管在肺叶内反复分支直达肺泡管,共分 23 ~ 25 级,形状如树,称**支气管树**(bronchial tree)(图 4-11)。临床上肺泡炎症蔓延至一个肺段或整个肺叶,称大叶性肺炎。

三、肺的微细结构

肺的表面覆有一层浆膜。肺组织分实质和间质两部分。肺实质为肺内支气管的各级分支及其终末的大量肺泡。根据功能不同,分导气部和呼吸部。每条细支气管连同它的各级分支和肺泡构成一个**肺小叶**(pulmonary lobule)。肺小叶是肺的结构单位,呈锥体形,尖朝向肺门,底朝向肺的表面。临床上常见累及若干个肺小叶的炎症,称小叶性肺炎。肺间质为肺内的结缔组织、血管、淋巴管和神经等(图 4-12,图 4-13)。

(一) 导气部

导气部包括肺叶支气管、肺段支气管、小支气管、细支气管以及终末细支气管,只传送气体,不能进行气体交换。

肺的导气部各级支气管管壁结构分为黏膜、黏膜下层和外膜 3 层,随着支气管的反复分支,其管径渐细,管壁变薄,结构也发生规律性变化(表 4-2)。

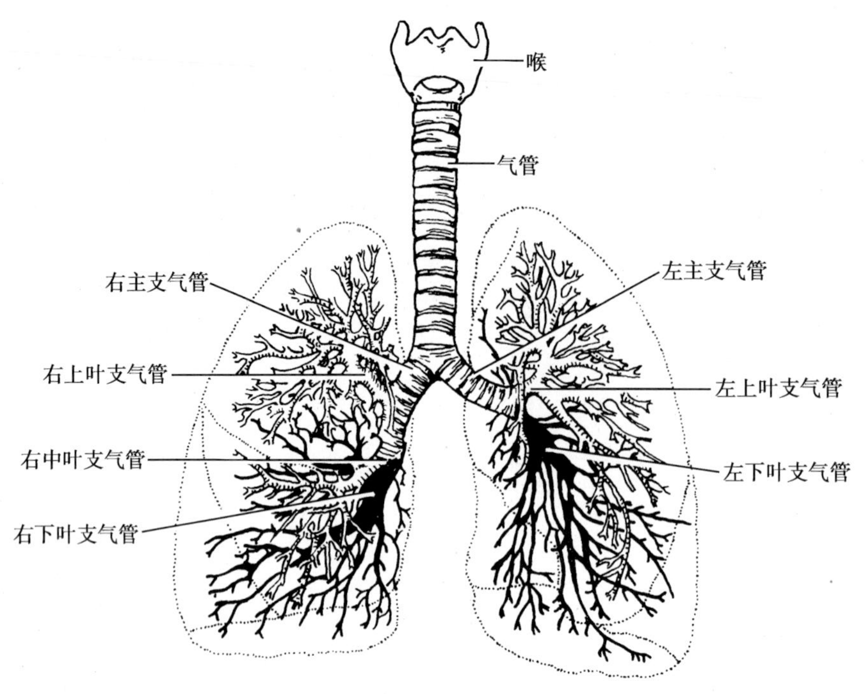

图 4-11　支气管树整体观

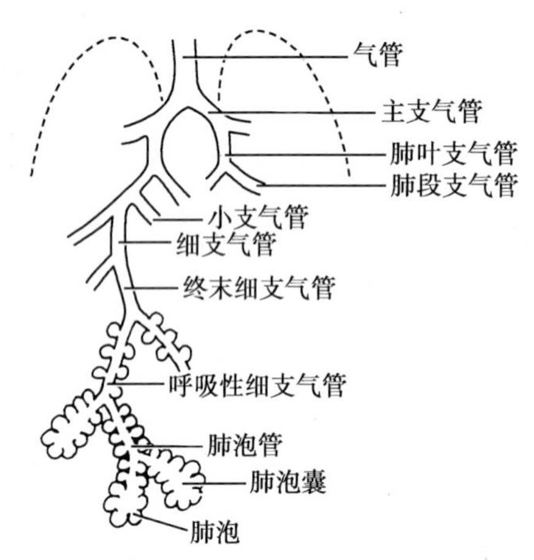

图 4-12　肺内结构模式图

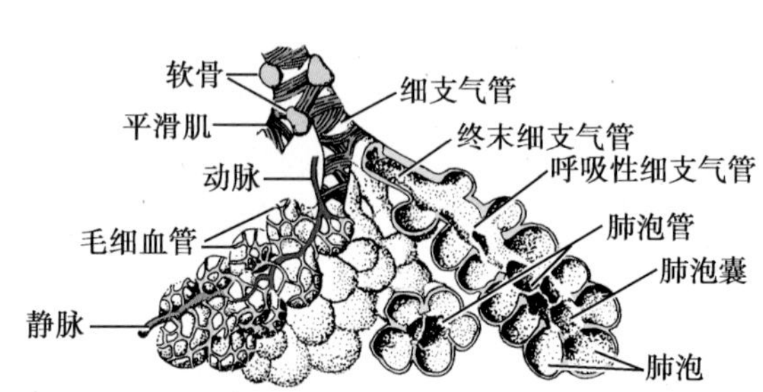

图 4-13　肺小叶立体模式图

表 4-2　肺导气部管壁结构规律性变化

	黏膜		黏膜下层		外膜	
	上皮	杯状细胞	纤毛	腺体	软骨	平滑肌
肺叶支气管、肺段支气管、小支气管	假复层柱状纤毛上皮变薄	逐渐减少	有	逐渐减少	逐渐减少	不成层环行平滑肌
细支气管	单层纤毛柱状上皮	少量	有	少量	少量或消失	逐渐增多
终末细支气管	单层柱状或立方上皮	消失	无	消失	消失	成层环行平滑肌

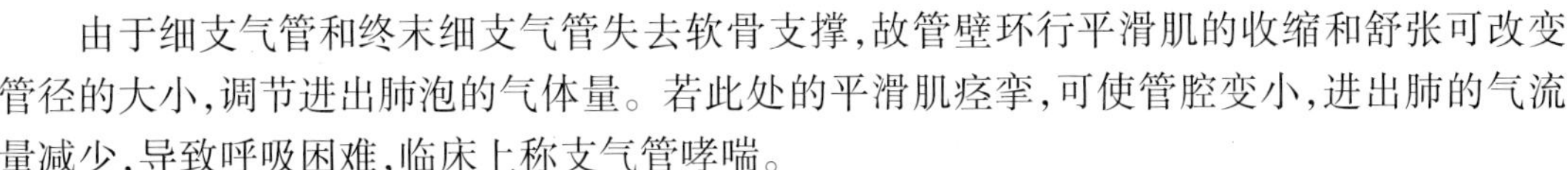

由于细支气管和终末细支气管失去软骨支撑，故管壁环行平滑肌的收缩和舒张可改变管径的大小，调节进出肺泡的气体量。若此处的平滑肌痉挛，可使管腔变小，进出肺的气流量减少，导致呼吸困难，临床上称支气管哮喘。

（二）呼吸部

呼吸部具有气体交换功能，包括呼吸性细支气管、肺泡管、肺泡囊和肺泡4部分。呼吸性细支气管是终末细支气管的分支，肺泡管是呼吸性细支气管的分支，肺泡囊是几个肺泡的共同开口，管壁上均连有肺泡。肺泡为多面形囊泡，每侧肺约有3亿~4亿个，是进行气体交换的场所（图4-14，图4-15）。

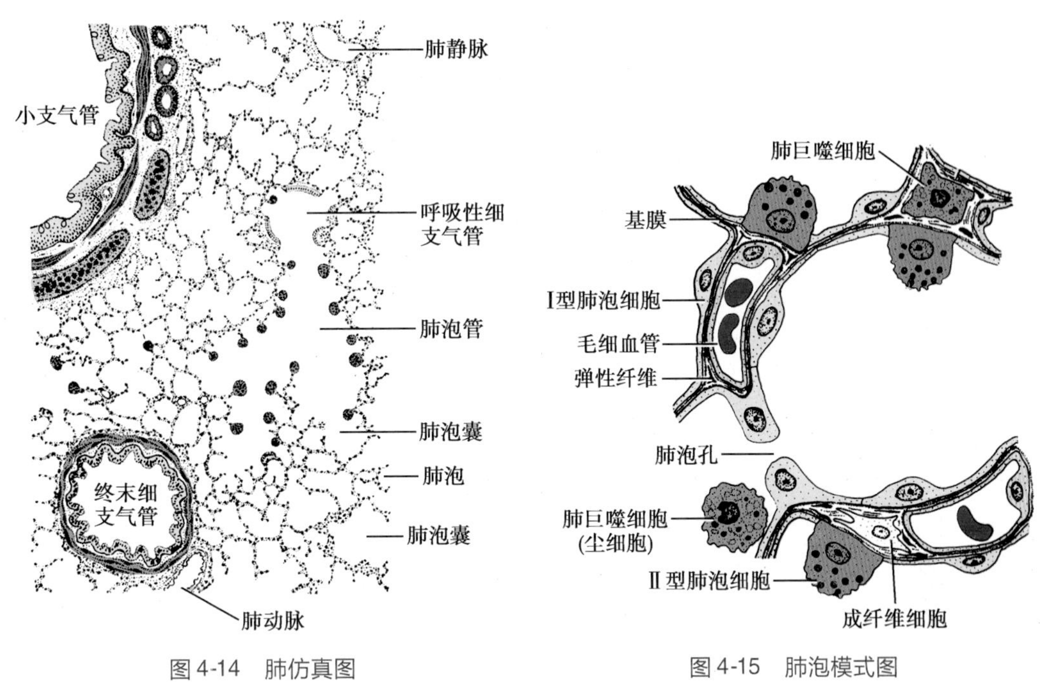

图4-14 肺仿真图

图4-15 肺泡模式图

1. 肺泡壁 极薄，由肺泡上皮和基膜构成。肺泡上皮为单层上皮，由Ⅰ型和Ⅱ型两种肺泡细胞组成。

（1）**Ⅰ型肺泡细胞**：呈扁平形，是肺泡上皮的主要细胞，覆盖了肺泡约95%的表面积。肺泡上皮细胞之间有紧密连接，以防止组织液向肺泡内渗入。Ⅰ型肺泡细胞无增殖能力，损伤后由Ⅱ型肺泡细胞增殖分化补充。

（2）**Ⅱ型肺泡细胞**：呈圆形或立方形，位于Ⅰ型肺泡细胞之间，覆盖了肺泡约5%的表面积。Ⅱ型肺泡细胞能分泌表面活性物质（磷脂类物质，主要是二棕榈酰卵磷脂），具有降低肺泡的表面张力，稳定肺泡大小和容积的作用。某些早产儿由于Ⅱ型肺泡细胞尚未发育完善，不能产生表面活性物质，致使出生后肺泡不能扩张，引发呼吸困难，甚而死亡。

2. **肺泡隔** 相邻肺泡之间的薄层结缔组织称肺泡隔，内含丰富的毛细血管网、较多的弹性纤维和肺泡巨噬细胞。肺泡隔中的弹性纤维使肺泡具有良好的弹性回缩力；肺泡巨噬细胞有吞噬病菌和异物的能力，若吞噬了灰尘颗粒即称尘细胞，可沉积于肺间质内，也可经呼吸排出体外。

3. **肺泡孔** 相邻肺泡之间气体流通的小孔，可均衡肺泡间的气体量。肺部感染时，病原菌可经肺泡孔扩散至相邻肺泡。

4. **气-血屏障**（blood-air barrier） 是肺泡内气体与肺泡周围毛细血管内的血液之间进行气体交换时所通过的4层结构，又称**呼吸膜**，包括肺泡表面活性物质层、肺泡上皮和基膜、肺间质、毛细血管内皮和基膜。临床上急、慢性炎症（如SARS）时，侵及此处，造成气体交换障碍，引起呼吸困难和机体缺氧（图4-16）。

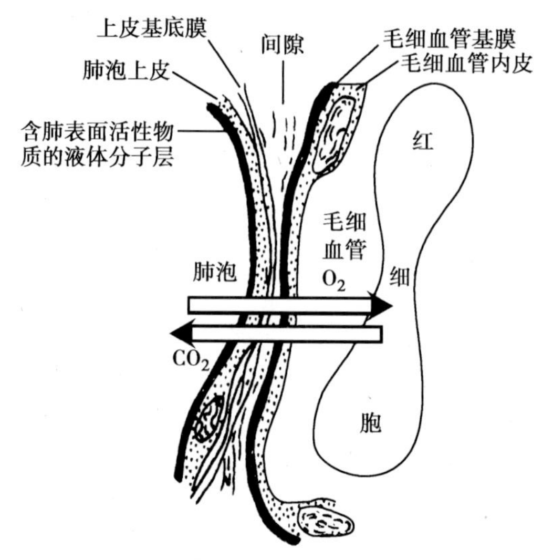

图4-16 呼吸膜结构示意图

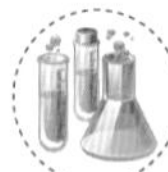

知识窗

不会吸烟的，永远别沾它

著名丹麦病理学教授彼得森在得知自己患上肺癌后，苦笑着对学生说：你们还不会吸烟的，永远别沾它；已经沾上的，赶快戒掉。

香烟燃烧时所产生的烟雾中至少含有2000余种有害成分。吸烟时，烟雾中的致癌物被吸入肺部，长期沉积就会导致肺癌的发生。吸烟者的肺癌发病率是非吸烟者的25倍。

据统计，过去的5年中，中国的肺癌病人约增加了12万人；每4个癌症死亡者中就有1个人是肺癌病人。

然而，吸烟的人总怀着和赌博的人一样的侥幸心理。赌博的人总觉得好运离自己很近，吸烟的人总以为噩运离自己很远。赌博的人输了，失去一笔钱。而吸烟的人呢？

四、肺的血管

肺有两套血管。一套是完成气体交换功能的肺动脉和肺静脉；另一套是营养肺和各级支气管的支气管动脉和支气管静脉。

第三节 胸膜与纵隔

一、胸膜与胸膜腔

胸膜是由间皮和薄层结缔组织构成的浆膜，分为脏胸膜和壁胸膜两部分。脏胸膜紧贴肺表面，并伸入斜裂、水平裂内。壁胸膜衬贴在胸壁的内面、膈的上面及纵隔的两侧面，按其贴附部位的不同分为**肋胸膜**、**膈胸膜**、**纵隔胸膜**和**胸膜顶**（图 4-17）。

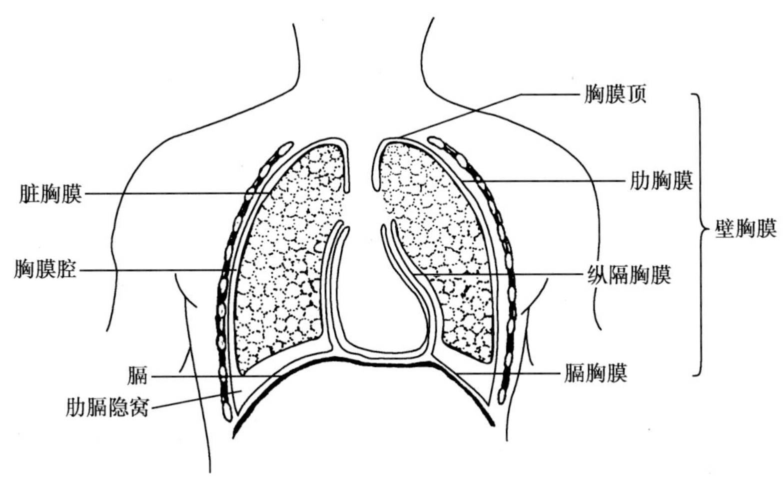

图 4-17 胸膜和胸膜腔示意图

脏胸膜与壁胸膜在肺根处相互移行，围成一个密闭的潜在性腔隙，称**胸膜腔**（pleural cavity）。胸膜腔左、右各一，互不相通，腔内呈负压，内含少量浆液。

在肋胸膜与膈胸膜转折处，形成较深的半环形间隙，称**肋膈隐窝**（pleural recesses）。肋膈隐窝是胸膜腔最低的部位，在深呼吸时，肺的下缘也不能深入其内。当胸膜腔积液时，液体易积聚于此。临床行胸膜腔穿刺术时，常在肩胛线或腋后线第 8 ~ 9 肋间隙沿肋骨的上缘进针，以抽取胸膜腔内积液进行检查和治疗等。

二、肺和胸膜下界的体表投影

肺下界的体表投影在锁骨中线处与第 6 肋相交；腋中线处与第 8 肋相交；肩胛线处与第 10 肋相交；近后正中线处位于第 10 胸椎棘突平面。

胸膜下界的体表投影在肋胸膜与膈胸膜的返折处，胸膜下界低于肺下界的体表投影约 2 个肋的距离（表 4-3，图 4-18）。

表 4-3 肺和胸膜下界的体表投影

	锁骨中线	腋中线	肩胛线	后正中线
肺下界	第 6 肋	第 8 肋	第 10 肋	第 10 胸椎棘突
胸膜下界	第 8 肋	第 10 肋	第 11 肋	第 12 胸椎棘突

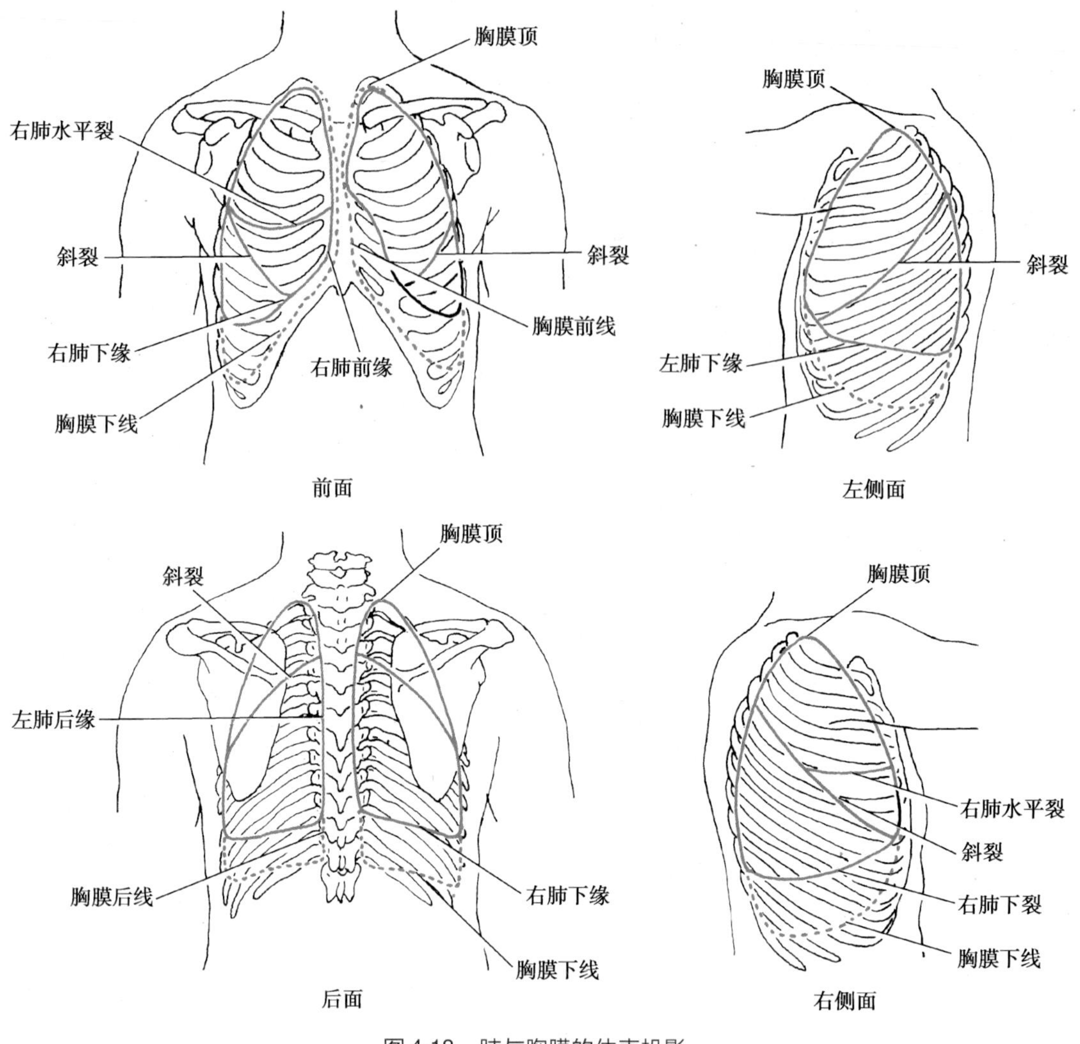

图 4-18　肺与胸膜的体表投影

三、纵隔

纵隔(mediastinum)是两侧纵隔胸膜之间所有器官和组织的总称。纵隔前界为胸骨，后界为脊柱的胸部，两侧界为纵隔胸膜，上达胸廓上口，下至膈。纵隔通常以胸骨角平面为界，分为**上纵隔**和**下纵隔**。下纵隔又以心包前后缘为界分为**前纵隔**、**中纵隔**和**后纵隔** 3 部分。纵隔内有心、出入心的大血管、胸腺、气管和主支气管、食管、神经、淋巴管以及淋巴结等(图 4-19)。

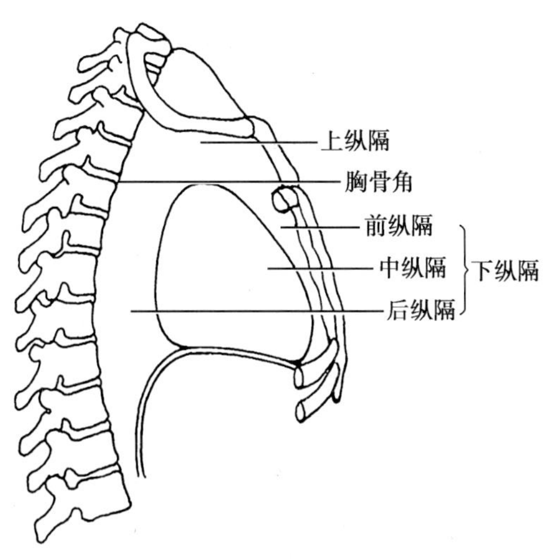

图 4-19　纵隔的分部

（牟　敏）

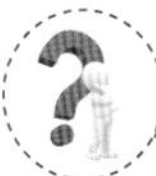

思考题

1. 运用所学的知识，说出外界空气中的氧经过哪些结构进入肺泡？肺泡中的氧经过哪些结构进入血液循环？

2. 急诊科经常会遇到气管异物的儿童来就诊，你知道气管异物多发生于哪一侧支气管吗？为什么？

3. 胸膜腔积液最常见部位在哪里，为什么？

第五章 泌尿系统

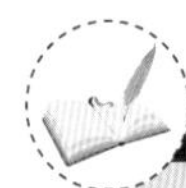

学习目标

1. 掌握 肾的形态与位置、女性尿道的特点。
2. 熟悉 肾的剖面结构与被膜、肾的微细结构、输尿管和膀胱的形态结构特点。
3. 学会 在标本或模型上找到泌尿系统各器官，并观察其位置和形态。在显微镜下辨认肾的微细结构。

情景与思考

情景：

病人，王先生，因腰腹部剧烈疼痛难以忍受，大汗淋漓、手脚发冷，急诊入院。经检查，发现输尿管有结石，直径1.2cm。经对症处理，疼痛缓解后，医生建议体外冲击波碎石，自行排石。

思考：

1. 想一想该病人的输尿管结石可能嵌顿在哪些部位？
2. 如采用体外冲击波碎石，结石碎块还需经过哪些狭窄排出体外？

泌尿系统由肾、输尿管、膀胱及尿道组成(图5-1)。人体在新陈代谢过程中，不断地产生代谢产物，如尿素、尿酸、多余的无机盐和水分等，它们随血液运送到肾，在肾内生成尿液，经输尿管输送至膀胱暂时贮存，当尿液达到一定量后，再经尿道排出体外。肾是人体重要的排泄器官，同时也参与调节机体的体液总量、电解质和酸碱平衡，对保持人体内环境的相对稳定起重要作用。

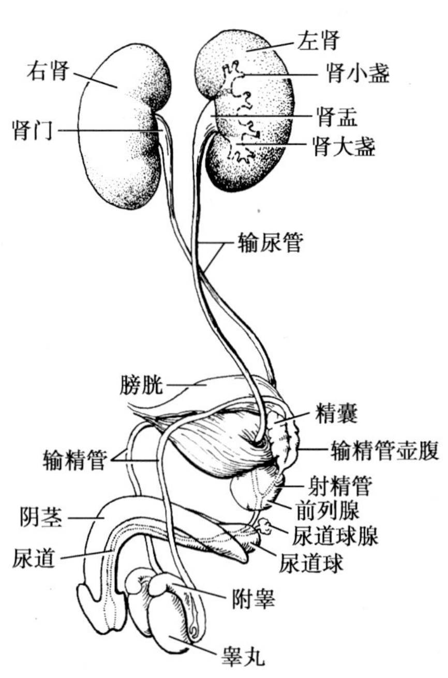

图 5-1　男性泌尿（生殖）系统概貌

第一节　肾

一、肾的形态与位置

肾(kidney)为实质性器官,形似蚕豆,左右各一。肾表面光滑,呈红褐色,质柔软(图 5-2)。肾分为上、下端,前、后面及内、外侧缘。肾的上、下端钝圆。肾的前面较凸,朝向前外侧,后面较扁平,紧贴腹后壁。外侧缘隆凸,内侧缘中部凹陷,称**肾门**(renal hilum),是肾的血管、神经、淋巴管和肾盂等出入的部位。出入肾门的结构被结缔组织包裹,称**肾蒂**(renal pedicle)。由于下腔静脉邻近右肾,故右侧肾蒂较左侧短。肾门向肾实质内凹陷形成一个较大的腔,称**肾窦**,其内容有肾小盏、肾大盏、肾盂、肾血管和脂肪等。

肾紧贴于腹后壁,在脊柱的两侧,是腹膜外位器官。左肾上端约平第 12 胸椎体上缘,下端约平第 3 腰椎体上缘;第 12 肋斜过左肾后面的中部。右肾由于受肝的影响,比左肾略低半个椎体;第 12 肋斜过右肾后面的上部。成人的肾门约平第 1 腰椎体,距后正中线约 5cm。肾门在背部的体表投影点位于竖脊肌外侧缘与第 12 肋所形成的夹角处,称**肾区**(renal region)。肾病病人,叩击或触压此区可引起疼痛(图 5-2,图 5-3)。

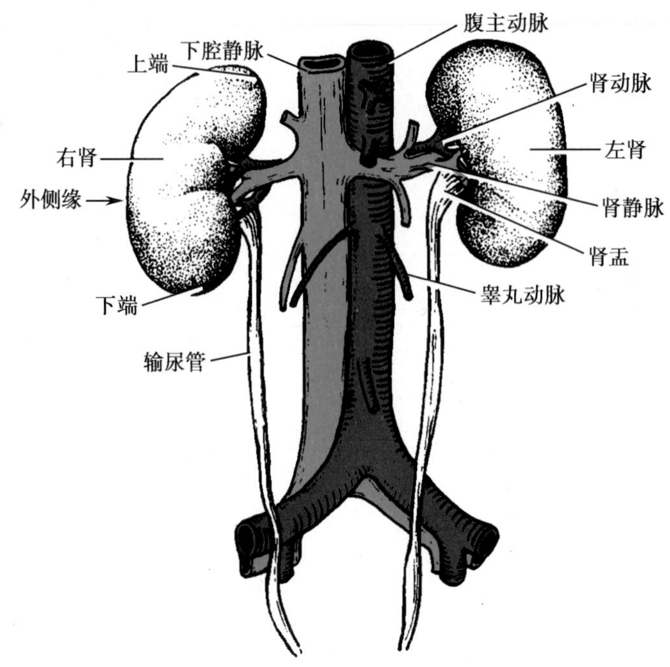

图 5-2 肾与输尿管

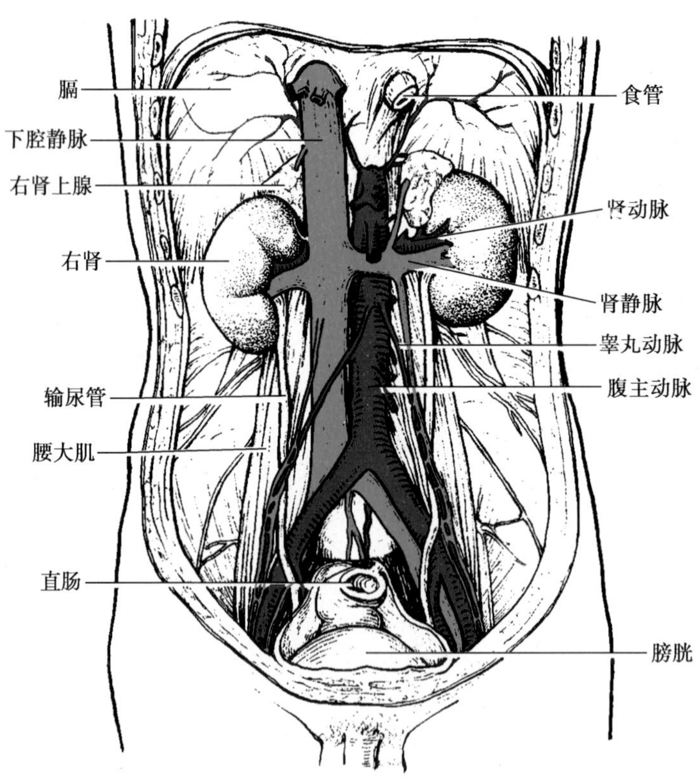

图 5-3 肾的位置

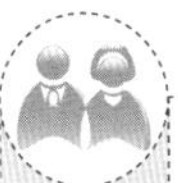

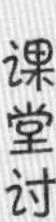

课堂讨论

怎样寻找肾区

在临床中，叩击或触压肾区常常作为初步诊断肾病的简便方法。而寻找肾区则是解剖学理论联系实际的具体运用。

1. 复习背肌和躯干骨的相关知识，讨论寻找肾区的方法。
2. 教师演示寻找肾区并叩击的方法。
3. 请 1 名同学上讲台当模特，当场示范寻找肾区，找到后叩击。
4. 同桌两位同学相互寻找肾区并叩击。
5. 教师总结点评。
6. 讨论：如果肾的位置发生改变，肾区是否也随之改变？

二、肾的剖面结构与被膜

肾实质分为皮质和髓质两部分（图 5-4）。

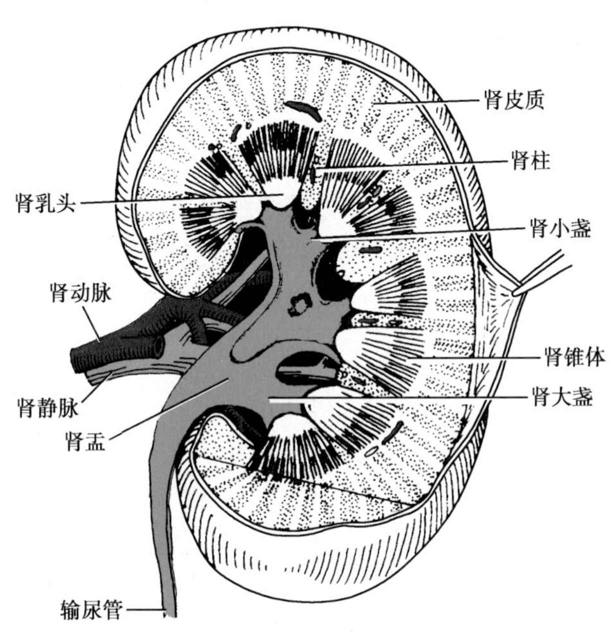

图 5-4　肾剖面（冠状位）

肾皮质主要位于肾的浅部，富含血管，新鲜标本呈红褐色，肾皮质伸入肾髓质内的部分称**肾柱**。肾髓质位于肾皮质的深部，血管较少，色泽较浅，主要由 15 ~ 20 个**肾锥体**组成。肾锥体呈圆锥形，其底朝向皮质，尖端钝圆，朝向肾窦，2 ~ 3 个肾锥体的尖端合并成肾乳头。肾乳头的尖端有许多乳头管的开口，尿液由此流入肾小盏。肾小盏呈漏斗状包绕肾乳头，2 ~ 3 个肾小盏汇合成肾大盏，2 ~ 3 个肾大盏最后汇合成肾盂。肾盂出肾门后移行为输尿管。

肾的表面有 3 层被膜，由内向外依次为纤维囊、脂肪囊和肾筋膜（图 5-5，图 5-6）。纤维囊为贴附于肾表面的薄层致密结缔组织膜，内含少量弹性纤维。纤维囊与肾连结疏松，易于剥离。脂肪囊为包被在纤维囊外周的囊状脂肪层。肾筋膜位于脂肪囊的外面，分前、后两层，包被肾及肾上腺，其间有输尿管通过。肾筋膜向深部发出许多结缔组织小束，穿过脂肪囊与纤维囊相连，对肾有固定作用。肾的正常位置依赖于肾的被膜、肾血管、肾的邻近器官、腹膜和腹内压等多种因素维持。

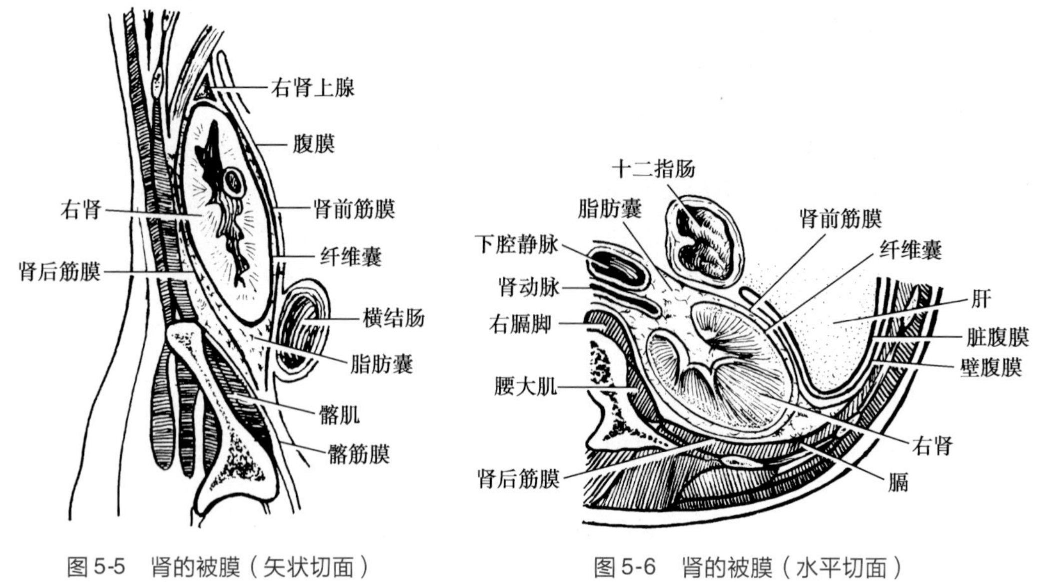

图 5-5 肾的被膜（矢状切面） 图 5-6 肾的被膜（水平切面）

三、肾的微细结构

肾实质含有大量泌尿小管，其间有少量的结缔组织、血管、淋巴管和神经等构成的肾间质。泌尿小管是形成尿的结构，它包括肾单位和集合管两部分（表 5-1，图 5-7）。

表 5-1 泌尿小管组成表

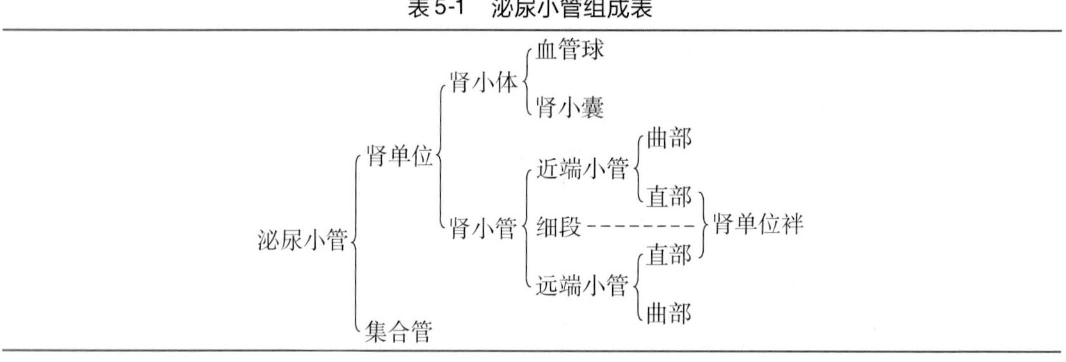

- 泌尿小管
  - 肾单位
    - 肾小体
      - 血管球
      - 肾小囊
    - 肾小管
      - 近端小管
        - 曲部
        - 直部（肾单位袢）
      - 细段（肾单位袢）
      - 远端小管
        - 直部（肾单位袢）
        - 曲部
  - 集合管

（一）肾单位

肾单位（nephron）由肾小体和肾小管组成，是肾的结构和功能的基本单位，每个肾约有100 万～150 万个肾单位。

1. **肾小体**（renal corpuscle） 又称**肾小球**，位于肾皮质内，呈球形。由血管球与肾小囊两部分组成（图 5-8）。

（1）血管球：是肾小体内入球微动脉和出球微动脉之间的一团盘曲成球状的动脉性毛细血管网，被**肾小囊**包裹。电镜下，血管球的毛细血管壁极薄，仅有一层有孔内皮细胞及基膜构成。入球微动脉粗短，出球微动脉细长，故血管球的毛细血管内压较高，有利于原尿的生成。

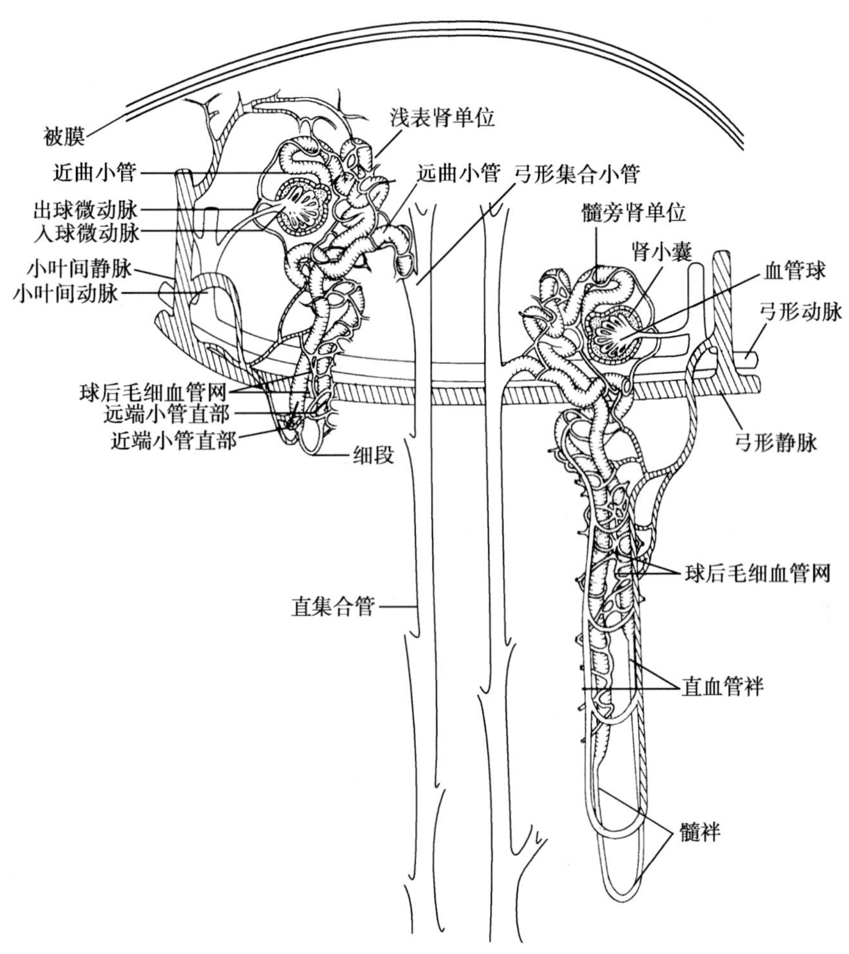

图5-7 泌尿小管和肾血管模式图

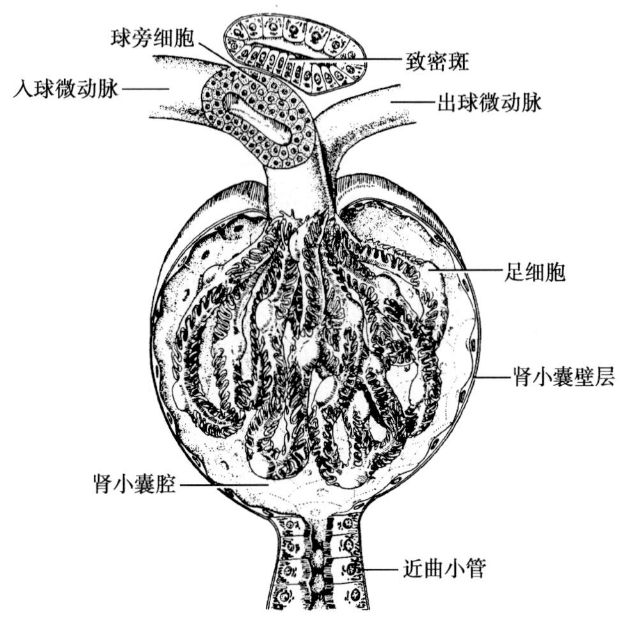

图5-8 肾小体与球旁复合体立体模式图

（2）肾小囊：是肾小管起始部膨大并凹陷而成的杯状双层盲囊，两层之间的腔隙称**肾小囊腔**。壁层是单层扁平上皮；脏层的上皮细胞称足细胞（图5-9），紧贴在血管球毛细血管基膜外。足细胞的胞体较大，从胞体伸出几个较大的初级突起，初级突起再伸出许多指状的次级突起，相邻的次级突起相互镶嵌，形成栅栏状紧包在毛细血管外面，镶嵌的次级突起间有宽约25nm的裂隙，称**裂孔**。孔上覆以薄膜称**裂孔膜**。

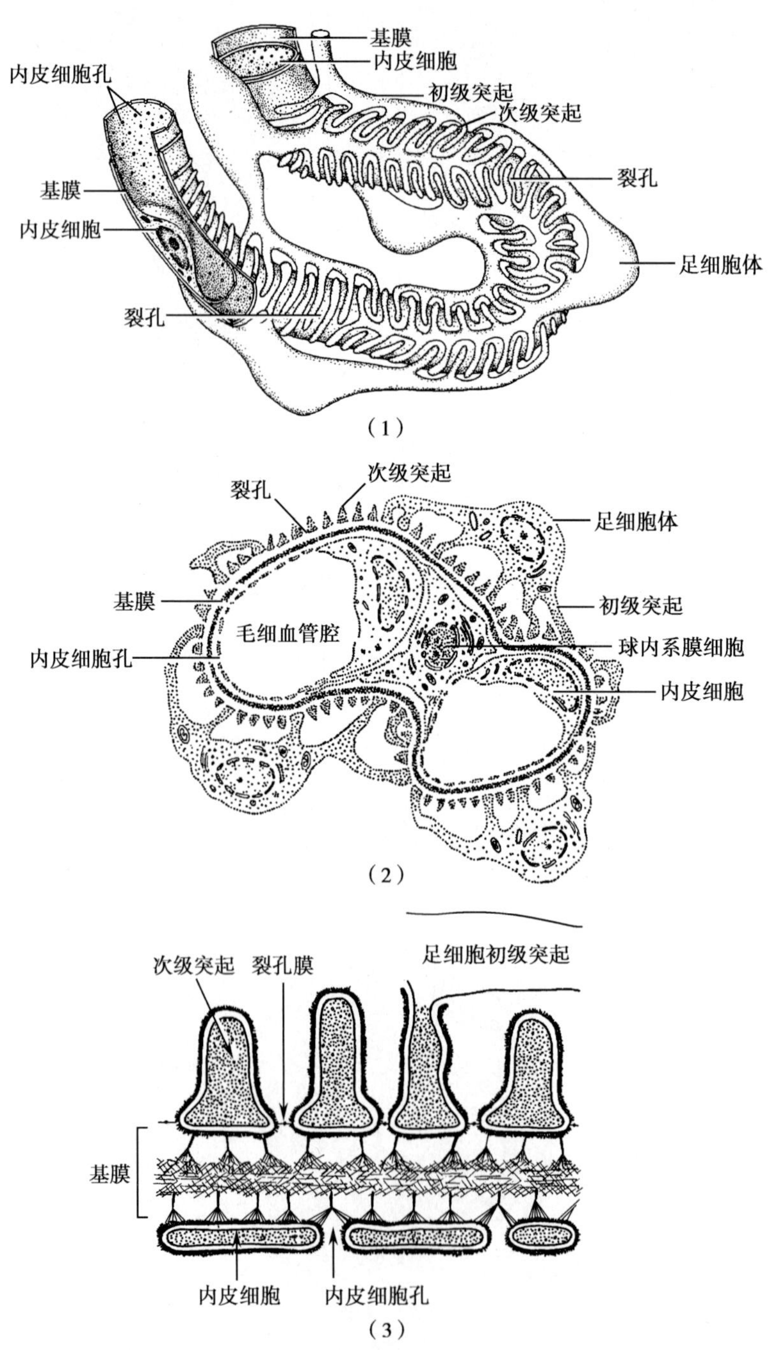

图5-9 肾血管球毛细血管、基膜和足细胞超微结构模式图
（1）立体示意图；（2）切面图；（3）滤过屏障示意图

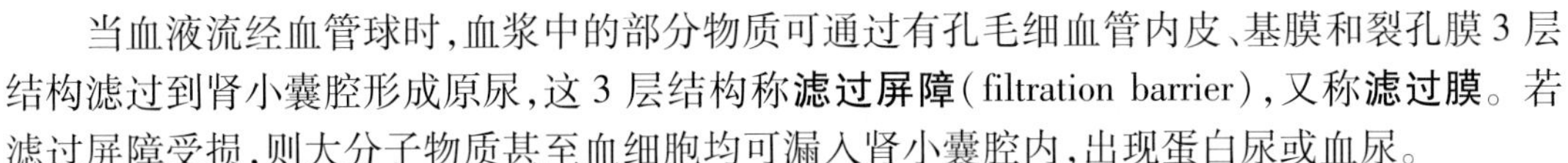

当血液流经血管球时，血浆中的部分物质可通过有孔毛细血管内皮、基膜和裂孔膜3层结构滤过到肾小囊腔形成原尿，这3层结构称**滤过屏障**(filtration barrier)，又称**滤过膜**。若滤过屏障受损，则大分子物质甚至血细胞均可漏入肾小囊腔内，出现蛋白尿或血尿。

2. **肾小管**(kidney tubules)

(1) **近端小管**(proximal tubule)：分为曲部和直部。

1) 近端小管曲部(近曲小管)：是肾小管的起始部，与肾小囊相连，是肾小管各段中最粗最长的一段。管壁由单层的立方形或锥形细胞构成，其游离面的刷状缘为密集排列的微绒毛。

2) 近端小管直部：近侧端与曲部相续，远侧端管径变细移行为细段。其结构与曲部相似。

(2) **细段**(distal tubule)：细段由单层扁平上皮围成(图5-10)。

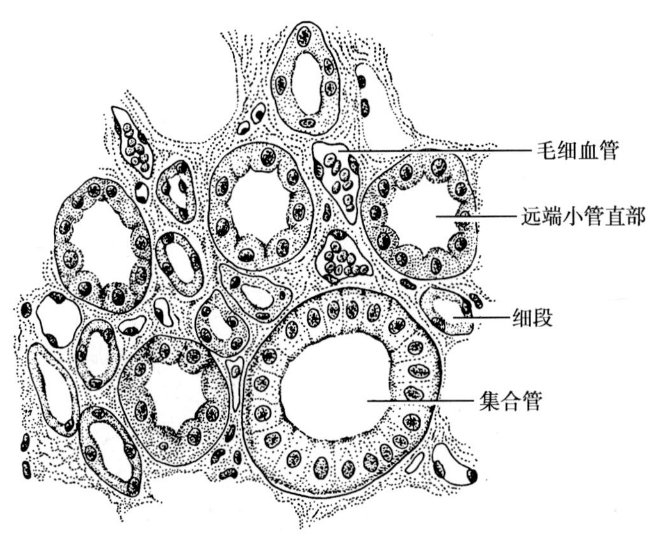

图5-10 肾髓质的微细结构

(3) **远端小管**(distal tubule)：连接于细段和集合管之间，按其行程可分为直部和曲部，两者都由单层立方上皮构成。

1) 远端小管直部：近侧端与细段相续，远侧端与曲部相连，其管壁上皮的结构与近端小管直部相似。

由近端小管直部、细段和远端小管直部共同构成的U形结构称**肾单位袢**(nephron loop)，又称髓袢。

2) 远端小管曲部(远曲小管)：远端小管的曲部比近端小管的曲部短，盘曲于肾小体的附近，管壁上皮细胞的游离面，微绒毛短而少。

(二) 集合管

集合管(collecting tubule)续接远端小管曲部，自肾皮质行向肾髓质，当到达髓质深部后，先后与其他集合管汇合，最后形成管径较粗的乳头管，开口于肾乳头。

(三) 球旁复合体

球旁复合体(juxtaglomerular complex)由球旁细胞和致密斑等组成(图5-8)。

1. **球旁细胞**(juxtaglomerular cell) 是入球微动脉近血管球处管壁的平滑肌分化而成的上皮样细胞，细胞呈立方形或多边形，细胞核呈圆形。球旁细胞能分泌肾素。

2. **致密斑**(macular densa) 位于远曲小管与球旁细胞邻接处，是远曲小管管壁上皮细胞分化所形成的椭圆形结构。此处细胞变高变窄，排列紧密，细胞核多位于细胞的顶部。

第二节 输尿管

输尿管(ureter)为1对细长的肌性管道,长20~30cm,管径0.5~1.0cm,起自肾盂止于膀胱。输尿管分3段:**输尿管腹部**,**输尿管盆部**,**输尿管壁内部**。

输尿管全程有3处狭窄:①输尿管与肾盂移行处。②输尿管在小骨盆上口跨过髂血管处。③输尿管的壁内部。当尿路结石下降时,易嵌顿于狭窄处,引起绞痛(图5-3)。

第三节 膀胱

膀胱(urinary bladder)是储存尿液的肌性囊状器官,其形状、大小、位置及壁的厚度均随尿液的充盈程度、年龄、性别而异。正常成人膀胱的容量一般为350~500ml,最大容量可达800ml。

(一)形态和位置

1. 形态 膀胱充盈时,略呈卵圆形,膀胱空虚时呈三棱锥形,可分为尖、底、体、颈4部。其尖朝向前上方,称**膀胱尖**;底近似三角形,朝向后下方,称**膀胱底**;膀胱底与膀胱尖之间的部分称**膀胱体**;膀胱的最下部称**膀胱颈**。颈的下端有**尿道内口**与尿道相接(图5-11)。

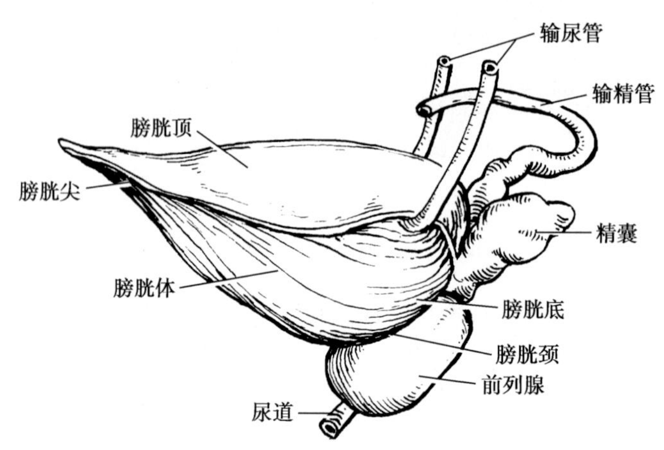

图5-11 男性膀胱(侧面观)

2. 位置 成人的膀胱位于盆腔的前部,耻骨联合后方。膀胱空虚时,膀胱尖一般不超过耻骨联合上缘;充盈时,膀胱尖上升至耻骨联合以上,此时由于腹前壁向膀胱返折的腹膜也随之上移,使膀胱的前下壁直接与腹前壁相贴。因此当膀胱充盈时,在耻骨联合上缘进行膀胱穿刺,穿刺针可不经腹膜腔而直接进入膀胱(图5-12)。

(二)膀胱壁的结构

膀胱壁的结构分3层,由内向外依次为黏膜、肌层和外膜。

1. 黏膜 黏膜层的上皮是变移上皮。

空虚时黏膜由于肌层的收缩而形成许多皱襞,当膀胱充盈时皱襞消失。膀胱底的内面,位于两输尿管口与尿道内口之间的三角形区域,黏膜光滑无皱襞,称**膀胱三角**(trigone of bladder)(图5-13)。由于此区缺少黏膜下层,黏膜与肌层紧密相连,无论膀胱处于空虚或充盈,黏膜均保持平滑状态,是肿瘤、结核和炎症的好发部位。

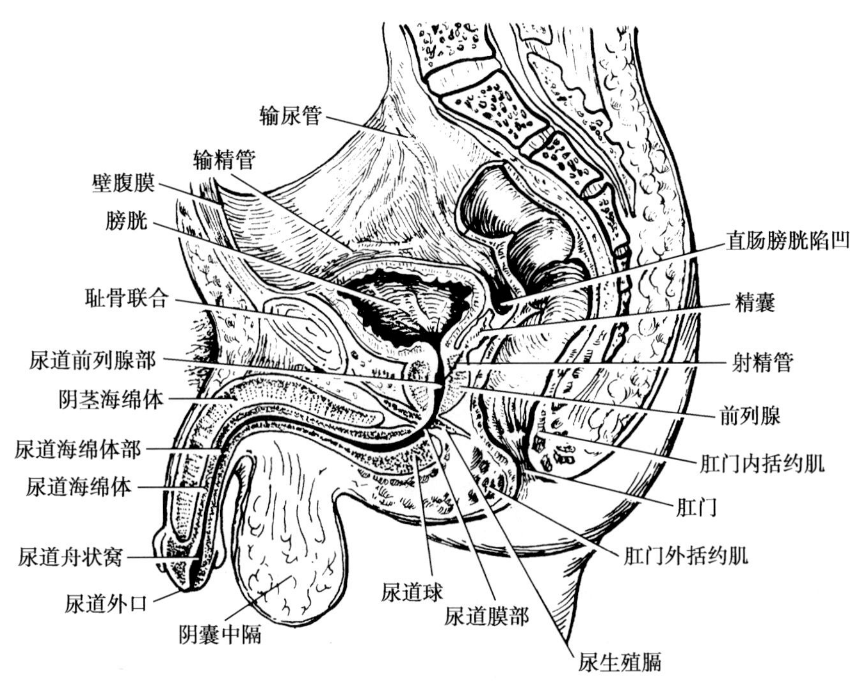

图 5-12 膀胱的位置（男性盆腔正中矢状切面）

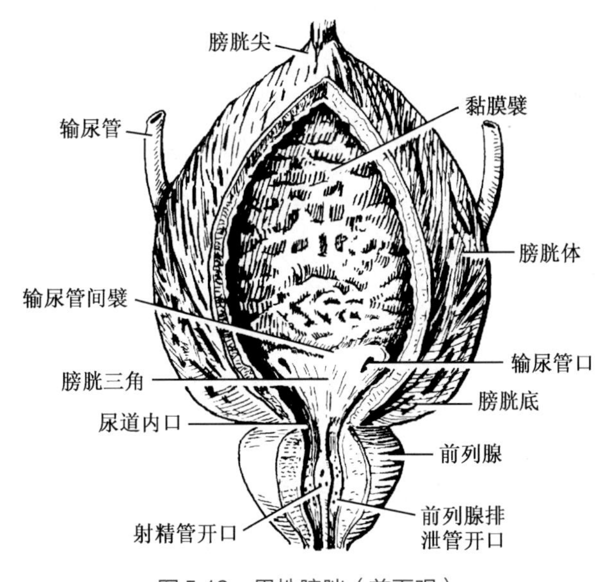

图 5-13 男性膀胱（前面观）

2. 肌层 肌层由内纵行、中环行、外纵行 3 层平滑肌组成，3 层肌束相互交错，共同构成逼尿肌。

3. 外膜 膀胱的前下部为纤维膜，其他部分为浆膜。

（三）毗邻

膀胱底在男性与精囊腺、输精管壶腹和直肠相邻，在女性则与子宫颈和阴道相邻。膀胱颈在男性与前列腺邻接，在女性与尿生殖膈相邻（图 5-12，图 3-33）。

第四节 尿　　道

尿道(urethra)分为男性尿道和女性尿道。

男性尿道见男性生殖系统。

女性尿道短、宽、直,长3~5cm(图3-33,图5-14)。起于膀胱的尿道内口,穿过尿生殖隔以**尿道外口**开口于阴道前庭。穿过尿生殖隔时,周围有尿道阴道括约肌环绕,可控制排尿。由于女性尿道短、宽、直,故易引起逆行尿路感染。

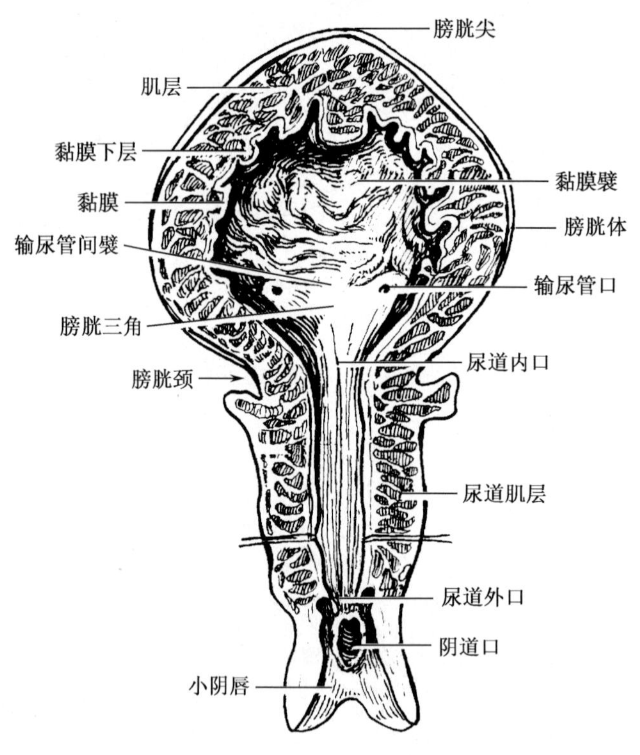

图5-14　女性尿道、膀胱

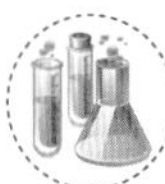

知识窗

尿路结石

尿路结石,是肾结石、输尿管结石、膀胱结石和尿道结石的总称,其中肾和输尿管结石称上尿路结石,膀胱和尿道结石称下尿路结石。尿路结石是常见的泌尿外科疾病之一。

当尿路结石下降时,常停留或嵌顿于生理狭窄处,即输尿管狭窄处,男性还有尿道的狭窄处,可引起绞痛。

结石形成的因素很多,年龄、性别、种族、遗传、环境、饮食习惯和职业等均可能与结石的形成相关。研究表明良好的饮水习惯及适当地体育锻炼有利于预防结石。

(赖　伟)

思考题

1. 张女士,25 岁,出现尿频、尿急和尿痛症状,诊断为泌尿系统感染。

(1) 泌尿系统感染多为逆行性细菌感染,试述细菌依次沿哪些器官到肾?

(2) 统计中发现,女性较男性容易发生泌尿系统感染,请用你学到的解剖知识分析其中的原因?

2. 老王最近尿液呈红色,腰部疼痛。入院诊断为右肾肾癌,需行根治性右肾切除术。

(1) 请简述肾的位置和形态。

(2) 该手术需先剥开肾蒂,处理出入肾门的结构。何谓肾门、肾蒂?

3. 李大爷,65 岁,诊断为膀胱结核,该病好发于膀胱三角。请简述膀胱三角的位置和形态。

第六章　生殖系统

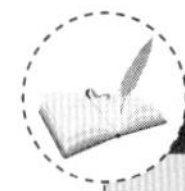

学习目标

1. 掌握　睾丸的位置与结构；男性尿道的分部、弯曲和狭窄；卵巢、输卵管、子宫的形态、位置及分部；阴道的位置与毗邻；会阴的概念、分部及结构。
2. 熟悉　男性输精管道的组成和前列腺的位置；乳房的形态及内部结构。
3. 了解　男、女外生殖器的组成。
4. 熟练掌握　在标本上指出男性结扎的部位；在模型上画出会阴的界限。
5. 学会　在标本或模型上，确认生殖系统重要器官的位置和主要结构。

情景与思考

情景：

在人经过青春发育期后，男性和女性的差别逐渐明显起来。男性高大、强壮，喉结明显，长胡须；女性皮下脂肪多，体态优美，乳房发育。但男女之间最大的差别却是各自具有不同的生殖器官。

思考：

1. 男、女性生殖系统有哪些主要器官，其位置、形态和功能如何？
2. 从青春期开始，男性会长胡须，女性乳房会发育，为什么？

生殖系统分男性生殖系统和女性生殖系统，按器官所在的部位不同，又分内生殖器和外生殖器。生殖系统的主要功能是繁殖后代，分泌性激素，形成并保持第二性征。

第一节　男性生殖系统

男性内生殖器由生殖腺（睾丸）、输精管道（附睾、输精管、射精管、男性尿道）和附属腺（精囊、前列腺、尿道球腺）组成。外生殖器包括阴囊和阴茎（图 6-1）。

一、男性内生殖器

（一）睾丸

1. 睾丸的位置和形态　**睾丸**（testis）呈扁椭圆形，位于阴囊内，左右各一，分上、下两端，内侧、外侧两面，前、后两缘。睾丸的上端和后缘有附睾贴附，后缘有血管、神经和淋巴管等

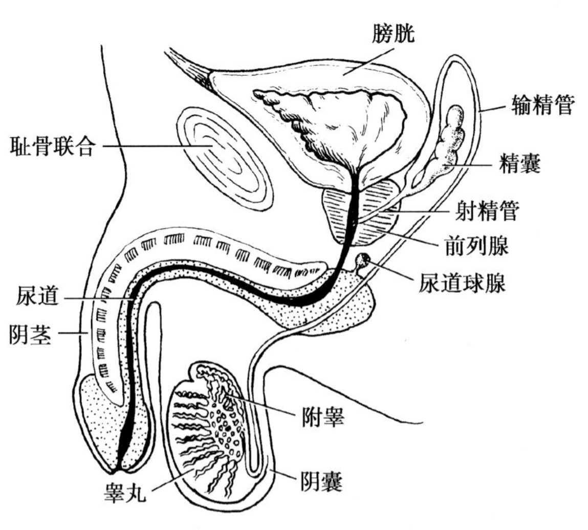

图 6-1 男性生殖系统概观

出入。睾丸除后缘外，都被有**鞘膜**。鞘膜分脏、壁两层，脏、壁两层鞘膜在睾丸后缘处相互移行返折，形成潜在性的密闭腔隙，称**鞘膜腔**。鞘膜腔内含少量浆液，起润滑作用（图 6-2）。

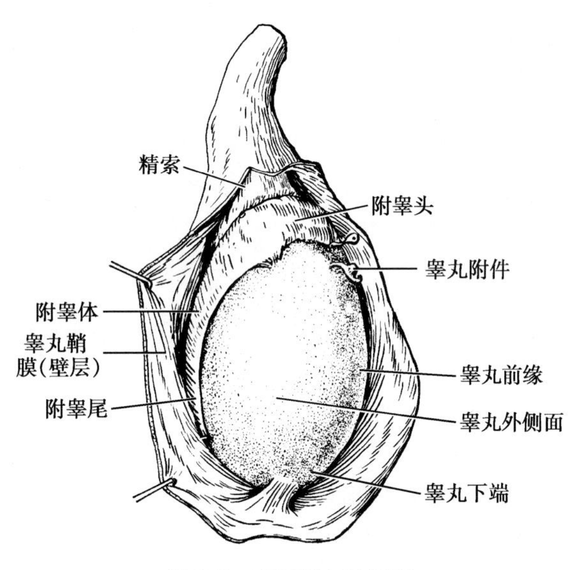

图 6-2 右侧睾丸及附睾

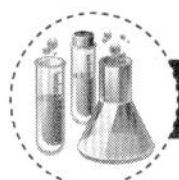

知识窗

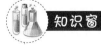

趣谈睾丸

睾丸，两个粉红色的椭圆体，静静地安居在温度恒定的阴囊里。睾丸在幼年时很小，到 17、18 岁时，体积能达到 12～25cm^3，重量为 10～20g。在睾丸如此小的空间里，居然存在 1000 多条生精小管，每条长 30～60cm，像丝线一样，加在一起的总长度可达 200～300m，而精子就是这些生精小管产生的。睾丸还能分泌使男性长胡须、喉结隆起、肌肉发达的雄激素。在睾丸的推动下，18 岁的男性越来越像男子汉。

2. 睾丸的微细结构　睾丸表面覆有一层致密结缔组织构成的**白膜**，白膜在睾丸后缘增厚形成**睾丸纵隔**。从睾丸纵隔发出许多小隔，呈放射状伸入睾丸实质，将其分隔成许多锥体形的**睾丸小叶**，每个小叶内含2~4条**生精小管**。生精小管在近睾丸纵隔处变为短而直的**精直小管**，精直小管进入睾丸纵隔相互吻合形成**睾丸网**，最后在睾丸后缘发出**睾丸输出小管**进入附睾。生精小管之间的结缔组织称**睾丸间质**（图6-3）。

（1）生精小管：是产生精子的场所，主要由生精上皮构成。生精上皮由生精细胞和支持细胞组成，外有较厚的基膜（图6-4）。

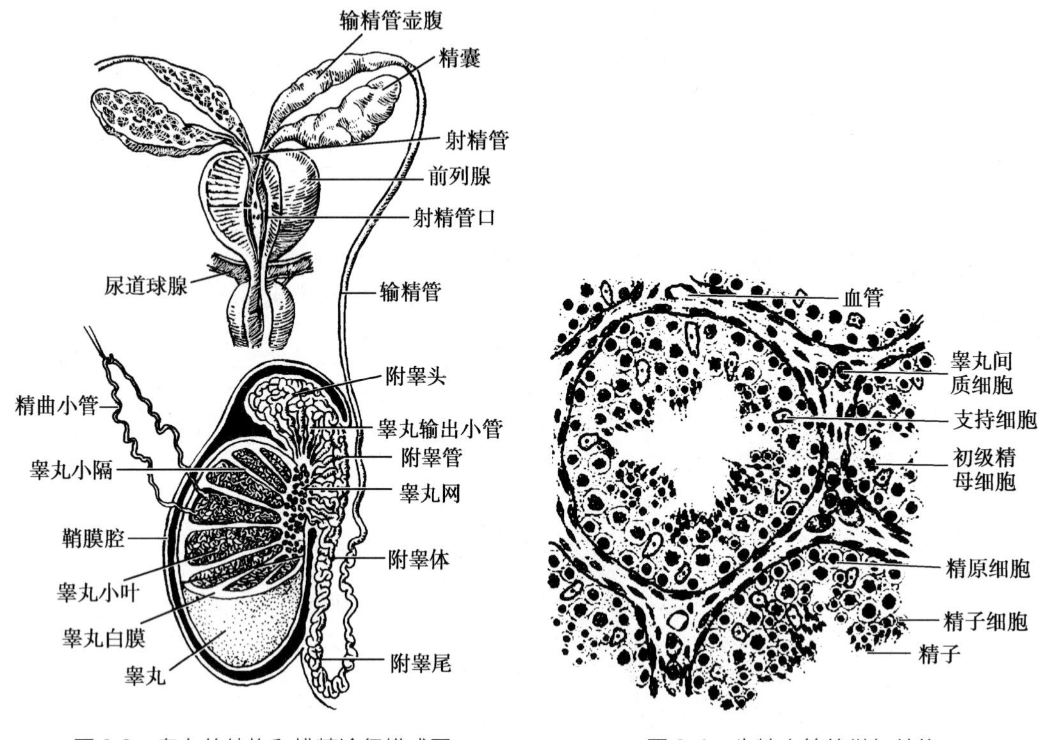

图6-3　睾丸的结构和排精途径模式图

图6-4　生精小管的微细结构

1）生精细胞：包括**精原细胞**、**初级精母细胞**、**次级精母细胞**、**精子细胞**和**精子**。精原细胞紧贴基膜，细胞较小，圆形或椭圆形，核染色较深。初级精母细胞位于精原细胞近腔侧，体积较大，核大而圆。次级精母细胞靠近管腔，核圆形，染色较深。精子细胞靠近腔面，核小而圆，经复杂的形态变化发育成精子。

精子（spermatozoon）形似蝌蚪，全长约60μm，分头、尾两部。头部主要有一个高度浓缩的细胞核，核的前2/3有顶体覆盖，顶体内含多种水解酶。精子尾部细长，是精子的运动装置（图6-5）。

2）支持细胞：呈不规则的高柱状或长锥形，主要功能是支持、营养生精细胞。

（2）睾丸间质：为生精小管之间的疏松结缔组织，含丰富的血管、淋巴管及成群分布的**间质细胞**。间质细胞体积较大，呈圆形或多边形，核圆居中，胞质呈嗜酸性（图6-4），其功能是分泌雄激素。雄激素有促进男性生殖器官的发育和精子发生，形成并维持男性第二性征等作用。

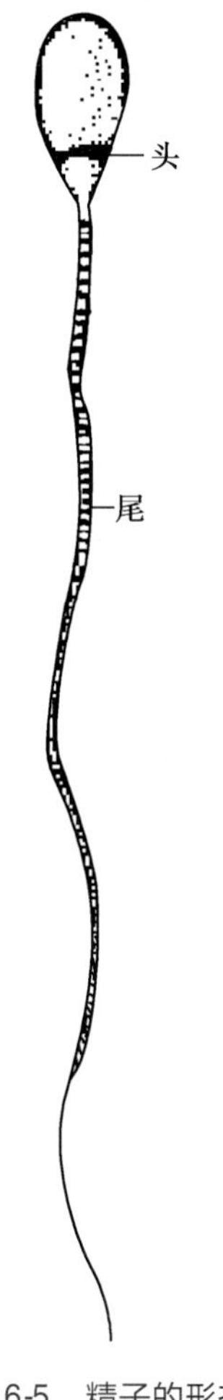

图 6-5 精子的形态

（二）附睾

附睾（epididymis）紧贴于睾丸的上端和后缘，可分为头、体、尾3部（图 6-1）。头部由睾丸输出小管组成，输出小管的末端连接一条附睾管，构成体部和尾部。附睾尾的末端续于输精管。附睾的功能是暂时贮存精子、分泌附睾液。附睾液可营养并促进精子发育成熟。

（三）输精管和射精管

1. **输精管**（ductus deferens） 是附睾尾的延续，长约 50cm，管壁较厚，活体触摸时呈细的圆索状（图 6-1）。输精管行程较长，全程可分为睾丸部、精索部、腹股沟管部和盆部。其中精索部位于睾丸上端与腹股沟管皮下环之间，此段位置表浅，容易触及，是临床上行输精管结扎的常用部位。输精管经腹股沟管内口入盆腔，在精囊的内侧膨大形成输精管壶腹（图 6-3）。

2. **射精管**（ejaculatory duct） 由输精管末端和精囊的排泄管汇合而成，穿过前列腺实质，开口于尿道前列腺部。

精索（spermatic cord）为一对柔软的圆索状结构，从腹股沟管内口（深环）穿经腹股沟管，出外口（皮下环）后延至睾丸上端。它由输精管、睾丸动脉、蔓状静脉丛、神经、淋巴管等构成。蔓状静脉丛的扩张、迂曲可影响精子的产生和精液的质量，是男性不育症的原因之一。

（四）附属腺

1. **前列腺**（prostate） 为一实质性器官，位于膀胱颈和尿生殖膈之间，中央有尿道穿过（图 6-6）。前列腺呈栗子形，后面有一纵形浅沟为前列腺沟，直肠指诊可触及此沟。前列腺由腺组织、平滑肌和结缔组织等构成。中年后，腺组织逐渐退化，结缔组织增生，常形成老年性前列腺肥大，可压迫尿道，引起排尿困难甚至尿潴留。

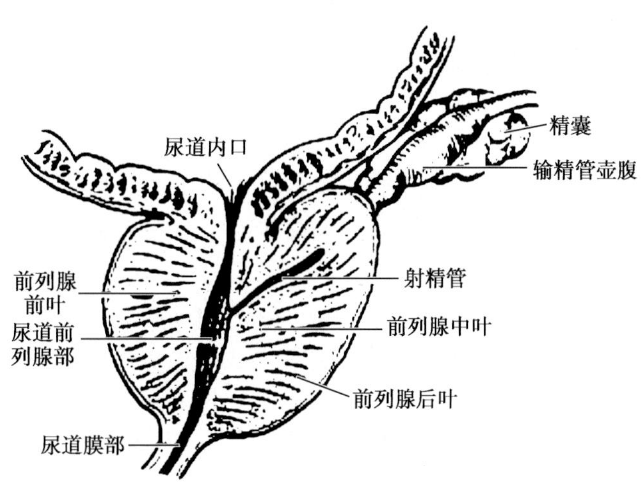

图 6-6 前列腺（纵切面）

2. **精囊**(seminal vesicle) 又称**精囊腺**,为扁椭圆形囊状器官,位于膀胱底后方,左右各一,其排泄管与输精管壶腹合成射精管。

3. **尿道球腺**(bulbourethral gland) 是一对豌豆大的球形腺体,埋藏在尿生殖膈内,开口于尿道球部。

精液主要由附属腺体的分泌物与精子混合而成。精液呈乳白色,弱碱性。正常成年男性一次射精时,精液有2~5ml,含精子3亿~5亿个。输精管结扎后,阻断了精子的排出路径,但附属腺体的分泌物排出和雄激素的释放不受影响,射精时仍可有不含精子的精液排出,达到绝育的目的。

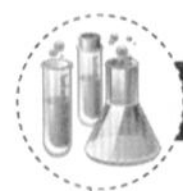

知识窗

男性不育症

男性的生育能力,取决于睾丸的正常发育及其所产生的精子的质量。影响睾丸的发育和精子的产生的主要因素有:

1. 性染色体基因 在Y染色体上基因决定着睾丸精子的产生。

2. 性激素 精子的发生受多种性激素的影响。

3. 温度 温度对精子的产生会有明显的影响。阴囊温度比腹腔温度低1~2℃,是精子发生的合适温度。

4. 环境 生活环境受到某些化学物质、射线等污染,都会对精子的产生和发育造成影响。凡是影响睾丸的发育和精子产生的因素,都会造成男性生育能力下降或丧失,引起男性不育症。

二、男性外生殖器

(一) 阴囊

阴囊(scrotum)是位于阴茎后下方的皮肤囊袋(图6-7)。阴囊壁由皮肤、肉膜、精索内、外筋膜和提睾肌组成。阴囊皮肤薄而柔软,颜色深暗。肉膜是阴囊的浅筋膜,含平滑肌纤维,能随外界温度变化而舒缩,以调节阴囊内的温度,有利于精子的发育和生存。肉膜在中线上形成阴囊中隔,将阴囊腔分为左右两半,各容纳一侧的睾丸和附睾及输精管的起始部等。

(二) 阴茎

阴茎(penis)可分为头、体、根3部分(图6-8)。后端为阴茎根,固定于耻骨下支和坐骨支。中部为阴茎体,呈圆柱形,悬于耻骨联合的前下方。前端膨大为阴茎头,末端有矢状位的尿道外口。

阴茎由2条阴茎海绵体和1条尿道海绵体组成,外包筋膜和皮肤。

阴茎的皮肤薄而柔软,富有伸展性。皮肤在阴茎头处返折形成双层的皮肤皱襞,包绕阴茎头称**阴茎包皮**。在阴茎头腹侧中线上,包皮与尿道外口下端相连的皮肤皱襞,称**包皮系带**。幼儿包皮较长,包绕整个阴茎头,随年龄增长,包皮逐渐退缩。若成年后包皮过长,包皮与阴茎头之间易积存包皮垢,可引起炎症或诱发阴茎癌。

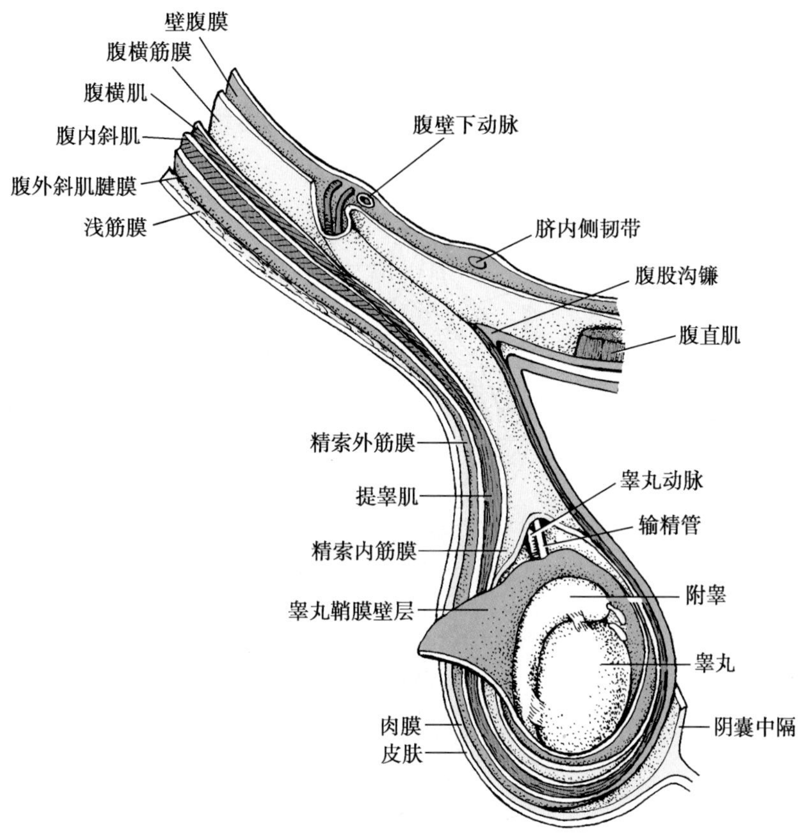

图 6-7 阴囊和精索

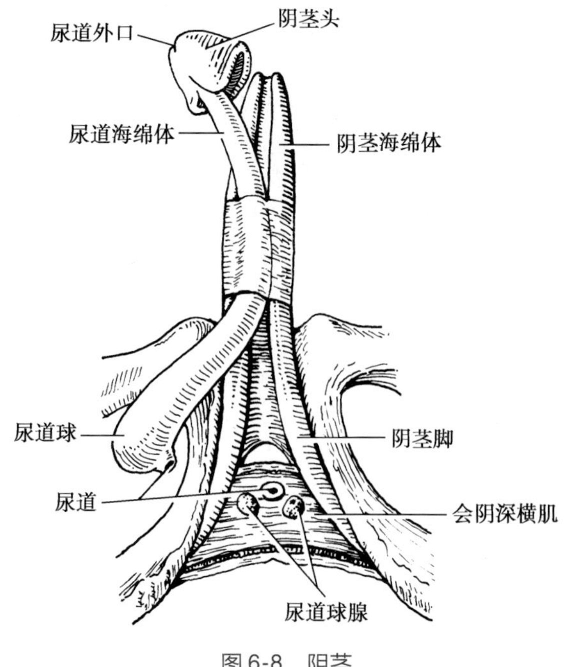

图 6-8 阴茎

三、男性尿道

男性尿道(male urethra)起于膀胱的尿道内口,止于阴茎头的尿道外口,成人长16~22cm,管径平均为5~7mm。全程可分为前列腺部、膜部和海绵体部。临床上将前列腺部和膜部称为**后尿道**,海绵体部称为**前尿道**(图6-9,图5-12)。

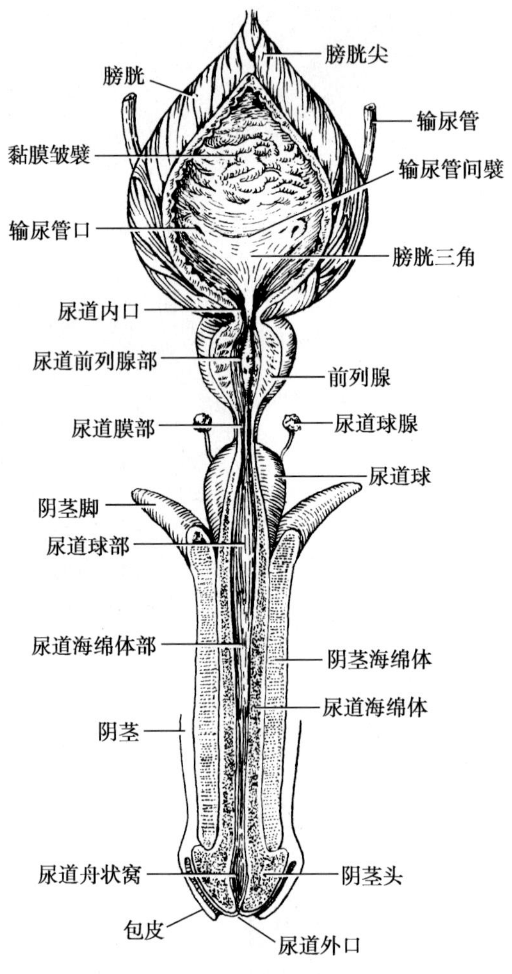

图6-9 膀胱和男性尿道(前面)

(一) 前列腺部

前列腺部为尿道穿过前列腺的部分,长约3cm,是尿道中最宽和最易扩张的部分。其后壁有射精管和前列腺排泄管的开口。

(二) 膜部

膜部为尿道穿过尿生殖膈的部分,短而窄,长约1.5cm,其周围有尿道外括约肌环绕,可控制排尿。此部位置较固定,骨盆骨折时易伤及此部。

(三) 海绵体部

海绵体部为尿道穿过尿道海绵体的部分,长12~17cm。其起始部较膨大,称尿道球部,有尿道球腺的开口。

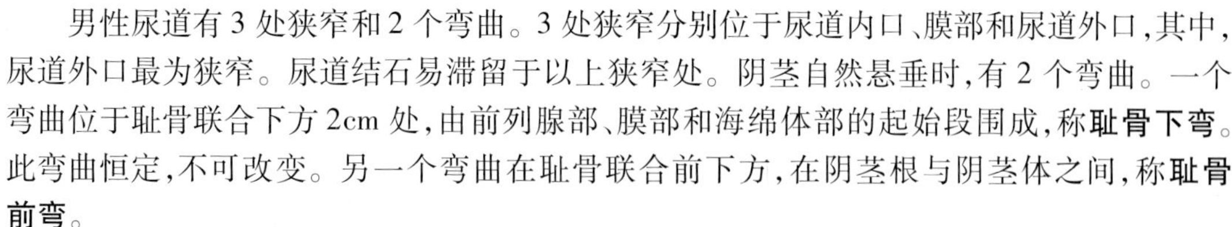

男性尿道有3处狭窄和2个弯曲。3处狭窄分别位于尿道内口、膜部和尿道外口，其中，尿道外口最为狭窄。尿道结石易滞留于以上狭窄处。阴茎自然悬垂时，有2个弯曲。一个弯曲位于耻骨联合下方2cm处，由前列腺部、膜部和海绵体部的起始段围成，称**耻骨下弯**。此弯曲恒定，不可改变。另一个弯曲在耻骨联合前下方，在阴茎根与阴茎体之间，称**耻骨前弯**。

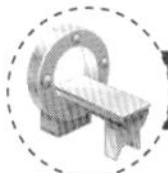

临床应用

男性导尿术

男性病人导尿时，应将阴茎向上提起，与腹壁约成60°角，导尿管从尿道外口轻柔缓慢插入，使导尿管沿着尿道的耻骨下弯方向进入，插入至尿道球部时，因该处的黏膜上有尿道球腺的开口，开口处形成许多大小不等的尿道陷窝，若导尿管前端顶住陷窝则出现阻力，此时轻轻转动导尿管便可顺利通过。当导尿管进入到尿道膜部或尿道内口狭窄处，因刺激而使括约肌痉挛导致进管困难时，切勿强行插入。导尿管有尿液流出时，再继续插入2cm，切勿插入过深，以免导尿管盘曲。

（吴宣忠）

第二节　女性生殖系统

情景与思考

情景：

张女士，29岁，怀孕9个多月，今天早晨阵发性下腹痛2个多小时，来医院就诊，医生嘱咐孕妇作好分娩的准备。

思考：

1. 帮助产妇了解分娩过程中，相关女性生殖系统主要器官的结构和作用，以减轻她的焦虑。
2. 在正常分娩的过程中，助产士如何保护产妇会阴。

女性内生殖器包括卵巢、输卵管、子宫、阴道和前庭大腺；外生殖器即女阴（图6-10）。

一、女性内生殖器

（一）卵巢

卵巢（ovary）是女性的生殖腺，其功能是产生卵细胞、分泌雌激素和孕激素。

1. 卵巢的位置和形态　卵巢左右各一，位于盆腔侧壁、髂总动脉分叉处。卵巢呈灰红色，扁卵圆形。卵巢的大小、形态随年龄而变化：性成熟前较小，表面光滑；性成熟期卵巢最大，由于多次排卵，卵巢表面留下许多瘢痕，故凹凸不平；35～40岁开始缩小，50岁以后随月经停止而逐渐萎缩（图6-11）。

2. 卵巢的微细结构　卵巢表面覆盖单层立方或单层扁平上皮，称表面上皮。上皮深面

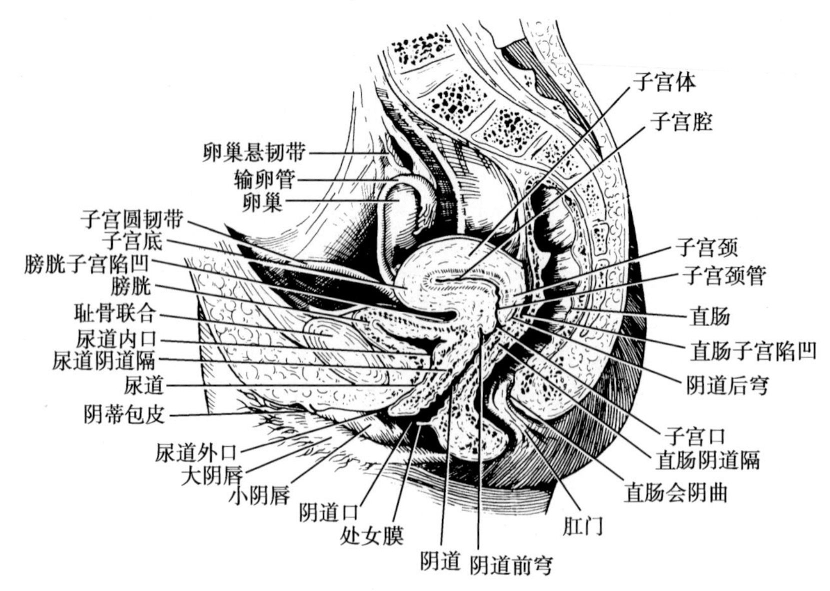

图 6-10 女性盆腔正中矢状切面

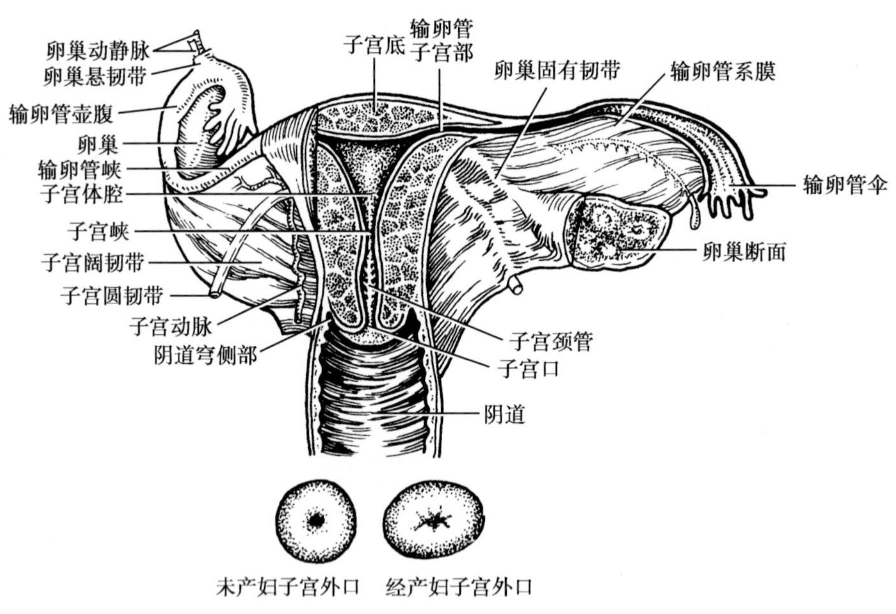

图 6-11 女性内生殖器（前面）

有一薄层致密结缔组织，称**白膜**。卵巢内部结构可分为两部分：周围部称**皮质**，由不同发育阶段的**卵泡**(follicle)和结缔组织构成；中央部称**髓质**(图 6-12)。

(1) 卵泡及其发育过程：女性出生时两侧卵巢内有 70 万～200 万个原始卵泡。青春期开始时尚存 4 万个原始卵泡，在垂体促性腺激素的作用下，一般每月有 15～20 个卵泡开始生长发育，但通常只有一个卵泡发育成熟。在女子一生中，有 30～40 年生育期，两侧卵巢仅有约 400～500 个卵泡最终发育成熟，其余均在不同发育阶段退化为闭锁卵泡。卵泡在生长发育过程中，其结构发生一系列变化，一般可分为 4 个阶段：

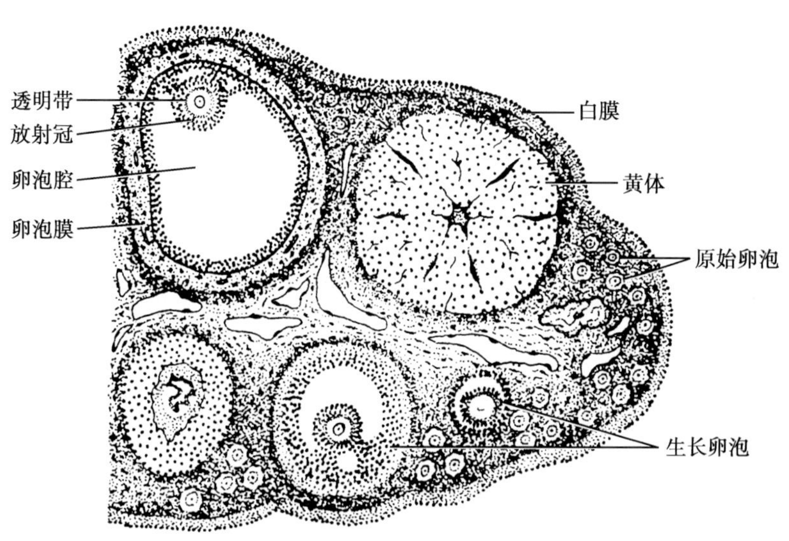

图 6-12 卵巢的微细结构

1）**原始卵泡**(primordial follicle)：位于皮质的浅层，体积小、数量多。原始卵泡中央是一个较大的初级卵母细胞，周围是一层小而扁平的卵泡细胞。卵泡细胞对卵母细胞起支持和营养作用。

2）**初级卵泡**(primary follicle)：从青春期开始，原始卵泡开始生长发育。卵泡细胞由扁平变为立方形或柱状，并逐渐分裂增生，由单层变为多层；卵母细胞不断增大，在卵母细胞和卵泡细胞之间出现一层含糖蛋白、厚度均匀的嗜酸性膜，称**透明带**(由初级卵母细胞和卵泡细胞共同分泌形成)。靠近透明带的一层卵泡细胞增大变为柱状，呈放射状排列，称**放射冠**。

3）**次级卵泡**(secondary follicle)：随着卵泡细胞的不断增殖，卵泡细胞间出现一些含有液体的腔隙，以后逐渐扩大融合成一个大腔，称**卵泡腔**。腔内的液体称卵泡液。随着卵泡的不断增长，卵泡腔增大，卵泡液增多，卵母细胞及其周围的卵泡细胞被推向一侧，突向卵泡腔中，形成**卵丘**。位于卵泡腔外周的卵泡细胞构成卵泡壁，由于组成卵泡壁的卵泡细胞排列密集呈颗粒状，故称**颗粒层**，颗粒层的卵泡细胞称颗粒细胞，能够分泌糖胺多糖和性激素。当卵泡继续生长时，其周围的结缔组织形成卵泡膜包围卵泡，卵泡膜富含细胞和血管。

4）**成熟卵泡**(mature follicle)：生长卵泡发育到最后阶段成为成熟卵泡。此时，卵泡细胞停止增殖，但卵泡液继续增多，卵泡壁越来越薄，并凸向卵巢表面，排卵前初级卵母细胞完成第一次减数分裂，产生一个次级卵母细胞，待受精时完成第二次成熟分裂。从原始卵泡发育至成熟卵泡约需 14 天。

次级卵泡和成熟卵泡具有内分泌功能，主要分泌雌激素。

(2) 排卵：成熟卵泡破裂，次级卵母细胞从卵巢排出的过程称**排卵**(ovulation)。排卵前，成熟卵泡的卵泡液剧增，卵泡腔内压力增高，卵泡向卵巢表面突出，卵泡壁破裂，次级卵母细胞与周围的透明带、放射冠随同卵泡液一起，脱离卵巢。

女性在生育年龄期，一般每隔 28 天排卵一次，通常是左右卵巢交替排卵。

(3) 黄体的形成和退化：排卵后，残留在卵巢内的卵泡壁塌陷，卵泡膜和血管也随之陷入，发育成一个体积较大、富含毛细血管的内分泌细胞团，新鲜时呈黄色，称**黄体**(corpus luteum)。黄体分泌孕激素和少量雌激素。孕激素有促进子宫内膜增生，腺体分泌，乳腺发育和抑制子宫平滑肌收缩等作用。黄体存在的时间长短，取决于排出的卵是否受精。如卵未受精，黄体发育到两周左右即萎缩退化，称**月经黄体**。如卵受精，黄体继续发育增大，直到妊娠4～6个月才逐渐开始退化，称**妊娠黄体**。黄体退化后为结缔组织所代替，称**白体**。

（二）输卵管

输卵管(uterine tube)是一对细而弯曲的肌性管道，长10～14cm，位于子宫底的两侧，内侧端与子宫腔相通，外侧端到达卵巢的上方，开口于腹膜腔。输卵管由内侧向外侧依次分为4部：①**子宫部**：是输卵管穿行子宫壁的一段，其内侧端开口于子宫腔。②**峡部**：是输卵管子宫部向外侧延伸的部分，此部短而狭细，是输卵管结扎术的常选部位。③**壶腹部**：约占输卵管全长的2/3，管径粗而弯曲，卵细胞通常在此受精。④**漏斗部**：为输卵管外侧端的膨大部分，呈漏斗状；漏斗的底有输卵管腹腔口，开口于腹膜腔，卵细胞经此口进入输卵管。漏斗的周缘有许多指状突起，称**输卵管伞**，是临床上识别输卵管的标志(图6-11)。输卵管常因阴道、子宫的逆行感染或腹膜腔的炎症而受累，可导致输卵管狭窄、阻塞，造成不孕或宫外孕。

临床上将卵巢和输卵管合称为子宫附件。

（三）子宫

子宫(uterus)为一壁厚、腔小的肌性器官，是胎儿生长发育的场所。

1. 子宫的形态和分部　子宫呈倒置的梨形，前后略扁，两侧与输卵管相连，向下连于阴道，分为子宫底、子宫体、子宫颈3部分。位于两侧输卵管上方钝圆隆起的部分称**子宫底**；下段窄细呈圆柱状的部分称**子宫颈**，是炎症和癌肿的好发部位；子宫颈与子宫底之间的部分称**子宫体**。子宫颈分为突入阴道的**子宫颈阴道部**和阴道以上的**子宫颈阴道上部**。子宫颈与子宫体交界处缩窄称为**子宫峡**(图6-13，图6-14)。在非妊娠期，子宫峡不明显，长约1cm；至妊娠末期，子宫峡可延伸至7～11cm，形成子宫的下段，至妊娠末期，其壁也随之变薄，妊娠子宫破裂多发生于此部。产科常在子宫峡进行剖宫术，可避免进入腹膜腔，减少感染的机会。

子宫内腔分**子宫腔**和**子宫颈管**。子宫腔呈倒三角形，两侧与输卵管相通，向下续为子宫颈管。子宫颈管呈梭形，下口通阴道，称**子宫口**。正常分娩后，产妇的子宫口由产前的圆形变为横裂状(图6-11)。

2. 子宫的位置及固定装置

(1) 位置：子宫位于小骨盆中央，膀胱与直肠之间。成年女子的正常子宫呈前倾前屈位。前倾即子宫的长轴与阴道长轴之间形成的向前开放的钝角；前屈为子宫体与子宫颈构成的向前开放的钝角。子宫位置可随膀胱与直肠的充盈程度或体位的改变而变化(图6-15)。

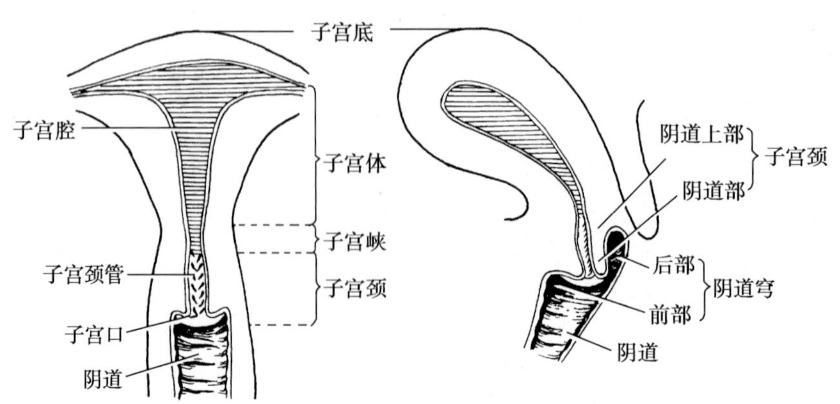

图6-13　子宫的分部

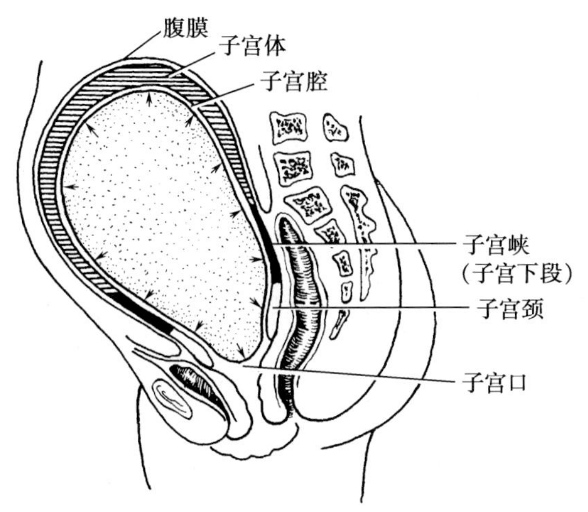

图6-14 妊娠和分娩期的子宫

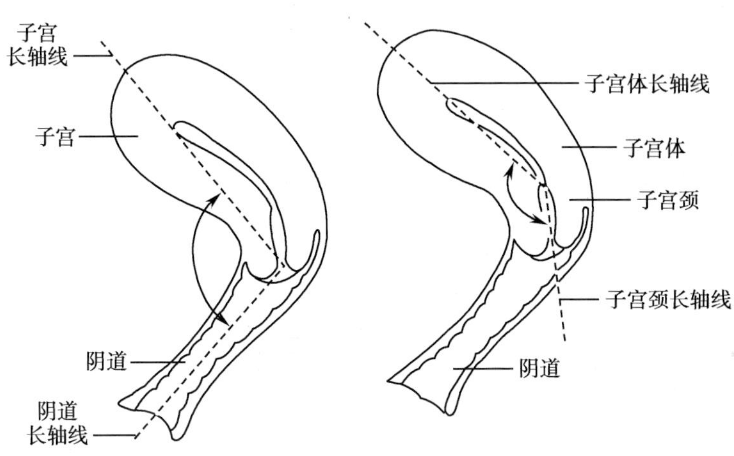

图6-15 子宫前倾、前屈位示意图

（2）固定装置

1）**子宫阔韧带**：自子宫两侧缘延伸至盆侧壁和盆底的双层腹膜皱襞，此韧带可限制子宫向两侧移动。

2）**子宫圆韧带**：呈扁索状，由结缔组织和平滑肌构成。起于输卵管与子宫连接处前面的下方，向前向外延续，通过腹股沟管止于阴阜或附近的腹前壁皮下，是维持子宫前倾的重要结构。

3）**子宫主韧带**：位于子宫阔韧带下部，由子宫颈连于盆侧壁，有固定子宫颈、防止子宫脱垂的作用。

4）**子宫骶韧带**：由结缔组织和平滑肌构成。起于子宫颈的后面，绕过直肠两侧，附于骶骨前面的筋膜，是维持子宫前屈的重要韧带。

子宫正常位置主要依赖于盆底肌的承托和韧带的牵引与固定。如果这些结构损伤或松弛，可导致子宫位置异常（图6-16）。

3. 子宫壁的微细结构　子宫壁很厚，从内向外分为内膜、肌层和外膜。

（1）内膜：即子宫黏膜，由单层柱状上皮和固有层构成。固有层较厚，内含子宫腺和螺旋动脉等。子宫内膜的浅层为功能层，自青春期开始，在卵巢分泌激素的作用下，发生周期性脱落的形成月经；子宫内膜的深层为基底层，不发生周期性脱落，有增生并修复功能层的作用。

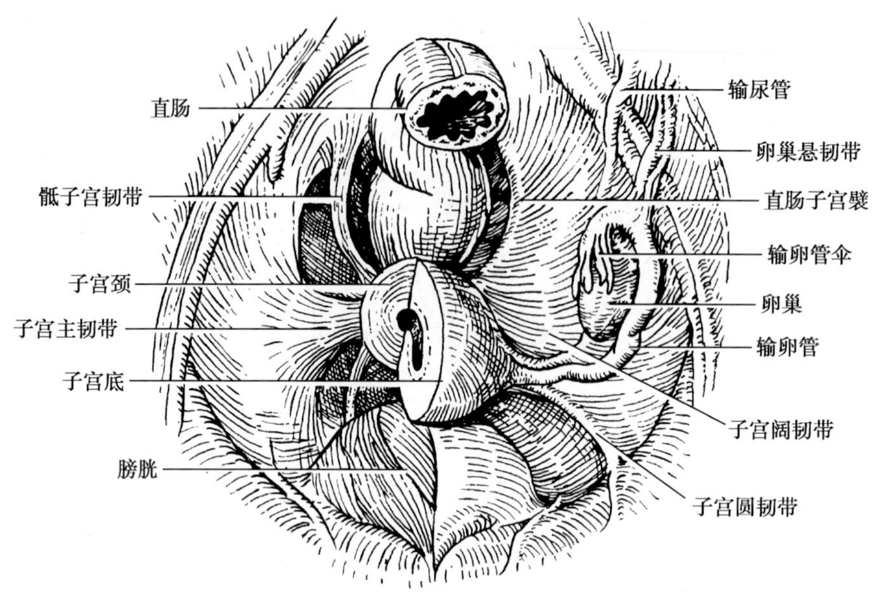

图 6-16　子宫的固定装置

（2）肌层：很厚，由分层排列的平滑肌构成。

（3）外膜：子宫体和子宫底为浆膜，子宫颈为纤维膜（图 6-17）。

4. 子宫内膜的周期性变化及其与卵巢周期性变化的关系　自青春期到绝经期止，在卵

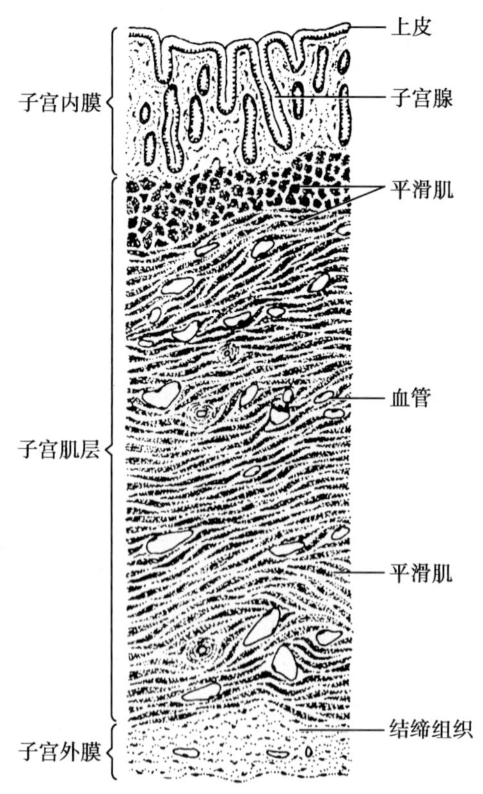

图 6-17　子宫的微细结构

巢分泌的雌激素和孕激素的作用下,子宫内膜呈现周期性变化,每28天左右发生一次内膜脱落、出血、修复和增生,这种周期性变化,称**月经周期**。在月经周期中,子宫内膜的变化分为**增生期**、**分泌期**和**月经期**。子宫内膜与卵巢的周期性变化关系如下(图6-18,表6-1):

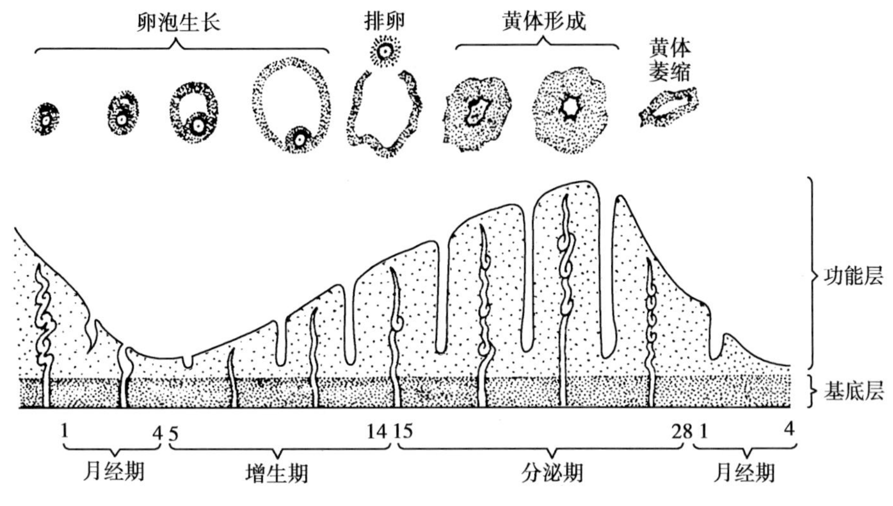

图6-18 子宫内膜周期性变化与卵巢周期性变化的关系示意图

表6-1 子宫内膜与卵巢的周期性变化关系

	增生期(第5~14天)	分泌期(第15~28天)	月经期(第1~4天)
卵巢的变化	卵泡处于生长发育阶段,雌激素分泌增多,增生末期卵泡趋于成熟排卵	已经排卵,黄体形成,分泌雌激素和孕激素	黄体退化,雌激素和孕激素急剧下降
子宫内膜	子宫内膜功能层修复、增厚,子宫腺增多,螺旋动脉增长并弯曲	子宫内膜继续增厚;子宫腺弯曲,腔内充满分泌物,螺旋动脉迂曲、充血。适于胚泡的植入和发育。如妊娠,内膜继续增厚;否则黄体退化,内膜于第28天开始脱落	螺旋动脉持续收缩,内膜功能层缺血坏死;螺旋动脉短暂性扩张,造成功能层血管破裂出血;血液与坏死脱落的子宫内膜经阴道排出,形成月经

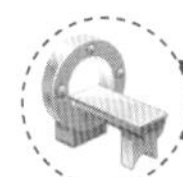
临床应用

功能失调性子宫出血

功能失调性子宫出血(功血)是在内、外因素的影响下,引起调节生殖的神经内分泌的释放或相互调控异常,所引起的异常子宫出血。根据卵巢功能状态不同,可分为排卵性月经失调和无排卵性功血。无排卵性功血,多发生于青春期与绝经过渡期妇女。青春期下丘脑、垂体、卵巢之间相互的调节功能尚未成熟,与卵巢间尚未建立稳定的协调关系;绝经过渡期妇女则因卵巢功能衰退,剩余卵泡对垂体促性腺激素反应低下,发育成熟而无排卵。排卵性月经失调,多发生于生育年龄妇女。常见有两种类型:黄体功能不足与子宫内膜不规则脱落。

（四）阴道

阴道(vagina)为连接子宫和外生殖器的肌性管道，是排出月经和娩出胎儿的通道。

1. 阴道的位置和形态 阴道位于盆腔中央，前面与膀胱和尿道相邻，后面贴近直肠。阴道壁薄而富于伸展性，其前壁较短，后壁较长，前后壁经常处于相贴状态。阴道的上端较宽，呈穹隆状包绕子宫颈阴道部，在子宫颈周围形成环状凹陷，称**阴道穹**。阴道穹可分为前、后穹和左、右侧穹，其中阴道后穹最深，与直肠子宫陷凹仅隔阴道壁和一层腹膜，临床上，可从阴道后穹进行穿刺或引流。阴道下端较狭窄，以阴道口开口于阴道前庭。处女的阴道口周围有**处女膜**附着，处女膜上有孔，月经即经此孔排出。个别女性处女膜厚而无孔，称处女膜闭锁或无孔处女膜，需手术治疗。处女膜破裂后，阴道口周围留有处女膜痕(图6-19)。

2. 阴道黏膜的微细结构 阴道黏膜由上皮和固有层构成。黏膜向管腔内突起，形成许多环形的皱襞。黏膜的上皮为复层扁平上皮，在雌激素的刺激下，发生周期性变化：当雌激素分泌量增多时，阴道上皮的角化细胞增多，上皮细胞合成大量的糖原并随着上皮细胞的脱落更新而游离于阴道腔，在细菌的作用下转变为乳酸，使阴道内保持酸性；反之，阴道上皮的角化细胞减少，上皮合成的糖原及阴道内游离的糖原也减少，可引起致病菌繁殖而感染。因此，将脱落的阴道上皮细胞作涂片染色检查，是了解卵巢功能的方法之一。

（五）前庭大腺

前庭大腺(greater vestibular gland)，又称 Bartholin 腺，为女性附属腺，左右各一，形如豌豆，位于阴道口后外侧的深面，借导管开口于阴道前庭，能分泌黏液，润滑阴道口。

二、女性外生殖器

女性外生殖器又称**女阴**，包括阴阜、大阴唇、小阴唇、阴蒂和阴道前庭等结构(图6-19)。

阴阜为耻骨联合前方的皮肤隆起，皮下富含脂肪，从青春期开始生有阴毛。**大阴唇**为

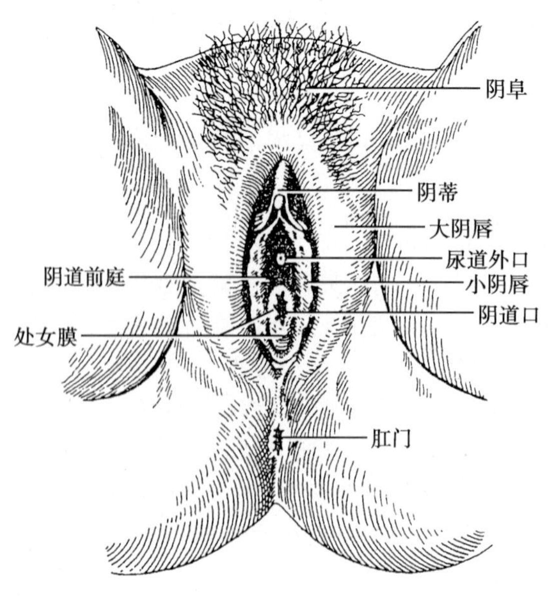

图6-19 女阴

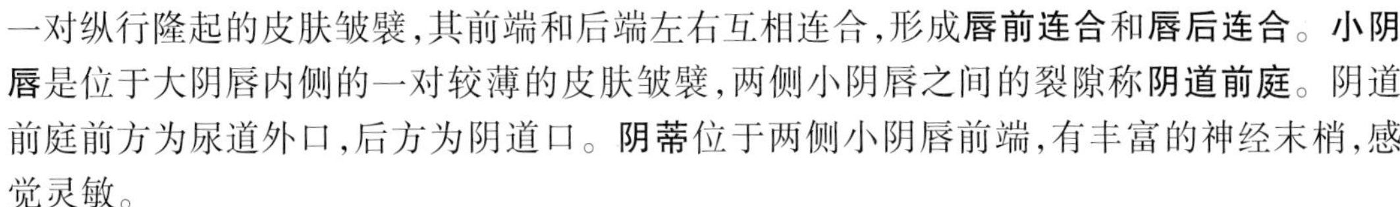

一对纵行隆起的皮肤皱襞，其前端和后端左右互相连合，形成**唇前连合**和**唇后连合**。**小阴唇**是位于大阴唇内侧的一对较薄的皮肤皱襞，两侧小阴唇之间的裂隙称**阴道前庭**。阴道前庭前方为尿道外口，后方为阴道口。**阴蒂**位于两侧小阴唇前端，有丰富的神经末梢，感觉灵敏。

第三节　乳房和会阴

一、乳房

乳房（mamma，breast）为哺乳动物特有的器官。女性的乳房比较发达，自青春期开始可随月经周期的变化而变化，在妊娠后期和哺乳期发育迅速且具有分泌功能，其分泌物即为乳汁。

（一）乳房的位置和形态

乳房位于胸大肌和胸肌筋膜的表面。成年未哺乳女性乳房呈半球形，紧张而有弹性。乳房的中央有乳头，乳头表面有输乳管开口。乳头周围的环形色素沉着区，称**乳晕**。乳头和乳晕的皮肤薄弱，容易损伤而造成感染（图 6-20）。

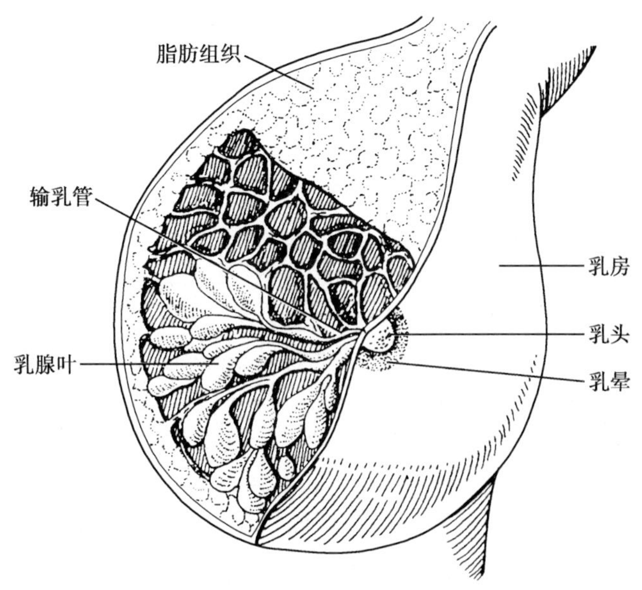

图 6-20　女性乳房的构造模式图

（二）乳房的内部构造

乳房的表面覆盖皮肤，内部主要由乳腺、纤维组织和脂肪组织构成。结缔组织向乳腺深部发出许多小隔，将乳腺分隔成 15～20 个乳腺叶。乳腺叶以乳头为中心呈放射状排列，每个乳腺叶内都借一条输乳管排泄乳汁，输乳管开口于乳头。乳房脓肿切开引流时宜作放射状切口，以减少对输乳管的损伤。

乳房皮肤、胸肌筋膜与乳腺之间连有许多结缔组织小束，对乳房有支持和固定作用，称**乳房悬韧带**（suspensory ligament of breast），又称 **Cooper 韧带**（图 6-21）。

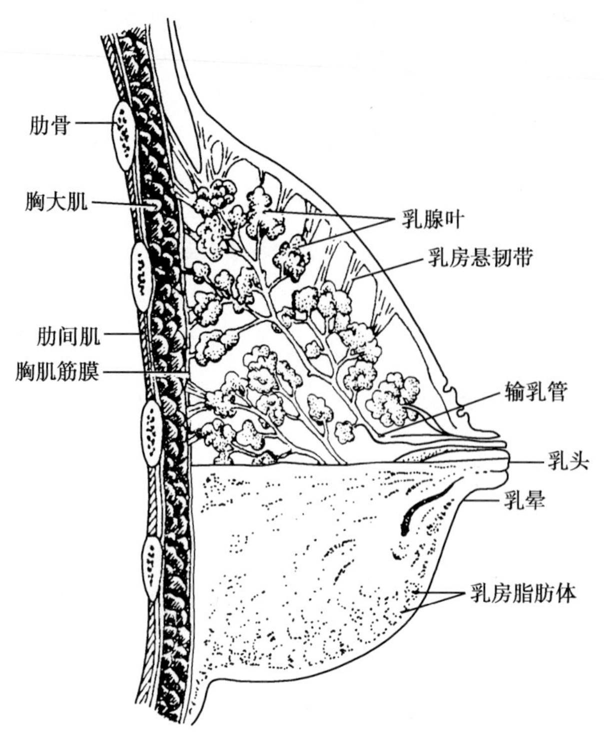

图6-21 女性乳房的矢状切面

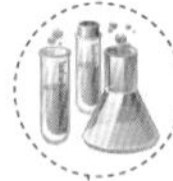
知识窗

乳腺癌病人皮肤出现的征象

1. 酒窝征 Cooper韧带具有一定的伸缩弹性，如果它受到了侵犯，就会失去弹性，在推动乳房组织时，它就会牵动其所连接的皮肤，表现为尤如人在笑的时候出现在颊部的“酒窝”，即“酒窝征”。一般来说，在排除“炎症”和既往手术史的情况下，出现了“酒窝征”，乳腺癌的可能性几乎为100%。

2. 橘皮征 当乳房皮下组织的淋巴管被癌细胞堵塞，或位于乳腺中央区的肿瘤浸润而引起乳房浅淋巴液回流障碍时，皮肤的真皮层会出现水肿，由于皮肤在毛囊处与皮下组织紧密连结，毛囊处会出现多个点状凹陷，毛孔清晰，使皮肤出现橘皮样外观，即“橘皮征”。在乳房急性炎症期，也可能出现“橘皮征”，须加以鉴别。

二、会阴

（一）会阴的概念

会阴(perineum)有广义和狭义之分。

1. **广义会阴** 是指封闭小骨盆下口的所有软组织。其周界与骨盆下口一致，呈菱形；常以两坐骨结节连线为界，将广义会阴分为前、后两个三角，前为尿生殖区，男性有尿道通过，女性有尿道、阴道通过；后为肛门区，有肛管通过。两个三角均被肌和筋膜所封闭(图6-22)。

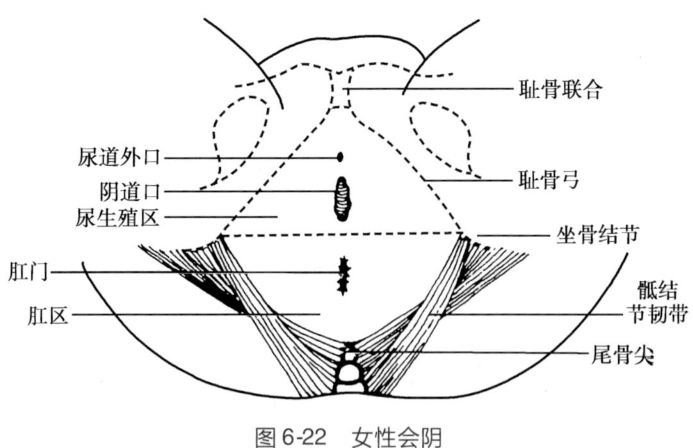

图 6-22 女性会阴

2. **狭义会阴** 又称产科会阴，是指肛门与外生殖器之间狭小区域的软组织。狭义会阴在产科分娩时，伸展、扩张较大，结构变薄，助产时应注意保护，避免撕裂。

（二）会阴肌

1. 肛门区的肌 包括肛提肌和尾骨肌及肛门外括约肌（图 6-23）。肛提肌和尾骨肌有加强和提起盆底，承托盆腔脏器的作用；肛门外括约肌为环绕肛门的骨骼肌，具有意识性括约肛门的作用。

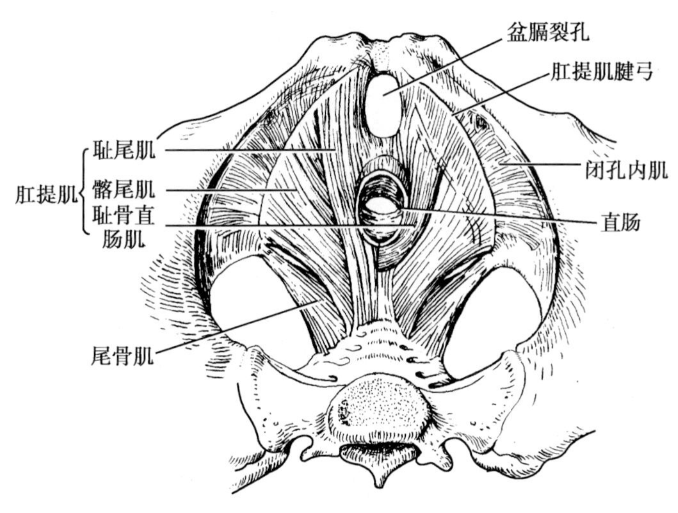

图 6-23 肛提肌和尾骨肌

2. 尿生殖区的肌 包括浅、深 2 层（图 6-24，图 6-25），浅层的会阴浅横肌有固定会阴中心腱的作用；球海绵体肌，在男性，收缩时可使尿道缩短变细，协助排尿和射精，并参与阴茎勃起，在女性，此肌分为左、右两部，称阴道括约肌，可缩小阴道口；坐骨海绵体肌，参与阴茎勃起，女性称阴蒂勃起肌。会阴中心腱是狭义会阴深面的一个腱性结构，许多会阴肌附着于此，在女性较大且有韧性，分娩时要保护此区，以免撕裂。深层有会阴深横肌和尿道阴道括约肌（女性），前者可加强会阴中心腱的稳固性，后者围绕尿道和阴道，有括约尿道和阴道的作用。

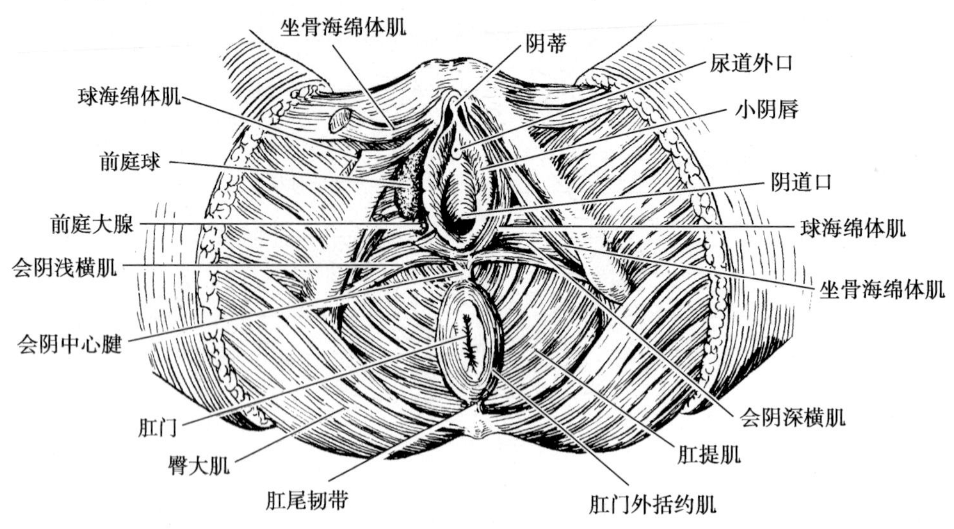

图6-24 女会阴肌（浅层）

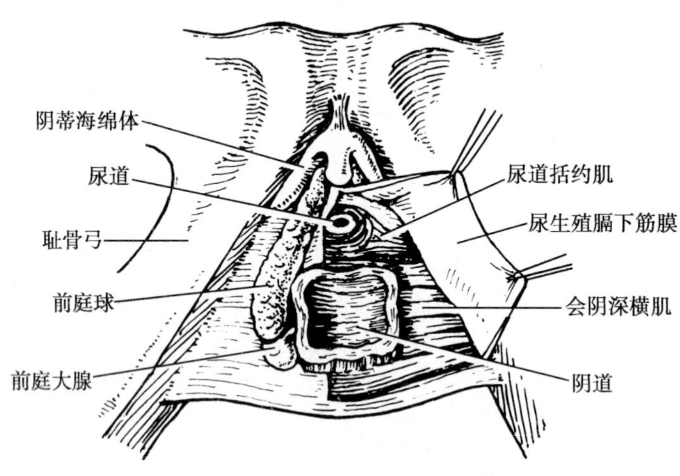

图6-25 女会阴肌（深层）

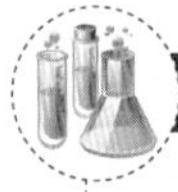

知识窗

会阴侧切

尽管阴道的结构特点非常有利于胎儿的娩出，然而当直径约10cm的胎头和胎体从产妇的阴道娩出时，若没有助产士对产妇的会阴进行保护，往往会使产妇的会阴发生不同程度的撕裂，严重者甚至出现子宫脱垂、大小便失禁等后遗症。

因此，在产妇分娩时，若能及时实施会阴侧切术，就可避免上述情况的发生。那么，什么是会阴侧切术呢？会阴侧切术是在阴道外口向左侧或右侧坐骨结节方向剪开会阴，在宫缩时剪开皮肤及阴道黏膜，一般切口长4~5cm。切开的伤口边缘齐整，易于缝合，愈合也较好。

（胡 哲）

思考题

1. 说出生殖系统的组成和功能。

2. 精子是如何产生和被输送的?

3. 给男性病人导尿时,应注意男性尿道的哪些结构特点?

4. 临床上进行输卵管结扎术时,识别输卵管的标志是什么?结扎部位常选在何处?结扎后对女性的第二性征有无影响?

5. 子宫位于盆腔中央,膀胱与直肠之间。请说出子宫的形态结构及固定装置。

6. 广义会阴与狭义会阴有什么区别?

第七章 脉管系统

学习目标

1. 掌握　脉管系统的组成和大、小循环的途径；心的位置、外形和心腔的主要结构；主动脉的分部、主要分支及其分布范围；上、下腔静脉的主要属支及收集血液的范围。
2. 熟悉　心的体表投影；心壁的组织结构特点和心传导系统的组成；肝门静脉与上、下腔静脉之间的吻合途径；全身主要浅淋巴结群的名称、位置和收集范围；脾的形态和位置。
3. 了解　冠状动脉的分布；心包的结构；血管的类型及组织结构特点；淋巴导管的组成、注入部位和收集范围。
4. 熟练掌握　触及脉搏的部位和测量血压的听诊部位；找到常用血管的穿刺点。
5. 学会　在胸前壁画出心的体表投影；寻找常用动脉的搏动部位及压迫止血点。

情景与思考

情景：

某校学生小李，因打架受伤，被同学急送入院。入院时，小李头顶前部血流不止，神情紧张，手脚发抖。护士在小李耳屏前方按压不久后，血流即止。医嘱：清创、缝合，静脉滴注抗生素。

思考：

1. 护士压迫止血的动脉名称和分布。
2. 静脉滴注常用血管的名称和部位。

第一节 概　　述

脉管系统(circulatory system)包括心血管系统和淋巴系统两部分。**心血管系统**(cardiovascular system)由心、动脉、毛细血管和静脉组成，**淋巴系统**由淋巴管道、淋巴器官和淋巴组织组成。

在心血管系统中，心是动力器官；**动脉**(artery)是输送血液离心的血管；**毛细血管**(capillary)是连于动、静脉末梢间呈网状的微细血管，是血液与组织液进行物质交换的场所；**静脉**

(vein)是输送血液回心的血管。

血液在心血管系统内沿一定方向周而复始的流动,称**血液循环**(blood circulation);而淋巴经淋巴管道不断汇入血液的过程,称**淋巴循环**。

心通过有节律地收缩和舒张,推动血液在血管内循环流动。根据血液循环的途径不同,分为体循环和肺循环。两个循环同时进行,彼此相通(图7-1)。

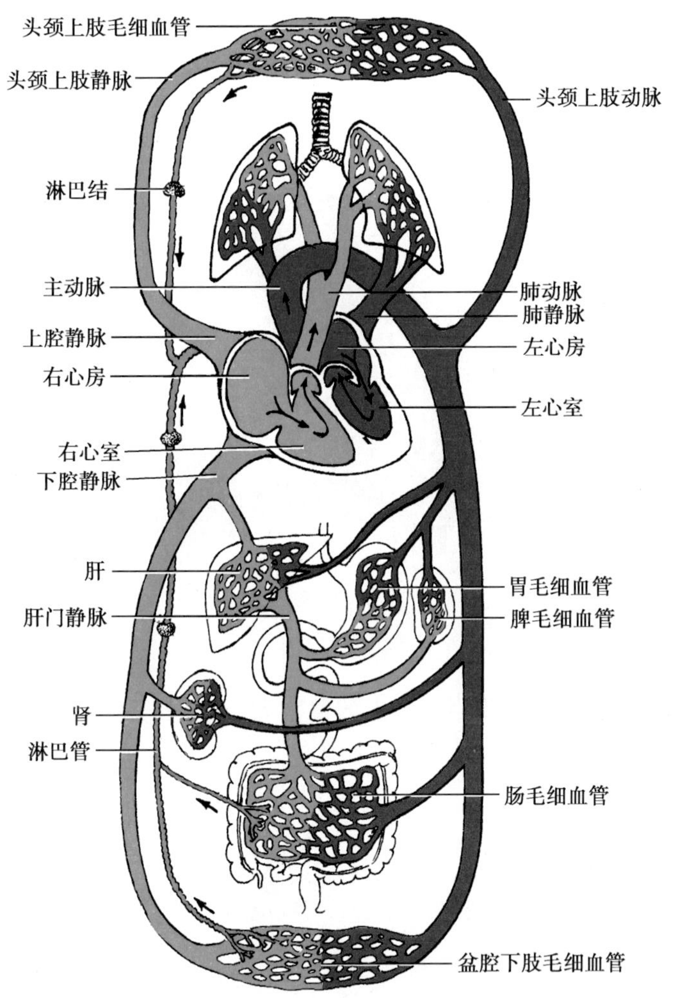

图7-1 血液循环示意图

体循环(systemic circulation)又称**大循环**:血液由左心室射入主动脉,经各级动脉分支流向毛细血管,血液在此与组织细胞进行物质交换,由动脉血变成静脉血,再经各级静脉回流,最后经上、下腔静脉与心的静脉返回右心房。

肺循环(pulmonary circulation)又称**小循环**:血液由右心室射出,经肺动脉干及其分支到达肺泡毛细血管,与肺泡进行气体交换,由静脉血变成动脉血,再经肺静脉返回左心房。

第二节 心

一、心的位置和外形

（一）心的位置

心(heart)位于胸腔的中纵隔内，约2/3位于正中线的左侧，1/3位于正中线的右侧。心的上方连有出入心的大血管，下方是膈；两侧借纵隔胸膜与肺相邻；前方大部分被肺和胸膜覆盖；小部分隔心包与胸骨体下部和左侧第4～6肋软骨邻近，故在左侧第4肋间隙近胸骨左侧缘处进行心内注射，一般不会伤及胸膜和肺。后方与食管、胸主动脉等邻近(图7-2)。

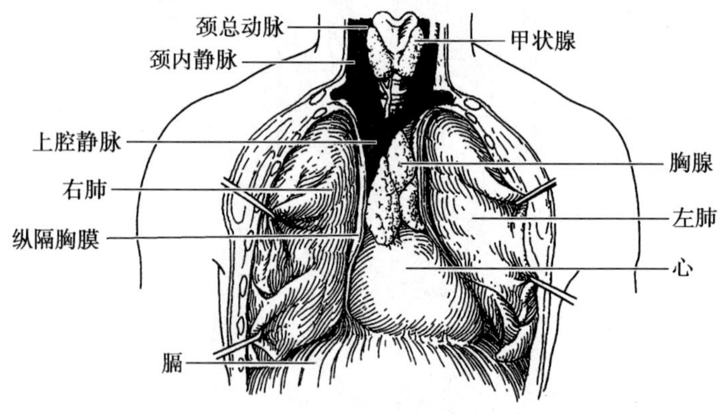

图7-2 心的位置

（二）心的外形

心近似倒置的圆锥体，一般相当于本人的拳头大小，可分一尖、一底、两面、三缘和三沟(图7-3，图7-4)。

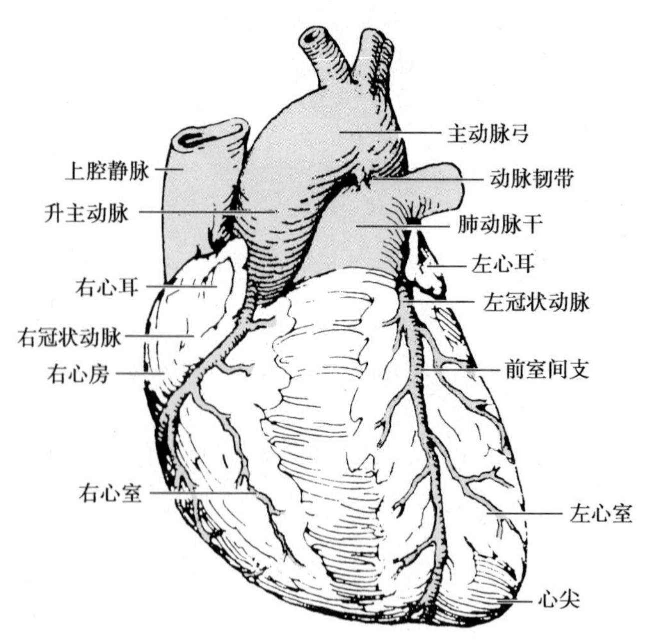

图7-3 心的外形与血管（前面）

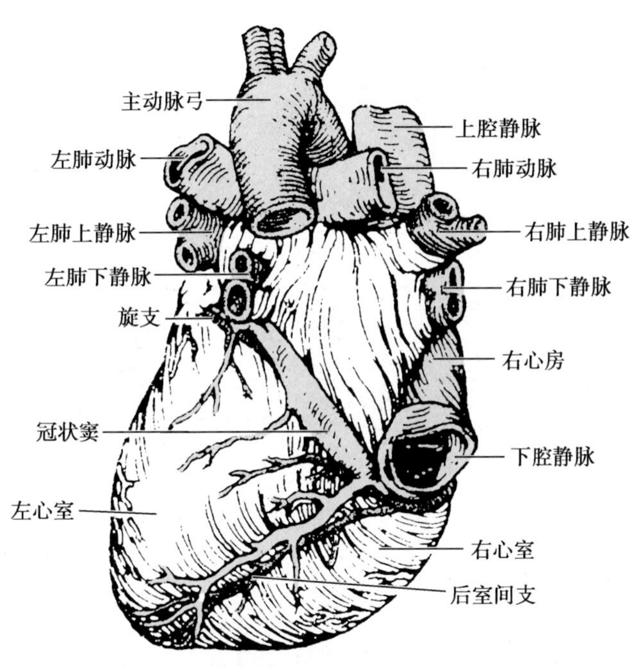

图 7-4　心的外形与血管（后面）

心尖朝向左前下方，与左胸前壁贴近。在左侧第 5 肋间隙、左锁骨中线内侧 1～2cm 处，可触及心尖的搏动。心底朝向右后上方，与出入心的大血管相连。心的下面又称**膈面**，与膈相邻。前面又称**胸肋面**，与胸骨及肋软骨相邻。心右缘主要由右心房构成。左缘主要由左心室构成。下缘由右心室和心尖构成。**冠状沟**靠近心底，几乎呈额状位，近似环行，是心房与心室在心表面的分界标志；在胸肋面和膈面各有 1 条自冠状沟向心尖稍右侧走行的沟，称**前室间沟**和**后室间沟**，是左、右心室在心表面的分界标志。3 条沟内都有心的血管经过和脂肪组织填充。

二、心腔的结构

心有 4 个腔，借**房间隔**和**室间隔**分为左、右两半心，左、右半心又分为后上部的心房和前下部的心室，同侧的心房和心室借房室口相通。心房接纳静脉，心室发出动脉。

1. **右心房**（right atrium）　位于心的右上部，有 3 个入口：上方的称**上腔静脉口**，下方称**下腔静脉口**，在下腔静脉口与右房室口之间的称**冠状窦口**。出口称**右房室口**，通向右心室。在房间隔右侧面中下部有一卵圆形浅窝，称**卵圆窝**，为胎儿卵圆孔闭锁后的遗迹。此处是房间隔缺损的好发部位（图 7-5）。

2. **右心室**（right ventricle）　位于右心房的左前下方，其入口即右房室口，口周缘有 3 片三角形的瓣膜，称**三尖瓣**（右房室瓣）。瓣膜的游离缘借数条**腱索**连于室壁上的**乳头肌**。当心室收缩时，血液推动三尖瓣相互对合，关闭右房室口。由于有乳头肌的收缩和腱索的牵拉，瓣膜不会向右心房内翻转，从而防止血液由右心室逆流回右心房。出口称**肺动脉口**，通向肺动脉干。该口周缘附有 3 个袋口向上的半月形瓣膜，称**肺动脉瓣**。当右心室舒张时，瓣膜关闭，可阻止血液逆流入右心室（图 7-6）。

3. **左心房**（left atrium）　位于右心房的左后方，构成心底的大部分，有 4 个入口，称**肺静**

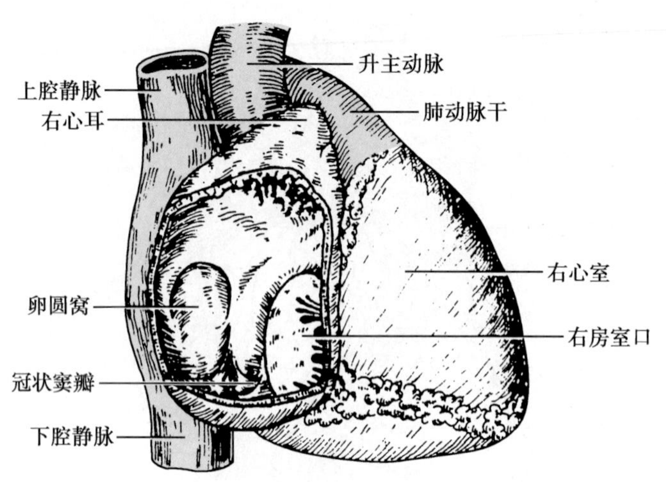

图 7-5 右心房的腔面

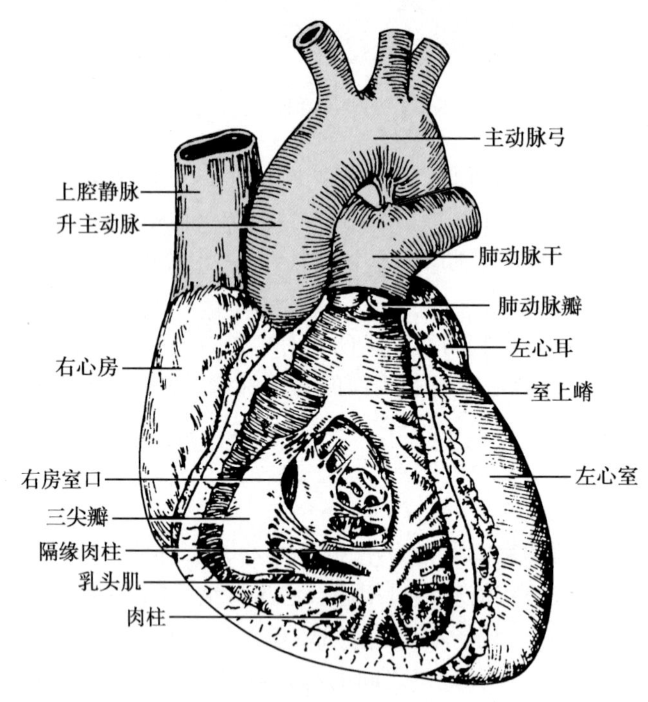

图 7-6 右心室的腔面

脉口,位于左心房后部两侧,左右各 1 对。出口称**左房室口**,通向左心室(图 7-7)。

4. **左心室**(left ventricle) 大部分位于右心室的左后下方,构成心尖及心的左缘。入口即左房室口,其周缘有 2 片三角形瓣膜,称**二尖瓣**(左房室瓣),瓣膜的游离缘借数条腱索与心室壁上的乳头肌相连。出口称**主动脉口**,通向主动脉。主动脉口周围附有 3 个袋口向上的半月形瓣膜,称**主动脉瓣**。其形态和功能与肺动脉瓣相似(图 7-7)。

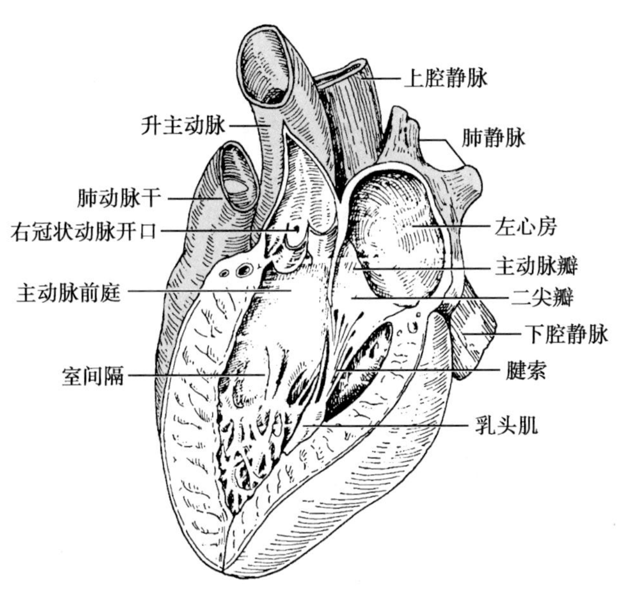

图 7-7　左心房与左心室

三、心壁结构与传导系统

（一）心壁的结构

心壁由内向外依次分为心内膜、心肌层和心外膜 3 层（图 7-8）。

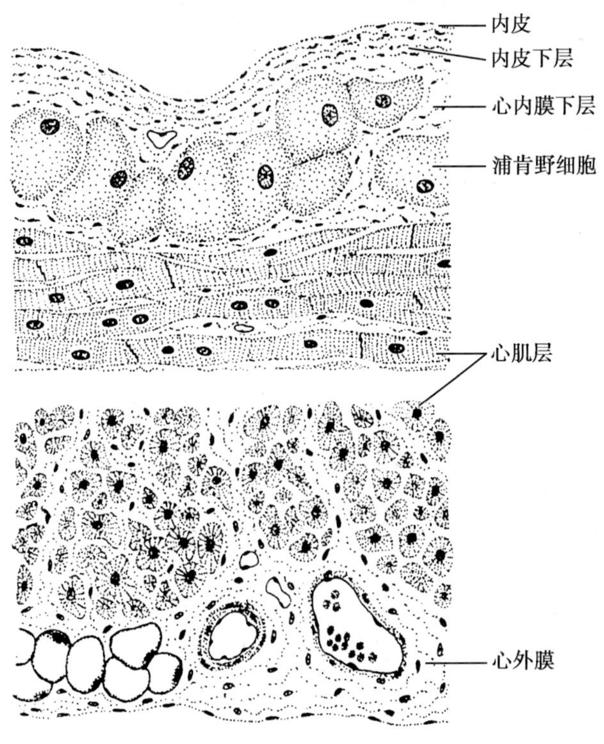

图 7-8　心壁的微细结构

1. **心内膜**(endocardium) 是衬在心腔内面的一层光滑的薄膜,其内皮与血管的内皮相连续。心瓣膜由心内膜折叠而成。心内膜分为内皮、内皮下层和心内膜下层,心内膜下层内含有血管、神经和心传导系统的分支。

2. **心肌层**(myocardium) 最厚,由心肌构成。心房肌较薄,心室肌较厚,左心室肌最厚。在各房室口和动脉口周围,有致密结缔组织形成的纤维环。心房肌和心室肌分别附着于纤维环上,互不连续。因此,心房肌的兴奋不能直接传给心室肌。

室间隔的大部分由心肌构成,称**肌部**;其上部靠近心房处,有一缺乏心肌的卵圆形区域,称**膜部**,是室间隔缺损的好发部位(图7-9)。

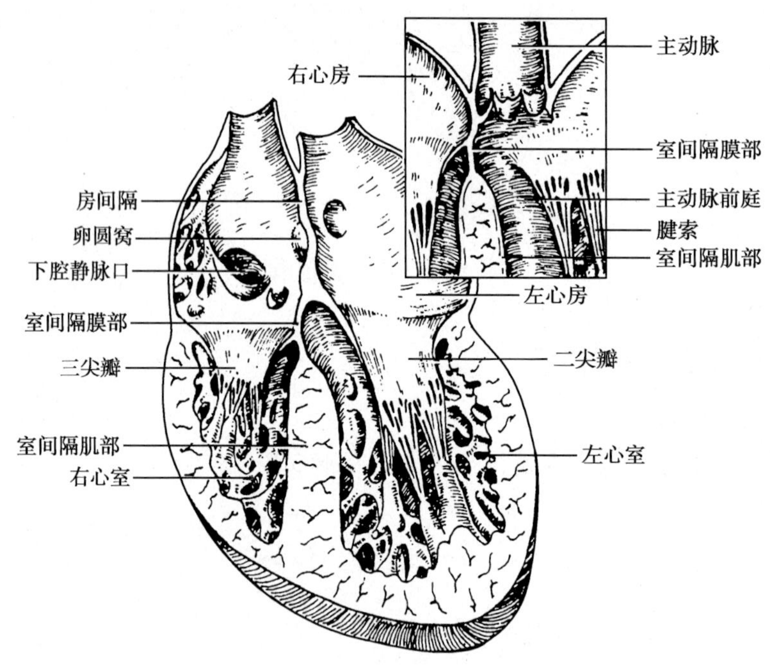

图7-9 房间隔与室间隔

3. **心外膜**(epicardium) 为心壁外面的一层浆膜,即浆膜心包的脏层,内有血管和神经等。

课堂讨论

病人王先生,男,47岁。20年前发现心脏有杂音。6周前病人上呼吸道感染后出现发热,体温维持在38℃左右。病人感觉劳累,呼吸费力,来医院就诊。经超声心动图检查显示:①二尖瓣膜增厚。②二尖瓣膜上有异物生长。③二尖瓣狭窄合并关闭不全。体格检查:体温38.5℃,呼吸98次/分,脉搏19次/分,血压115/68mmHg,其余正常。临床诊断:①亚急性感染性心内膜炎。②风湿性心瓣膜病。③二尖瓣狭窄合并关闭不全。

问题:1. 心壁由内到外由哪3层构成?心瓣膜由什么形成?

2. 心脏4个瓣膜的名称及主要作用。

（二）心的传导系统

心的传导系统位于心壁内，由特殊分化的心肌纤维构成，具有产生和传导兴奋，控制心的节律性活动的功能。心的传导系统包括：窦房结、房室结、房室束及其分支（图7-10）。

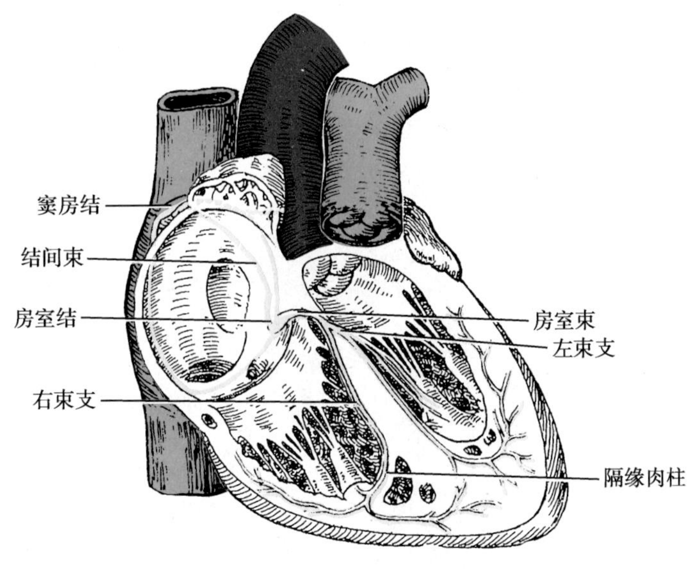

图7-10 心传导系统

1. **窦房结**（sinuatrial node） 是心的正常起搏点，位于上腔静脉与右心耳之间的心外膜深面，呈长椭圆形。

2. **房室结**（atrioventricular node） 位于冠状窦口与右房室口之间的心内膜深面，呈扁椭圆形。其主要功能是将窦房结传来的冲动短暂延搁后再传向心室，保证心房收缩后，心室再开始收缩

3. **房室束**（atrioventricular bundle）及其分支 房室束起于房室结，在室间隔上部分为**左束支**和**右束支**，分别沿室间隔的两侧下行，在心内膜下形成许多细小的分支，称浦肯野纤维，分布于心室肌。

四、心的血管

1. 动脉 营养心的动脉有左、右冠状动脉，均起自于升主动脉的根部，经冠状沟分布到心的各部。其中，**右冠状动脉**主要布于右心房、右心室、左心室后壁、室间隔的后下部及窦房结和房室结。**左冠状动脉**主要布于左心房、左心室、右心室前壁和室间隔前上部（图7-3，图7-4）。

2. 静脉 心的静脉多与动脉伴行，最终在冠状沟后部汇合成**冠状窦**，经冠状窦口注入右心房。

五、心包

心包（pericardium）是包裹心和出入心大血管根部的纤维膜性囊，分为纤维心包和浆膜心包（图7-11）。

1. **纤维心包**（fibrous pericardium） 是坚韧的结缔组织囊，上方与大血管外膜相续，下方

附着于膈的中心腱。

2. **浆膜心包**(serous pericardium) 为纤维心包内的一个密闭的膜性囊,分脏、壁两层,薄而光滑。脏层即心外膜,壁层衬于纤维心包内面。浆膜心包的脏、壁两层在大血管根部相互移行,两层之间的潜在性间隙,称**心包腔**(pericardial cavity),内含少量浆液,可减少心搏动时的摩擦。

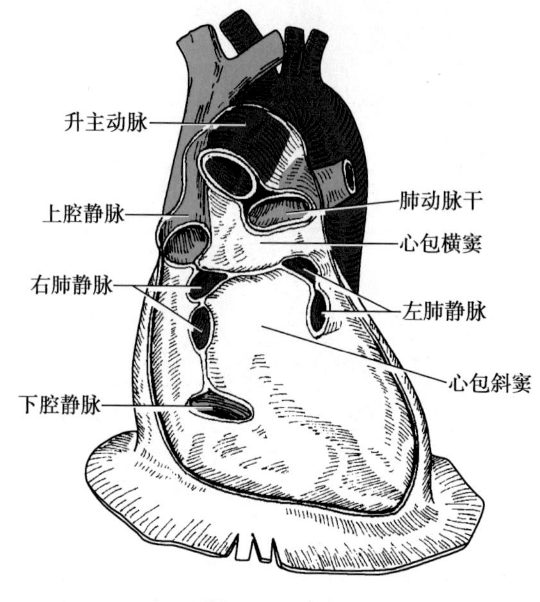

图7-11 心包

六、心的体表投影

心在胸前壁的体表投影,一般可用下列4点及其连线来表示:①左上点:左侧第2肋软骨下缘,距胸骨左缘1.2cm处。②右上点:右侧第3肋软骨上缘,距胸骨右缘1cm处。③右下点:右侧第6胸肋关节处。④左下点:左侧第5肋间隙,锁骨中线内侧1~2cm处(图7-12)。

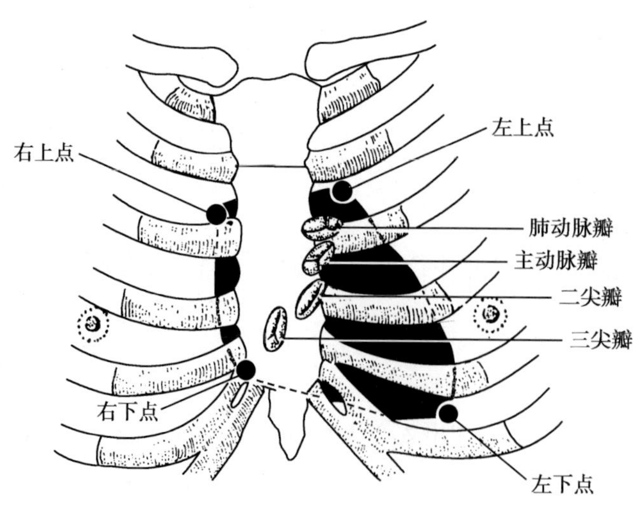

图7-12 心的体表投影

第三节 血 管

一、血管的分类及结构特点

（一）血管的分类

血管分动脉、静脉和毛细血管3类。动脉和静脉均可分为大、中、小3级。

大动脉是指靠近心的动脉，如主动脉和肺动脉等；除大动脉外，其他有解剖学名称的动脉多属**中动脉**，如肱动脉和桡动脉等；管径小于1.0mm的动脉称**小动脉**，其中接近毛细血管的部分称**微动脉**。

大静脉是指注入心房的静脉主干，如上、下腔静脉和肺静脉等；管径小于2.0mm的静脉称**小静脉**，其中与毛细血管相连的部分称**微静脉**；介于大、小静脉之间的静脉均属于**中静脉**，如大隐静脉和肘正中静脉等。

人体内的血管吻合现象十分普遍。动脉之间有动脉弓、动脉网；静脉之间有静脉网、静脉丛；在小动脉和小静脉之间还有动静脉吻合等。血管吻合对缩短血液循环、增加局部血流量、调节体温等都起着重要作用。

此外，有些较大的血管，在其主干的近端发出与主干平行的侧支，与主干远端发出的返支形成**侧支吻合**（图7-13）。在正常情况下，侧支较细。当主干血流受阻时，侧支逐渐增大以代替主干输送血液。这种通过侧支建立的循环称**侧支循环**。侧支循环的建立对保证器官在缺血情况下的有效供血具有重要意义。

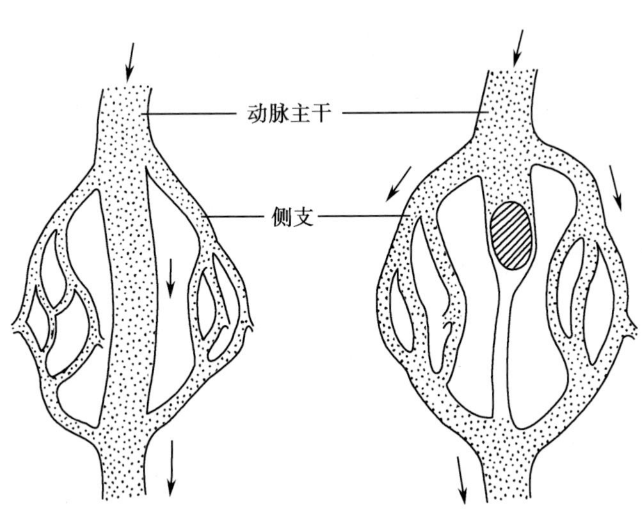

图7-13 侧支吻合及侧支循环

（二）血管壁的结构

1. 动脉 动脉管腔横断面呈圆形，其管壁较厚，由内向外依次分为内膜、中膜和外膜3层。

（1）内膜：最薄，由内皮及其外面的少量结缔组织构成。内膜游离面光滑，可减少血液流动的阻力。内膜在邻接中膜处有由弹性纤维形成的内弹性膜。

（2）中膜：最厚，由平滑肌和弹性纤维构成。

大动脉的中膜以弹性纤维为主，因其有较大的弹性又称**弹性动脉**（图 7-14）。中动脉和小动脉的中膜以平滑肌为主，均可称**肌性动脉**（图 7-15）。小动脉管壁平滑肌的舒缩，不但可改变其口径，影响器官组织的血流量；还可改变血流的外周阻力，影响血压（图 7-16）。

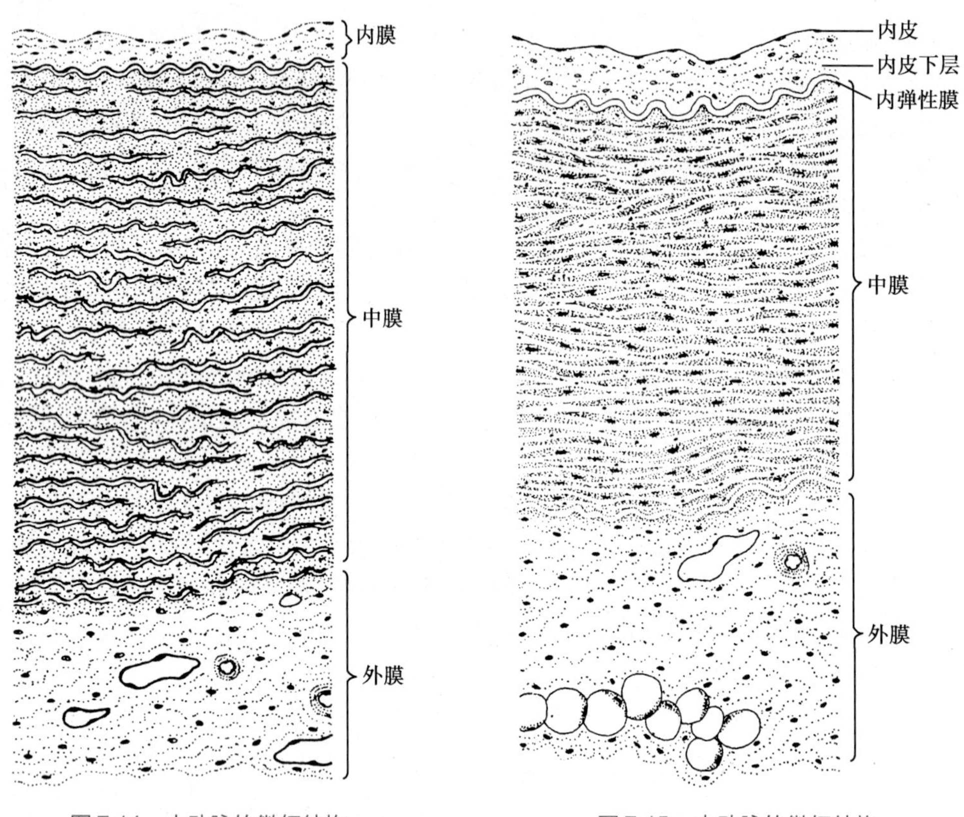

图 7-14 大动脉的微细结构

图 7-15 中动脉的微细结构

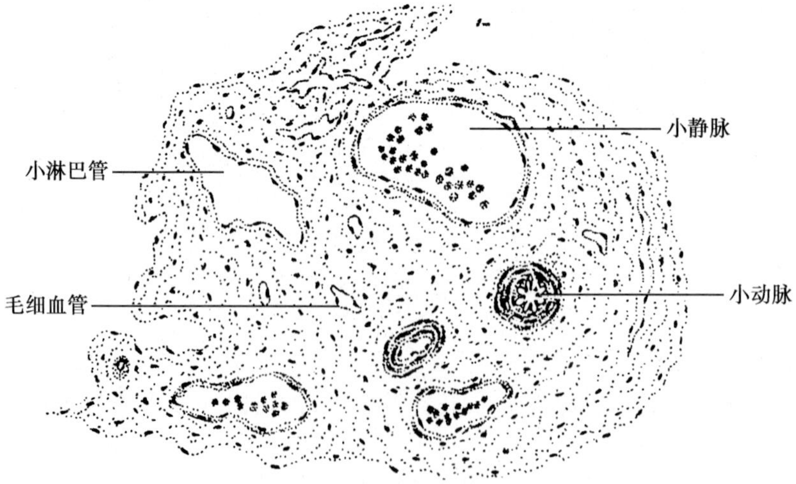

图 7-16 小动脉和小静脉的微细结构

（3）外膜：较薄，由疏松结缔组织构成，含有小血管、淋巴管和神经等。

2. 静脉　静脉管壁较薄，也分为内膜、中膜和外膜，但3层之间的界限不明显。其内膜最薄，由内皮和结缔组织构成；中膜较薄，有数层分布稀疏的环行平滑肌；外膜最厚，由结缔组织构成。大静脉的外膜还含有较多的纵行平滑肌（图7-16，图7-17，图7-18）。

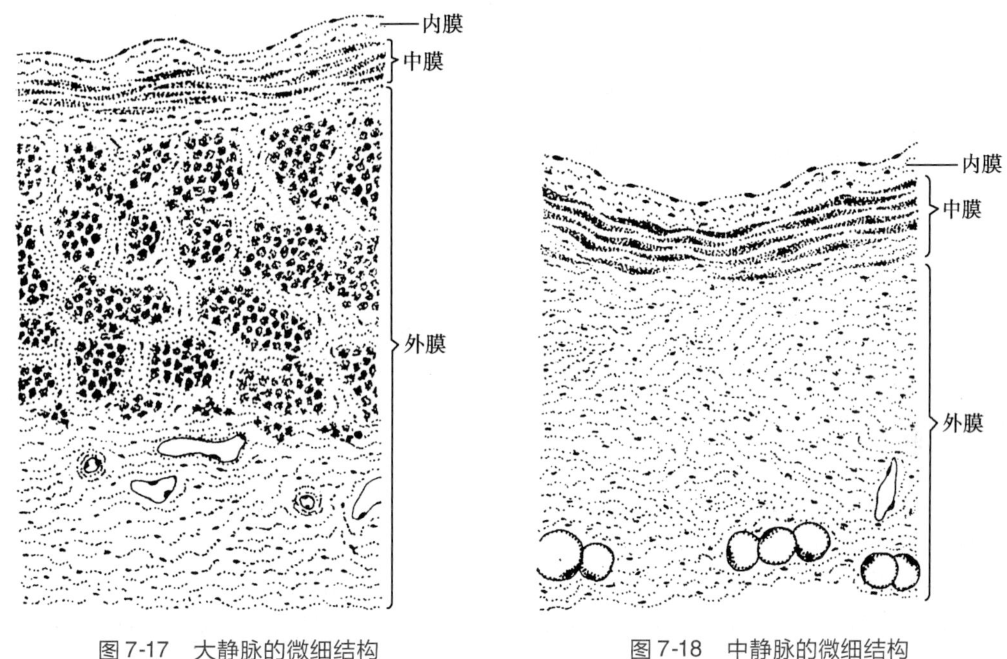

图7-17　大静脉的微细结构

图7-18　中静脉的微细结构

与同名的伴行动脉相比，静脉管壁较薄，弹性较小，管腔较大，横断面不规则，腔内多有静脉瓣。

3. 毛细血管　毛细血管分布广泛，管腔最小，管壁最薄，仅由一层内皮及其基膜构成（图7-19）。

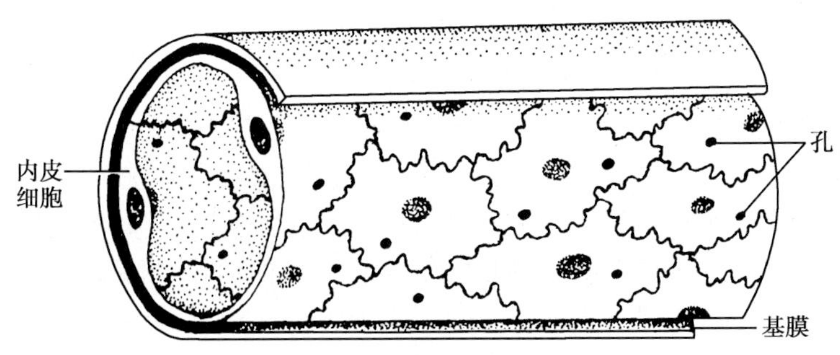

图7-19　毛细血管结构模式图

4. 微循环的血管　**微循环**（microcirculation）是指微动脉和微静脉之间的血液循环。它具有调节局部血流的功能，对组织和细胞的新陈代谢有很大影响。微循环的血管包括**微动脉**、**后微动脉**、**真毛细血管**、**直捷通路**、**动静脉吻合**、**微静脉**6个部分（图7-20）。

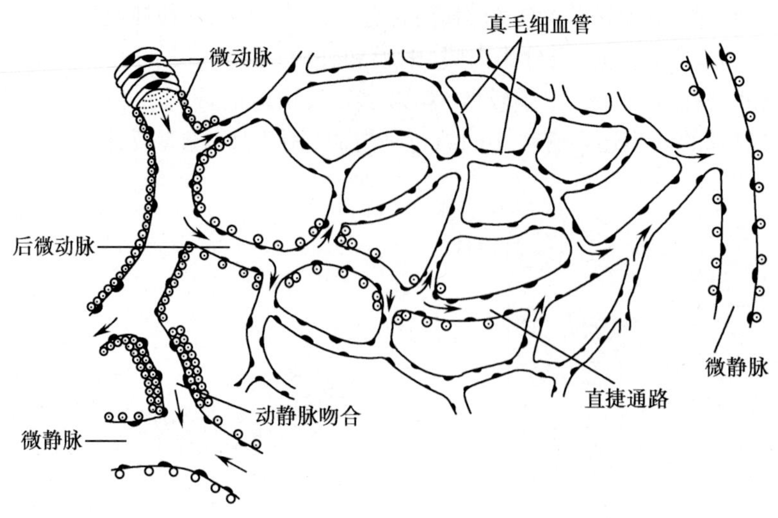

图 7-20　微循环模式图

二、肺循环的主要血管

（一）肺循环的动脉

肺动脉干（pulmonary trunk）短而粗，起于右心室，在升主动脉的前方向左后上方斜行，至主动脉弓的下方分为左、右**肺动脉**（pulmonary artery）。左、右肺动脉分别经左、右肺门入肺，经多次分支后形成肺泡毛细血管网。在肺动脉干分叉处与主动脉弓下缘之间有一结缔组织索，称**动脉韧带**，是胎儿时期动脉导管闭锁后的遗迹。若动脉导管在出生后 6 个月尚未闭锁，则称**动脉导管未闭**，是常见的先天性心脏病之一。肺动脉内流动的为含氧量低的静脉血。

（二）肺循环的静脉

肺静脉（pulmonary veins）起自肺泡周围的毛细血管网，在肺内逐级汇合，至两侧肺门处，各自形成两条肺静脉出肺，注入左心房。肺静脉内流动的为含氧量高的动脉血。

三、体循环的主要血管

（一）体循环的动脉

行程和分布特点（图 7-21）：①多对称分布。②躯干部位的动脉分壁支和脏支。③大、中动脉常走行于身体的屈侧或深部等较安全的部位。④动脉常与静脉、神经伴行。⑤动脉的配布形式与器官的形态、功能相适应。如分布于关节周围的动脉网和胃肠等处的动脉弓。

体循环的动脉主干是主动脉（图 7-21）。**主动脉**（aorta）由左心室发出，向右上方斜行，再弯向左后，沿脊柱左前方下行，穿膈的主动脉裂孔入腹腔，至第 4 腰椎下缘处分为左、右髂总动脉。主动脉全长可分为升主动脉、主动脉弓和降主动脉。

升主动脉（ascending aorta）起自左心室，向右前上方斜行，至右侧第 2 胸肋关节高度移行为主动脉弓。升主动脉根部发出左、右冠状动脉。

主动脉弓（aorta arch）呈弓形弯向左后方，至第 4 胸椎体下缘移行为降主动脉。在主动脉弓的凸侧，自右向左依次发出**头臂干**、**左颈总动脉**和**左锁骨下动脉** 3 个分支。头臂干向右上方行至右胸锁关节后方，分为右颈总动脉和右锁骨下动脉。主动脉弓壁内有压力感受器，

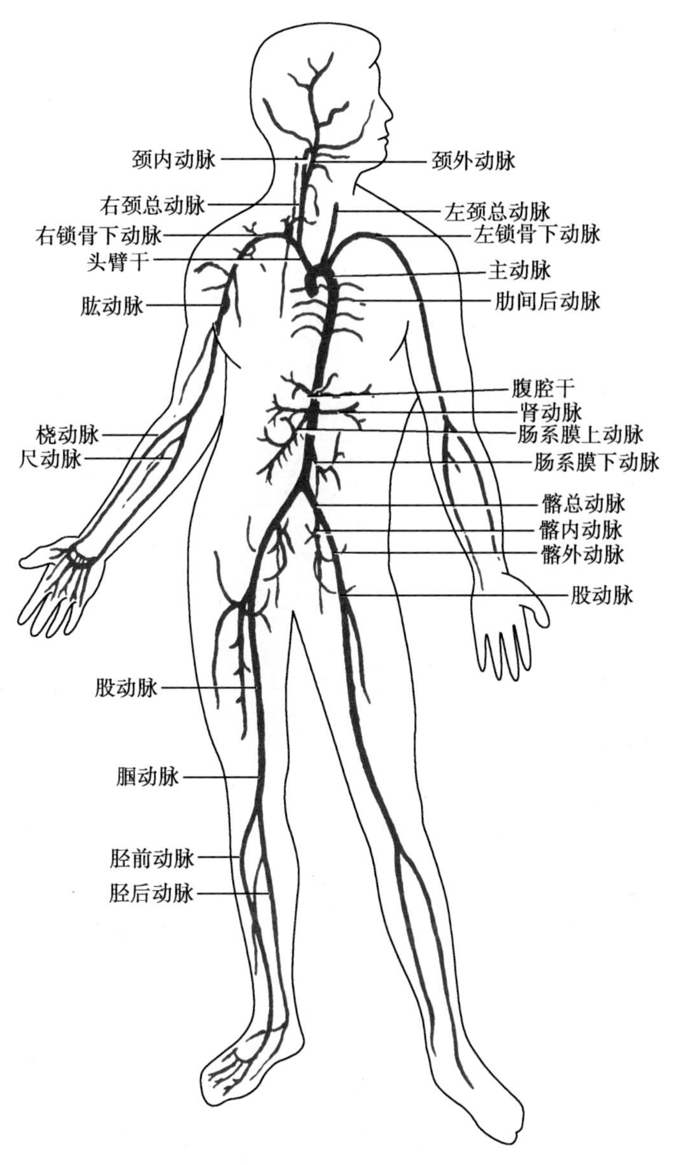

图 7-21 全身的动脉分布

具有调节血压的功能。主动脉弓下方，靠近动脉韧带处有 2～3 个粟粒状小体，称**主动脉小球**，是化学感受器，参与呼吸的调节。

降主动脉(descending aorta)为下降的一段，以膈为界，又将其分为胸主动脉和腹主动脉。

1. 头颈部的动脉 头颈部的动脉主干是**颈总动脉**(common carotid artery)。右颈总动脉起自头臂干，左颈总动脉起自主动脉弓。两侧颈总动脉均在胸锁关节的后方沿气管、喉和食管的外侧上行，至甲状软骨上缘分为颈内动脉和颈外动脉(图 7-22)。在颈总动脉分叉处有颈动脉窦和颈动脉小球。

颈动脉窦(carotid sinus)是颈总动脉末端和颈内动脉起始部的膨大部分，壁内有压力感受器。当血压升高时，可反射性地引起心跳减慢、血管扩张，使血压下降。

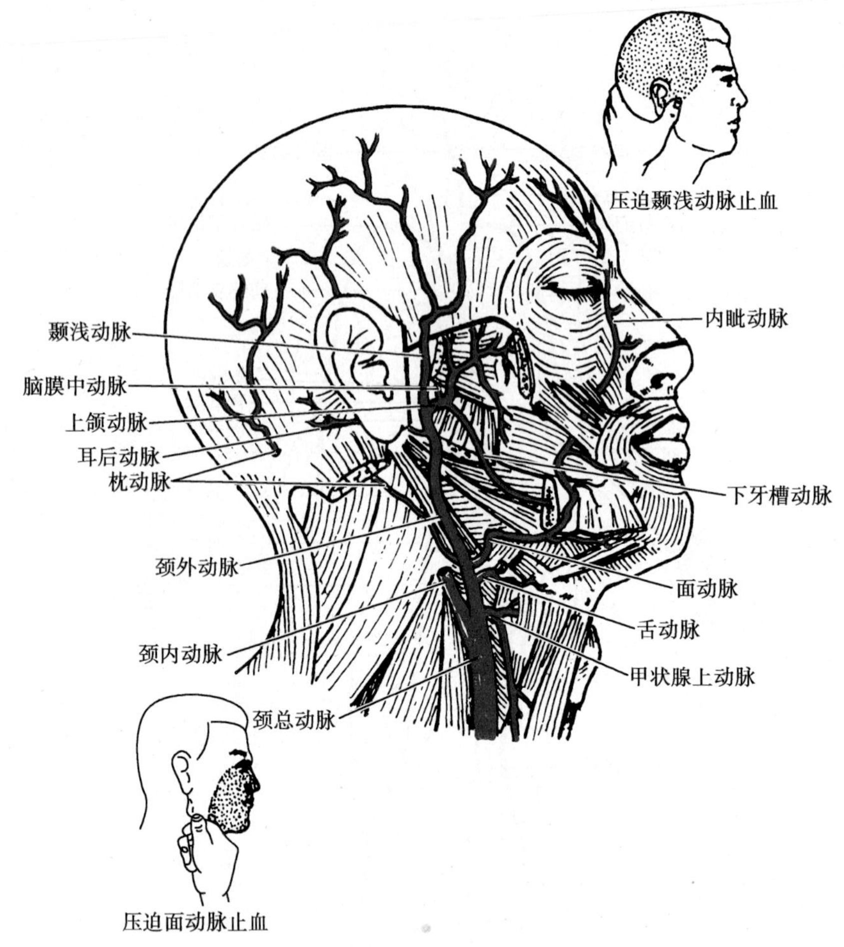

图 7-22　颈外动脉及其分支

颈动脉小球(carotid glomus)是一个扁椭圆形小体,附于颈总动脉分叉处的后壁,属化学感受器,能感受血液中二氧化碳浓度的变化。当二氧化碳浓度升高时,可反射性地引起呼吸加快,以排出过多的二氧化碳。

(1) **颈外动脉**(external carotid artery):沿胸锁乳突肌的深面上行,在腮腺实质内分为上颌动脉和颞浅动脉两个终支。其主要分支有(图 7-22):

1) **甲状腺上动脉**:起自颈外动脉的起始处,行向前内下方,分布于甲状腺上部和喉。

2) **面动脉**:在平下颌角处自颈外动脉发出,向前经下颌下腺深面,至咬肌前缘绕过下颌骨下缘,到达面部,再经口角的外侧和鼻翼的外侧上行至眼的内侧,移行为**内眦动脉**。面动脉沿途分布于面部、下颌下腺和腭扁桃体等处。面动脉在咬肌前缘绕下颌骨下缘处位置表浅,在活体可触及动脉搏动。当面部出血时,可在该处压迫止血。

3) **颞浅动脉**:经耳屏前方和颧弓根部的浅面上行,分支布于腮腺和额、颞、顶部的软组织。在耳屏前方约 1cm 处可触及其搏动。当颅顶前部出血时,可在此处压迫止血。

4) **上颌动脉**:经下颌支的深面行向前内,分布于鼻腔、口腔和硬脑膜等处。其中分布于硬脑膜的分支,称**脑膜中动脉**,该动脉经棘孔入颅腔,紧贴翼点内面走行。当颞部骨折时,易损伤该血管,引起硬膜外血肿。

（2） **颈内动脉**（internal carotid artery）：由颈总动脉发出后，在咽的外侧垂直上升，经颅底颈动脉管进入颅腔，分布于脑和视器（图 7-21）。

2. 锁骨下动脉和上肢的动脉

（1） **锁骨下动脉**（subclavian artery）：左侧起自主动脉弓，右侧起自头臂干，经胸廓上口到颈根部，继而行向外侧，至第 1 肋的外侧缘，移行为腋动脉。锁骨下动脉的主要分支有（图 7-23）：

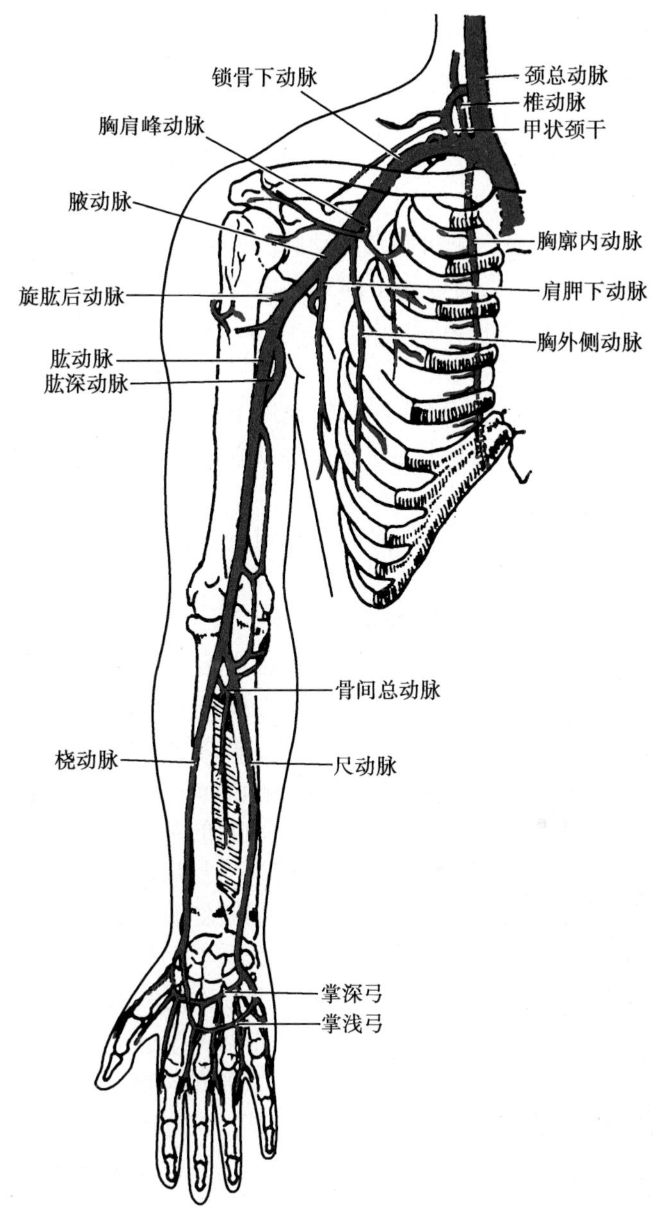

图 7-23 上肢的动脉

1） **椎动脉**：由锁骨下动脉上壁发出，向上穿第 6～1 颈椎横突孔，经枕骨大孔入颅腔，分布于脑和脊髓。

2）**胸廓内动脉**：在距胸骨外侧缘约1cm处，向下入胸腔，经肋软骨的后面下行，最后进入腹直肌鞘内，移行为**腹壁上动脉**。胸廓内动脉分布于胸前壁、乳房、心包、腹直肌和膈。

3）**甲状颈干**：为一短干，其主要分支为**甲状腺下动脉**，分布于甲状腺和喉等处。

（2）上肢的动脉

1）**腋动脉**（axillary artery）：为上肢的动脉主干，由锁骨下动脉延续而成，在腋窝内行向外下，至臂部移行为肱动脉。腋动脉主要分布于肩部、胸前外侧壁（图7-23）。

2）**肱动脉**（brachial artery）：沿肱二头肌内侧缘下行至肘窝深部，分为桡动脉和尺动脉。肱动脉沿途分支分布于臂部及肘关节。

在肘窝稍上方，肱二头肌腱内侧可触及肱动脉的搏动，此处是测量血压时听诊的部位。当前臂和手部大出血时，可在臂中部的内侧将肱动脉压向肱骨，进行止血（图7-23，图7-24）。

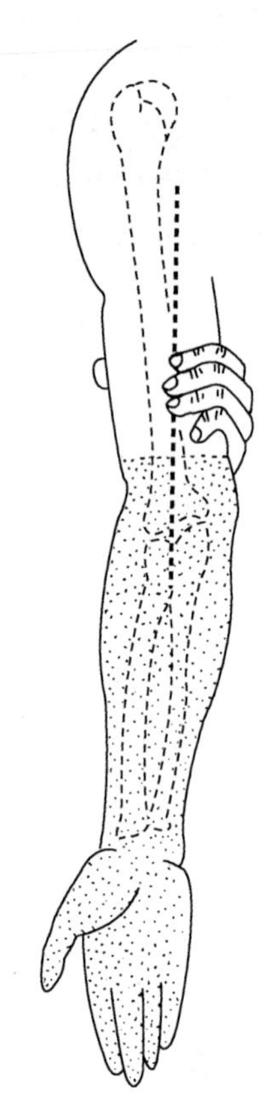

图7-24 肱动脉的压迫止血点

3）**桡动脉**（radial artery）：沿前臂前群肌的桡侧下行，经腕部到达手掌。在腕的掌侧面、桡侧上方可触及桡动脉，是计数脉搏的常用部位。

4）**尺动脉**（ulnar artery）：在前臂肌前群的尺侧下行，经腕部到达手掌。

桡动脉与尺动脉沿途分支分布于前臂和手。当手部出血时，可在桡腕关节上方的两侧，同时压迫桡动脉、尺动脉进行止血（图7-26）。

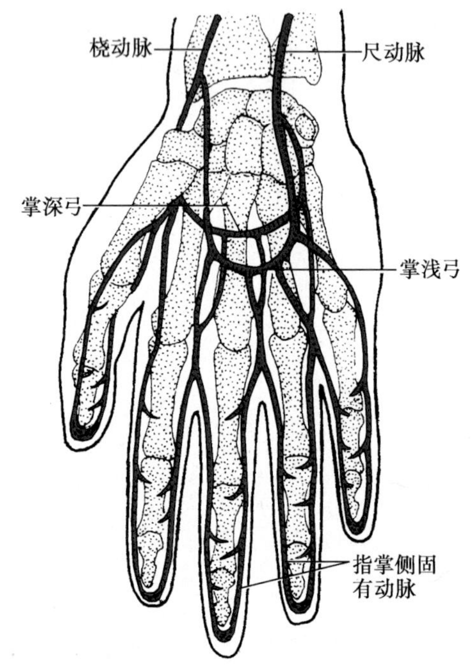

图7-25 手的动脉（右侧）

5）**掌浅弓**（superficial palmar arch）和**掌深弓**（deep palmar arch）：掌浅弓由尺动脉的终末支与桡动脉的掌浅支吻合而成，掌深弓由桡动脉的终末支与尺动脉的掌深支吻合而成，分别位于指屈肌腱的浅层和深层。掌浅弓和掌深弓除分支分布于手掌外，还发出**指掌侧固有动脉**，沿手指掌面的两侧缘行向指尖。当手指出血时可在手指两侧压迫止血（图7-25，图7-26）。

3. 胸部的动脉　主干是**胸主动脉**（thoracic aorta），其分支有壁支和脏支（图7-27）。

壁支主要有**肋间后动脉**和**肋下动脉**。肋间后动脉位于肋间隙内，沿肋沟走行；肋下动脉位于第12肋的下缘。它们的分支分布于胸壁、腹壁上部、脊髓和背部等处。

脏支主要有**支气管支**、**食管支**和**心包支**，分布于各级支气管、食管和心包等处。

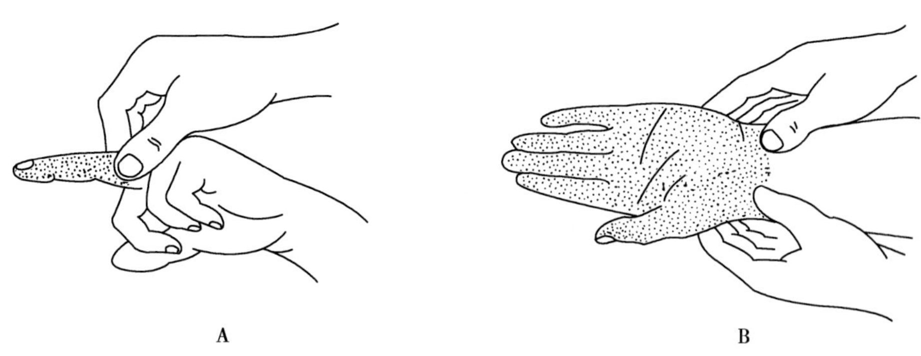

图 7-26 手的动脉压迫止血点
A. 压迫手指两侧止血；B. 同时压迫尺、桡动脉止血

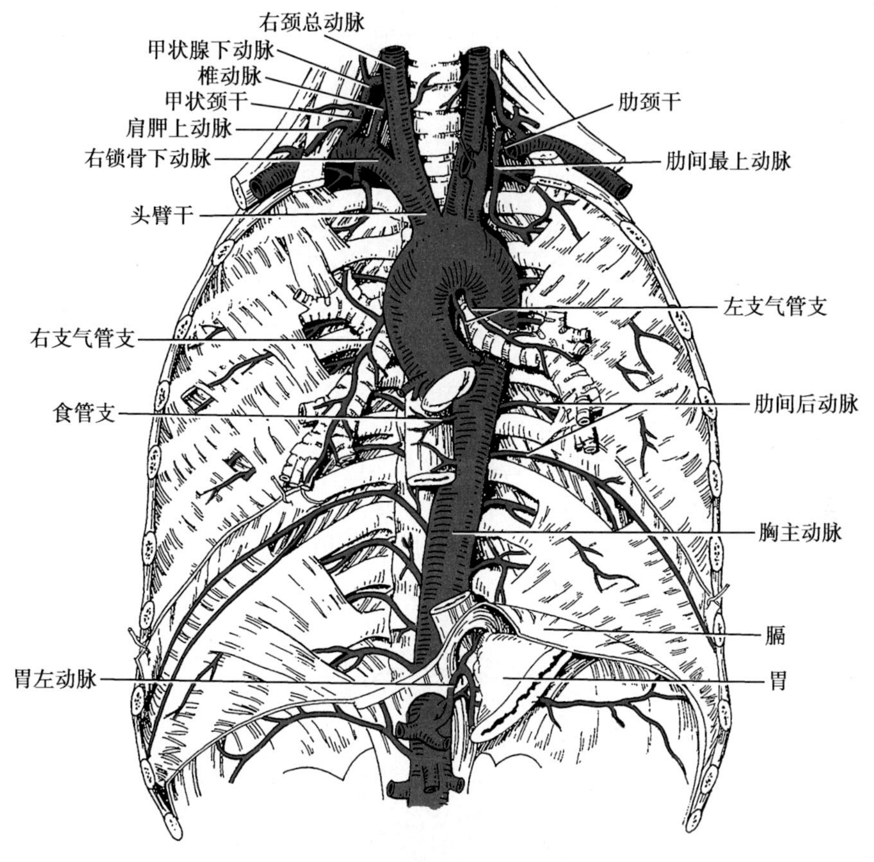

图 7-27 胸主动脉及其分支

4. 腹部的动脉 主干是**腹主动脉**(abdominal aorta)，其分支也有壁支和脏支(图 7-28)。

壁支主要是 4 对**腰动脉**，分布于脊髓、腹后壁和腹前外侧壁。脏支分成对和不成对两种。成对的有肾上腺中动脉、肾动脉、睾丸动脉(或卵巢动脉)；不成对的有腹腔干、肠系膜上动脉和肠系膜下动脉。

(1) **肾上腺中动脉**：在平对第 1 腰椎平面处发出，分布于肾上腺。

(2) **肾动脉**：约在平对第 2 腰椎体平面处发出，横行向外经肾门入肾。

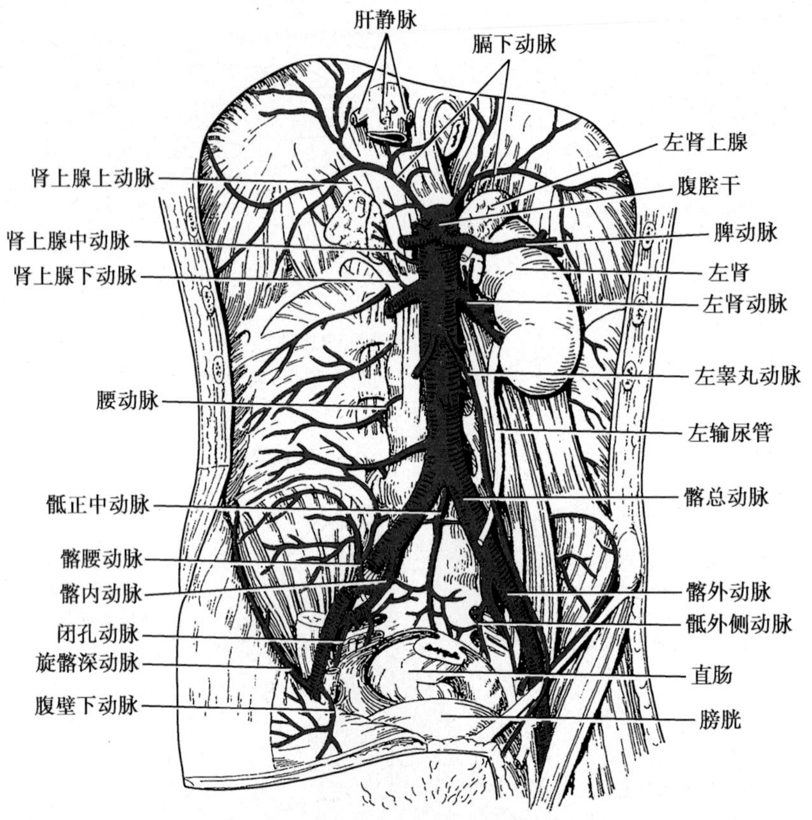

图 7-28 腹主动脉及其分支

（3）**睾丸动脉**：细长，在肾动脉的稍下方发出，沿腹后壁斜向外下走行，经腹股沟管入阴囊，分布于睾丸。在女性则称卵巢动脉，分布于卵巢。

（4）**腹腔干**（celiac artery）：粗而短，在主动脉裂孔稍下方由腹主动脉前壁发出，立即分为胃左动脉、肝总动脉和脾动脉（图 7-29）。

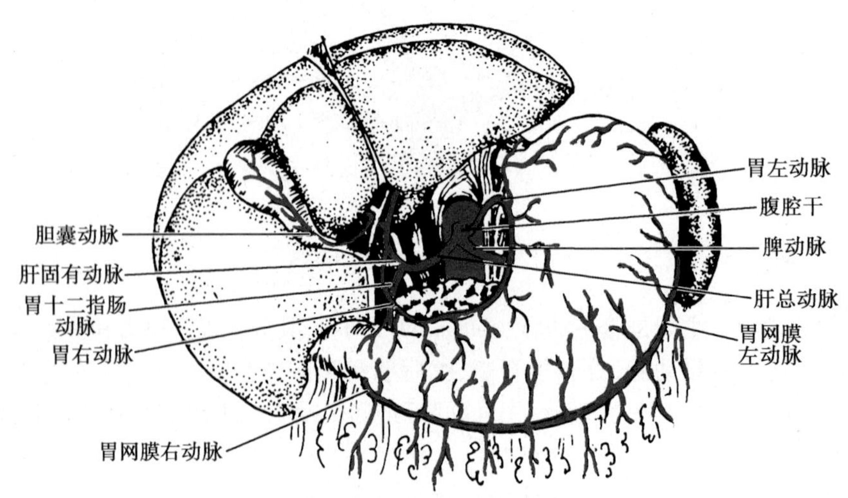

图 7-29 腹腔干及其分支（胃前面）

1）**胃左动脉**：先斜向左上方至胃的贲门部，然后沿胃小弯向右走行，分支分布于胃小弯侧的胃壁和食管的腹部。

2）**肝总动脉**：行向右前方，于十二指肠上部的上方，分为**肝固有动脉**和**胃十二指肠动脉**。肝固有动脉在起始处发出**胃右动脉**，在肝十二指肠韧带内上行至肝门附近分为左、右两支，经肝门入肝。右支在入肝前发出**胆囊动脉**。胃十二指肠动脉在十二指肠上部的后方下行，分为数支，其中主要的是**胃网膜右动脉**。

3）**脾动脉**：沿胰的上缘左行至脾门入脾，沿途发出分支分布于胰，在脾门附近，还发出胃短动脉和胃网膜左动脉。

（5）**肠系膜上动脉**（superior mesenteric artery）：在腹腔干的稍下方由腹主动脉前壁发出，在胰头后方下行，进入小肠系膜内。其主要分支有（图 7-30）：①**空肠动脉**和**回肠动脉**分布于空肠和回肠。②**回结肠动脉**分布于回肠末端、盲肠和升结肠，其中分布于阑尾的分支称**阑尾动脉**。③**右结肠动脉**分布于升结肠。④**中结肠动脉**分布于横结肠。

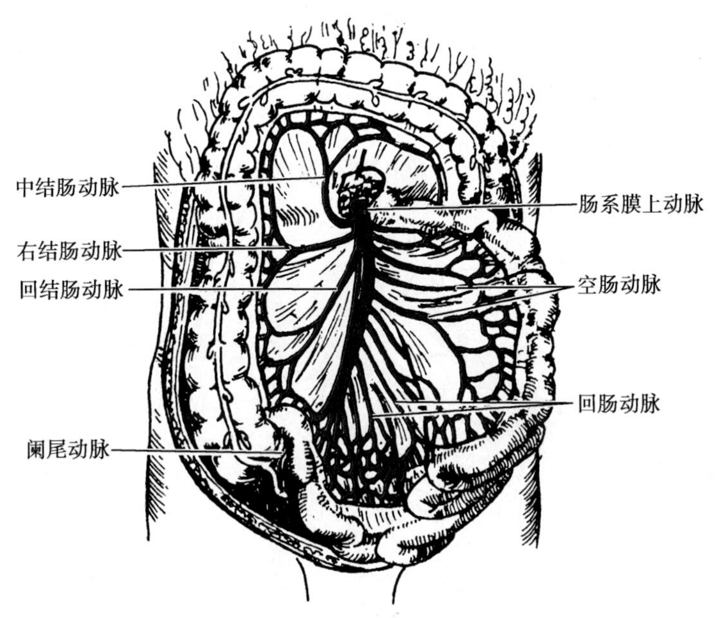

图 7-30 肠系膜上动脉及其分支

（6）**肠系膜下动脉**（inferior mesenteric artery）：约平第 3 腰椎高度发自腹主动脉前壁，沿腹后壁向左下方下降，主要分支有：**左结肠动脉**、**乙状结肠动脉**和**直肠上动脉**，分别分布于降结肠、乙状结肠和直肠上部等处（图 7-31）。

5. 盆部的动脉 **髂总动脉**（common iliac artery）在第 4 腰椎体下缘由腹主动脉发出，斜向外下方走行，至骶髂关节前方，分为髂内动脉和髂外动脉（图 7-32）。

（1）**髂内动脉**（internal iliac artery）：为一短干，沿盆腔侧壁下行，发出壁支和脏支。

1）**闭孔动脉**：经闭孔出盆腔，分布于大腿内侧部及髋关节。

2）**臀上动脉和臀下动脉**：分别经梨状肌上、下孔出骨盆，分支分布于臀小肌、臀中肌和臀大肌。

3）**脐动脉**：是胎儿时期的动脉干，出生后远侧段闭锁，近侧段仍保留管腔，与髂内动脉起始段相连，发出 2～3 支**膀胱上动脉**，分布于膀胱尖和膀胱体。

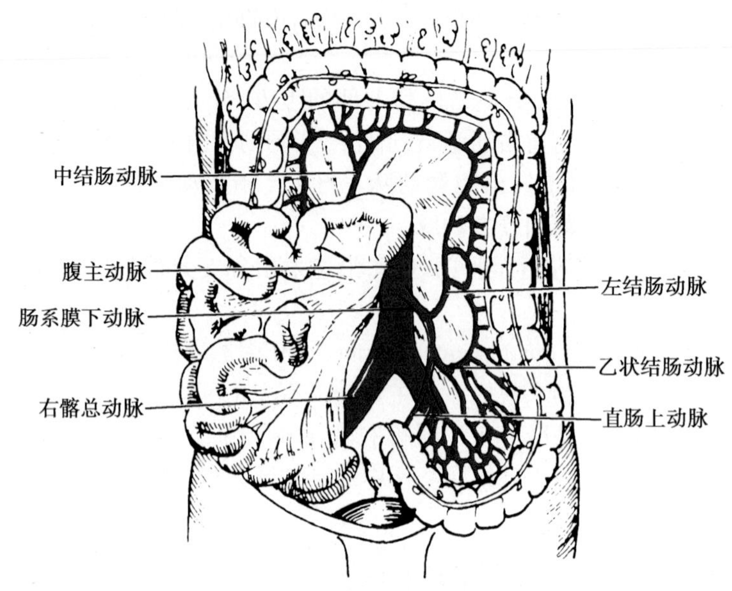

图 7-31 肠系膜下动脉及其分支

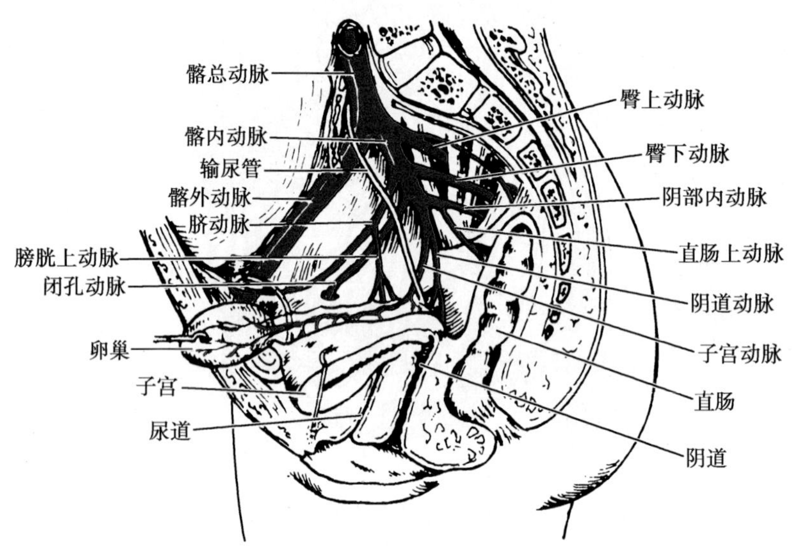

图 7-32 女性盆腔的动脉

4）**膀胱下动脉**：男性分布于膀胱底、精囊和前列腺。女性分布于膀胱底和阴道。

5）**直肠下动脉**：分布于直肠下部，并与直肠上动脉和肛动脉吻合。

6）**子宫动脉**（uterine artery）：走行于子宫阔韧带内，在子宫颈外侧 2cm 处越过输尿管的前上方，再沿子宫外侧缘迂曲上升至子宫底，分布于阴道、子宫、输卵管和卵巢等处（图 7-33）。在子宫切除术结扎子宫动脉时，应注意该动脉与输尿管的关系，以免损伤输尿管。

7）**阴部内动脉**：自梨状肌下孔出盆腔，进入会阴深部，分支布于肛区和外生殖器（图 7-34）。

（2）**髂外动脉**（external iliac artery）：沿腰大肌内侧缘下行，经腹股沟韧带中点深面至股前部，移行为股动脉。其主要分支为**腹壁下动脉**，经腹股沟管深环内侧上行入腹直肌鞘，分

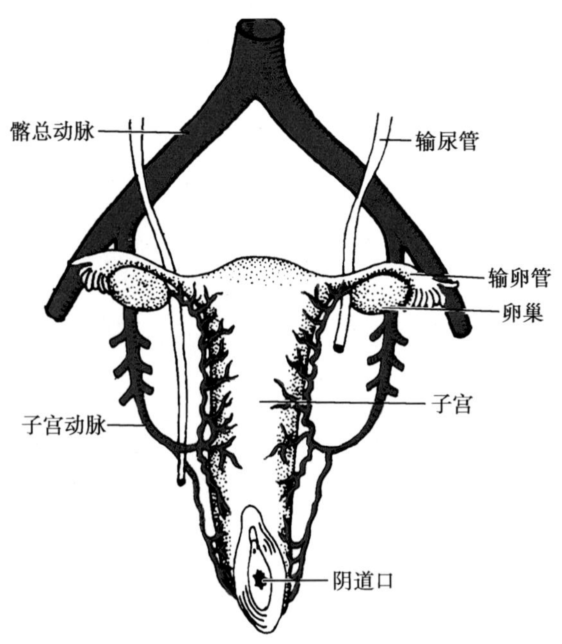

图 7-33 子宫动脉

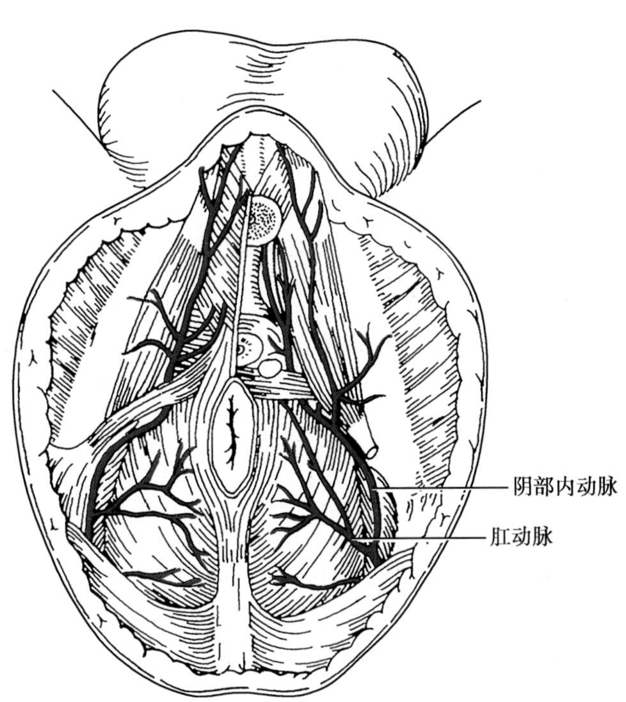

图 7-34 会阴的动脉

布于腹直肌，并与腹壁上动脉吻合（图 7-35）。

6. 下肢的动脉

（1）**股动脉**（femoral artery）：在股三角内下行，继而向后至腘窝，移行为腘动脉。在腹股沟韧带中点稍内侧的下方，可触及股动脉搏动。当下肢大出血时，可在该处将股动脉压向耻骨，进行止血（图 7-35）。

（2）**腘动脉**：行于腘窝深部，至腘窝下缘处分为胫前动脉和胫后动脉。腘动脉分支分布于膝关节和邻近诸肌（图7-36）。

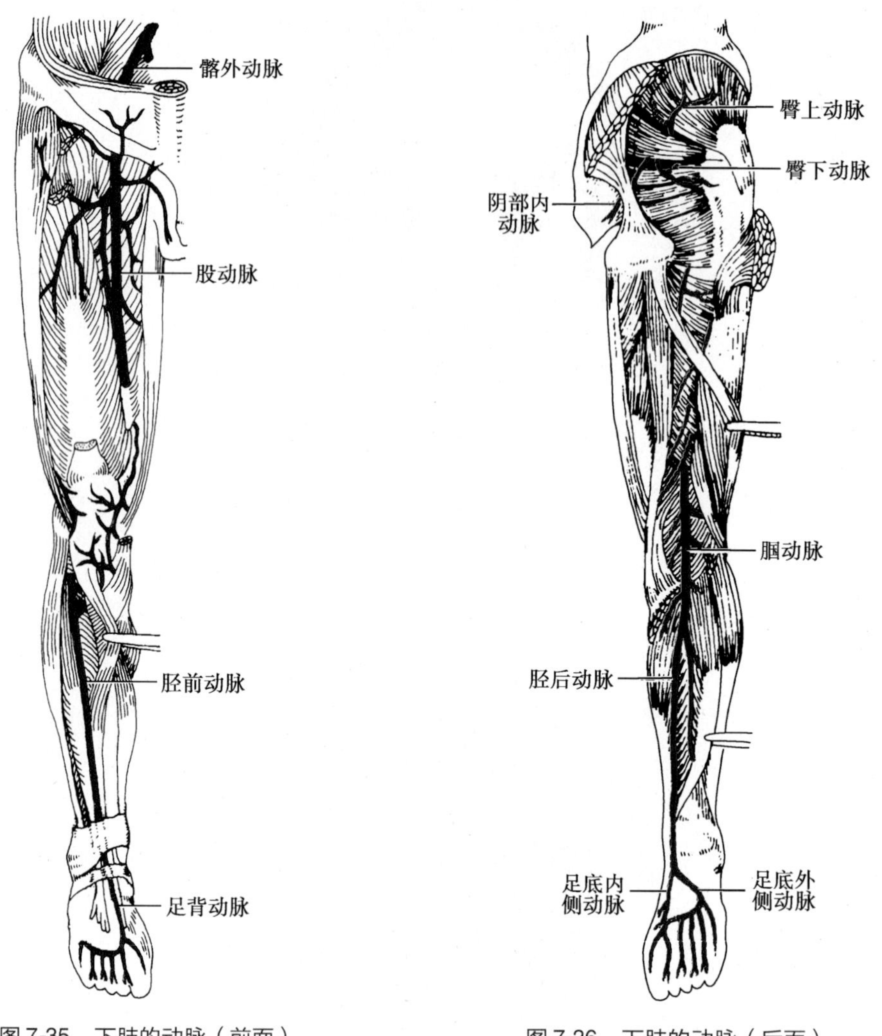

图7-35 下肢的动脉（前面）

图7-36 下肢的动脉（后面）

（3）**胫后动脉**：沿小腿后面的浅、深层肌之间下行，分布于小腿肌后群和外侧群。胫后动脉经内踝的后方进入足底，分为**足底内侧动脉**和**足底外侧动脉**（图7-36）。

（4）**胫前动脉**：自腘动脉发出后，向前穿小腿骨间膜至小腿前面，在小腿前群肌之间下行至踝关节前方，移行为**足背动脉**。足背动脉位于足背，位置较表浅，在踝关节前方，内、外踝连线中点可触及和压迫该动脉。胫前动脉和足背动脉分支布于小腿前群肌、足背和足趾等处（图7-35）。

体循环动脉的主要分支可归纳如下（表7-1）。

（二）体循环的静脉

体循环的静脉与动脉在结构和配布上相比有以下特点：①体循环的静脉起于毛细血管，止于右心房，其数量多、管腔大、管壁薄、流速缓慢。②静脉管壁内具有半月形向心开放的**静脉瓣**（图7-37），可防止血液逆流。四肢的静脉瓣数量较多，当瓣膜功能不全时，可出现静脉曲张，如小隐静脉曲张。大静脉、肝门静脉及头颈部的静脉一般没有静脉瓣。③体循环的静

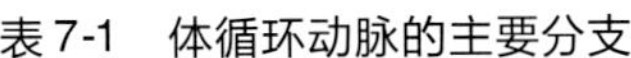

表7-1 体循环动脉的主要分支

- 升主动脉 → 左、右冠状动脉
- 主动脉弓
  - 头臂干
    - 右颈总动脉
      - 颈外动脉
        - 甲状腺上动脉
        - 面动脉
        - 颞浅动脉
        - 上颌动脉 → 脑膜中动脉
      - 颈内动脉
    - 右锁骨下动脉 → 腋动脉 → 肱动脉 {尺动脉、桡动脉} 掌浅弓、掌深弓
      - 椎动脉
      - 胸廓内动脉 → 腹壁上动脉
      - 甲状颈干 → 甲状腺下动脉
  - 左颈总动脉
  - 左锁骨下动脉
- 胸主动脉
  - 肋间后动脉、肋下动脉
  - 脏支：支气管支、食管支、心包支
- 腹主动脉
  - 壁支：腰动脉
  - 脏支
    - 成对
      - 肾动脉
      - 睾丸动脉(卵巢动脉)
      - 肾上腺中动脉
    - 不成对
      - 腹腔干
        - 胃左动脉
        - 肝总动脉
          - 肝固有动脉
            - 左支
            - 右支 → 胆囊动脉
            - 胃右动脉
          - 胃十二指肠动脉 → 胃网膜右动脉
        - 脾动脉
          - 胃短动脉
          - 胃网膜左动脉
      - 肠系膜上动脉
        - 空肠、回肠动脉
        - 回结肠动脉 → 阑尾动脉
        - 右结肠动脉
        - 中结肠动脉
      - 肠系膜下动脉
        - 左结肠动脉
        - 乙状结肠动脉
        - 直肠上动脉
- 髂总动脉
  - 髂内动脉
    - 脏支
      - 膀胱下动脉
      - 直肠下动脉
      - 子宫动脉(女)
      - 阴部内动脉
    - 壁支
      - 闭孔动脉
      - 臀上、下动脉
  - 髂外动脉 → 股动脉 → 腘动脉
    - 胫后动脉 → 足底内、外侧动脉
    - 胫前动脉 → 足背动脉
    - (髂外动脉 →) 腹壁下动脉

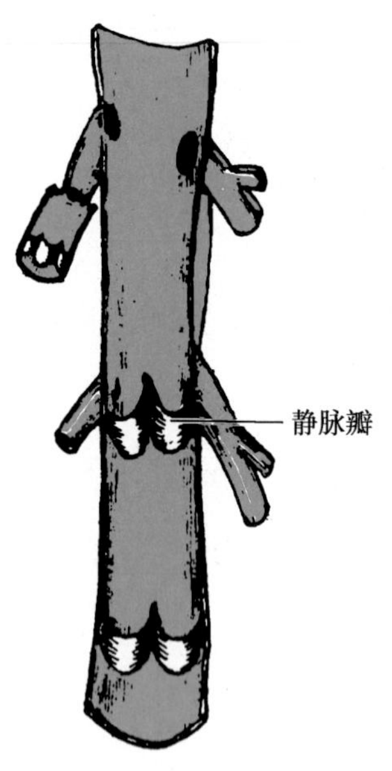

图 7-37 静脉瓣

脉分浅、深两类。浅静脉位于皮下浅筋膜内，又称**皮下静脉**，不与动脉伴行，最后注入深静脉。临床上常经浅静脉进行注射、输液和插管等。深静脉位于深筋膜深面，多与同名动脉伴行，引流范围与伴行动脉的分布范围大体一致。④静脉的吻合比较丰富。在某些部位或器官周围常形成静脉网或静脉丛，如手背静脉网、直肠静脉丛等。

体循环的静脉包括上腔静脉系、下腔静脉系和心静脉系。

1. 上腔静脉系　由上腔静脉及其属支组成，主要收集头颈部、上肢和胸部（心除外）等上半身的静脉血，其主干为上腔静脉。

上腔静脉（superior vena cava）由左、右头臂静脉汇合而成，沿升主动脉的右侧下行，注入右心房。上腔静脉在注入右心房之前还有奇静脉注入（图 7-38）。

头臂静脉（brachiocephalic vein）左、右各一，由同侧的颈内静脉和**锁骨下静脉**在胸锁关节的后方汇合而成，汇合处的夹角称**静脉角**，为淋巴导管的注入部位。

（1）头颈部的静脉：主要有颈内静脉和颈外静脉等。

1）**颈内静脉**（internal jugular vein）：于颈静脉孔处与颅内的乙状窦相续，下行至胸锁关

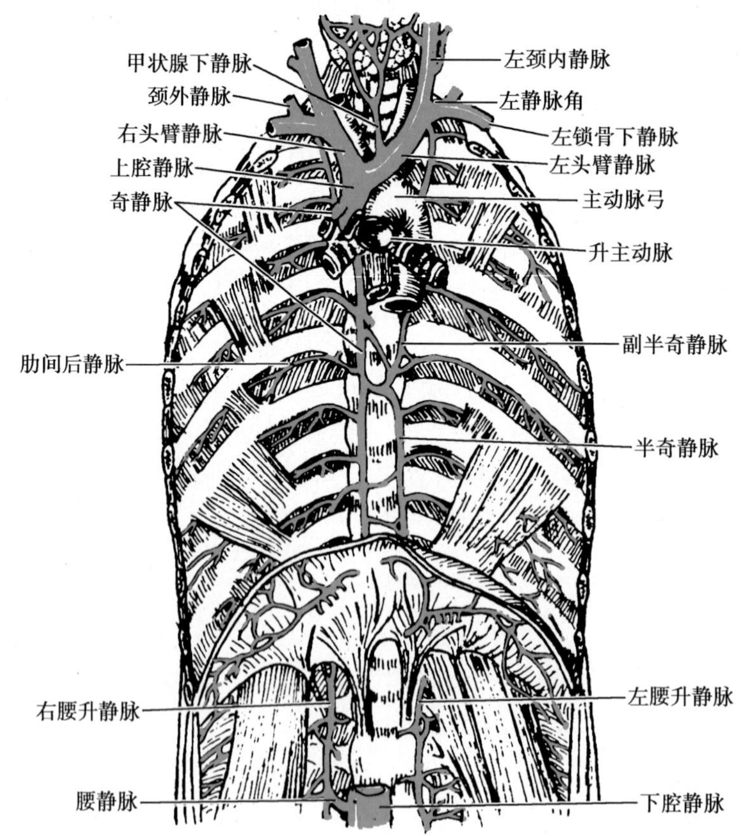

图 7-38 上腔静脉及其属支

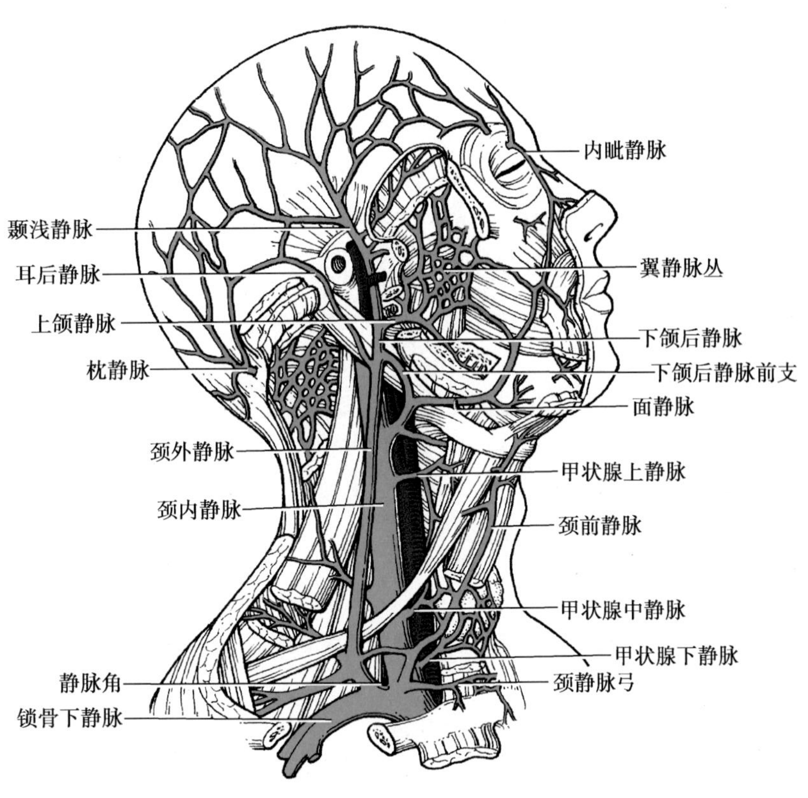

图 7-39 头颈部的静脉

节的后方与同侧的锁骨下静脉汇合成头臂静脉（图 7-39）。

颈内静脉的属支有颅内支和颅外支两种。颅内支收集脑、视器等处的静脉血，颅外支主要的属支是面静脉。

面静脉（facial vein）起自**内眦静脉**，与面动脉伴行斜向外下，到舌骨平面注入颈内静脉。面静脉借内眦静脉、眼静脉与颅内的海绵窦交通，而且面静脉在口角平面以上缺乏静脉瓣。因此，当口角以上面部发生化脓性感染时，若处理不当（如挤压），细菌可经内眦静脉和眼静脉至颅内，引起颅内感染。故通常将鼻根至两侧口角间的三角区称"**危险三角**"（图 7-40）。

2）**颈外静脉**（external jugular vein）：是颈部最大的浅静脉，沿胸锁乳突肌的表面下行，注入锁骨下静脉（图 7-39）。颈外静脉常用于小儿静脉采血。

3）**头皮静脉**：分布于颅顶软组织内，数目多，在额部及颞区呈网状分布，表浅易见。头皮静脉主要有**颞浅静脉**、**耳后静脉**等，临床上常用于小儿静脉穿刺。

（2）上肢的静脉：上肢的静脉分浅静脉和深静脉。

上肢各部的深静脉都与同名动脉伴行，收集伴行动脉分布区的静脉血，最后合成腋静脉，后者延续为锁骨下静脉。

上肢的浅静脉比较恒定的有：头静脉、贵要静脉和肘正中静脉（图 7-41）。

1）**头静脉**（cephalic vein）：起于手背静脉网的桡侧，沿前臂桡侧缘和臂的外侧面上行，经三角肌与胸大肌之间注入腋静脉。

2）**贵要静脉**（basilic vein）：起于手背静脉网的尺侧，沿前臂尺侧上行，在肘窝处接受肘

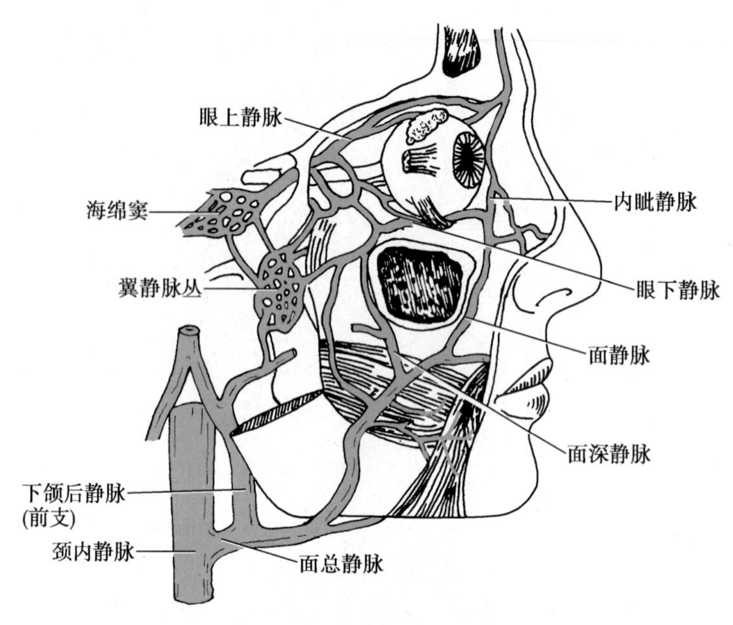

图7-40 面静脉及其交通

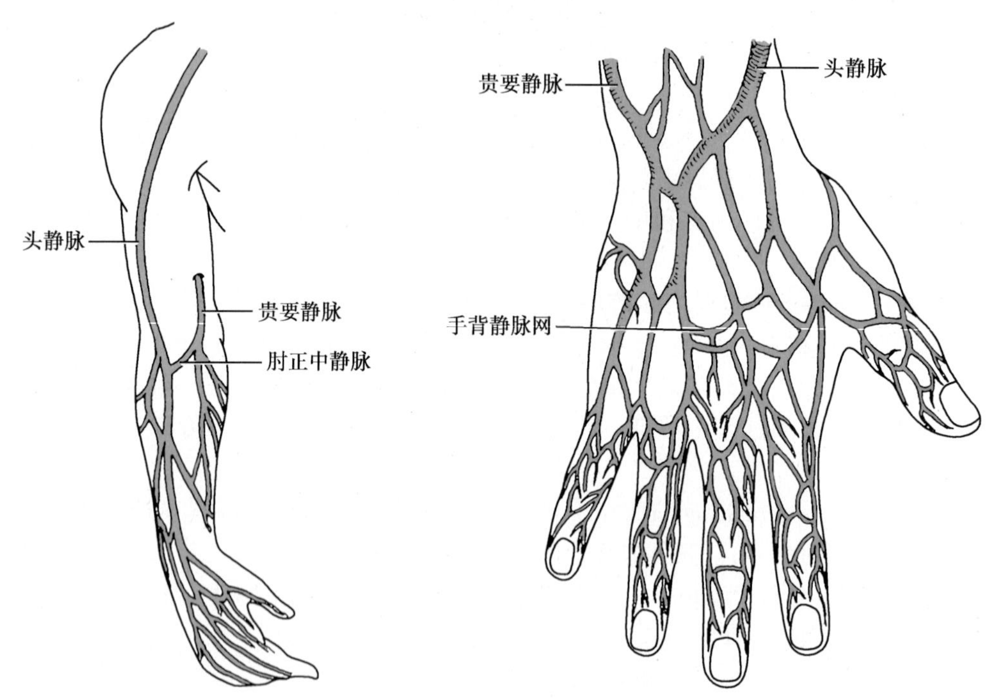

图7-41 上肢的浅静脉及手背静脉网

正中静脉后，继续沿臂的内侧面上行，至臂中部注入肱静脉。

3）**肘正中静脉**（median cubital vein）：位于肘窝的前方，变异较多，连接头静脉和贵要静脉。此静脉是临床常用的注射和采血部位。

（3）胸部的静脉

1）**奇静脉**（azygos vein）：起自右腰升静脉，穿膈沿脊柱右侧上行，在胸骨角平面呈弓形向前跨过右肺根上方，注入上腔静脉（图 7-38）。奇静脉主要收集肋间后静脉、支气管静脉、食管静脉和腹后壁的部分静脉血液。

2）**椎静脉丛**：位于椎管内、外。椎静脉丛与附近静脉相交通，并且向上与颅内硬脑膜窦相通，向下与盆腔静脉丛相连，因其无静脉瓣，故当胸、腹、盆腔等部位发生感染、肿瘤或寄生虫病时，可经椎静脉丛侵入颅内或其他远位器官。

2. 下腔静脉系　由下腔静脉及其属支构成，收集下肢、盆部及腹部的静脉血，其主干为下腔静脉。

下腔静脉（inferior vena cava）（图 7-42）在第 5 腰椎的右前方由左、右髂总静脉汇合而成，沿着腹主动脉右侧上行，经肝的后方穿膈的腔静脉孔进入胸腔，注入右心房。

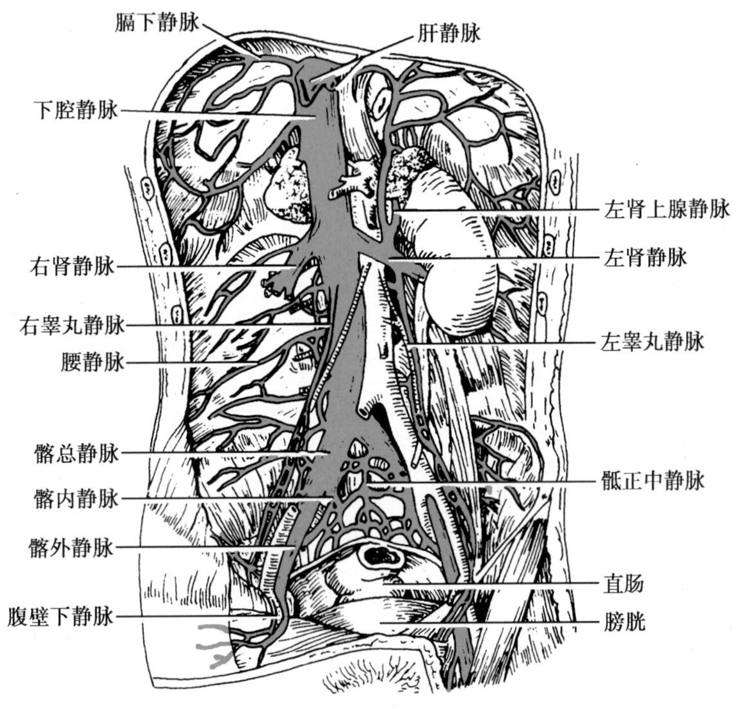

图 7-42　下腔静脉及其属支

（1）下肢的静脉：分深静脉和浅静脉两种。

下肢的深静脉都与同名动脉伴行，最后汇成**股静脉**，上行续为髂外静脉。股静脉在腹股沟韧带下方位于股动脉内侧，临床常用于股静脉穿刺插管。

下肢的浅静脉主要有小隐静脉和大隐静脉（图 7-43）。

1）**小隐静脉**（small saphenous vein）：在足外侧缘起自足背静脉弓，经外踝的后方，沿小腿后面上行，到腘窝处穿深筋膜注入腘静脉。

2）**大隐静脉**（great saphenous vein）：是全身最长的浅静脉，在足内侧缘起自足背静脉弓，经内踝前方，沿小腿和大腿内侧面上行，在腹股沟韧带下方注入股静脉。临床常在内踝前上方进行大隐静脉穿刺或切开插管。大隐静脉也是下肢静脉曲张的好发血管。

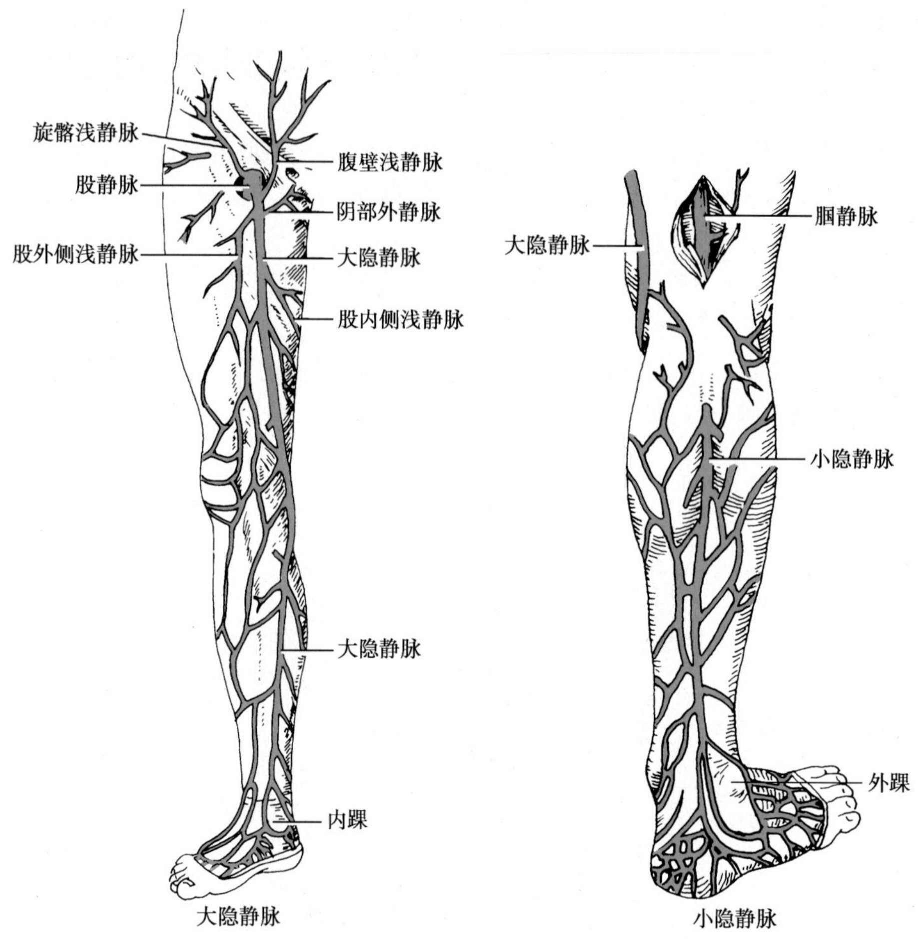

图7-43 下肢的浅静脉

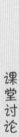

课堂讨论

每邻座的6位同学一组，围成一圈，讨论并实践：

1. 互相寻找可以触及到搏动的动脉，并指出哪些动脉是临床上可以用来进行压迫止血的？具体在什么部位进行压迫止血？

2. 仔细在各人的上肢、下肢及头颈部，寻找哪些静脉是临床上可以用来进行穿刺输液采血的？必要时可在上肢、下肢的近端用橡皮筋扎住，以使血管鼓起来。

3. 教师选1～3个组的代表上讲台进行总结发言。

4. 老师讲评。

提示：

1. 在体表可触及搏动的动脉主要有：颈总动脉、颞浅动脉、面动脉、肱动脉、桡动脉、股动脉和足背动脉等。

2. 浅静脉穿刺常选的静脉有：头皮静脉、颈外静脉、头静脉、贵要静脉、肘正中静脉、手背静脉、大隐静脉、小隐静脉、足背静脉等。

（2）盆部的静脉

1）**髂内静脉**（internal iliac vein）：其属支与同名动脉的壁支和脏支伴行，收集同名动脉分布区域的静脉血。脏支常在器官周围或壁内形成广泛的静脉丛，如膀胱静脉丛、子宫静脉丛和直肠静脉丛等。

2）**髂外静脉**（external iliac vein）：是**股静脉**（femoral vein）的直接延续，收集下肢和腹前外侧壁下部的静脉血。

3）**髂总静脉**（common iliac vein）：由髂内静脉和髂外静脉在骶髂关节的前方汇合而成，斜向内上，在第5腰椎体的右前方与对侧髂总静脉汇合成下腔静脉。

（3）腹部的静脉：腹部的静脉分壁支和脏支两种。

壁支：主要包括4对腰静脉，与同名动脉伴行，直接注入下腔静脉。同侧各腰静脉之间的纵支连成腰升静脉，左、右腰升静脉向上分别移行为半奇静脉和奇静脉，向下连于同侧的髂总静脉。

脏支：

1）**肾上腺静脉**：右侧直接注入下腔静脉，左侧注入左肾静脉。

2）**肾静脉**：与同名动脉伴行，注入下腔静脉。

3）**睾丸静脉**：起自睾丸和附睾，在精索内形成蔓状静脉丛，向上逐渐合并成睾丸静脉。右睾丸静脉直接注入下腔静脉，左睾丸静脉则注入左肾静脉，故左睾丸静脉常因回流不畅造成静脉曲张。该静脉在女性为卵巢静脉。

4）**肝静脉**：有2～3支，收集肝血窦回流的静脉血，在肝后缘的腔静脉沟处注入下腔静脉。

肝门静脉系：由肝门静脉及其属支组成，收集腹腔内不成对脏器（肝除外）的静脉血。

1）**肝门静脉**（portal vein of hepatis）多由肠系膜上静脉和脾静脉在胰头的后方汇合而成，向右上斜行至肝门，分左、右两支入肝（图7-44）。肝门静脉的结构特点是：它的始端和末端均为毛细血管，且缺少静脉瓣，当肝门静脉血流受阻时，血液可以发生逆流。

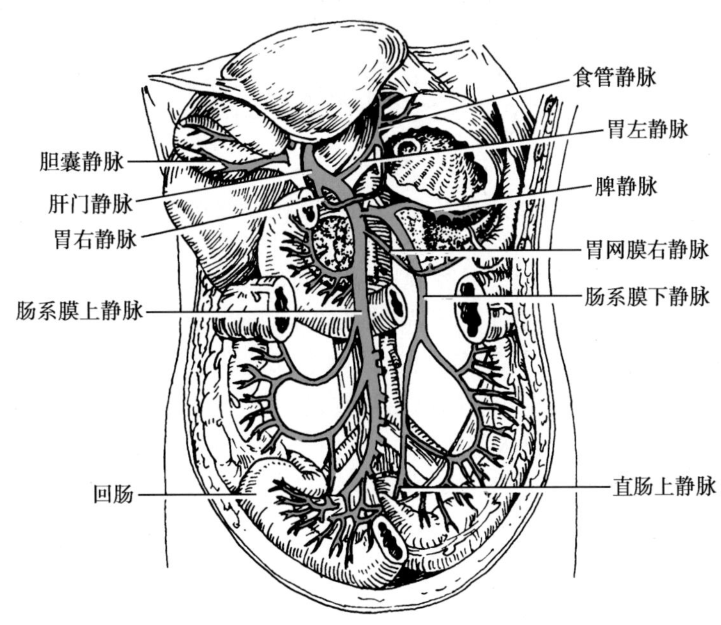

图7-44　肝门静脉及其属支

2）肝门静脉的主要属支包括肠系膜上静脉、脾静脉、肠系膜下静脉、胃左静脉、胃右静脉、胆囊静脉和附脐静脉，除附脐静脉外、多伴相应的动脉，收集相应动脉分布区的静脉血，注入肝门静脉。

3）肝门静脉系与上、下腔静脉系之间的吻合主要有3处（图7-45）：①经**食管静脉丛**与上腔静脉系的吻合。②经**直肠静脉丛**与下腔静脉系的吻合。③经**脐周静脉网**分别与上、下腔静脉系的吻合。

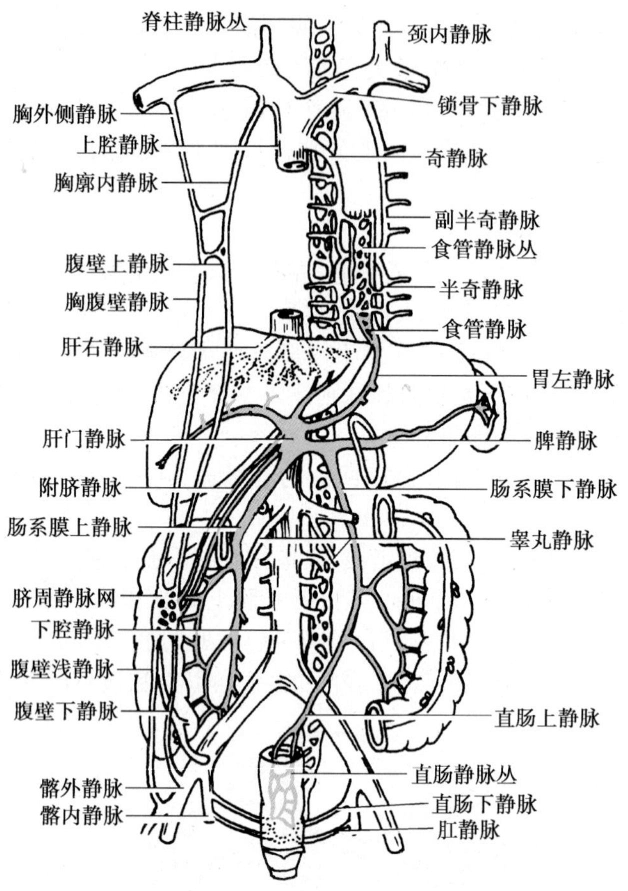

图7-45 肝门静脉系与上、下腔静脉系间的吻合模式图

正常情况下，肝门静脉系与上、下腔静脉系之间的吻合支都比较细小，血流量也较少。当肝门静脉回流受阻时（如肝硬化），肝门静脉系的血液经上述交通途径形成的侧支循环，注入上、下腔静脉系。随着血流量的增多，可造成吻合部位的细小静脉曲张，甚至破裂。如食管静脉丛曲张破裂，造成呕血；直肠静脉丛曲张破裂，可造成便血；脐周围静脉网等部位静脉曲张，则引起腹前壁静脉怒张、腹水等体征。

体循环的静脉回流，可归纳如下（表7-2）。

表7-2 体循环的静脉回流

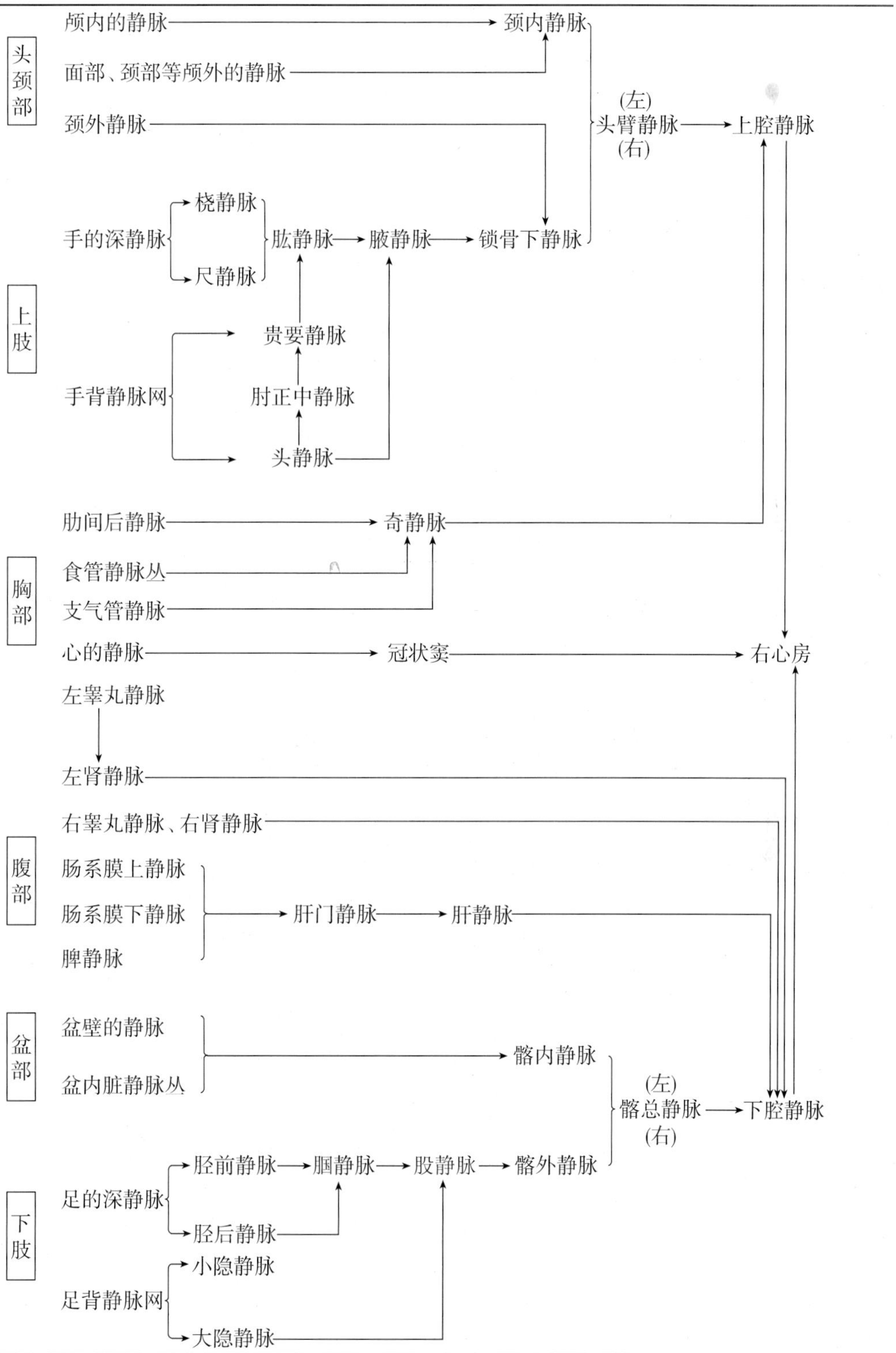

头颈部

- 颅内的静脉 → 颈内静脉
- 面部、颈部等颅外的静脉 → 颈内静脉
- 颈外静脉 → 锁骨下静脉
- 颈内静脉、锁骨下静脉 → (左)头臂静脉(右) → 上腔静脉

上肢

- 手的深静脉 → 桡静脉、尺静脉 → 肱静脉 → 腋静脉 → 锁骨下静脉
- 手背静脉网 → 贵要静脉 → 肱静脉
- 手背静脉网 → 头静脉 → 腋静脉
- 头静脉 → 肘正中静脉 → 贵要静脉

胸部

- 肋间后静脉 → 奇静脉 → 上腔静脉
- 食管静脉丛 → 奇静脉
- 支气管静脉 → 奇静脉
- 上腔静脉 → 右心房
- 心的静脉 → 冠状窦 → 右心房

腹部

- 左睾丸静脉 → 左肾静脉 → 下腔静脉
- 右睾丸静脉、右肾静脉 → 下腔静脉
- 肠系膜上静脉、肠系膜下静脉、脾静脉 → 肝门静脉 → 肝静脉 → 下腔静脉
- 下腔静脉 → 右心房

盆部

- 盆壁的静脉、盆内脏静脉丛 → 髂内静脉
- 髂内静脉、髂外静脉 → (左)髂总静脉(右) → 下腔静脉

下肢

- 足的深静脉 → 胫前静脉 → 腘静脉 → 股静脉 → 髂外静脉
- 足的深静脉 → 胫后静脉 → 腘静脉
- 足背静脉网 → 小隐静脉
- 足背静脉网 → 大隐静脉 → 股静脉

（罗 明）

第四节 淋巴系统

淋巴系统由淋巴管道、淋巴器官和淋巴组织组成(图7-46)。淋巴管道包括毛细淋巴管、淋巴管、淋巴干和淋巴导管。淋巴器官包括淋巴结、脾和胸腺等。当血液流经毛细血管动脉端时,水和营养物质经毛细血管壁进入组织间隙,形成组织液。组织液在与细胞进行物质交换后,大部分经毛细血管静脉端重新吸收入静脉,小部分则进入毛细淋巴管成为淋巴(图7-47)。淋巴沿淋巴管道和淋巴结向心流动,最后注入静脉。淋巴系统不仅是心血管系统的辅助系统,协助静脉引流组织液,而且淋巴器官和淋巴组织具有产生淋巴细胞、过滤淋巴和参与免疫应答等功能。

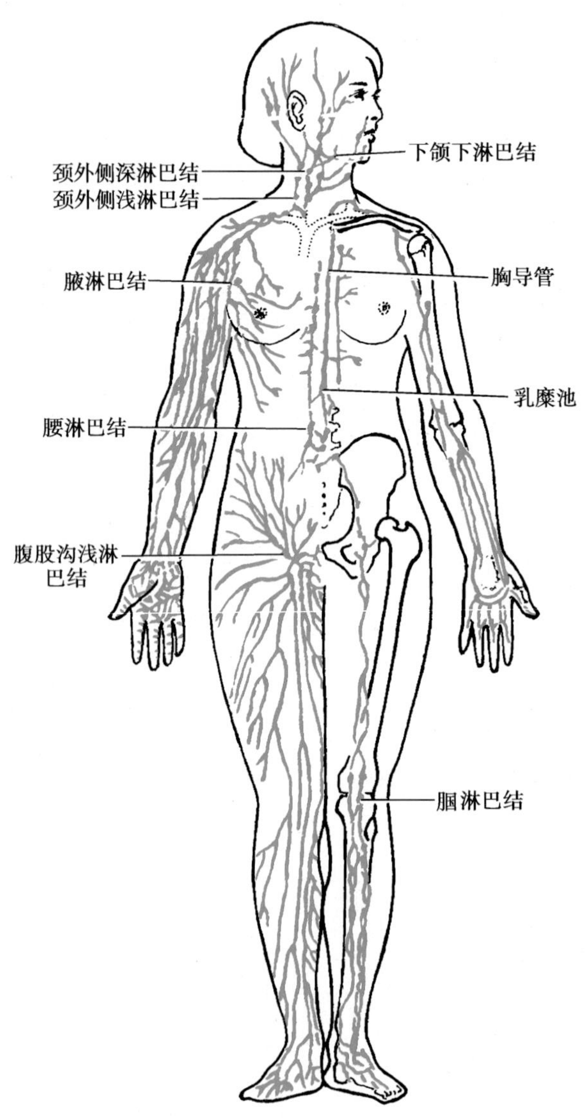

图7-46 淋巴系统模式图

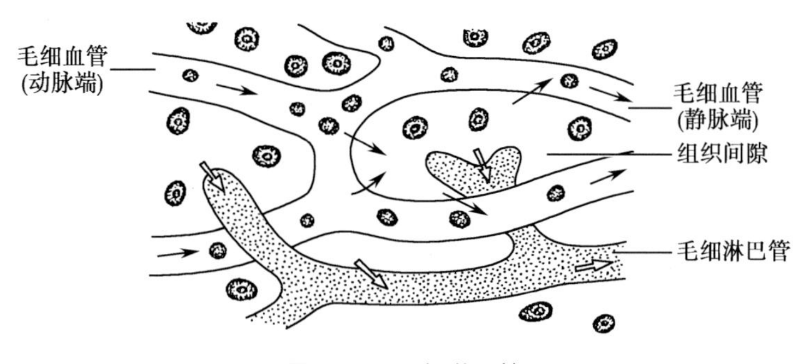

图 7-47　毛细淋巴管

一、淋巴管道

（一）毛细淋巴管

毛细淋巴管（lymphatic capillary）以膨大的盲端起于组织间隙，彼此相互吻合成网。毛细淋巴管由内皮细胞构成，基膜不连续，通透性较大，一些大分子物质、癌细胞和细菌等比较容易进入毛细淋巴管。

（二）淋巴管

淋巴管（lymphatic vessel）由毛细淋巴管汇合而成。其管壁结构与小静脉相似，淋巴管内有丰富的瓣膜，可防止淋巴逆流。淋巴管在向心行程中要经过 1 个或多个淋巴结。

（三）淋巴干

淋巴管经过一系列淋巴结后，汇合形成**淋巴干**（lymphatic trunk）。全身共有 9 条淋巴干：即左、右颈干，左、右锁骨下干，左、右支气管纵隔干，左、右腰干和肠干（图 7-48）。

（四）淋巴导管

全身 9 条淋巴干最终汇合成 2 条**淋巴导管**（lymphatic duct），即胸导管和右淋巴导管，分别注入左、右静脉角（图 7-48）。

1. **胸导管**（thoracic duct）　是全身最大的淋巴导管，通常起于第 1 腰椎前方的乳糜池，穿膈的主动脉裂孔进入胸腔，沿脊柱的前方上行，至颈根部注入左静脉角。胸导管在注入左静脉角处，还收纳左颈干、左锁骨下干和左支气管纵隔干。**乳糜池**为胸导管起始部的囊状膨大，接受左、右腰干和肠干。胸导管收集下肢、盆部、腹部、左半胸部、左上肢和左半头颈部的淋巴，即全身 3/4 的淋巴（图 7-48）。

2. **右淋巴导管**（right lymphatic duct）　较短，由右颈干、右锁骨下干和右支气管纵隔干汇合而成，注入右静脉角。右淋巴导管收集右上肢、右半胸部和右半头颈部的淋巴，即全身 1/4 的淋巴（图 7-48）。

二、淋巴器官

（一）淋巴结

1. 淋巴结的形态　**淋巴结**（lymph node）为大小不一的圆形或椭圆形灰红色小体（图 7-46）。其一侧隆凸，有数条输入淋巴管进入；另一侧凹陷称**淋巴结门**，有血管、神经及 1 ~ 2 条输出淋巴管出入。

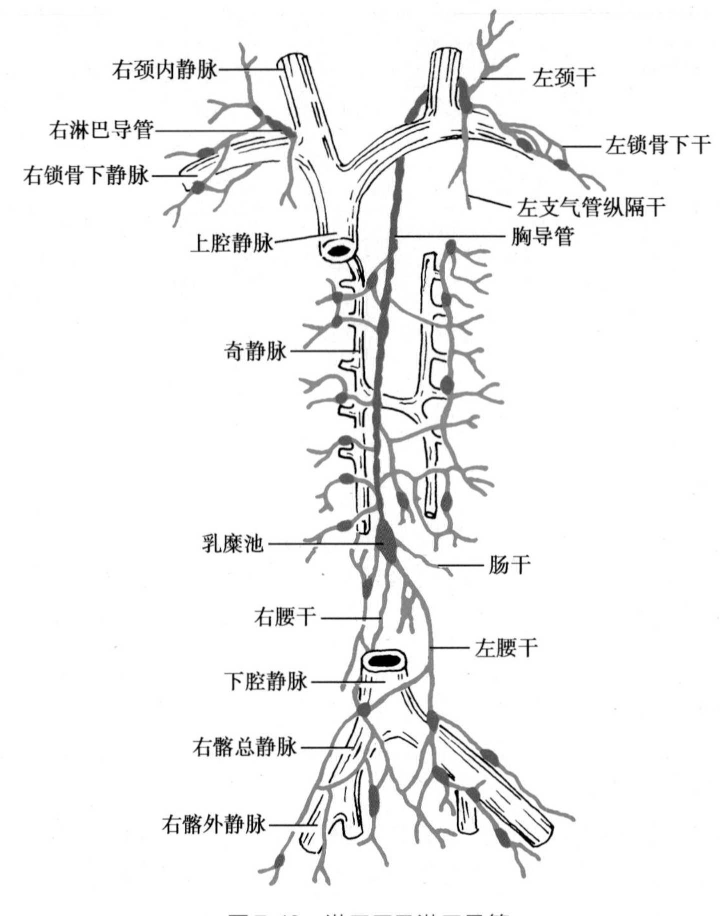

图7-48 淋巴干及淋巴导管

2. 全身重要的淋巴结群 淋巴结多沿血管成群分布，接受一定器官或部位的淋巴，当某器官或部位发生病变时，如细菌或肿瘤细胞等可沿淋巴管进入相应的淋巴结，引起相应淋巴结的肿大。因此，了解淋巴结的位置和引流途径，对疾病的诊断和治疗具有重要的意义。

（1）头颈部的淋巴结群：头部主要有**下颌下淋巴结**，收集面部和口腔的淋巴，注入颈外侧深淋巴结。颈部主要有**颈外侧浅淋巴结**和**颈外侧深淋巴结**，收集枕部、耳后部、颈浅部及头颈部、胸壁上部等处的淋巴，注入胸导管和右淋巴导管（图7-49）。

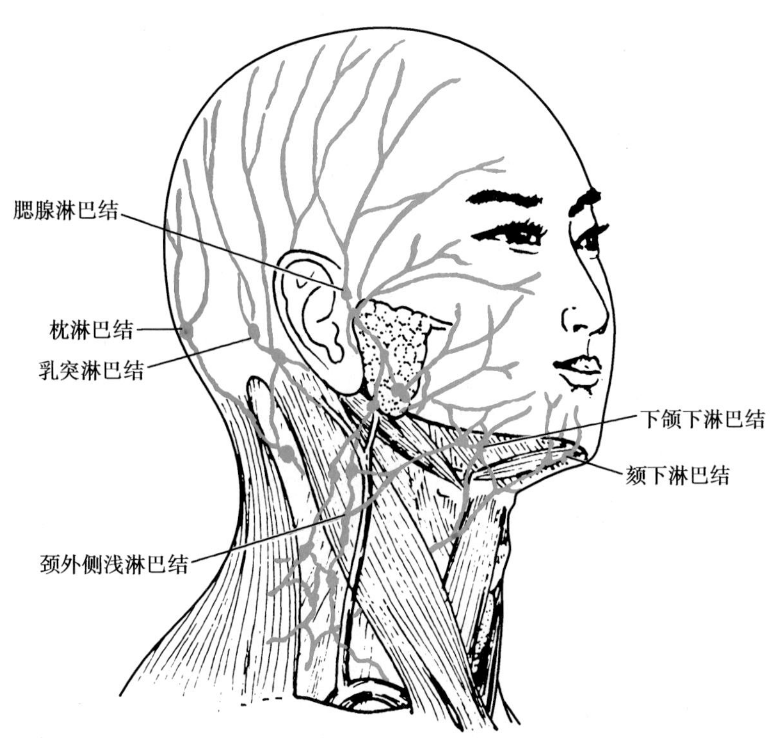

图7-49 头颈部的淋巴管和淋巴结

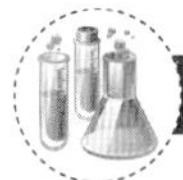

知识窗

头颈部淋巴结与肿瘤转移

头部的淋巴结大多位于头、颈交界处，其中重要的有下颌下淋巴结，面部大部分淋巴直接或间接注入下颌下淋巴结，所以面部有炎症或肿瘤时，常引起此淋巴结的肿大。

在颈外侧深淋巴结中，位于鼻咽部后方的为咽后淋巴结，鼻咽癌病人，癌细胞首先转移到此；沿锁骨下动脉和臂丛排列的为锁骨上淋巴结，胃癌或食管癌病人，癌细胞常经胸导管由颈干逆流或通过侧支转移到左锁骨上淋巴结，引起此淋巴结的肿大。

（2）上肢的淋巴结群：上肢的淋巴结主要为**腋淋巴结**（图7-50）。腋淋巴结位于腋窝内，沿着腋血管及其分（属）支排列，收纳上肢、脐以上前外侧胸腹壁浅层、部分乳房等处的淋巴，其输出管形成锁骨下干，左侧的注入胸导管，右侧的注入右淋巴导管。乳腺癌常转移到腋淋巴结。

（3）胸部的淋巴结群：胸部的淋巴结位于胸壁内和胸腔脏器的周围。胸壁的浅淋巴管大部分注入腋淋巴结，深淋巴管注入**肋间淋巴结**和**胸骨旁淋巴结**等。胸腔脏器的淋巴结主要有位于肺门处的**支气管肺门淋巴结**（肺门淋巴结）、**气管支气管淋巴结**、**气管旁淋巴结**、**纵隔前淋巴结**等。其输出管相互汇合构成左、右支气管纵隔干，分别注入胸导管和右淋巴导管。

（4）下肢的淋巴结群：下肢的主要淋巴结有**腹股沟浅淋巴结**和**腹股沟深淋巴结**，收纳腹前外侧壁下部、臀部、会阴及下肢等处的淋巴，其输出管注入髂外淋巴结。

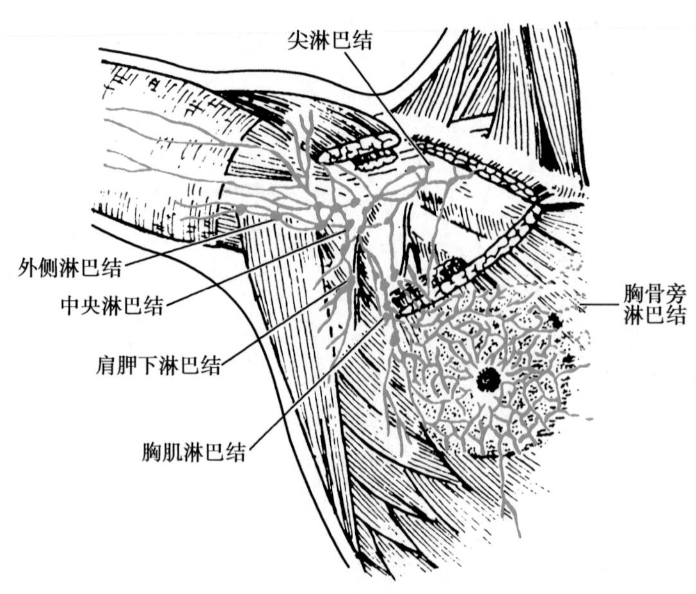

图 7-50 腋淋巴结和乳房的淋巴管

(5) 盆部的淋巴结群:盆部的淋巴结沿髂内、外血管及髂总血管排列,分别称**髂内淋巴结**、**髂外淋巴结**和**髂总淋巴结**,收纳同名动脉分布区的淋巴,最后注入腰淋巴结。

(6) 腹部的淋巴结群:主要有**腰淋巴结**、**腹腔淋巴结**和**肠系膜上、下淋巴结**,收纳腹部、盆部和下肢等处的淋巴,其输出管汇合成左、右腰干及肠干注入乳糜池。

(二) 脾

脾(spleen)是人体最大的淋巴器官,其主要功能是造血、储血、滤血及参与机体的免疫应答。

脾位于左季肋区,第 9 ~ 11 肋的深面,长轴与第 10 肋一致。正常情况下,在左肋弓下不能触及脾。脾呈暗红色,质软而脆,左季肋区受暴力的冲击易致脾破裂。脾可分为膈、脏两面和上、下两缘。脏面凹陷,近中央处有**脾门**,是血管、神经等进出脾的部位。膈面平滑隆凸,与膈相邻。上缘前部有 2 ~ 3 个**脾切迹**,是临床上触诊脾的重要标志(图 7-51)。

(三) 胸腺

胸腺(thymus) 位于胸骨柄后方,上纵隔的前部。胸腺有明显的年龄变化,新生儿和幼儿的胸腺相对较大,性成熟后最大,以后逐渐萎缩,成人的胸腺被结缔组织替代。胸腺能培育、选择和向周围淋巴器官和淋巴组织输送 T 淋巴细胞,并且具有重要的免疫调节功能(图 7-52)。

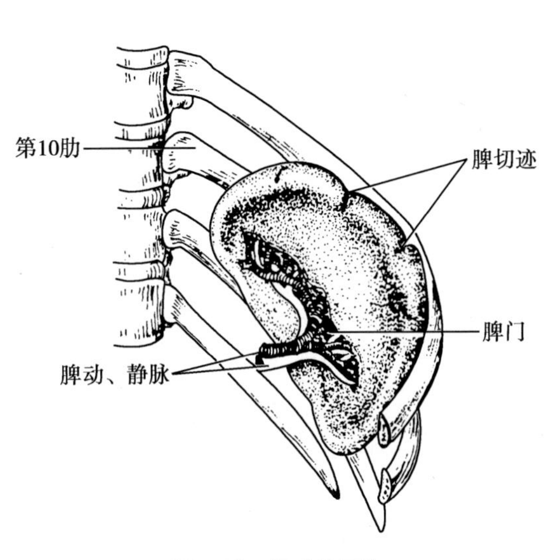

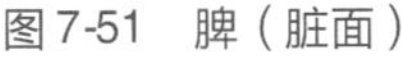
图7-51　脾（脏面）

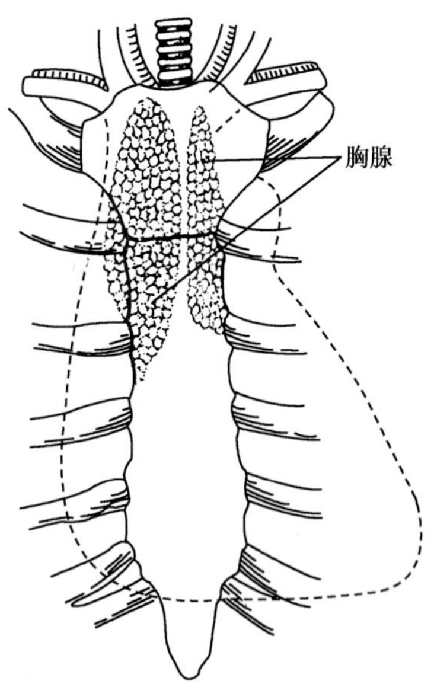

图7-52　胸腺的形态和位置

（范永红）

思考题

1. 说出脉管系统的组成和主要功能。
2. 简述心的位置、外形和心腔的主要结构。
3. 给阑尾炎病人从左头静脉注射抗炎药物，药物依次经过哪些途径到达阑尾？
4. 简述胸导管的起始、行程、注入部位和收集范围。

第八章 感 觉 器

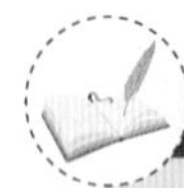

学习目标

1. 掌握 眼球的形态结构;房水循环的途径。
2. 熟悉 外耳道和鼓膜的位置、结构;小儿咽鼓管的结构特点。
3. 了解 眼副器的组成;内耳的组成及功能。
4. 学会 在活体辨认瞳孔、巩膜、结膜、睑缘、耳郭、耳垂、外耳道。

情景与思考

情景:

一场美轮美奂的音乐会上,人们欣赏着舞台上五彩缤纷交替闪耀的灯光,倾听着美妙无比的音乐,身心仿佛进入了一个梦幻的世界。那么人体是怎样感受光波识别色彩的?又是怎样感受声波、享受音乐的呢?

思考:

1. 眼和耳的主要结构特点。
2. 想一想,我们的视觉和听觉是如何形成的?

感觉器(sensory organs)由感受器及附属装置构成,如眼、耳等。**感受器**(receptor)是感觉神经末梢的特殊结构,可接受机体内、外环境的各种刺激,并将刺激转化为神经冲动,由感觉神经传入脑,形成相应的感觉。

第一节 视 器

视器(visual organ)即眼,由眼球及眼副器组成。

一、眼球

眼球(eyeball)位于眶的前部,由眼球壁及内容物组成。

(一) 眼球壁

从外至内依次是纤维膜(外膜)、血管膜(中膜)和视网膜(内膜)(图8-1)。

1. 纤维膜(外膜) 分为角膜和巩膜两部分。

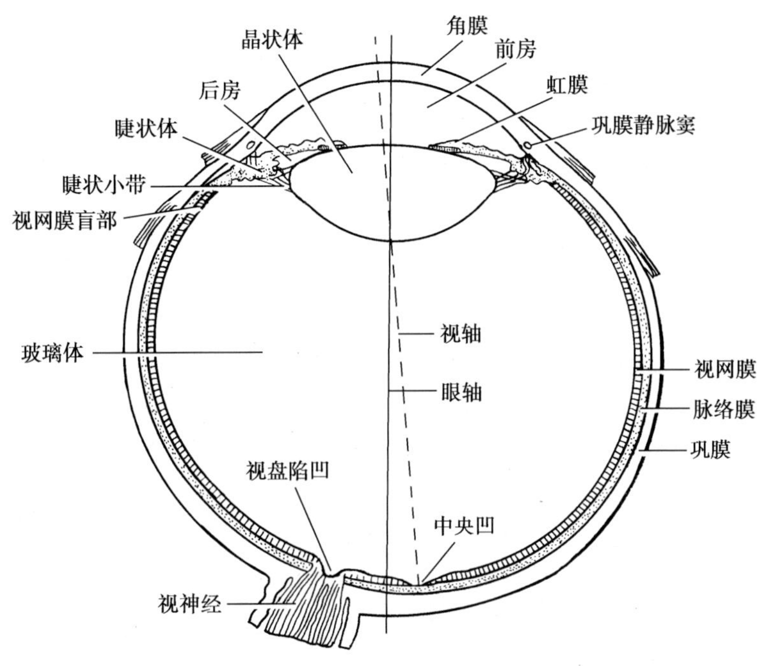

图 8-1　右眼球水平切面

（1）**角膜**（cornea）：占纤维膜的前 1/6，无色透明，有屈光作用。角膜内无血管，但含有丰富的感觉神经末梢，故感觉敏锐。

（2）**巩膜**（sclera）：占纤维膜的后 5/6，呈乳白色，后方有视神经穿过。巩膜与角膜交界处深面有一环形的管，称**巩膜静脉窦**（图 8-2）。

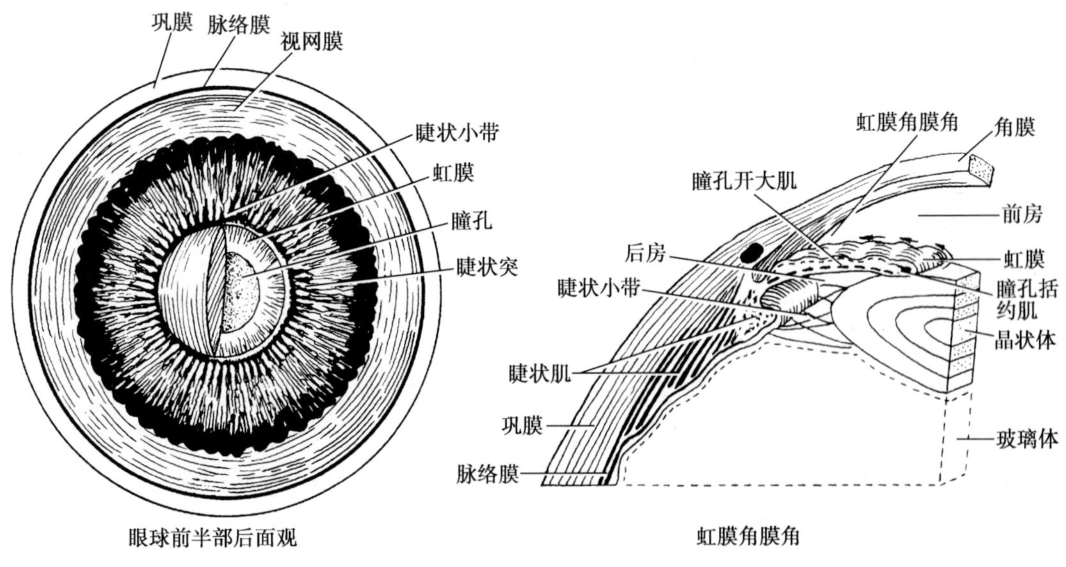

图 8-2　眼球前部（切面）

2. 血管膜（中膜）　含有丰富的血管和色素细胞，由前向后分为虹膜、睫状体和脉络膜 3 部分。

（1）**虹膜**（iris）：位于角膜后方，其颜色与人种有关，黄种人多为棕色。呈圆盘状，其中央有一圆孔称**瞳孔**。虹膜内有呈环行排列的平滑肌，**称瞳孔括约肌**，收缩时瞳孔缩小；呈放射状排列的平滑肌，称**瞳孔开大肌**，收缩时瞳孔开大。

（2）**睫状体**（ciliary body）：在虹膜的外后方，由睫状体发出睫状小带与晶状体相连。睫状体内有平滑肌，称**睫状肌**。该肌收缩或舒张，可松弛或拉紧睫状小带，以调节晶状体的曲度。睫状体是产生房水的部位。

（3）**脉络膜**（choroid）：占眼球血管膜后方的大部分，有营养眼内组织并吸收眼内分散光线等作用。

3. **视网膜**（retina）（内膜） 是眼球壁的最内层，有感光作用。视网膜后部称**眼底**，在其中央偏鼻侧有一圆形隆起，称**视神经盘**（视神经乳头），是视神经起始和视网膜中央动、静脉出入处，此处无感光细胞，称生理性盲点。在视神经盘的颞侧约 3.5mm 处，有一黄色区域，称**黄斑**，其中央凹陷，称中央凹。此处视锥细胞密集，是感光和辨色最敏锐的部位（图 8-3）。

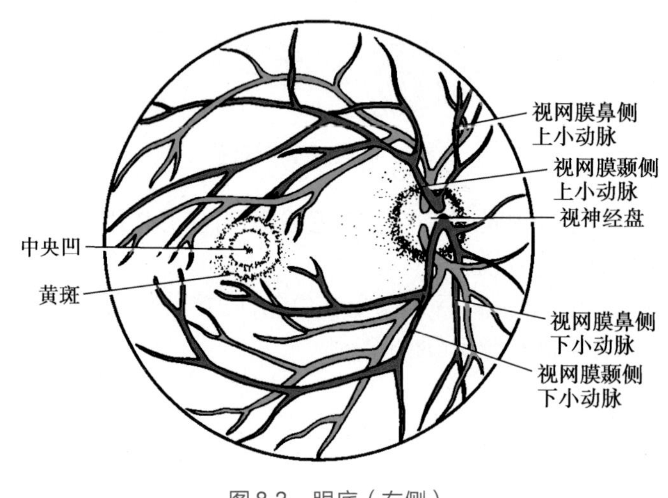

图 8-3 眼底（右侧）

视网膜从外向内依次为色素上皮层、视细胞层、双极细胞层和节细胞层，其中视细胞层内有**视锥细胞**和**视杆细胞**两类感光细胞（图 8-4）。

（二）眼球内容物

眼球的内容物包括**房水**、**晶状体**和**玻璃体**（图 8-5）。以上结构均无色透明的，有屈光功能，它们与角膜一起合称眼的屈光系统。

1. **房水**（aqueous humor） **眼房**（chambers of eyeball）是角膜与晶状体之间的间隙，被虹膜分隔为前房和后房，两者借瞳孔相通（见图 8-2）。房水是无色透明的液体，充满于眼房内。房水由睫状体产生，自后房经瞳孔到达前房，通过角膜与虹膜之间的**虹膜角膜角**（前房角）入巩膜静脉窦，最后汇入眼静脉，此过程称**房水循环**。房水循环不畅，可造成眼内压升高，导致青光眼。房水具有营养角膜、晶状体和维持眼内压的作用。

2. **晶状体**（lens） 位于虹膜和玻璃体之间，呈双凸透镜状，无色透明，富有弹性，无血管和神经。由于外伤、代谢障碍等原因而造成晶状体混浊，临床上称白内障。晶状体周缘借睫状小带与睫状体相连。睫状肌的收缩与舒张可调节晶状体的曲度。

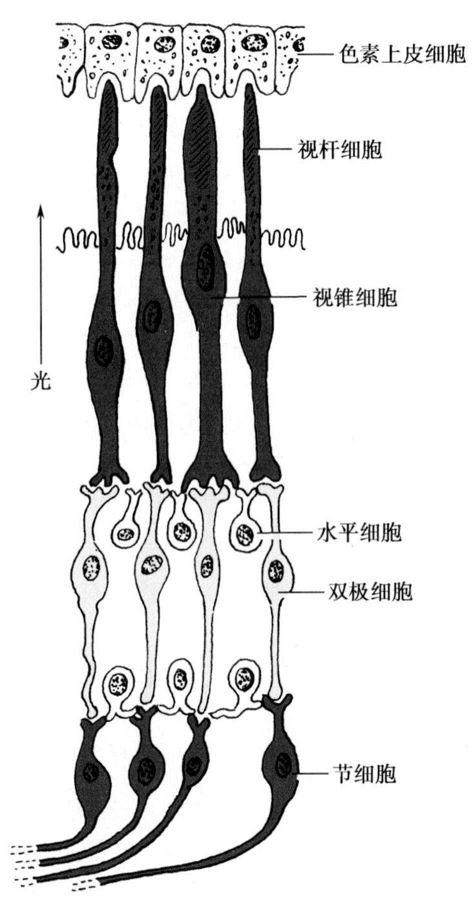

图 8-4 视网膜神经细胞示意图

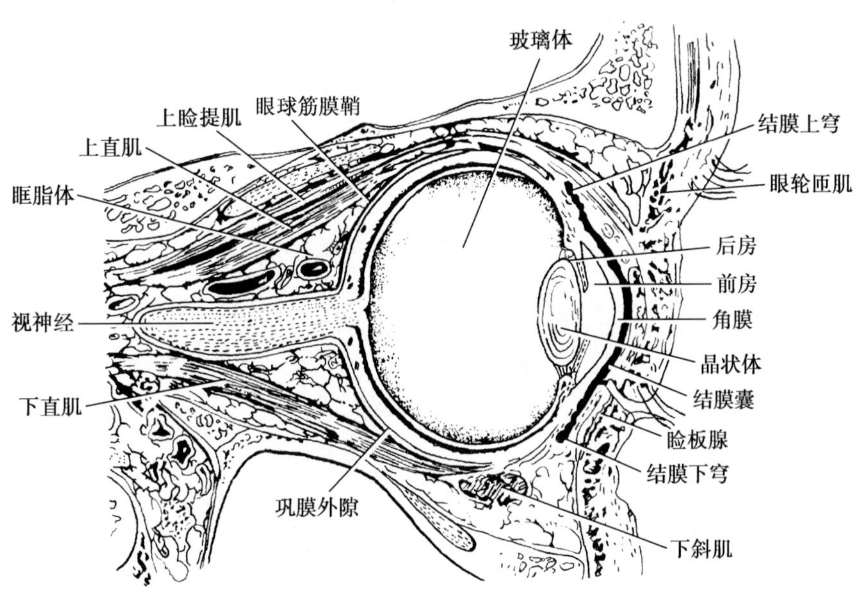

图 8-5 右眼眶（矢状切面）

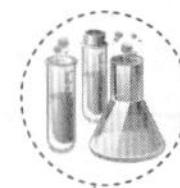

知识窗

屈光不正

屈光不正主要表现为近视、远视和老视。近视是由于眼球的前后径过长或屈光系统的屈光度过大，导致视远物时成像在视网膜的前方，可以通过凹透镜进行矫正；远视是眼球的前后径过短或屈光系统的屈光度过小，导致视近物时成像在视网膜的后方，可以通过凸透镜进行矫正。随年龄的增长，晶状体的弹性逐渐减弱，睫状肌逐渐萎缩，其对晶状体的调节能力也随之减退，从而导致看近物时晶状体的曲度不能相应增大，出现视物模糊不清，称为老视，俗称老花眼。

3. **玻璃体**(vitreous body) 为无色透明的胶状物质，填充于晶状体和视网膜之间，具有屈光和支撑视网膜的作用。

二、眼副器

眼副器包括眼睑、结膜、泪器和眼球外肌等，对眼球具有保护、运动和支持等功能。

(一) 眼睑

眼睑(eyelids)俗称眼皮，可分**上睑**和**下睑**，上、下睑之间的裂隙，称**睑裂**。睑裂的内、外侧端，分别称**内眦**、**外眦**。上、下睑缘生有睫毛，在睑缘的内侧端各有一小隆起，其顶部有小孔称**泪点**。眼睑由外向内由皮肤、皮下组织、肌层、睑板和结膜构成。眼睑的皮下组织疏松，易发生水肿。睑板由致密结缔组织构成，内有睑板腺，其分泌物有润滑睑缘的作用(图8-5)。

(二) 结膜

结膜(conjunctiva)是薄而透明并富含血管的黏膜，分为**睑结膜**、**球结膜**和**结膜穹窿**3部分。睑结膜贴在眼睑内面；球结膜贴在巩膜前面；结膜穹窿为睑结膜与球结膜之间的移行部分，分别形成**结膜上穹**和**结膜下穹**。当闭眼时结膜围成囊状，称**结膜囊**(图8-5)。

(三) 泪器

泪器(lacrimal apparatus)由**泪腺**和**泪道**两部分组成。泪腺位于眶上壁前外侧的泪腺窝内，能分泌泪液。泪液有冲洗结膜囊异物、湿润角膜及抑制细菌生长等作用。泪道由泪点、泪小管、泪囊和鼻泪管组成(图8-6)。**泪小管**上、下各一，连接泪点和泪囊。泪囊为一膜性

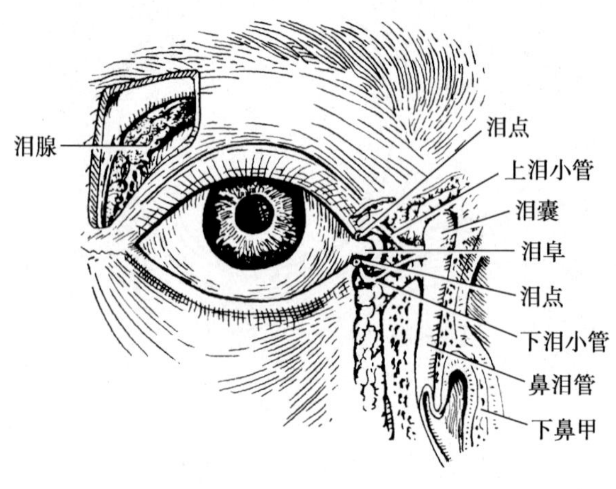

图8-6 泪器

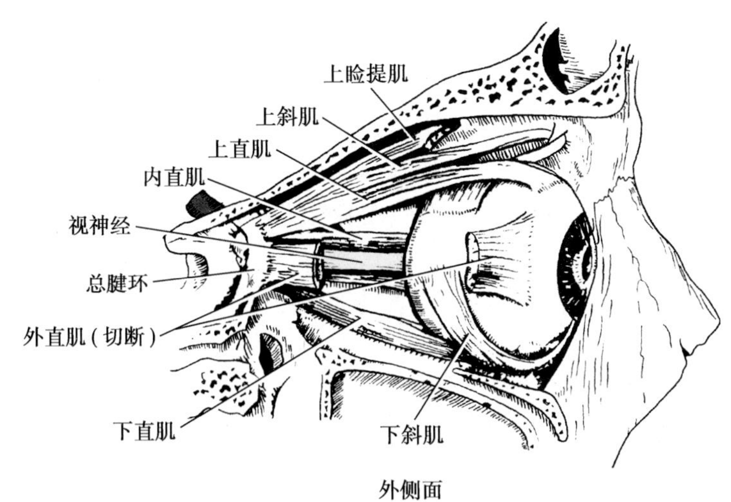

外侧面

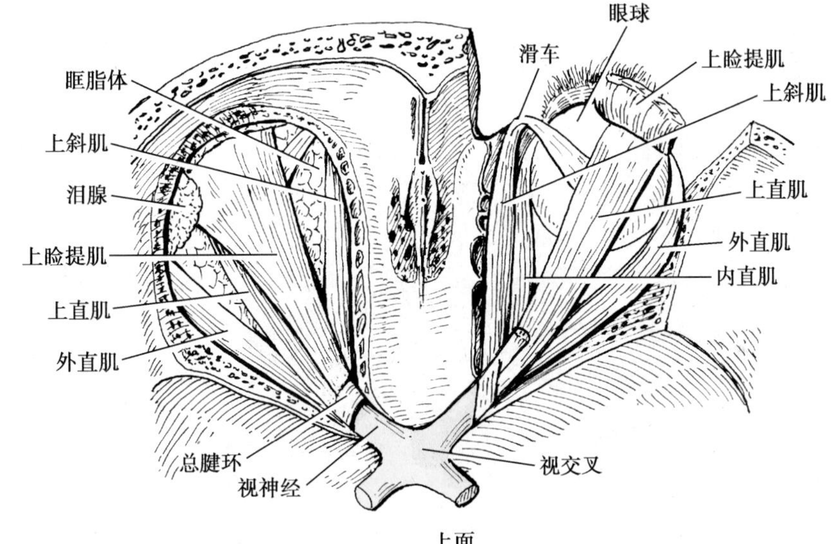

上面

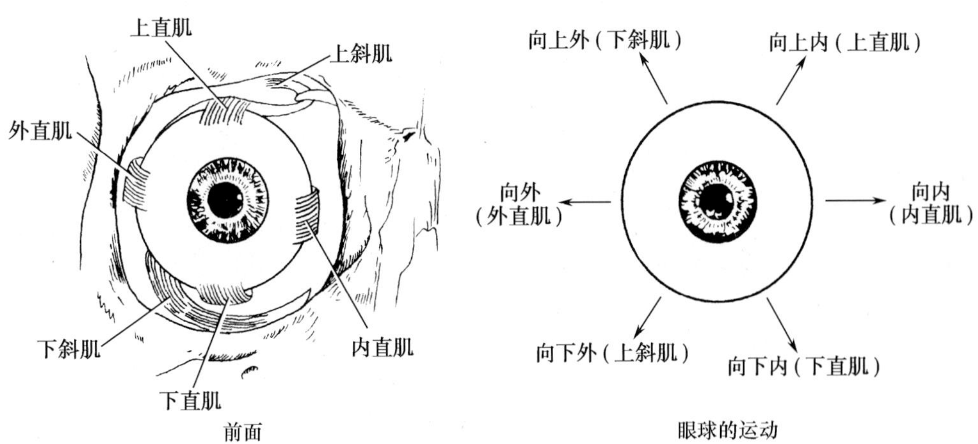

前面　　眼球的运动

图 8-7　眼球外肌

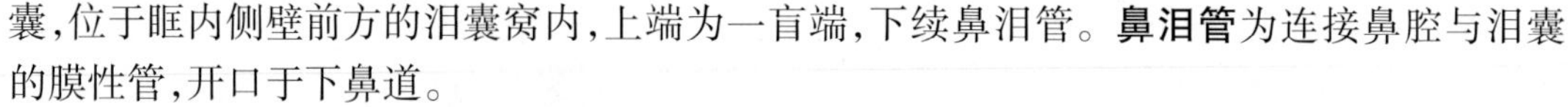

囊,位于眶内侧壁前方的泪囊窝内,上端为一盲端,下续鼻泪管。**鼻泪管**为连接鼻腔与泪囊的膜性管,开口于下鼻道。

(四) 眼球外肌

眼球外肌(extraocular muscle)有7块:**上直肌**收缩使眼球转向内上方;**下直肌**收缩使眼球转向内下方;**内直肌**、**外直肌**收缩分别使眼球转向内侧和外侧;**上斜肌**收缩时使眼球转向外下方;**下斜肌**收缩时使眼球转向外上方;**上睑提肌**收缩时上提上睑,开大睑裂(图8-7)。

第二节 前庭蜗器

前庭蜗器(vestibulocochlear organ)又称耳,分为外耳、中耳和内耳3部分(图8-8)。外耳和中耳是收集和传导声波的结构,内耳中有听觉感受器和位觉感受器。

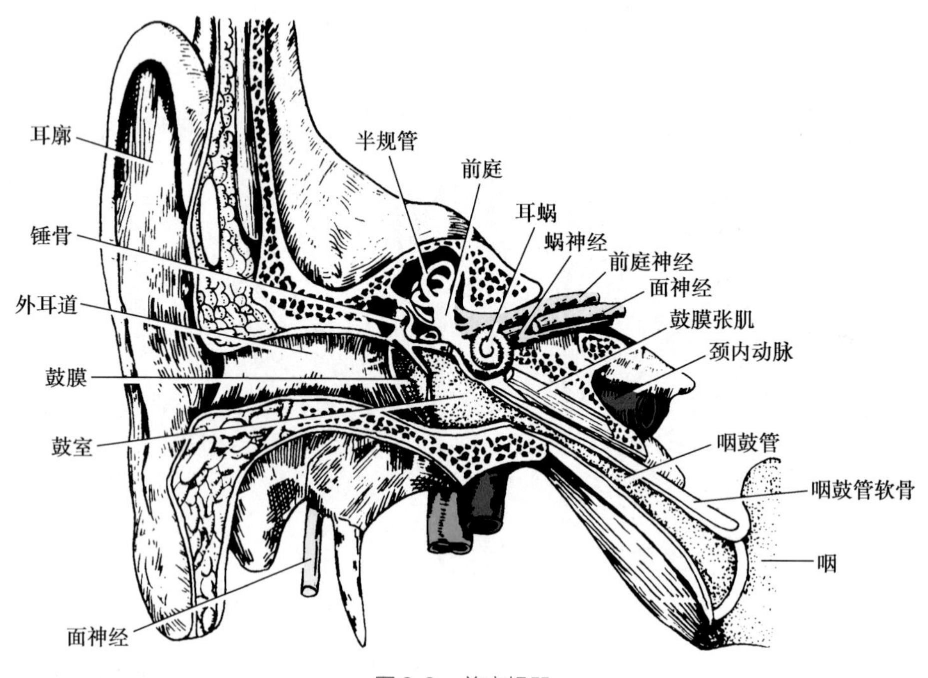

图8-8 前庭蜗器

一、外耳

外耳(external ear)包括耳郭、外耳道和鼓膜3部分。

(一) 耳郭

耳郭(auricle)大部分以弹性软骨作支架,表面覆以皮肤。耳郭的下部只含结缔组织和脂肪,称**耳垂**,是临床常用的采血部位。耳郭外侧面中部有一孔,称外耳门。外耳门前方有一突起,称耳屏(图8-9)。

(二) 外耳道

外耳道(external auditory canal)为外耳门至鼓膜之间的弯曲管道(图8-8),呈"~"形,成人长约2.5cm。外侧1/3段为软骨部,向后内上方;内侧2/3段为骨性部,向前内下方。故检查鼓膜时,在成人应将耳郭拉向后上方,使外耳道变直以便观察。小儿外耳道短而直,鼓膜近于水平位,检查时需拉耳郭向后下方。

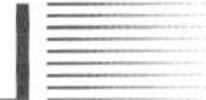

外耳道表面覆以皮肤，含有毛囊、皮脂腺和耵聍腺。耵聍腺分泌耵聍。外耳道皮下组织少，皮肤与软骨膜及骨膜紧密结合，故炎症肿胀时疼痛剧烈。

（三）鼓膜

鼓膜（Tympanic membrane）为椭圆形半透明薄膜，位于外耳道底，与外耳道下壁约呈 45°前。鼓膜上方 1/4 薄而松弛，称松弛部；下方 3/4 坚实紧张，称紧张部。鼓膜呈漏斗形，其凹面向外侧。向内突的漏斗中心，称**鼓膜脐**。鼓膜前下方有 1 个三角形反光区，称**光锥**（图 8-10）。

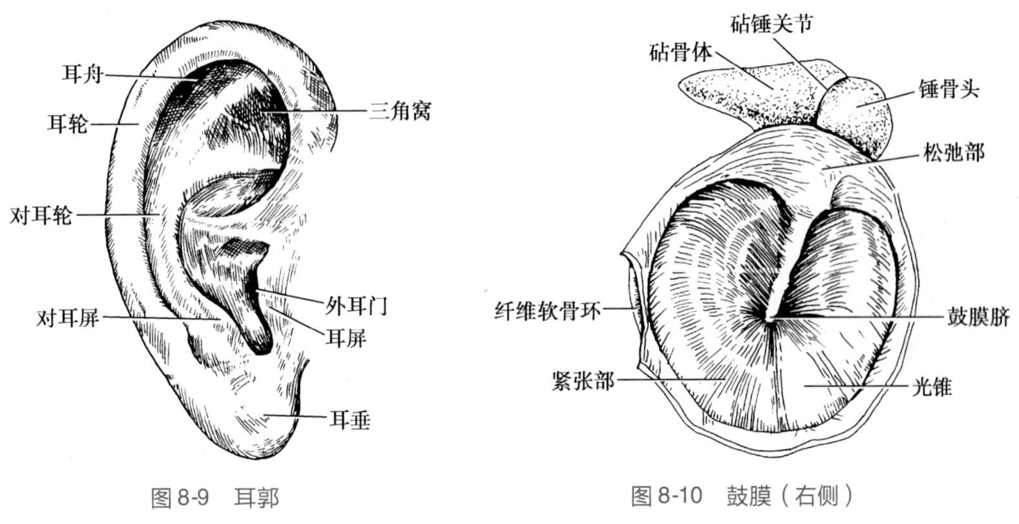

图 8-9 耳郭　　图 8-10 鼓膜（右侧）

二、中耳

中耳（middle ear）包括鼓室、咽鼓管和乳突小房 3 部。**鼓室**（tympanic cavity）位于鼓膜和内耳外侧壁之间，向前经咽鼓管通鼻咽，向后与乳突小房相通。鼓室内有 3 块听小骨，由外至内为**锤骨**、**砧骨**和**镫骨**（图 8-11），锤骨附着于鼓膜内面，锤骨底封闭前庭窗，3 骨借关节连

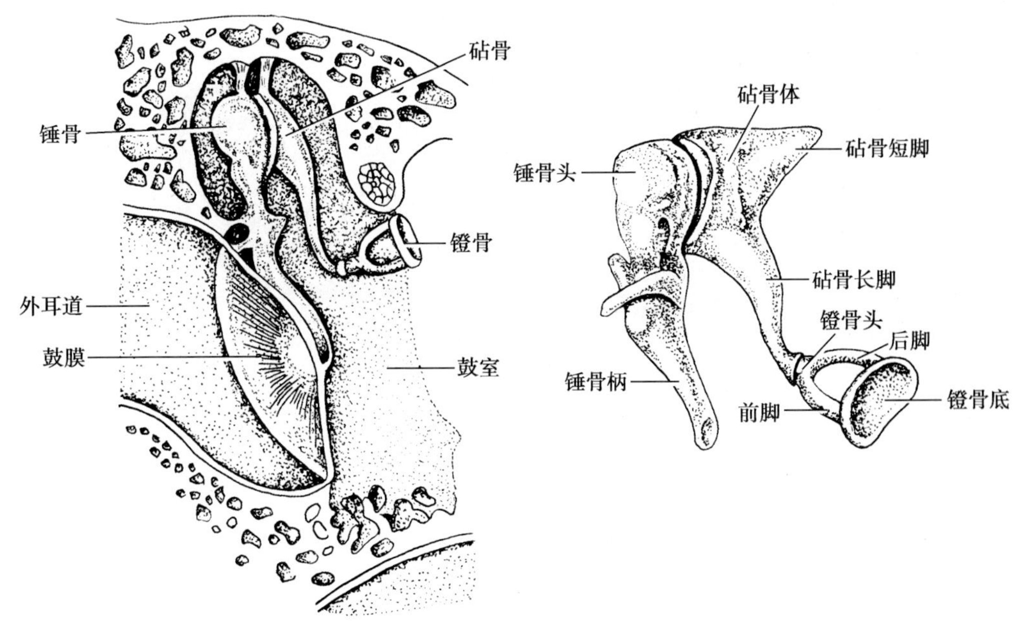

图 8-11 听小骨

成听骨链。**咽鼓管**(auditory tube)是连通鼓室与鼻咽的管道。小儿咽鼓管短而宽,接近水平位,因此小儿咽部感染易经咽鼓管侵入鼓室,引起中耳炎。**乳突小房**(mastoid cells)是位于颞骨乳突内的许多含气小腔,小腔彼此通连,向前上方开口于鼓室,故中耳炎可并发乳突炎。

三、内耳

内耳(internal ear)位于鼓室与内耳道底之间,由构造复杂的管道组成,又称**迷路**。迷路分为骨迷路和膜迷路。骨迷路是颞骨内的骨性隧道,膜迷路是套在骨迷路内的膜性管道。膜迷路内含有内淋巴,膜迷路与骨迷路之间的间隙内有外淋巴,内、外淋巴互不交通。

(一) 骨迷路

骨迷路分为彼此相通的前庭、骨半规管和耳蜗 3 部分(图 8-12)。

1. **前庭**(vestibule) 是位于骨迷路中部略呈椭圆形的空腔。前庭后方与 3 个骨半规管相通,前方通耳蜗,外侧壁上有前庭窗和蜗窗。

2. **骨半规管**(bony semicircular canals) 为 3 个半环形的骨性小管,互相垂直。根据它们的位置,分别称前骨半规管、外骨半规管和后骨半规管。每个骨半规管都通过两个骨脚与前庭相连,其中一个骨脚膨大,称骨壶腹。

3. **耳蜗**(cochlea) 位于前庭的前方,形似蜗牛壳,由蜗螺旋管环绕蜗轴旋转约两圈半构成。自蜗轴发出骨螺旋板突入蜗螺旋管内,其外侧由膜迷路填补封闭,将蜗螺旋管分为上部的**前庭阶**,中间的**蜗管**和下部的**鼓阶**。前庭阶与鼓阶在蜗顶相通;鼓阶外侧壁上有**蜗窗**,被第二鼓膜封闭,前庭阶可通前庭窗。

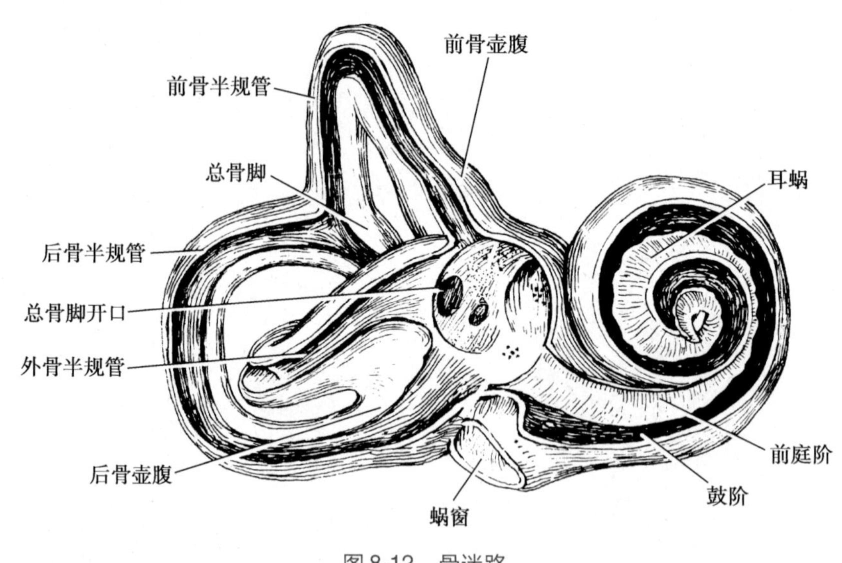

图 8-12 骨迷路

(二) 膜迷路

可分为椭圆囊与球囊、膜半规管和蜗管。它们之间互相连通(图 8-13)。

1. **椭圆囊**(utricle)和**球囊**(saccule) 位于前庭内。椭圆囊较大,在后上方;球囊较小,在前下方,两囊借小管相通。椭圆囊后壁与 3 个膜半规管相通。球囊有小管与蜗管连通。两囊的壁内分别有椭圆囊斑和球囊斑,均为位置觉感受器,能感受直线变速运动的刺激。

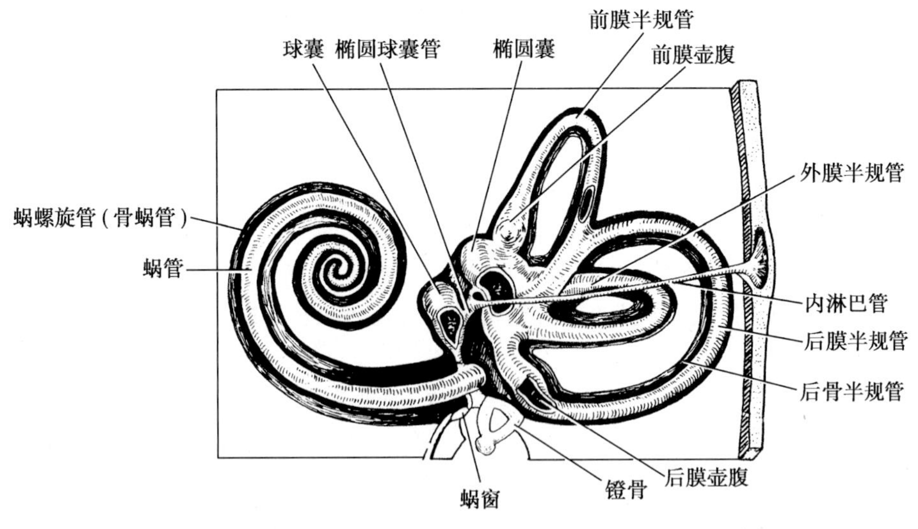

图 8-13　内耳模式图

2. **膜半规管**（semicircular ducts）　为套在骨半规管内的 3 个半环形膜性小管，每个膜半规管在骨壶腹内也相应膨大，称膜壶腹。其壁内有一嵴状隆起，称壶腹嵴，是位置觉感受器，能感受旋转变速运动的刺激。

3. **蜗管**（cochlear duct）　位于蜗螺旋管内。其顶端为盲端，下端借小管与球囊相通。在耳蜗的切面上蜗管呈三角形，有上壁、下壁和外侧壁。上壁称前庭膜，下壁称基底膜（又称螺旋膜），上有**螺旋器**（Corti 器），为听觉感受器（图 8-14）。

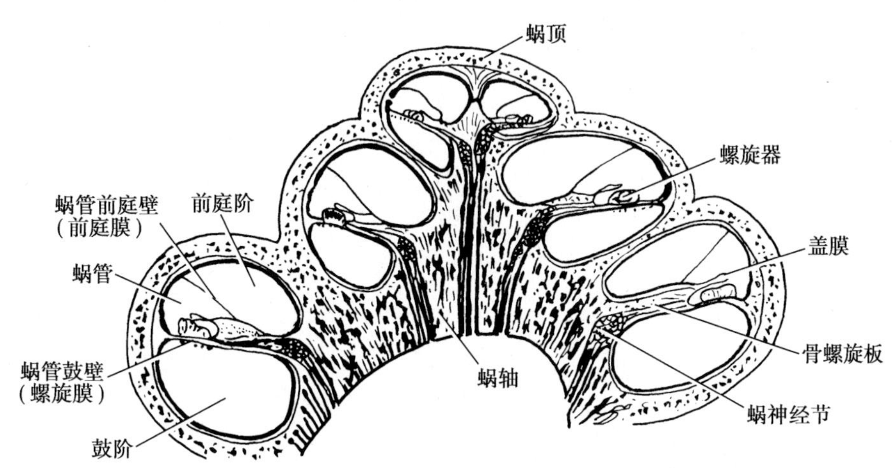

图 8-14　耳蜗轴切面

（三）声波的传导

声音传入内耳的途径有空气传导和骨传导。在正常情况下，以空气传导为主，正常途径如下：

1. 空气传导　声波→耳郭→外耳道→鼓膜→锤骨→砧骨→镫骨→前庭窗→前庭阶外淋巴→前庭膜→蜗管内淋巴→螺旋器→蜗神经→大脑听觉中枢。

2. 骨传导　声波→颅骨→骨迷路→蜗管内、外淋巴→螺旋器→蜗神经→大脑听觉中枢。

声波经颅骨传入内耳，但其传音效能与正常的空气传导相比则微不足道。临床上通过骨传导存在与否可鉴别传导性耳聋和神经性耳聋。

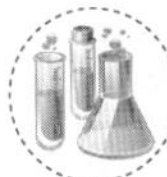

知识窗

听力损失与耳聋

全球有3.6亿人有残疾性听力损失。听力损失可能由遗传造成，也可能由孕产妇风疹或分娩综合征、脑膜炎和慢性耳部感染等传染病、服用耳毒性药物、暴露于过量噪音和衰老等原因造成。一半听力损失病例可以通过初级预防避免。一些简单的预防措施如下：

1. 对儿童进行免疫接种，预防麻疹、脑膜炎、风疹和腮腺炎等儿童期疾病；
2. 孕前对育龄妇女进行免疫接种，预防风疹；
3. 对孕妇进行梅毒和其他感染的筛查和治疗；
4. 改善产前和围生期护理，包括促进安全分娩；
5. 避免使用耳毒性药物；
6. 转诊高危婴儿（如有家族耳聋史、低出生体重、出生窒息、患黄疸或脑膜炎等），及早进行听力测评，并在需要时迅速诊断和进行适当治疗。

（范永红）

思考题

1. 房水循环障碍使眼内压增高导致青光眼，请回答房水的循环途径。
2. 婴幼儿易经咽鼓管引起中耳感染，请说出小儿咽鼓管的特点。

第九章 神经系统

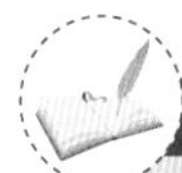

学习目标

1. 掌握 神经系统常用术语;脑脊液的产生及其循环途径;颈丛、臂丛、腰丛、骶丛的主要分支,胸神经前支的节段性分布。
2. 熟悉 神经系统的组成;脊髓的位置、外形、内部结构和功能;大脑皮质功能定位;三叉神经、面神经、舌咽神经、迷走神经、舌下神经的分布、走行。
3. 了解 脑干、小脑、间脑和端脑的位置、形态和结构;脑、脊髓的被膜和血管;内脏运动神经、内脏感觉神经;传导通路的途径、功能和临床意义。
4. 熟练掌握 在标本或模型上确定腰椎穿刺的部位,画出坐骨神经干的体表投影。
5. 学会 在模型上指出感觉和运动传导通路的途径。

情景与思考

情景:

病人老李,昨日突发头痛、恶心呕吐,左侧肢体不能活动,家人急送入院。经检查:血压升高,昏迷,左侧鼻唇沟浅,左侧肢体瘫痪,左侧肢体感觉障碍。诊断:脑出血。

思考:

1. 脑出血的易发部位。
2. 为什么脑出血会引起肢体运动障碍和感觉障碍?

第一节 概 述

一、神经系统的组成和功能

神经系统(nervous system)包括中枢部和周围部。中枢部包括脑和脊髓,也称**中枢神经系统**(central nervous system);周围部包括脑神经和脊神经,也称**周围神经系统**(peripheral nervous system)(图 9-1)。周围部又可根据分布对象不同,分为**躯体神经**(somatic nerve)和**内脏神经**(visceral nerve)。

神经系统在调节机体的活动中,对内、外环境的各种刺激作出适应的反应,称**反射**(re-

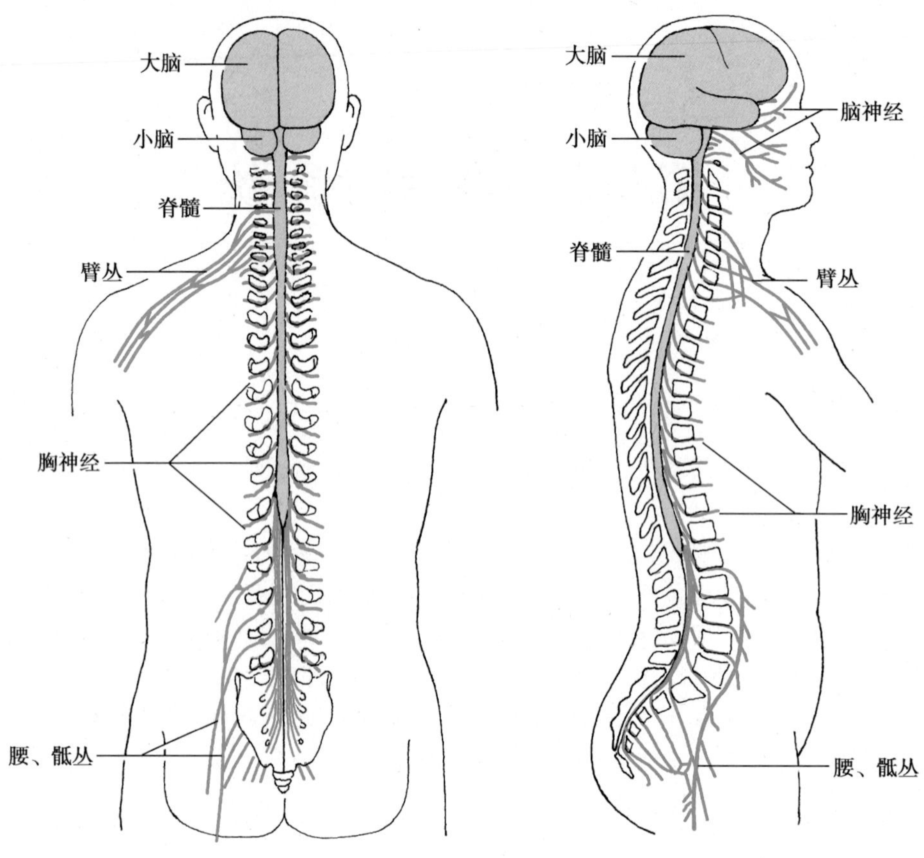

图9-1 神经系统概况

flex),反射的结构基础是**反射弧**(reflex arc)。反射弧由感受器、传入神经、中枢、传出神经和效应器构成。反射是神经系统的基本活动方式。如果反射弧任何一部分损伤,都会出现反射障碍。因此,临床上常用检查反射活动来诊断神经系统的疾病。

神经系统不但能控制和调节机体内各系统的功能活动,保证生命活动的正常进行,而且能维持机体与外环境的统一,使人适应内、外环境。

二、神经系统的常用术语

1. **灰质**(gray matter) 在中枢部,由神经元胞体和树突聚集而成,在新鲜标本上色泽灰暗,称灰质。大脑、小脑表面的灰质称**皮质**(cortex)。

2. **白质**(white matter) 在中枢部,由神经纤维聚集而成,在新鲜标本上色泽白亮,称白质。大脑、小脑皮质深部的白质又称**髓质**(medulla)。

3. **神经核**(nucleus)与**神经节**(ganglion) 形态和功能相似的神经元胞体聚集成团,位于中枢部的称神经核,位于周围部的称神经节。

4. **纤维束**(fasciculus)与**神经**(nerve) 起止、行程和功能相同的神经纤维聚集成束,位于中枢部的称纤维束,位于周围部的称神经。

5. **网状结构**(reticular formation) 在中枢部,由灰质和白质混合而成。

第二节 中枢神经系统

一、脊髓

(一) 脊髓的位置和外形

脊髓(spinal cord)位于椎管内,上端在枕骨大孔处与脑相连,下端在成人平第1腰椎体下缘,新生儿可达第3腰椎下缘。

脊髓呈前后略扁的圆柱形,有**颈膨大**和**腰骶膨大**,其所连的脊神经分布于上肢和下肢。脊髓末端呈圆锥状,称**脊髓圆锥**,向下延续的细丝称终丝,腰、骶、尾部的脊神经根围绕终丝形成**马尾**。脊髓表面有6条纵行沟裂。脊髓前面正中的深沟,称**前正中裂**;后面正中的浅沟,称**后正中沟**;脊髓的两侧,有1对**前外侧沟**和1对**后外侧沟**,沟内分别连有脊神经的前根和后根(图9-2)。

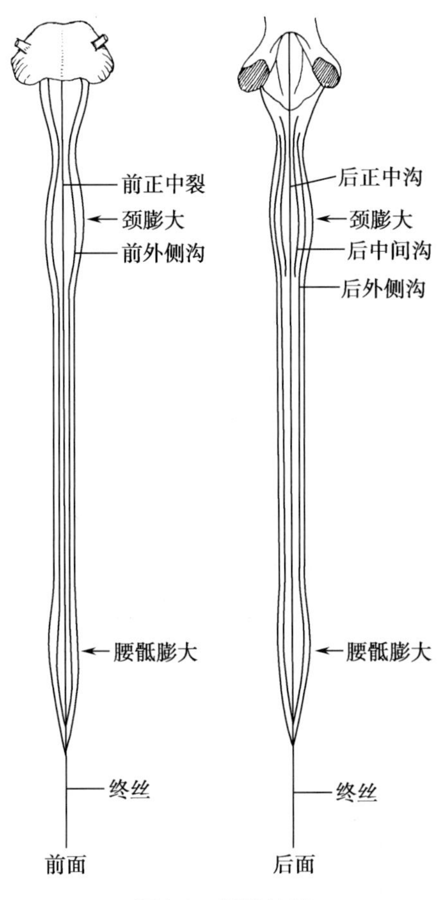

图9-2 脊髓外形

脊神经前根与后根在椎间孔处合成**脊神经**,脊神经共有31对。与每对脊神经相连的一段脊髓为1个**脊髓节段**。脊髓共有31个节段,即颈髓8个、胸髓12个、腰髓5个、骶髓5个和尾髓1个。

(二) 脊髓的内部结构

脊髓主要由灰质和白质构成。灰质中央有贯穿其全长的纵行小管,称中央管(图9-3)。

1. **灰质** 在脊髓横切面上,灰质围绕中央管呈蝶形或“H”形。灰质两侧向前突出的部分称**前角**(柱),由运动神经元组成;后部狭长为**后角**(柱),内含联络神经元;脊髓胸1到腰3节段的前、后角之间有**侧角**(柱),内含交感神经元;骶髓2~4节段,相当于侧角部位的前角基部,含有副交感神经元,称**骶副交感核**。

2. **白质** 位于灰质的周围,借脊髓表面的沟裂分为3个索,前正中裂与前外侧沟之间称**前索**;前、后外侧沟之间称**外侧索**;后正中沟与后外侧沟之间称**后索**。各索由上、下行纤维束组成。

(1) 上行(感觉)纤维束:

1) **薄束**(fasciculus gracilis)和**楔束**(fasciculus cuneatus):位于后索,传导同侧躯干和四肢肌、腱、关节的深(本体)感觉(位置觉、运动觉和震动觉)和皮肤的精细触觉(如通过触摸辨别两点间的距离和物体纹理粗细等)的冲动。

2) **脊髓丘脑束**(spinothalamic tract):位于脊髓的外侧索和前索,传导对侧躯干和四肢的浅感觉(痛温觉、粗触觉和压觉)冲动。

(2) 下行(运动)纤维束:**皮质脊髓束**(corticospinal tract),位于脊髓的前索和外侧索,将

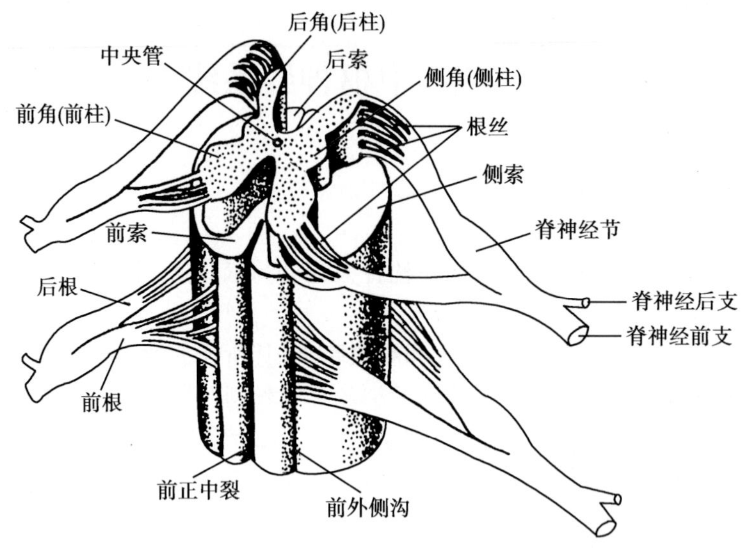

图 9-3 脊髓结构示意图

大脑皮质的神经冲动传至脊髓前角运动神经元,管理骨骼肌的随意运动。

(三)脊髓的功能

1. 传导功能 脊髓内上、下行纤维束是联系脑与躯干、四肢感受器和效应器的重要结构。

2. 反射功能 脊髓是躯体反射、内脏反射的低级中枢,如膝反射、排尿反射等。

二、脑

脑(brain)位于颅腔内,包括脑干、小脑、间脑和端脑 4 部分(图 9-4)。

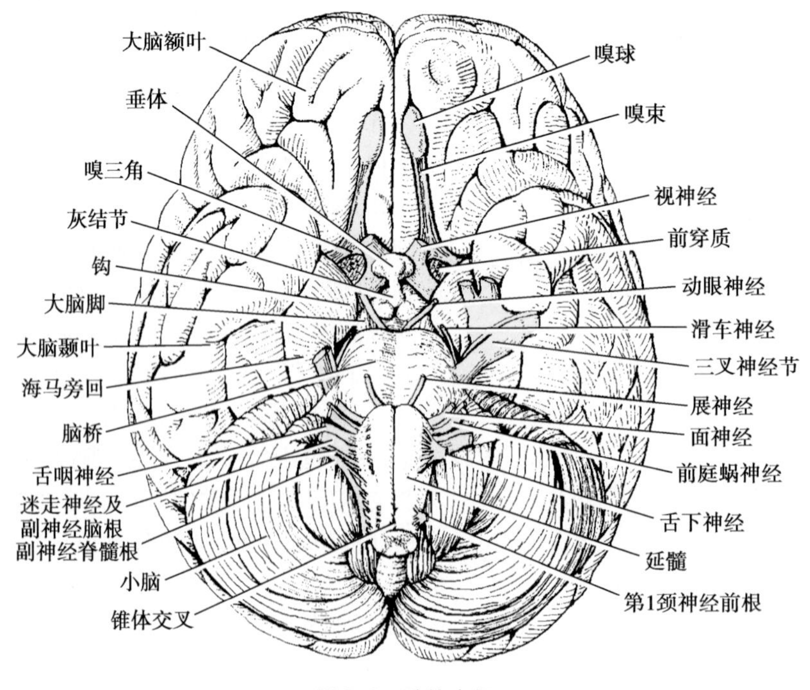

图 9-4 脑的底部

（一）脑干

脑干(brain stem)自下而上由**延髓**、**脑桥**和**中脑** 3 部分组成，上接间脑，下连脊髓，后有小脑。

1. 脑干的外形

(1) 腹侧面：延髓腹侧面有与脊髓相续的前正中裂，其上部两侧的纵行隆起，称**锥体**，内有皮质脊髓束通过。此束大部分纤维在锥体的下部左右交叉，构成**锥体交叉**。延髓腹侧面连有舌咽神经、迷走神经、副神经、舌下神经(图 9-5)。

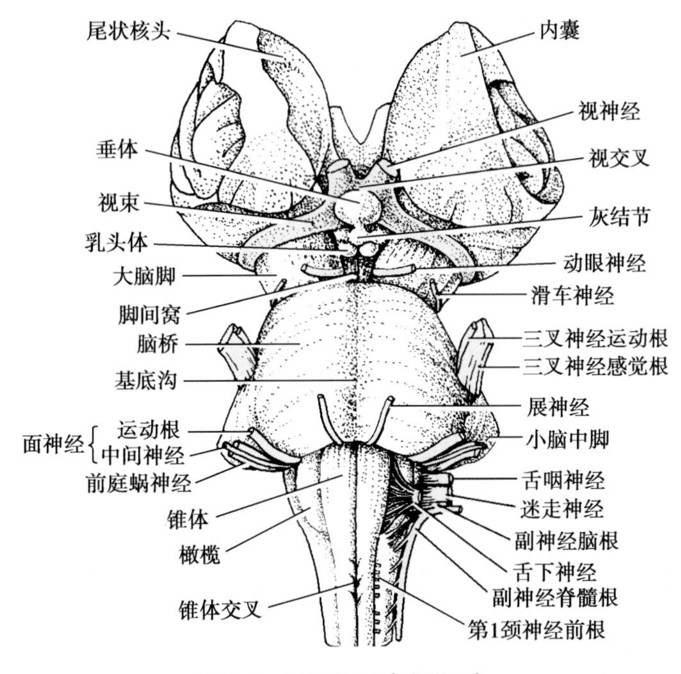

图 9-5 脑干外形（腹侧面）

脑桥下缘借**延髓脑桥沟**与延髓分界。沟中由内侧向外侧依次连有展神经、面神经和前庭蜗神经。脑桥腹侧面正中有一纵行的浅沟，称**基底沟**，有基底动脉通过。基底部外侧变细称小脑中脚，上连三叉神经根。脑桥上缘与中脑的大脑脚相接。

中脑腹侧面有两个粗大的柱状结构称**大脑脚**，其间的凹陷称**脚间窝**，动眼神经根由此出脑。

(2) 背侧面：延髓下部后正中沟两侧各有两个纵行隆起，分别是**薄束结节**和**楔束结节**。其深面分别含有**薄束核**、**楔束核**。延髓背侧面上部与脑桥共同形成**菱形窝**，构成第四脑室底(图 9-6)。

中脑的背侧面有上、下两对隆起，分别称**上丘**和**下丘**。上丘是视觉反射中枢，下丘是听觉反射中枢。下丘的下方连有滑车神经。

2. 脑干的内部结构　脑干的内部由灰质、白质和网状结构组成。

(1) 灰质：

1) **脑神经核**：分为脑神经运动核和脑神经感觉核。脑神经核的名称和位置多与其相连的脑神经的名称和连脑部位大致对应，是脑神经纤维起始或终止的部位。

2) **非脑神经核**：不与脑神经相连，如延髓中的薄束核、楔束核，中脑内的黑质和红核等，

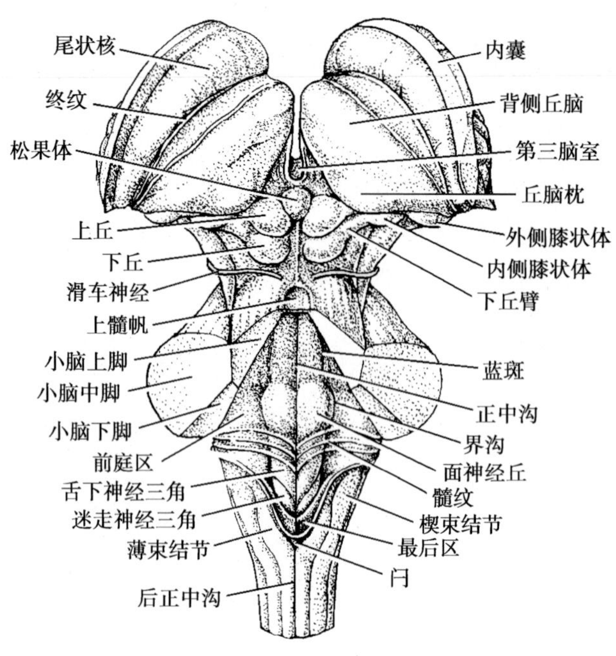

图 9-6 脑干外形（背侧面）

是传导神经冲动的结构。

（2）白质：主要由上、下行纤维束组成。

1）上行纤维束：①**内侧丘系**传导对侧躯干和四肢深感觉和精细触觉的冲动。②**脊髓丘脑束**传导对侧躯干和四肢浅感觉（痛温觉、粗触觉和压觉）的冲动。③**三叉丘系**传导对侧头面部浅感觉（痛温觉、触觉和压觉）的冲动。

2）下行纤维束：①**皮质脊髓束**管理躯干及对侧肢体骨骼肌的随意运动。②**皮质核束**管理双侧头面部骨骼肌。但睑裂以下的表情肌和舌肌只接受对侧的皮质核束管理。

3. 脑干的功能

（1）传导功能：大脑皮质与小脑、脊髓相互联系的上、下行纤维束必须经过脑干。

（2）反射功能：延髓内有呼吸中枢和心血管活动中枢，合称“生命中枢”；脑桥内有角膜反射中枢；中脑内有瞳孔对光反射中枢等。

（3）网状结构的功能：参与控制睡眠—觉醒活动，调节骨骼肌张力和内脏活动等。

（二）小脑

1. 小脑的位置和外形　**小脑**（cerebellum）位于颅后窝内，脑桥和延髓的后上方。小脑中间较狭窄称**小脑蚓**，两侧膨大称**小脑半球**。小脑半球下面靠近枕骨大孔的部分较膨隆，称**小脑扁桃体**（图 9-7，图 9-8）。颅脑外伤导致颅内压过高时，小脑扁桃体常被挤而嵌入枕骨大孔形成小脑扁桃体疝（又称枕骨大孔疝），压迫生命中枢，可导致病人突然出现呼吸停止、深度昏迷、四肢瘫痪、双侧瞳孔散大等，若抢救不及时，会很快死亡。

2. 小脑的功能　维持躯体平衡，调节肌张力，协调肌群运动。

3. 第四脑室　为延髓、脑桥和小脑之间的腔隙。底为菱形窝，顶朝向小脑，向下通脊髓中央管，上借中脑水管与第三脑室相通，借一个正中孔和两个外侧孔与蛛网膜下隙相通。

（三）间脑

间脑（diencephalon）位于中脑和端脑之间。间脑主要由背侧丘脑和下丘脑组成（图 9-9）。

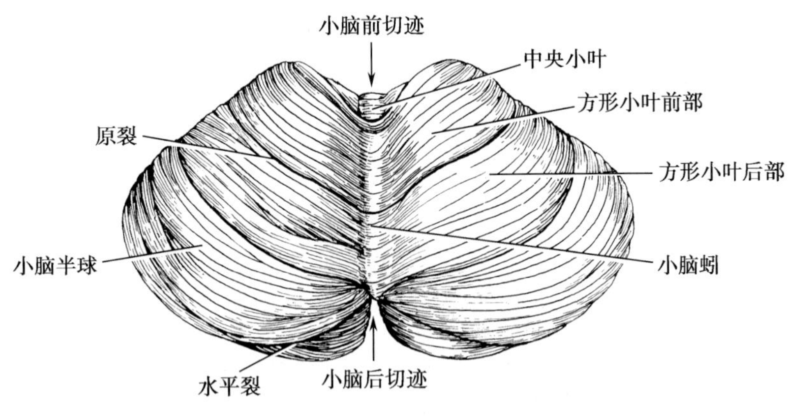

图 9-7　小脑（上面）

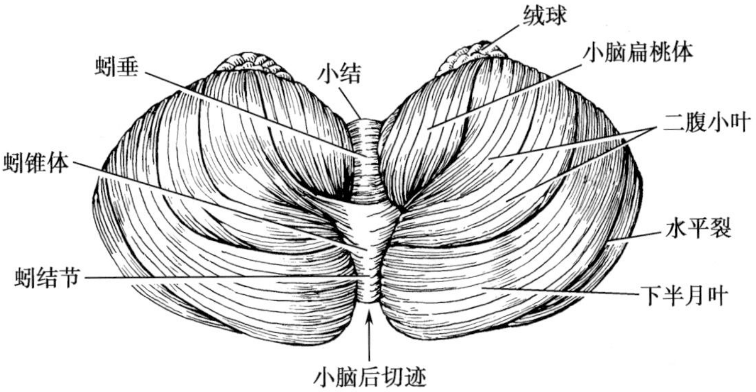

绒球
蚓垂
小结
小脑扁桃体
二腹小叶
蚓锥体
水平裂
蚓结节
下半月叶
小脑后切迹

图 9-8　小脑（下面）

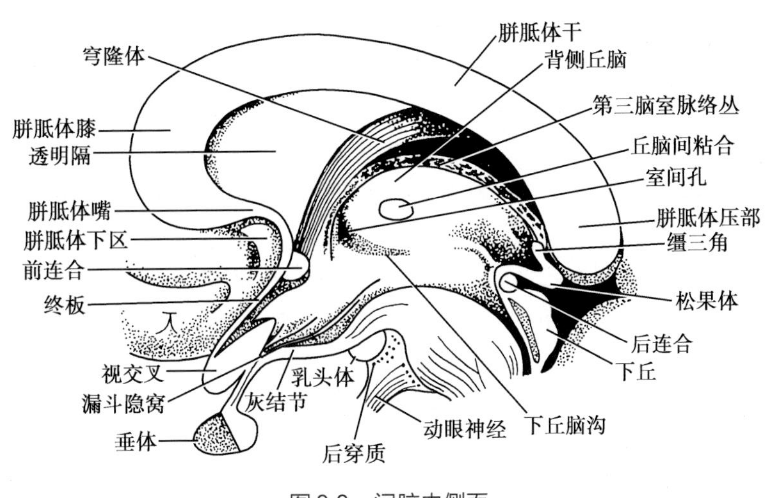

图 9-9　间脑内侧面

1. **背侧丘脑** 又称**丘脑**,是间脑背侧的一对卵圆形灰质团块。背侧丘脑被Y形的白质内髓板分成前核群、内侧核群和外侧核群3部分。背侧丘脑后端外下方有一对隆起,分别称**内侧膝状体**和**外侧膝状体**,内侧膝状体与听觉冲动传导有关,外侧膝状体与视觉冲动传导有关(图9-10)。

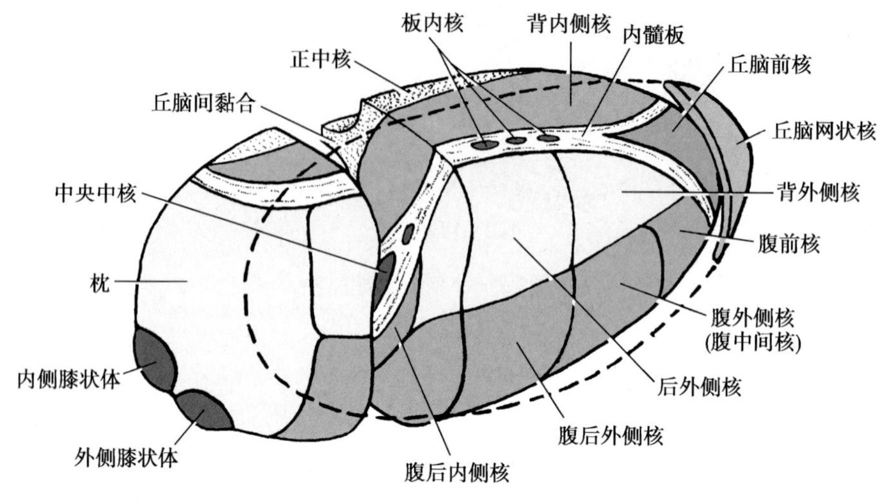

图9-10 背侧丘脑核团模式图

2. **下丘脑** 位于背侧丘脑的前下方,主要由**视交叉**、**灰结节**和**乳头体**组成。灰结节向下移行为**漏斗**,其末端连有**垂体**。下丘脑具有调节体温、摄食、生殖、水盐平衡和内分泌活动等功能。

3. 第三脑室 间脑内矢状位的裂隙,称**第三脑室**。前借室间孔与端脑内的侧脑室相通,后借中脑水管与第四脑室相通。

(四) 端脑

端脑(telencephalon)通常又称**大脑**(cerebrum),被**大脑纵裂**分为左、右大脑半球,并借胼胝体相连。大脑半球与小脑之间有**大脑横裂**。

1. 大脑半球的外形和分叶 大脑半球表面布满大脑沟和大脑回。每侧大脑半球分内侧面、上外侧面和下面,并借3条叶间沟分为5个叶(图9-11)。

(1) 大脑半球的叶间沟和分叶:

1) 叶间沟:①**外侧沟**位于半球的上外侧面,自前下斜行向后上方。②**中央沟**起自半球上缘中点的稍后方,沿上外侧面斜向前下方。③**顶枕沟**位于半球内侧面后部,并转至上外侧面。

2) 分叶:①**额叶**为外侧沟之上,中央沟之前的部分。②**顶叶**为中央沟以后,顶枕沟以前的部分。③**颞叶**为外侧沟以下的部分。④**枕叶**位于顶枕沟后方。⑤**岛叶**位于外侧沟的深部。

(2) 大脑半球重要的沟、回:

1) 上外侧面:①额叶:中央沟前方有与之平行的**中央前沟**,两沟之间为**中央前回**。自中央前沟向前发出上、下两条沟,分别称**额上沟**和**额下沟**。额上、下沟将中央前回以前的部分,分为**额上回**、**额中回**、**额下回**。②顶叶:中央沟后方有与之平行的**中央后沟**,两沟之间为**中央后回**。围绕颞上沟末端的为**角回**。包绕外侧沟后端的为**缘上回**。③颞叶:外

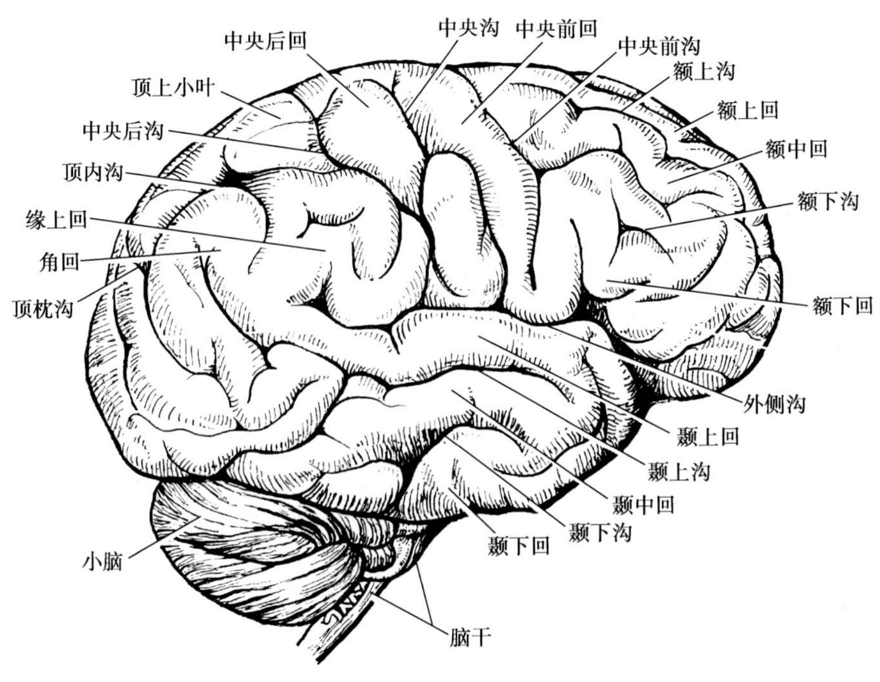

图 9-11 大脑半球（上外侧面）

侧沟下方有与之平行的**颞上沟**，两沟之间为**颞上回**。在外侧沟的下壁上有两三条短的**颞横回**。

2）内侧面：胼胝体背侧和头端的脑回为**扣带回**；扣带回中部的上方为**中央旁小叶**，它是中央前、后回在半球内侧面的延续部分；在枕叶，有与顶枕沟呈 T 形相交的**距状沟**。距状沟的前下方，自枕叶向前伸向颞叶的沟为**侧副沟**。侧副沟前部上方有**海马旁回**，其前端向后弯曲的部分称**钩**（图 9-12）。

扣带回、海马旁回及钩等合称**边缘叶**。边缘叶与下丘脑、杏仁体、丘脑前核群等皮质下结构密切联系，共同构成**边缘系统**，与内脏活动调节、学习和记忆、情绪反应、性活动等功能有关。

3）下面：额叶下面有纵行的**嗅束**，其前端膨大称**嗅球**。嗅球和嗅束参与嗅觉冲动的传导。

2. 端脑的内部结构 大脑半球浅层为**大脑皮质**，深部为**髓质**。在大脑半球的基底部，包埋于白质中的灰质团块，称**基底核**。

（1）大脑皮质的功能定位：机体各种活动的最高中枢在大脑皮质上都有定位关系，这些重要中枢只是执行某种功能的核心部分。

1）**躯体运动区**：位于中央前回和中央旁小叶的前部，管理对侧半身骨骼肌的运动。

2）**躯体感觉区**：位于中央后回和中央旁小叶的后部，接受对侧半身躯体感觉。

3）**视区**：位于距状沟两侧的皮质，接受同侧视网膜颞侧半、对侧视网膜鼻侧半的冲动。

4）**听区**：位于颞横回，每侧听区接受双侧的听觉冲动。

5）**语言区**：是人类所特有的皮质区，包括听、说、读、写 4 个功能区。①**运动性语言区**：在额下回后部，主司说话功能。②**书写区**：在额中回后部，主司书写功能。③**听觉性语言区**：在颞上回后部，能调整自己的语言和听到、理解别人的语言。④**视觉性语言区**：位于角回，又

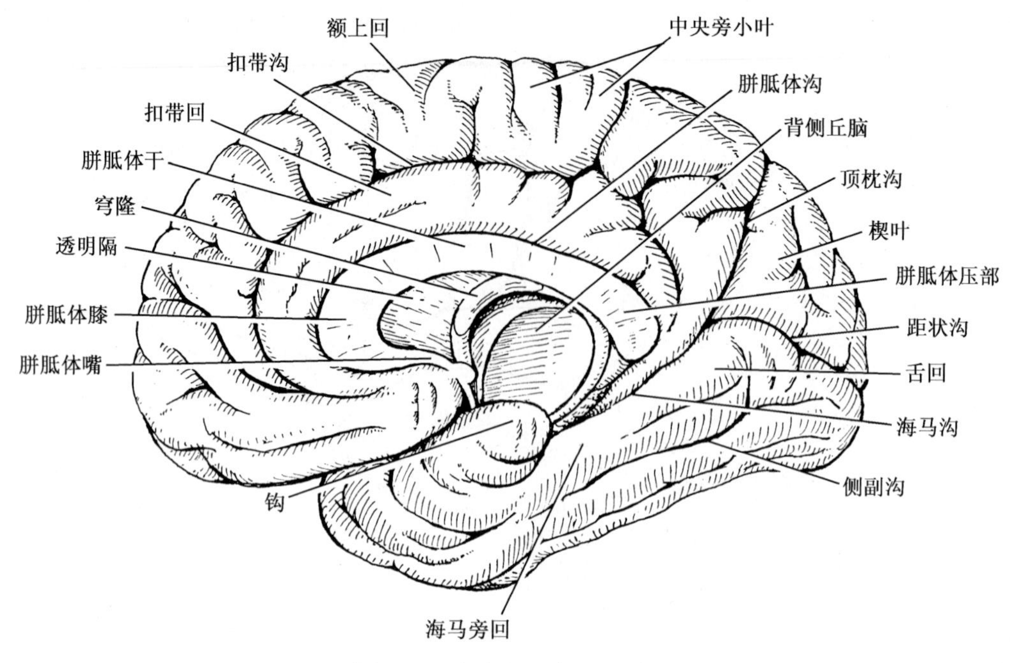

图 9-12 大脑半球（内侧面）

称阅读中枢，与文字的理解和认图密切相关。

（2）基底核：是大脑半球髓质内灰质团块的总称，主要包括**豆状核**、**尾状核**、**杏仁体**等（图 9-13）。豆状核分为壳和苍白球。豆状核和尾状核合称**纹状体**，纹状体具有调节肌张力和协调肌群运动等功能。

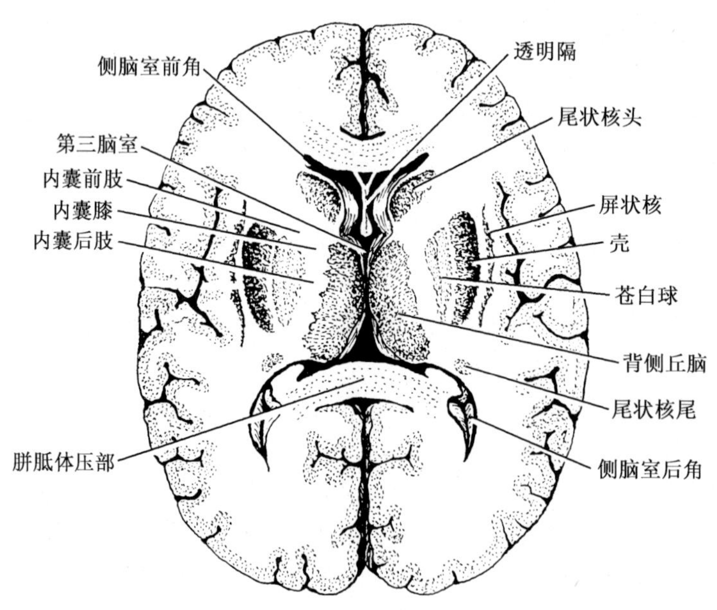

图 9-13 基底核、背侧丘脑和内囊

（3）大脑髓质：位于皮质的深面，由大量的神经纤维组成。

1）内囊：位于背侧丘脑、尾状核与豆状核之间的白质纤维板称**内囊**。在大脑水平切面

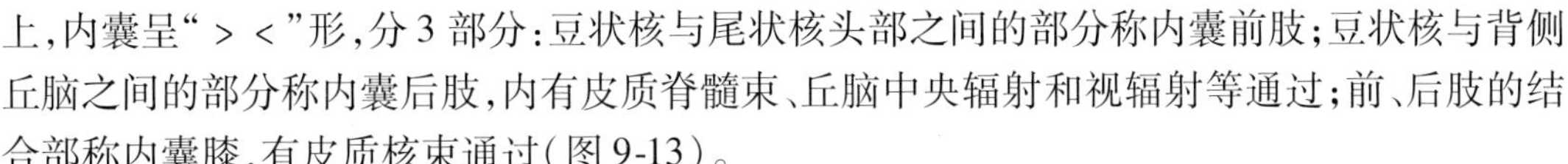

上，内囊呈“ > < ”形，分 3 部分：豆状核与尾状核头部之间的部分称内囊前肢；豆状核与背侧丘脑之间的部分称内囊后肢，内有皮质脊髓束、丘脑中央辐射和视辐射等通过；前、后肢的结合部称内囊膝，有皮质核束通过（图 9-13）。

2）**胼胝体**：位于大脑纵裂底部，为连接两侧大脑半球的髓质（图 9-12）。

（4）**侧脑室**：左、右各一，位于大脑半球内，借室间孔与第三脑室相交通（图 9-14）。

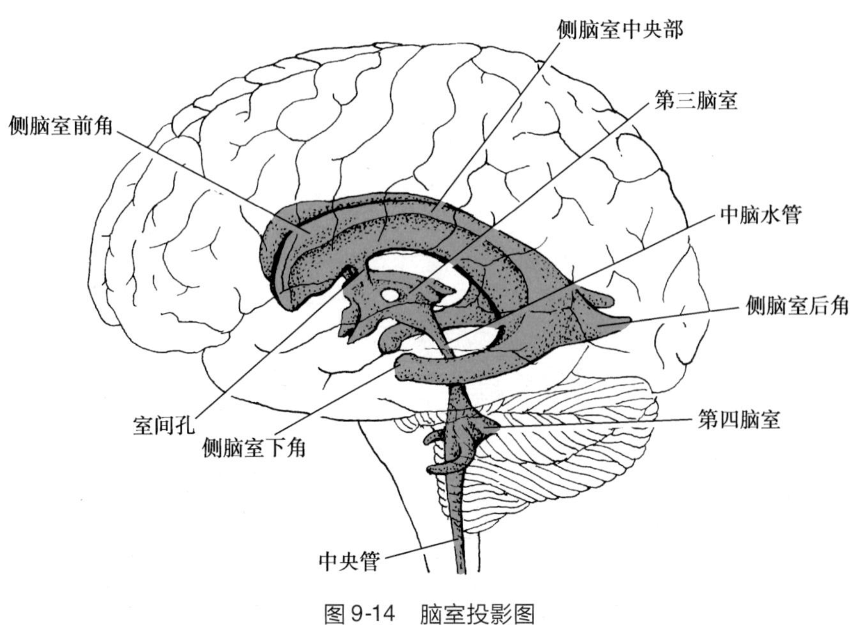

图 9-14 脑室投影图

三、脊髓、脑的被膜和血管

（一）脊髓和脑的被膜

脊髓和脑表面自外向内有硬膜、蛛网膜和软膜 3 层被膜。被膜有保护、支持脊髓和脑的功能。

1. **硬膜**

（1）**硬脊膜**：为厚而坚韧的结缔组织膜，包裹脊髓，上端在枕骨大孔边缘与硬脑膜延续，下部在第 2 骶椎水平逐渐变细包裹马尾，末端附于尾骨。硬脊膜与椎管内面骨膜之间的狭窄腔隙，称**硬膜外隙**，容纳脊神经根、脂肪、淋巴管、静脉丛和疏松结缔组织，并略呈负压（图 9-15）。

（2）**硬脑膜**：由两层构成，外层为衬于颅骨内面的骨膜，内层折叠，深入脑各部之间起固定和承托作用。硬脑膜与颅盖骨连接疏松，易于分离，而与颅底骨结合紧密（图 9-16）。

硬脑膜形成的结构主要有：

1）**大脑镰**：呈镰刀形伸入大脑纵裂，分隔两侧大脑半球。

2）**小脑幕**：呈半月形伸入大脑横裂，分隔大脑和小脑。前缘游离称**小脑幕切迹**，其前方与中脑相邻。

3）**硬脑膜窦**：硬脑膜在某些部位两层分开，构成含静脉血的腔隙，称**硬脑膜窦**。主要有：**上矢状窦**、**下矢状窦**、**直窦**、**窦汇**、**横窦**、**乙状窦**和**海绵窦**。

2. **蛛网膜** 薄而透明，无血管和神经。蛛网膜与软膜之间的不规则腔隙，称**蛛网膜下**

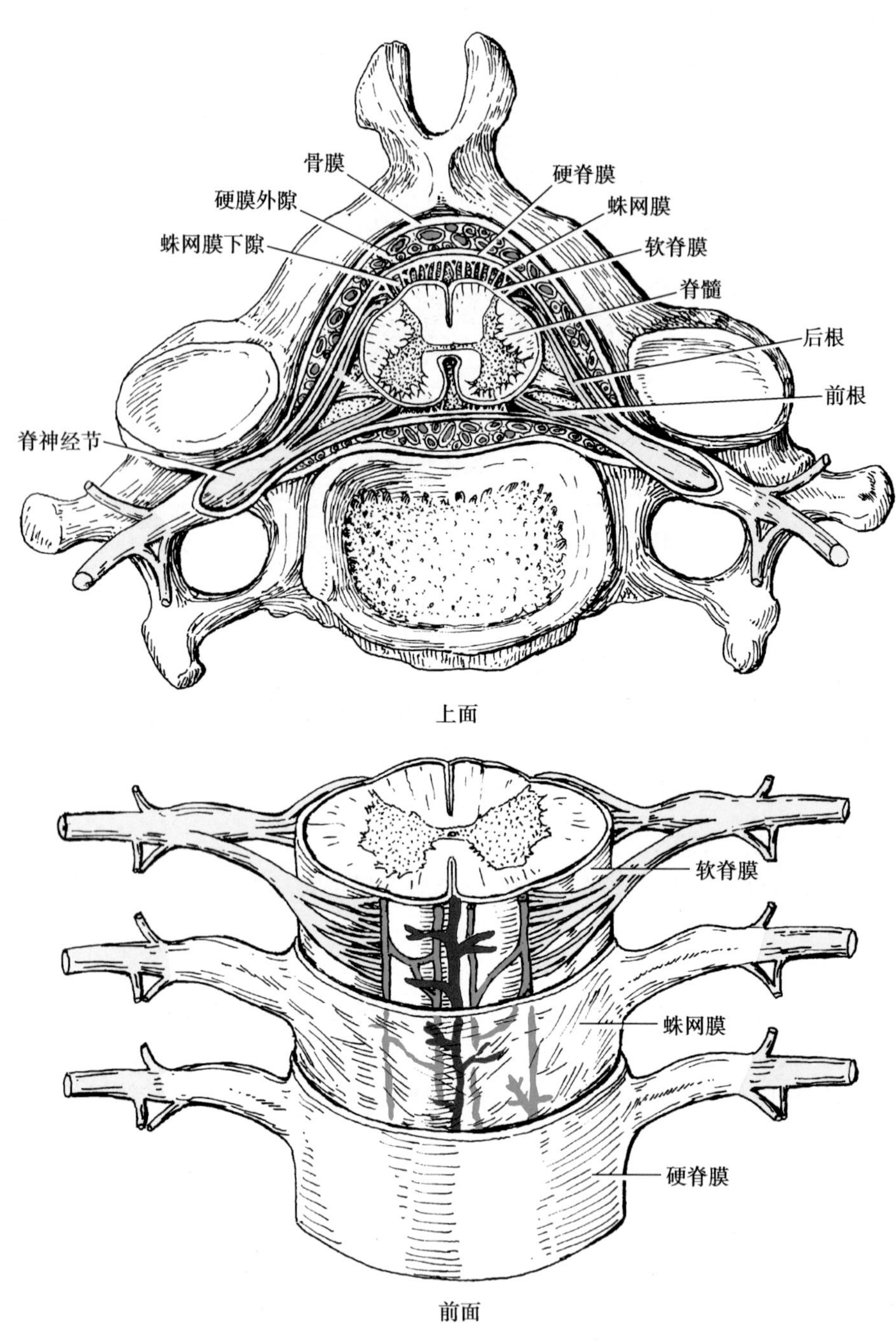
骨膜
硬膜外隙
蛛网膜下隙
硬脊膜
蛛网膜
软脊膜
脊髓
后根
前根
脊神经节
上面
软脊膜
蛛网膜
硬脊膜
前面

图 9-15 脊髓的被膜

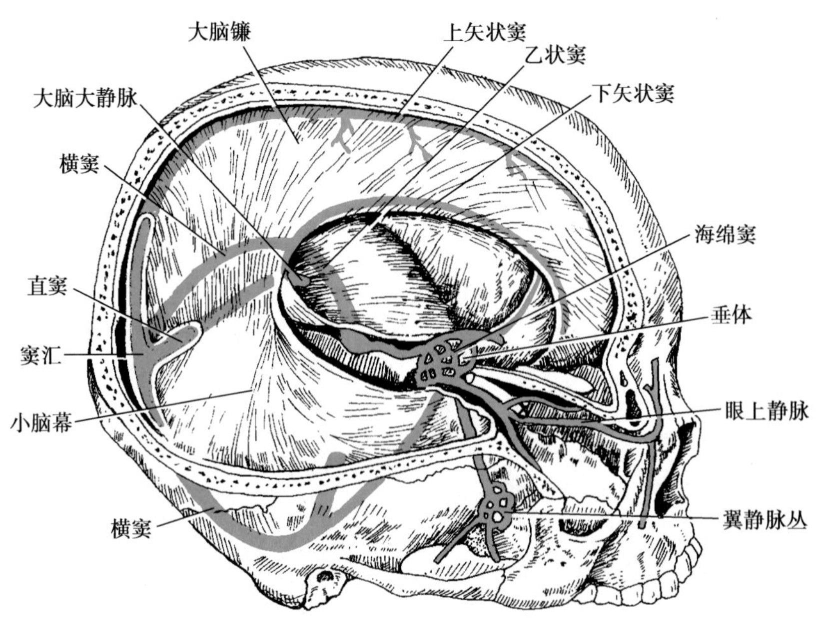

图 9-16 硬脑膜及硬脑膜窦

隙(subarachnoid space),内含脑脊液。此隙在某些部位扩大形成**蛛网膜下池**,主要有小脑延髓池和终池。

蛛网膜在上矢状窦两侧形成**蛛网膜粒**突入窦内,脑脊液可通过蛛网膜粒渗入上矢状窦内,回流入静脉。

3. **软膜** 薄而透明,富含血管,紧贴脑和脊髓表面并深入其沟、裂中,按位置分别称为软脑膜和软脊膜。在脑室附近,软脑膜、毛细血管和室管膜上皮共同突入脑室内构成**脉络丛**,是产生脑脊液的主要结构。

(二) 脊髓和脑的血管

1. 脊髓的血管

(1) 脊髓的动脉:脊髓的动脉来源为椎动脉和节段性动脉。椎动脉发出脊髓前、后动脉,沿脊髓表面下降,与肋间后动脉、腰动脉发出的节段性动脉分支吻合成网,分支营养脊髓。

(2) 脊髓的静脉:脊髓的静脉较动脉多而粗,收集脊髓内的小静脉后汇合成脊髓前、后静脉,最后注入硬膜外隙的椎内静脉丛。

2. 脑的血管

(1) 脑的动脉:

1) 颈内动脉系:起自颈总动脉,经颈动脉管入颅后,分出**大脑前动脉**、**大脑中动脉**等。主要供应大脑半球的前 2/3 和间脑前部(图 9-17,图 9-18)。

2) 椎—基底动脉系:起自锁骨下动脉,经枕骨大孔入颅后合并成基底动脉,最后形成两条**大脑后动脉**。主要供应脑干、小脑、间脑后部和大脑半球的后 1/3。

3) **大脑动脉环**(**willis 环**):围绕视交叉、灰结节和乳头体,由前交通动脉、大脑前动脉、颈内动脉、后交通动脉和大脑后动脉吻合而成(图 9-19)。

(2) 脑的静脉:脑的静脉不与动脉伴行,分为浅静脉和深静脉。收集皮质、髓质和基底

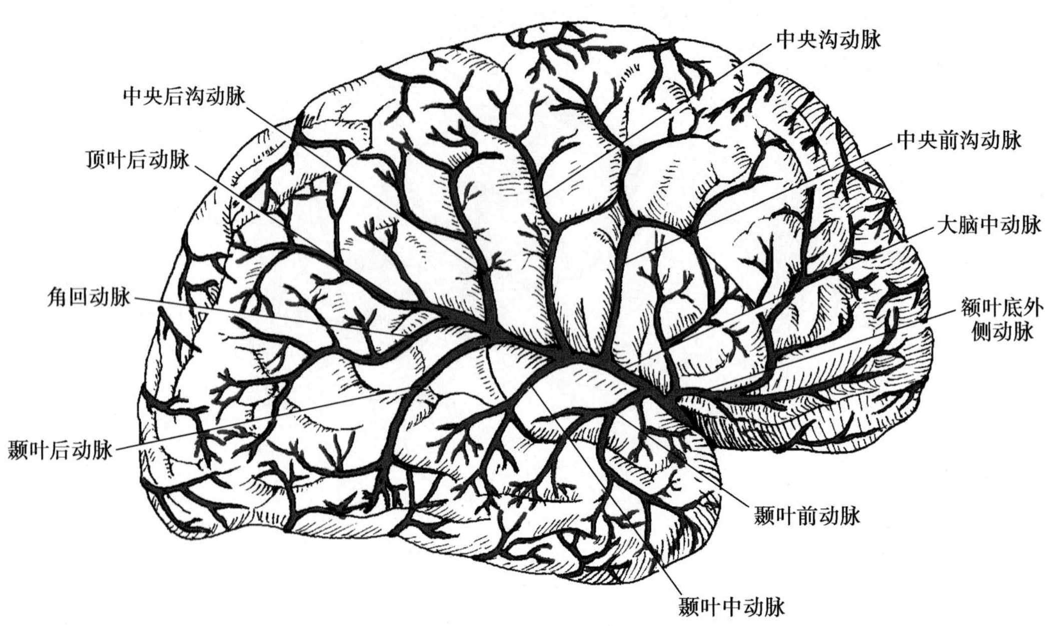

图 9-17 脑的血管（上外侧面）

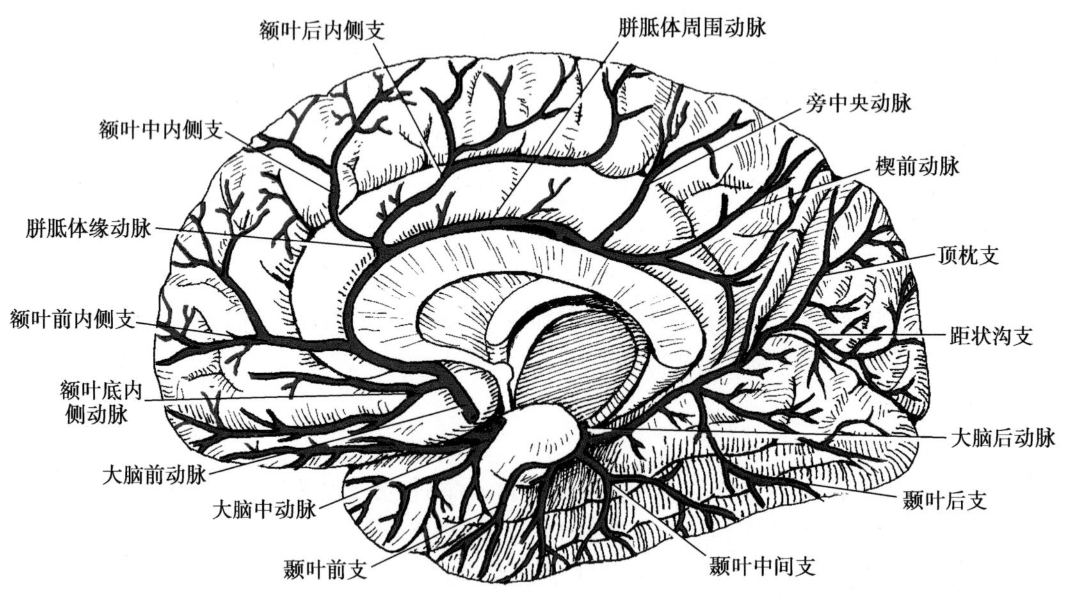

图 9-18 脑的血管（内侧面）

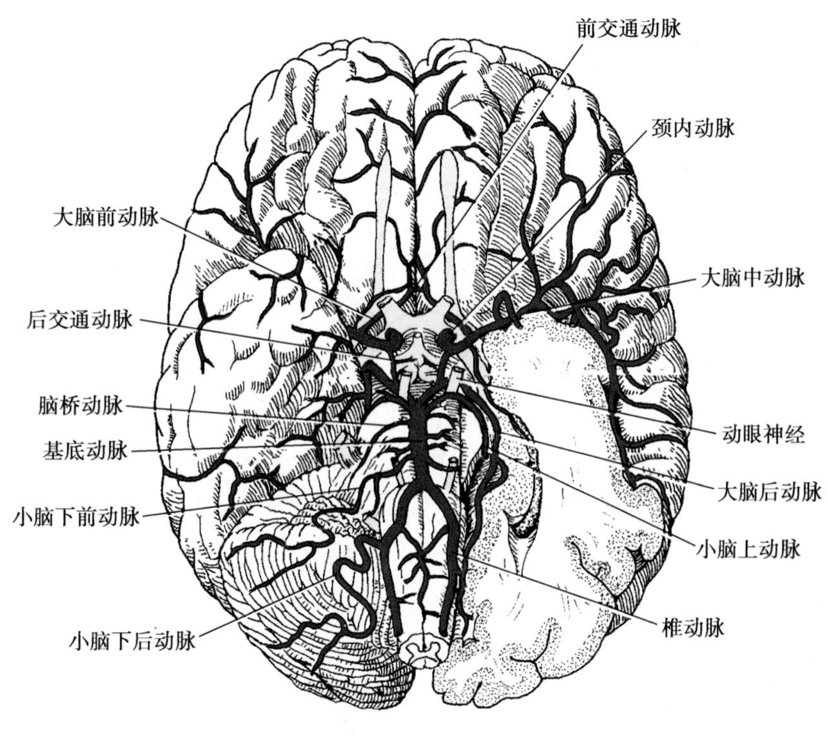

图 9-19 大脑动脉环

核等处的静脉血，注入邻近的静脉窦。

四、脑脊液及其循环

1. **脑脊液**（cerebral spinal fluid，CSF） 为各脑室脉络丛产生的无色透明液体，总量约150ml，流动于脑室和蛛网膜下隙内。脑脊液对脑和脊髓起缓冲、保护、运输代谢产物和调节颅内压的作用。

2. 脑脊液循环途径 左、右侧脑室→室间孔→第三脑室→中脑水管→第四脑室→正中孔和左、右外侧孔→蛛网膜下隙→蛛网膜粒→上矢状窦（图 9-20）。

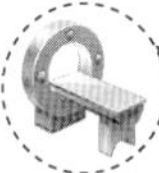

临床应用

脑膜及脑血管

硬脑膜与颅盖骨连接疏松，硬脑膜血管损伤时，可在硬脑膜与颅骨间形成硬膜外血肿。硬脑膜与颅底骨结合紧密，颅底骨折时，可将硬脑膜和脑蛛网膜同时撕裂，使脑脊液外漏。颅前窝骨折时，脑脊液可流入鼻腔，形成鼻流；颅中窝骨折时，脑脊液可经外耳道流出，形成耳流。

脑动脉分支有两类：皮质支和中央支。大脑中动脉发出一些细小的中央支，称豆纹动脉，营养纹状体、内囊膝和内囊后肢前部。因其血流压力大，血管脆性高，在高血压动脉硬化时易发生破裂出血，血液压迫经过内囊的纤维束，导致病人对侧半身感觉障碍，对侧半身瘫痪，双眼对侧半视野偏盲，即临床上所谓的“三偏征”。

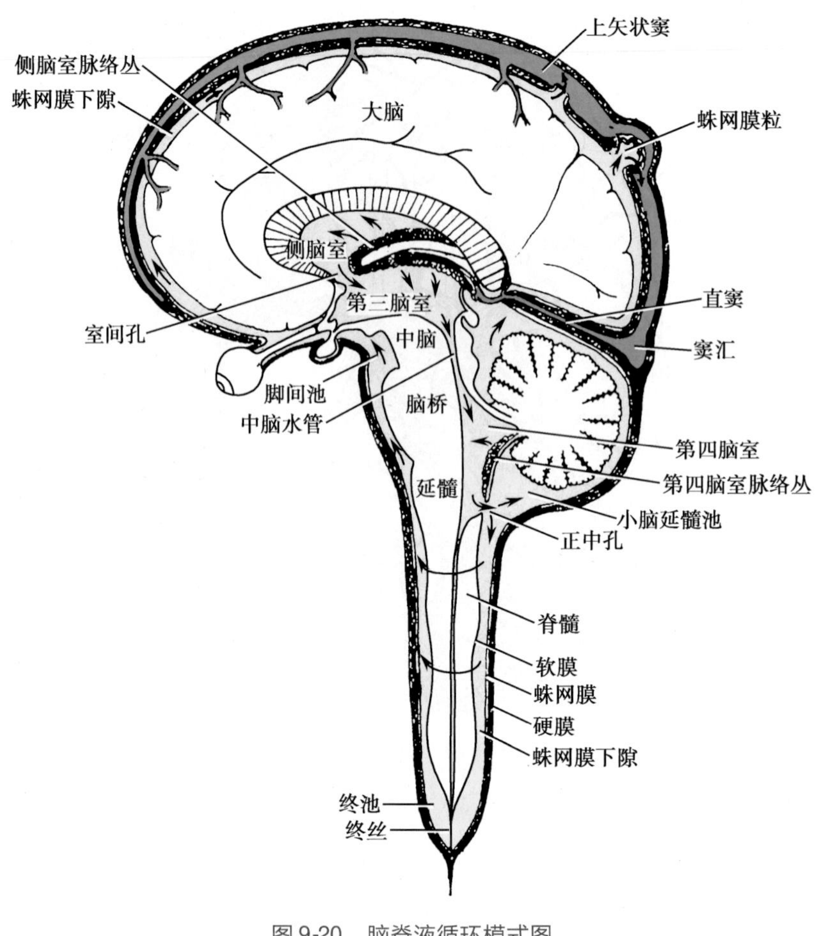

图 9-20 脑脊液循环模式图

（于 宁）

第三节 周围神经系统

一、脊神经

脊神经(spinal nerves)与脊髓相连，共 31 对，由前根、后根在椎间孔处汇合而成，包括 8 对颈神经、12 对胸神经、5 对腰神经、5 对骶神经和 1 对尾神经(图 9-1，图 9-3)。

脊神经是混合性神经，前根为运动性，后根为感觉性。脊神经后根上有一椭圆形膨大，称**脊神经节**(spinal ganglion)。脊神经出椎间孔后分为前、后两支。后支细小，分布于躯干背侧的深层肌和皮肤；前支粗大，分布于头颈、躯干前外侧、上肢和下肢。除第 2～11 对胸神经的前支外，其余脊神经的前支分别交织成神经丛，包括颈丛、臂丛、腰丛和骶丛。

(一) 颈丛

颈丛(cervical plexus)位于胸锁乳突肌上部的深面。由第 1～4 颈神经的前支构成。

1. 皮支 自胸锁乳突肌后缘中点附近浅出，呈放射状分布于颈前外侧、肩、头后外侧及耳郭等处的皮肤(图 9-21)。

2. **膈神经**(phrenic nerve) 为颈丛的主要分支。经胸廓上口进入胸腔，沿肺根的前方、

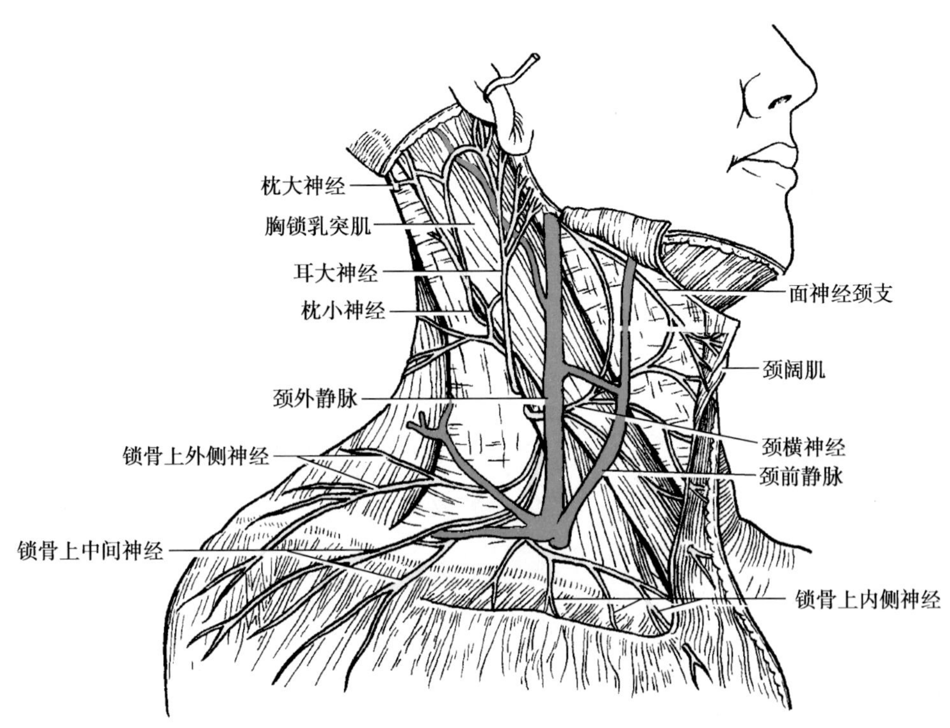

图 9-21　颈丛皮支

心包外侧下行达膈。其运动纤维支配膈，感觉纤维分布于心包、胸膜及膈下的部分腹膜，右膈神经还分布于肝和胆囊（图 9-22）。

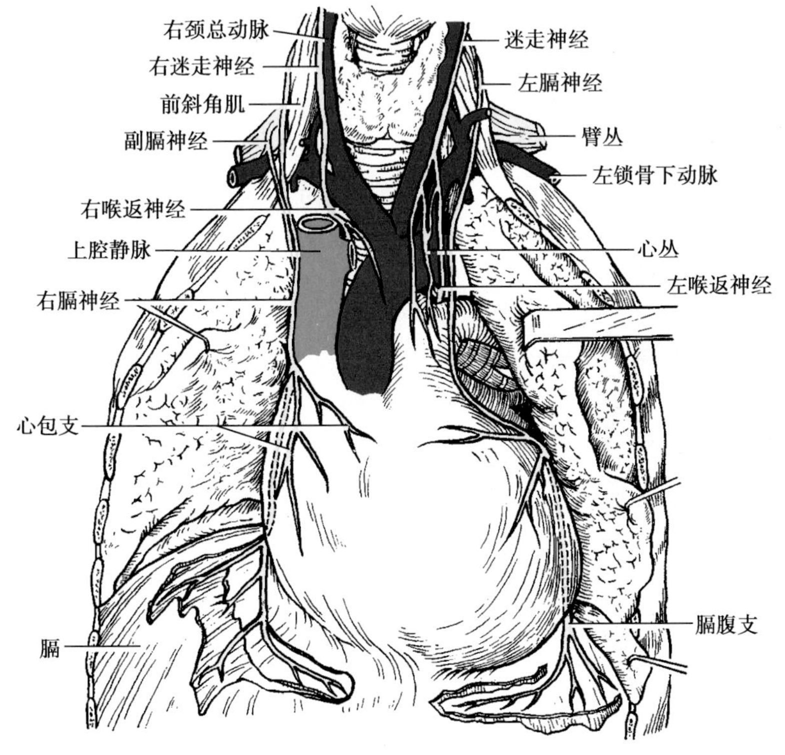

图 9-22　膈神经

（二）臂丛

臂丛(brachial plexus)由第5～8颈神经前支和第1胸神经前支的大部分组成。臂丛经锁骨下动脉和锁骨的后方进入腋窝，围绕在腋动脉周围形成神经丛(图9-23，图9-24，图9-25)。其主要分支有：

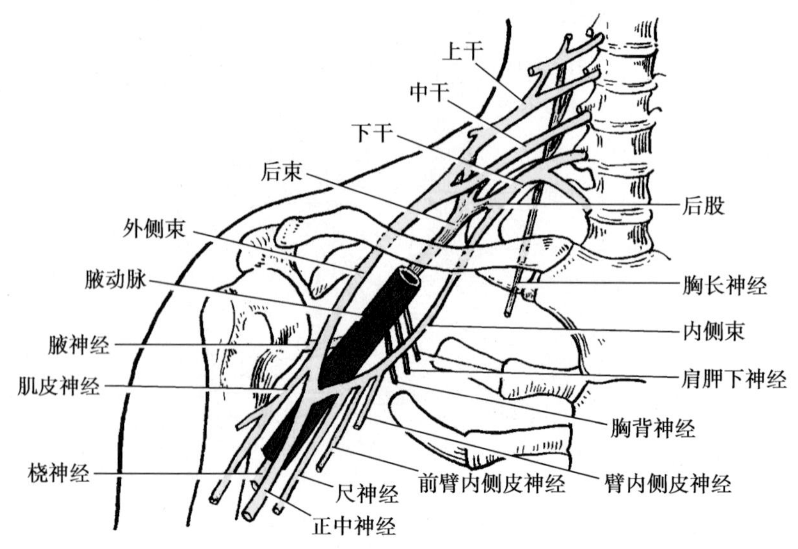

图9-23 臂丛组成（模式图）

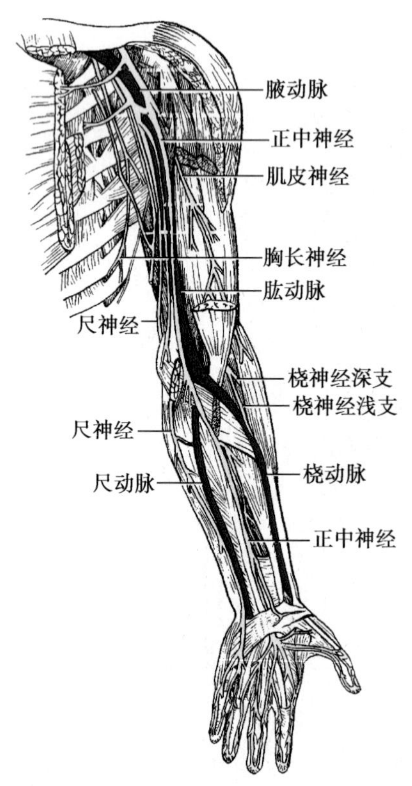

图9-24 上肢的神经（左侧，前面）

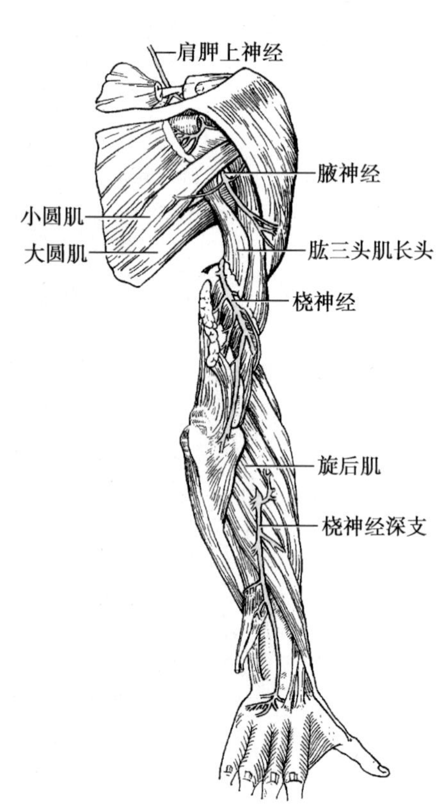

图9-25 上肢的神经（右侧，后面）

1. **肌皮神经**(musculocutaneous nerve) 肌支支配肱二头肌等,皮支分布于前臂外侧皮肤。

2. **正中神经**(median nerve) 沿肱二头肌内侧下降,经肘窝下行于前臂前群浅、深层肌之间,经腕入手掌。肌支主要支配前臂前群桡侧的屈肌、手掌外侧肌群;皮支分布于手掌桡侧部及桡侧三个半手指掌面的皮肤。

3. **尺神经**(ulnar nerve) 随肱动脉下行,在臂中部转向后下,经尺神经沟进入前臂,沿尺动脉内侧下降达腕部。肌支支配前臂前群尺侧的屈肌、手掌内侧和中间肌群;皮支分布于手掌尺侧及尺侧一个半手指、手背尺侧半及尺侧两个半指的皮肤。

4. **桡神经**(radial nerve) 沿桡神经沟向外下,经前臂背侧深、浅肌群之间下行。肌支支配上肢的伸肌;皮支分布于上肢背面、手背桡侧半及桡侧两个半手指的皮肤。

5. **腋神经**(axillary nerve) 绕肱骨外科颈的后方至三角肌深面。肌支支配三角肌;皮支分布于肩关节周围的皮肤。

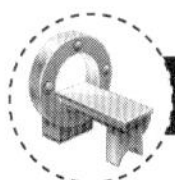

临床应用

颈丛神经麻醉术和上肢神经损伤的表现

由于颈丛皮支自胸锁乳突肌后缘中点附近穿出,因此临床作颈部表浅手术时,常在此处作阻滞麻醉。

肱骨中段骨折易损伤桡神经,导致上肢伸肌瘫痪而出现"垂腕症"。肱骨下段(肱骨髁上)骨折易损伤尺神经、正中神经,使所支配的肌瘫痪而出现"猿掌";尺神经单纯性损伤可出现"爪形手"(图 9-26)。若肱骨上段骨折(或肩关节脱位)时,易损伤腋神经,导致肩部皮肤感觉丧失、三角肌瘫痪。

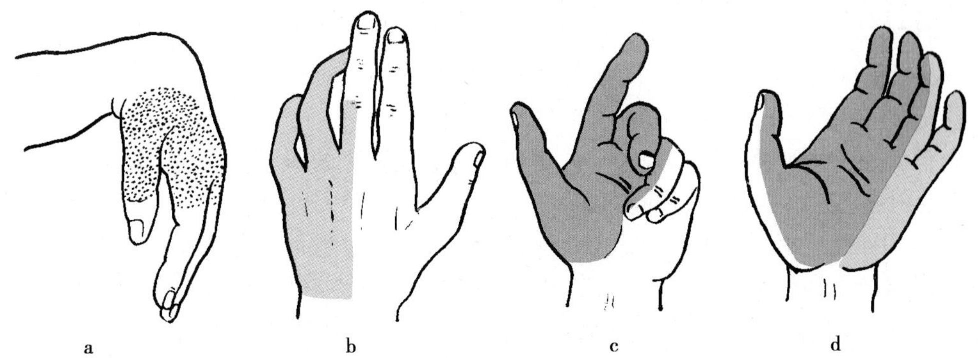

图 9-26 桡、尺、正中神经损伤时的手形及感觉丧失

a. 垂腕(桡神经损伤);b. 爪形手(尺神经损伤);c. 正中神经损伤手形;d. 猿掌(正中神经与尺神经损伤)

(三) 胸神经前支

胸神经前支共 12 对。除第 1 对的大部分参与臂丛组成,第 12 对的少部分参与腰丛组成外,其余不形成神经丛。第 1～11 对胸神经前支出椎管后伴随肋间血管行走于肋间隙,称**肋间神经**(intercostal nerve);第 12 对胸神经前支位于第 12 肋下方,称**肋下神经**(subcostal nerve)。其肌支分布于肋间肌和腹前外侧肌群,皮支分布于胸、腹壁皮肤及相应的壁胸膜、壁腹膜。

胸神经前支在胸、腹壁皮肤的分布具有明显的节段性。第 2、4、6、8、10 对胸神经前支，分别分布于胸骨角平面、乳头平面、剑突平面、肋弓平面、脐平面，第 12 胸神经前支分布于耻骨联合与脐连线中点平面(图 9-27)。

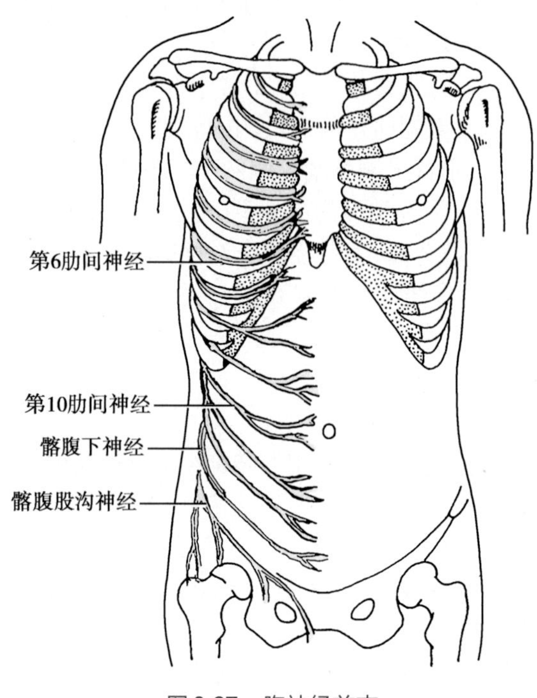

图 9-27 胸神经前支

(四) 腰丛

腰丛(lumber plexus)位于腰大肌深面。由第 12 胸神经前支的一部分、第 1 ~ 3 腰神经前支、第 4 腰神经前支的一部分组成(图 9-28)。

1. 髂腹下神经和髂腹股沟神经　主要分布于腹股沟区的肌和皮肤，髂腹股沟神经还分布于男性阴囊(或女性大阴唇)的皮肤。

2. 闭孔神经　穿闭孔出盆腔，分布于股内侧肌群、股内侧面皮肤及髋关节。

3. 股神经　经腹股沟韧带深面，于股动脉外侧进入股三角。其肌支支配大腿肌前群；皮支除分布于股前部皮肤外，还有一长支称隐神经，向下与大隐静脉伴行至足的内侧缘，分布于小腿内侧面及足内侧缘的皮肤(图 9-29)。

(五) 骶丛

骶丛(sacral plexus)位于盆腔内，骶骨和梨状肌的前面，由腰骶干(第 4 腰神经前支的一部分和第 5 腰神经前支合成)与全部骶、尾神经的前支组成(图 9-28，图 9-29，图 9-30)。骶丛的分支有：

1. 臀上神经　伴臀上动、静脉经梨状肌上孔出骨盆行于臀中、小肌之间，支配臀中肌和臀小肌。

2. 臀下神经　伴臀下动、静脉经梨状肌下孔出骨盆，支配臀大肌。

3. 阴部神经　伴阴部内动、静脉出梨状肌下孔，绕坐骨棘经坐骨小孔入坐骨肛门窝，向前分布于会阴部和外生殖器。

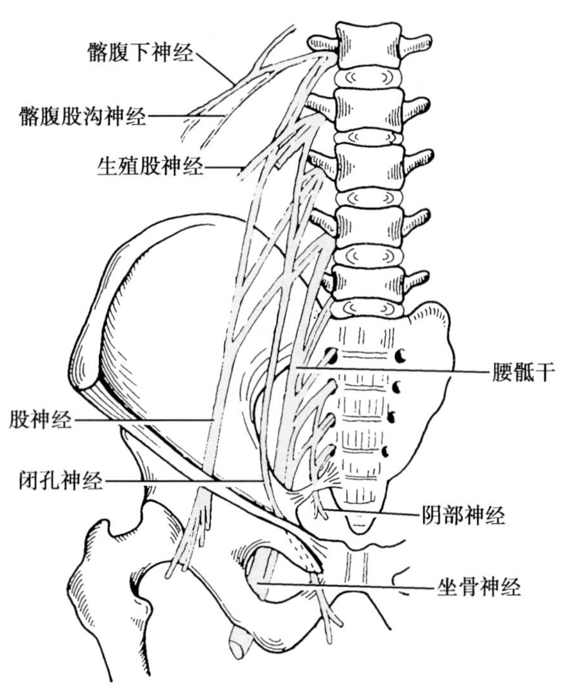

图 9-28 腰丛和骶丛

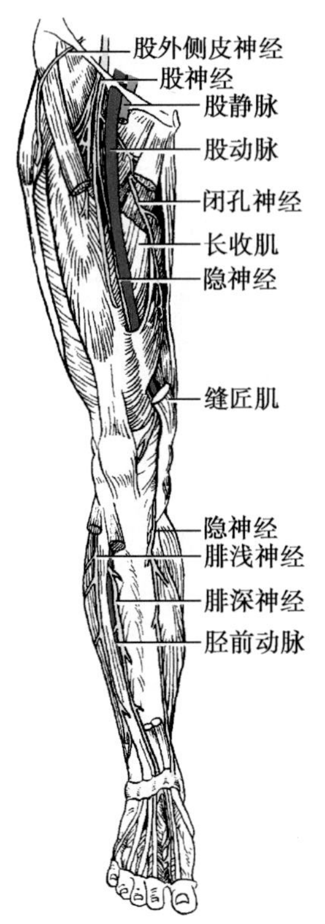

图 9-29 下肢的神经（前面）

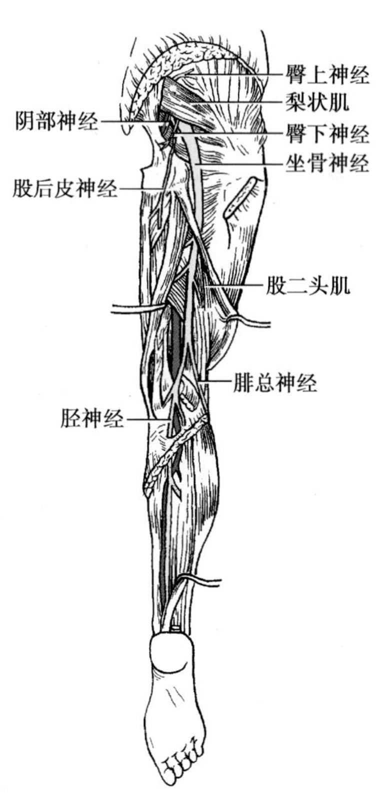

图 9-30 下肢的神经（后面）

4. **坐骨神经**(sciatic nerve) 为全身最粗、最长的神经,经梨状肌下孔出骨盆,在臀大肌深面、经坐骨结节与大转子之间下行至大腿后面,在股二头肌深面下降,达腘窝上方分为胫神经和腓总神经。坐骨神经干在股后区分支分布于髋关节和股后群肌。

(1) **胫神经**(tibial nerve):为坐骨神经本干的直接延续,在小腿肌深面伴胫后动脉下降,经内踝后方入足底,分为足底内侧神经和足底外侧神经。肌支支配小腿后群肌、足底肌;皮支分布于小腿后面及足底皮肤。

(2) **腓总神经**(common peroneal nerve):沿腘窝外侧缘下降,绕腓骨颈外侧向前下,分为腓浅神经和腓深神经。腓浅神经除支配小腿外侧肌群外,还分布于小腿外侧、足背及第2~5趾背的皮肤。腓深神经穿小腿前群肌至足背,分布于小腿前群肌、足背肌和小腿前面及第1、2趾相对缘的皮肤。

临床应用

坐骨神经与临床

坐骨神经干的体表投影:从坐骨结节与大转子连线的中点开始,向下至股骨内、外侧髁连线的中点作一直线,此两点间连线的上2/3段即为坐骨神经在股后区的投影线。坐骨神经痛时,此连线常出现压痛。

根据坐骨神经在臀部的走行,臀部的外上部远离坐骨神经,且肌层肥厚、便于药物吸收,是臀部肌内注射的部位。

腓总神经绕过腓骨颈的位置表浅,是小腿神经中最易损伤的神经。腓骨头骨折时如果损伤腓总神经,造成所支配的肌瘫痪而出现"马蹄"内翻足。若胫神经损伤,因小腿后群肌收缩无力,主要表现为不能以足尖站立,内翻减弱,从而使足背屈和外翻,出现"钩状足"(图9-31)。

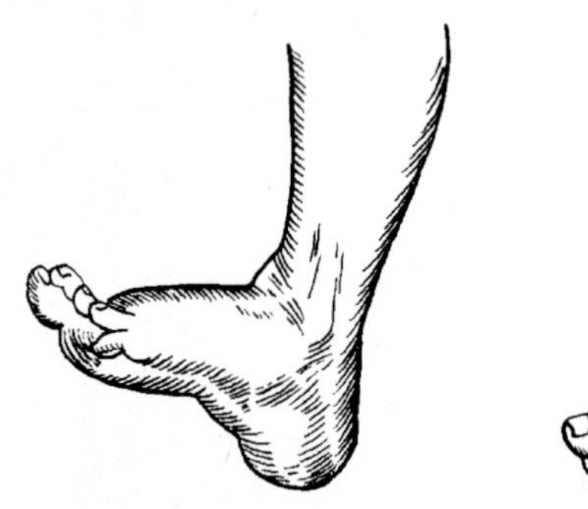

钩状足(胫神经损伤)

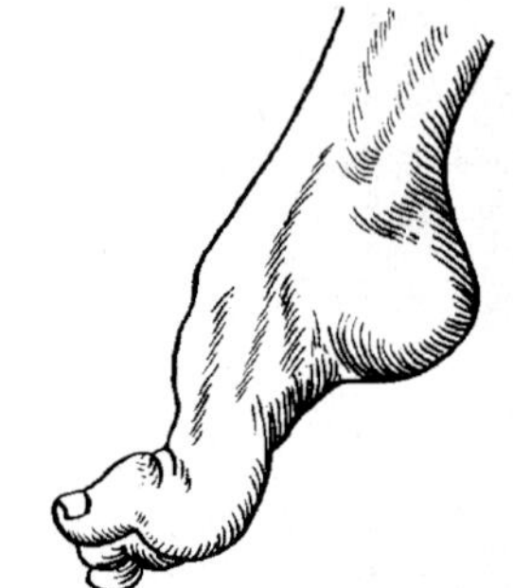

"马蹄"内翻足(腓总神经损伤)

图9-31 下肢神经损伤后足的畸形

二、脑神经

脑神经(cranial nerve)共12对,与脑相连,其排列顺序一般用罗马数字表示。按其所含纤维的成分,可分为运动性神经、感觉性神经和混合性神经(图9-32,表9-1)。

(一) 三叉神经(Ⅴ)

三叉神经(trigeminal nerve)属混合性脑神经,含躯体感觉和躯体运动两种纤维(图9-33)。

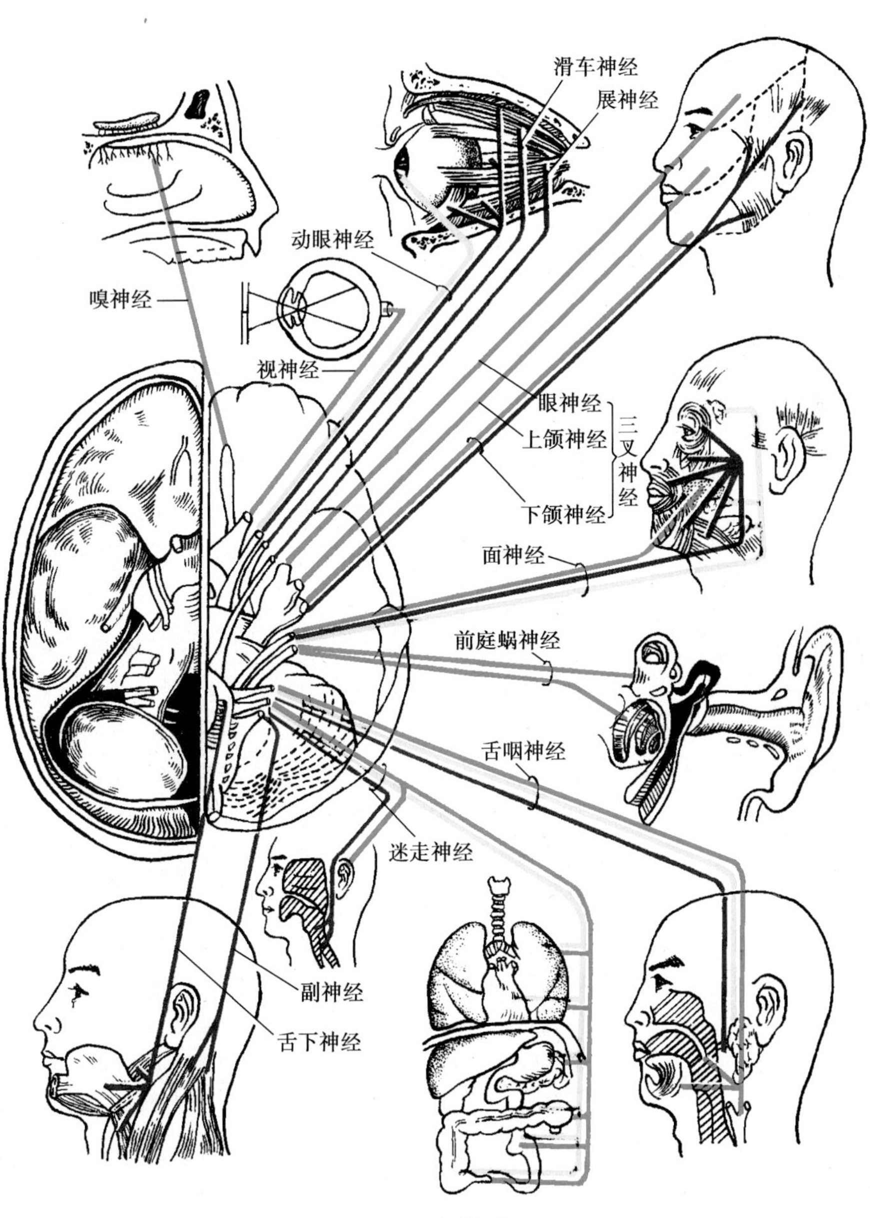

图 9-32 脑神经概况
红色:运动纤维;黄色:副交感纤维;蓝色:感觉纤维

表 9-1 脑神经顺序、名称、分布范围及损伤后的主要表现

顺序和名称	性质	分布范围	损伤后的主要表现
Ⅰ嗅神经	感觉性	鼻腔嗅黏膜	嗅觉障碍
Ⅱ视神经	感觉性	眼球视网膜	视觉障碍
Ⅲ动眼神经	运动性	上直肌、下直肌、内直肌、下斜肌、上睑提肌、瞳孔括约肌、睫状肌	眼外下斜视、上睑下垂 对光反射消失
Ⅳ滑车神经	运动性	上斜肌	眼不能向外下斜视
Ⅴ三叉神经	混合性	额、顶及颅面部皮肤，眼球及眶内结构，口、鼻腔黏膜，舌前 2/3 黏膜，牙及牙龈 咀嚼肌	头面部皮肤、口鼻腔黏膜感觉障碍 咀嚼肌瘫痪、张口时下颌偏向患侧
Ⅵ展神经	运动性	外直肌	眼内斜视
Ⅶ面神经	混合性	面肌、颈阔肌 泪腺、下颌下腺、舌下腺、鼻腔及腭腺体 舌前 2/3 味蕾	面肌瘫痪、额纹消失 眼睑不能闭合、口角歪向健侧，腺体分泌障碍、角膜干燥 舌前 2/3 味觉障碍
Ⅷ前庭蜗神经	感觉性	位觉感受器 听觉感受器	眩晕、眼球震颤 听力障碍
Ⅸ舌咽神经	混合性	咽肌 腮腺 咽壁、鼓室黏膜、颈动脉窦、颈动脉小球，舌后 1/3 黏膜及味蕾	咽反射消失 分泌障碍 咽壁等感觉障碍 舌后 1/3 味觉障碍
Ⅹ迷走神经	混合性	咽、喉肌 胸、腹腔脏器的平滑肌、腺体、心肌 胸腹腔脏器及咽、喉 硬脑膜、耳郭及外耳道皮肤	发音困难、声音嘶哑 吞咽困难，内脏运动、腺体、分泌障碍 内脏感觉障碍 耳郭、外耳道皮肤感觉障碍
Ⅺ副神经	运动性	咽喉肌、胸锁乳突肌、斜方肌	面不能转向健侧、不能上提患侧肩胛骨
Ⅻ舌下神经	运动性	舌内、外肌	舌肌瘫痪，伸舌时舌尖偏向患侧

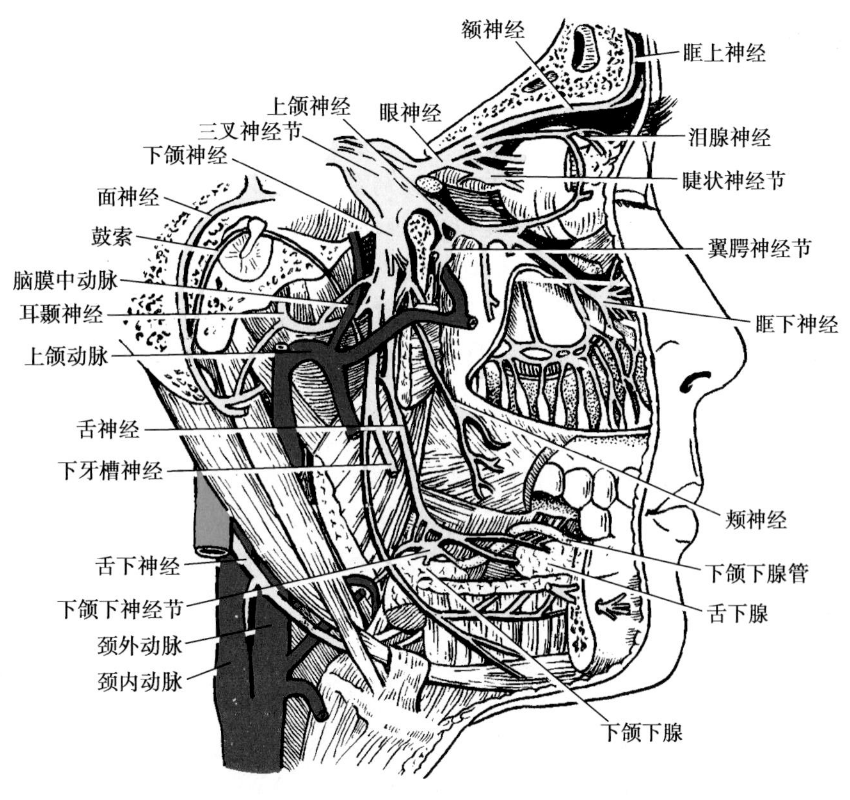

图 9-33 三叉神经

1. **眼神经** 为感觉神经,向前经眶上裂入眶,分布于泪腺、结膜和鼻黏膜以及鼻背的皮肤。其中一支经眶上孔(切迹)出眶,分布于额部的皮肤,称眶上神经。"压眶反射"即压迫此神经。

2. **上颌神经** 为感觉神经,经圆孔出颅,穿眶下裂入眶,最终经眶下孔延续为眶下神经。分布于硬脑膜、上颌窦、睑裂与口裂之间的皮肤,上颌牙、牙龈、鼻腔及口腔顶的黏膜。

3. **下颌神经** 为混合神经,经卵圆孔出颅,分布于咀嚼肌、下颌牙、牙龈,舌前 2/3 及口腔底的黏膜,耳颞区和口裂以下的皮肤(图 9-34)。

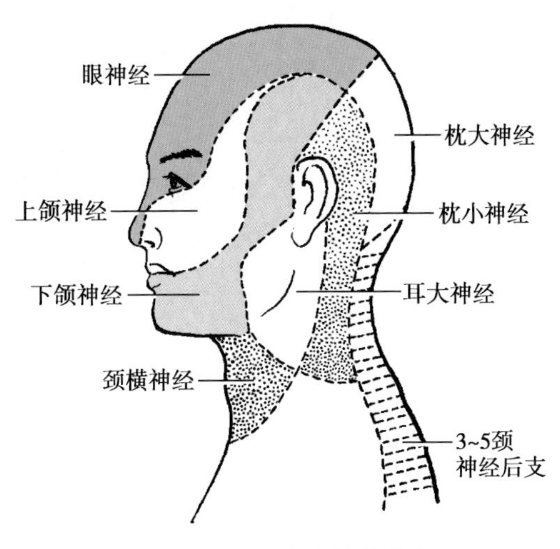

图 9-34 头面部皮神经分布

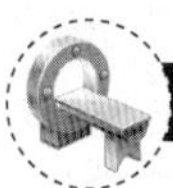

临床应用

三叉神经痛

三叉神经痛临床上较为多见，指在三叉神经分布区域内出现的阵发性短暂的剧痛。一般以40岁上女性多见，常涉及一侧三叉神经的第2支、第3支。疼痛常从某些局限区域开始，如上唇外侧、鼻翼、颊部、舌等处，稍加触动即可诱发疼痛。疼痛常是阵发性闪电样剧痛，如刀割、钻刺、火灼，一般持续时间仅数秒，但多次、反复发作。疼痛常引起同侧面肌抽搐、皮肤潮红、结膜充血、流泪、流涎等。有时连说话、吞咽、刷牙、洗脸等都可诱发疼痛。一般临床上常采用药物（首选卡马西平）、针灸、封闭等疗法，可起到一定的疗效。

（二）面神经（Ⅶ）

面神经（facial nerve）属混合性神经，含躯体运动、内脏运动、内脏感觉3种纤维。面神经出脑后经内耳门进入面神经管，发出鼓索进入鼓室，分支支配泪腺、下颌下腺、舌下腺等腺体的分泌活动，管理舌前2/3的味蕾、传导味觉冲动。躯体运动纤维经茎乳孔出面神经管，穿腮腺实质向前呈爪状分支，支配面肌（图9-35）。

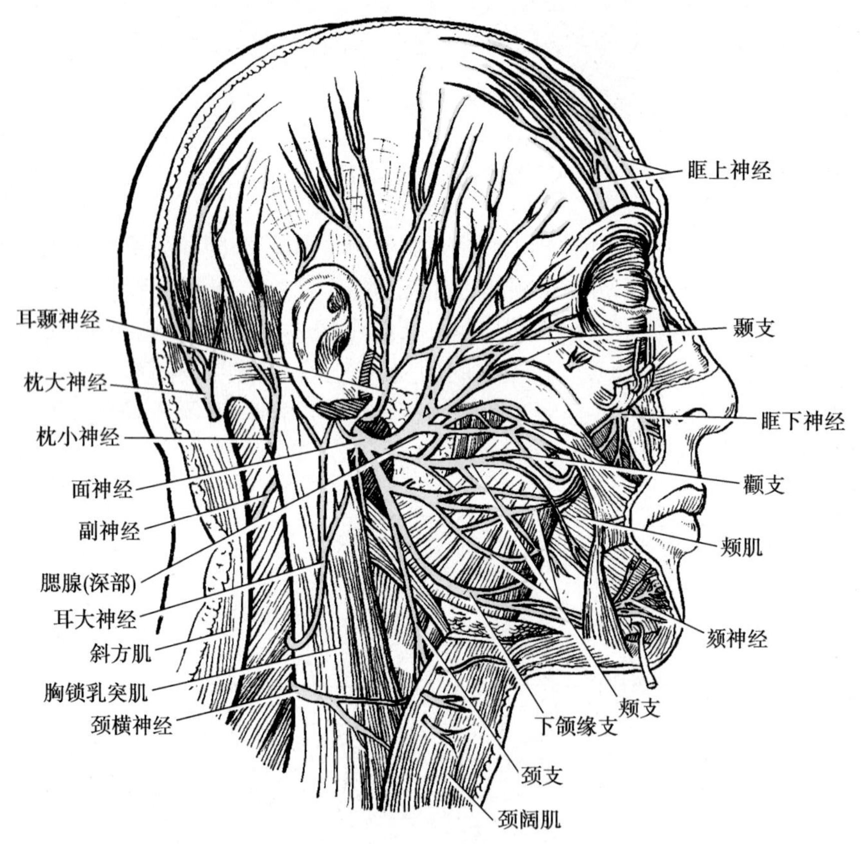

图9-35 面神经

（三）舌咽神经（Ⅸ）

舌咽神经（glossopharyngeal nerve）属混合性神经，主要有：①内脏运动纤维支配腮腺的分泌；②内脏感觉纤维分布于舌后1/3的黏膜和味蕾、咽及中耳等处的黏膜，另有分支分布于颈动脉窦、颈动脉小球;③躯体运动纤维支配咽肌(图 9-36)。

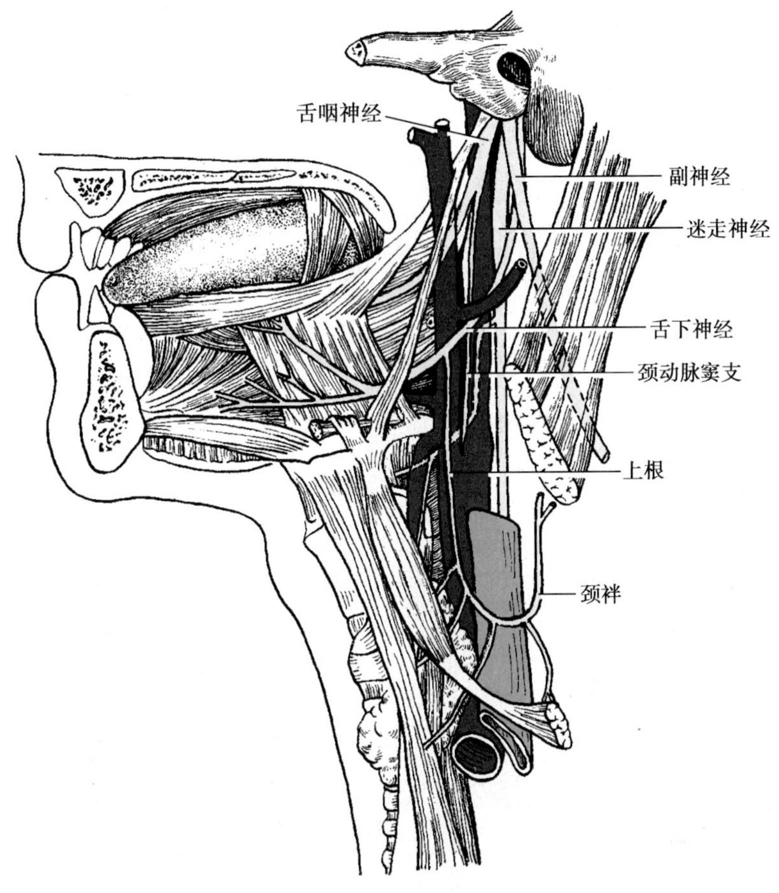

图 9-36 舌咽神经与舌下神经

(四) 迷走神经(X)

迷走神经(vagus nerve)属混合性神经,含有 4 种纤维:①内脏运动纤维和内脏感觉纤维,主要分布于颈部、胸部和腹部的脏器,管理脏器的运动和感觉;②躯体感觉纤维,分布于耳郭、外耳道的皮肤和硬脑膜;③躯体运动纤维,支配软腭和咽喉肌。

迷走神经自延髓出脑后,伴舌咽神经、副神经,经颈静脉孔出颅,随颈部大血管下行达颈根部,向下围绕食管形成神经丛,在食管下段形成迷走神经前干、后干,前干、后干穿膈的食管裂孔入腹腔再形成神经丛。沿途分支分布于颈、胸部器官,肝、脾、胰、肾和结肠左曲以上的消化管(图 9-37)。

迷走神经在颈、胸部的主要分支有:

1. 喉上神经　沿颈内动脉内侧下行,分支分布于声门裂以上的喉黏膜、会厌、舌根、喉外肌。

2. 颈心支　参与心丛的构成,发出分支支配心肌。

3. 喉返神经　右喉返神经绕右锁骨下动脉、左喉返神经绕主动脉弓,返回至颈部,沿气管与食管之间上行,分支分布于喉内肌及声门裂以下的喉黏膜。

(五) 舌下神经(Ⅻ)

舌下神经(hypoglossal nerve)属运动性神经,经舌下神经管出颅后下行,支配舌肌(图 9-36)。

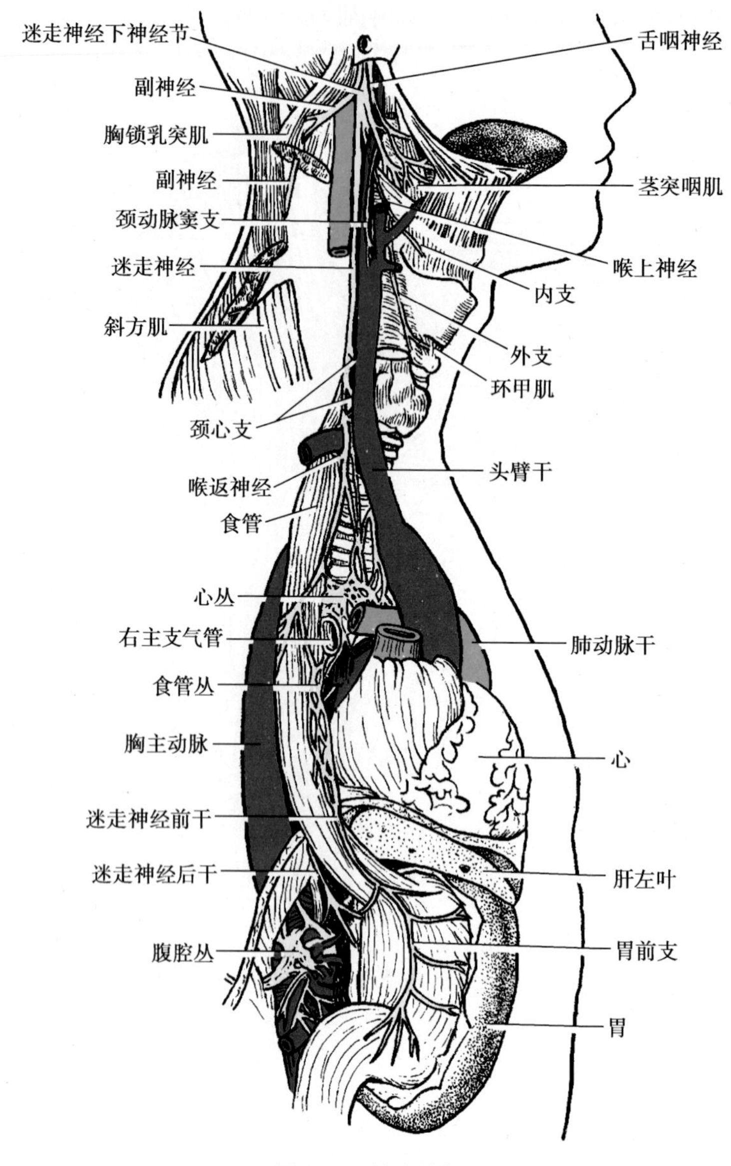

图 9-37 迷走神经

三、内脏神经

内脏神经（visceral nerve）分布于内脏、心血管和腺体，分为内脏运动神经和内脏感觉神经。

（一）内脏运动神经

内脏运动神经与躯体运动神经相比，在功能和形态结构上有许多不同。①躯体运动神经支配骨骼肌并受意识控制，而内脏运动神经支配平滑肌、心肌和腺体，在一定程度上不受意识控制。②躯体运动神经只有一种纤维成分，而内脏运动神经包括交感、副交感两种神经纤维，并且多数内脏器官同时接受两种纤维的支配。③躯体运动神经低级中枢是位于脑干的躯体运动核和脊髓灰质前角，而内脏运动神经低级中枢较分散，位于脑干的内脏运动核和脊髓胸 1 至腰 3 节段侧角、骶 2 ~4 节段的骶副交感核。④躯体运动神经自低级中枢至骨骼肌只有一个神经元，而内脏运动神经自低级中枢发出（节前纤维）后，必须在内脏运动神经节内换神经元，由此发出的纤维（节后纤维）才能到达支配器官。⑤躯体运动神经以神经干的形式分布于效应器，而内脏运动神经的节后纤维则通常先在效应器周围形成神经丛，后由神经丛分支到器官。

1. **交感神经**（sympathetic nerve） 低级中枢位于脊髓胸1至腰3节段的侧角，由此发出节前纤维；其周围部由交感干、交感神经节及其发出的节后纤维、交感神经丛组成（图9-38）。

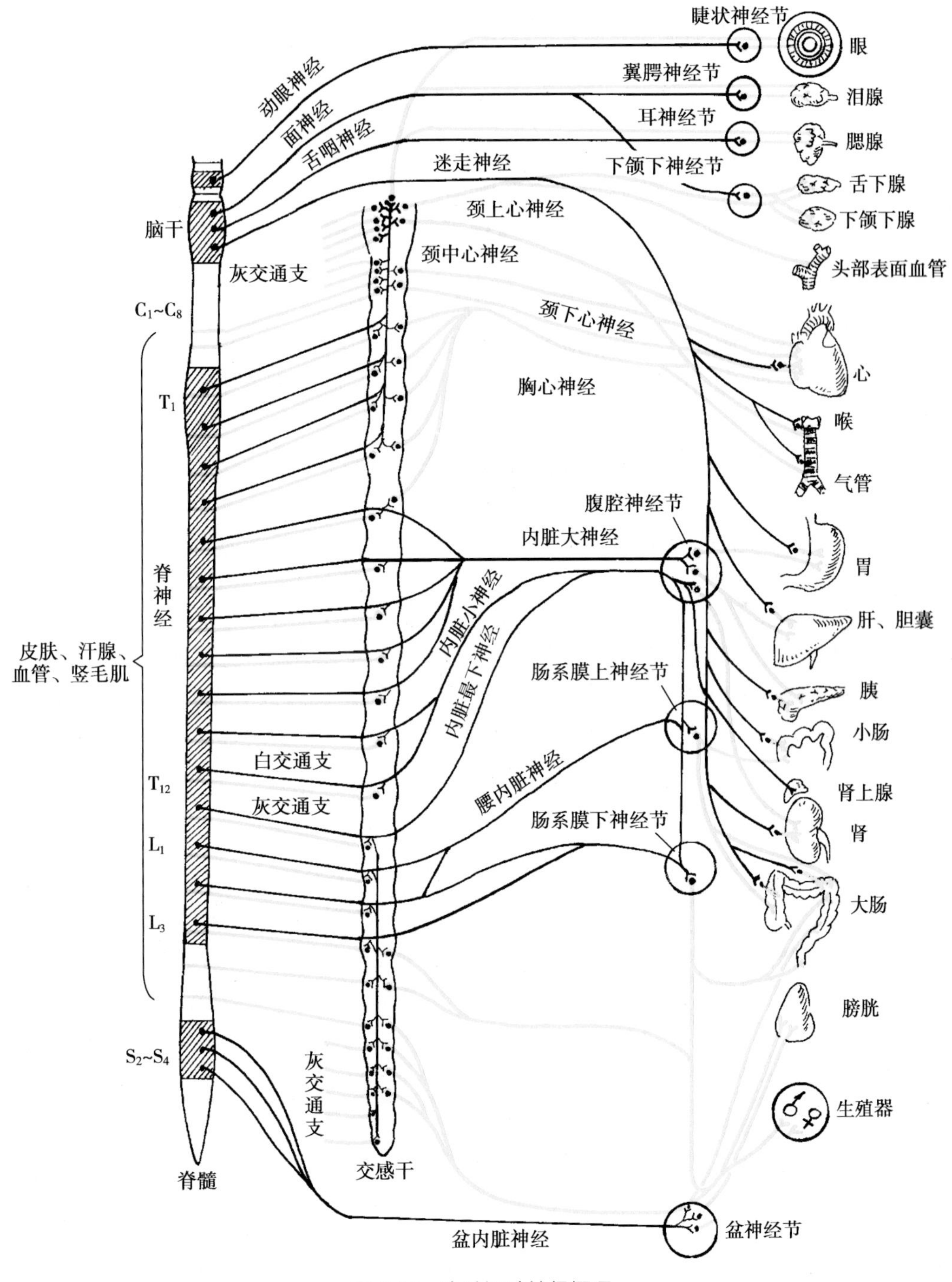

图9-38 内脏运动神经概况

黑色：节前纤维；黄色：节后纤维

（1）交感神经节：分椎旁节和椎前节两大类。椎旁节位于脊柱两旁，有19～24对，同侧椎旁节借节间支相连而成的串珠状结构称交感干。椎前节位于椎体前方的动脉根部，包括腹腔神经节、主动脉肾神经节、肠系膜上神经节、肠系膜下神经节等。

交感神经节前纤维去向有3种：①终止于相应的椎旁节。②在交感干内上升或下降，终止于相邻的椎旁节。③穿过椎旁节，到椎前节内更换神经元。

交感神经节后纤维去向有3种：①返回脊神经，随脊神经分布至头颈、躯干和四肢的血管、汗腺和竖毛肌。②在动脉外膜形成神经丛，攀附动脉走行到达所支配的器官。③直接到达所支配的器官。

（2）交感神经的分布概况：交感神经的节后纤维在人体的分布，按颈、胸、腰、盆部总结如下：

1）颈部：随8对颈神经走行，分布至头颈、上肢的血管、汗腺和竖毛肌；附于邻近的动脉，分布至头颈的腺体（如泪腺、唾液腺、甲状腺等）、血管、瞳孔开大肌；发出分支组成咽丛、心丛等。

2）胸部：随12对胸神经走行，分布于胸腹壁的血管、汗腺和竖毛肌；形成胸主动脉丛、食管丛、肺丛及心丛等分布于相应器官；第6～12胸交感干神经节的节前纤维组成内脏大神经、内脏小神经，节后纤维分布至肝、脾、肾等实质性器官和结肠左曲以上的消化管。

3）腰部：随5对腰神经分布至结肠左曲以下的消化管及盆腔脏器，部分纤维随血管分布至下肢。

4）盆部：随骶尾神经分布于下肢及会阴部的血管、汗腺和竖毛肌；一些小支加入盆丛，分布于盆腔器官。

2. **副交感神经**（parasympathetic nerve） 低级中枢由脑干的副交感神经核和脊髓灰质的骶副交感核组成，副交感神经节多位于器官附近或器官壁内，称器官旁节或器官内节。由脑干副交感神经核发出的副交感神经纤维随第Ⅲ、Ⅶ、Ⅸ、Ⅹ对脑神经分布；由脊髓的骶副交感核发出的节前纤维随骶神经走行，组成盆内脏神经加入盆丛，节后纤维支配结肠左曲以下的消化管和盆腔脏器。

3. 交感神经与副交感神经的主要区别见表9-2。

表9-2 交感神经与副交感神经的主要区别

	低级中枢	周围神经节	节前、后纤维	分布范围
交感神经	脊髓灰质胸1至腰3节段侧角	椎旁节、椎前节	节前纤维短、节后纤维长	全身血管及胸、腹、盆腔内脏的平滑肌、心肌、腺体、竖毛肌和瞳孔开大肌
副交感神经	脑干内副交感神经核、脊髓灰质的骶副交感核	器官旁节、器官内节	节前纤维长、节后纤维短	胸、腹、盆腔内脏的平滑肌、心肌、腺体、瞳孔括约肌、睫状肌

（二）内脏感觉神经

内脏感觉神经分布于内脏及心血管，参与完成排尿、排便等内脏反射，其感觉冲动经脑干传至大脑皮质，产生内脏感觉。

内脏感觉的特点是：①痛阈较高，内脏一般性活动不引起感觉，只有强烈活动时才引起感觉(如内脏剧烈收缩可引起疼痛,胃的收缩可引起饥饿感),且缓慢、持久。②对膨胀、牵拉、缺血痉挛及炎症等刺激敏感,对切割、烧灼等刺激不敏感。③定位模糊。

当某些脏器发生病变时,在体表的一定部位产生感觉过敏或痛觉,这种现象称为牵涉性痛(表9-3)。

表9-3 常见内脏疾病牵涉性痛的部位

患病器官	心	胃、胰	肝、胆囊	肾	阑尾
牵涉性痛的部位	心前区、左肩、左臂尺侧	左上腹、肩胛间区	右上腹、右肩区	腹股沟区	上腹部、脐周围

(胡 哲)

第四节 脑和脊髓的传导通路

脑和脊髓的传导通路是指大脑皮质与感受器、效应器之间神经冲动的传导通路,包括感觉传导通路和运动传导通路。感受器接受内外环境的各种刺激所产生的神经冲动传递到大脑皮质产生感觉,其传导途径称感觉(上行)传导通路。大脑皮质发出的神经冲动传递到效应器的路径,称运动(下行)传导通路。

一、感觉传导通路

感觉传导通路的共同特点是:均由3级神经元传导,都有1次交叉。

(一) 躯干、四肢深感觉和精细触觉传导通路

深感觉又称本体感觉,包括肌、腱、关节的位置觉、运动觉和震动觉。第1级神经元位于脊神经节内,其感觉冲动经同侧脊髓后索的薄束、楔束上传至延髓;第2级神经元位于延髓的薄束核和楔束核,换元后发出纤维左右交叉后上升称内侧丘系,经脑桥、中脑至背侧丘脑;第3级神经元位于背侧丘脑,换元后发出纤维,经内囊后肢投射到大脑皮质中央后回的上2/3和中央旁小叶的后部(图9-39)。

(二) 躯干、四肢浅感觉传导通路

浅感觉包括痛温觉、触觉(分粗触觉和精细触觉)和压觉。本通路中不包含精细触觉。第1级神经元位于脊神经节;第2级神经元位于脊髓灰质后角,换元后发出纤维上升1~2个脊髓节段后交叉到对侧,组成脊髓丘脑束上行至背侧丘脑;第3级神经元位于背侧丘脑,换元后发出的纤维经内囊后肢投射到中央后回的上2/3和中央旁小叶的后部(图9-40)。

(三) 头面部浅感觉传导通路

第1级神经元位于三叉神经节;第2级神经元位于三叉神经感觉核群,换元后发出纤维交叉至对侧形成三叉丘系,上升至背侧丘脑;第3级神经元位于背侧丘脑,换元后发出的纤维经内囊后肢投射到中央后回的下1/3(图9-40)。

(四) 视觉传导通路

第1级神经元为视网膜的双极细胞;第2级神经元为节细胞,其轴突在视神经盘处汇集成视神经。两侧视神经在蝶鞍前上方形成视交叉后延续为视束。每侧视束由来自同侧视网膜颞侧半和对侧视网膜鼻侧半的纤维共同组成。视束向后绕大脑脚,至外侧膝状体;第3级

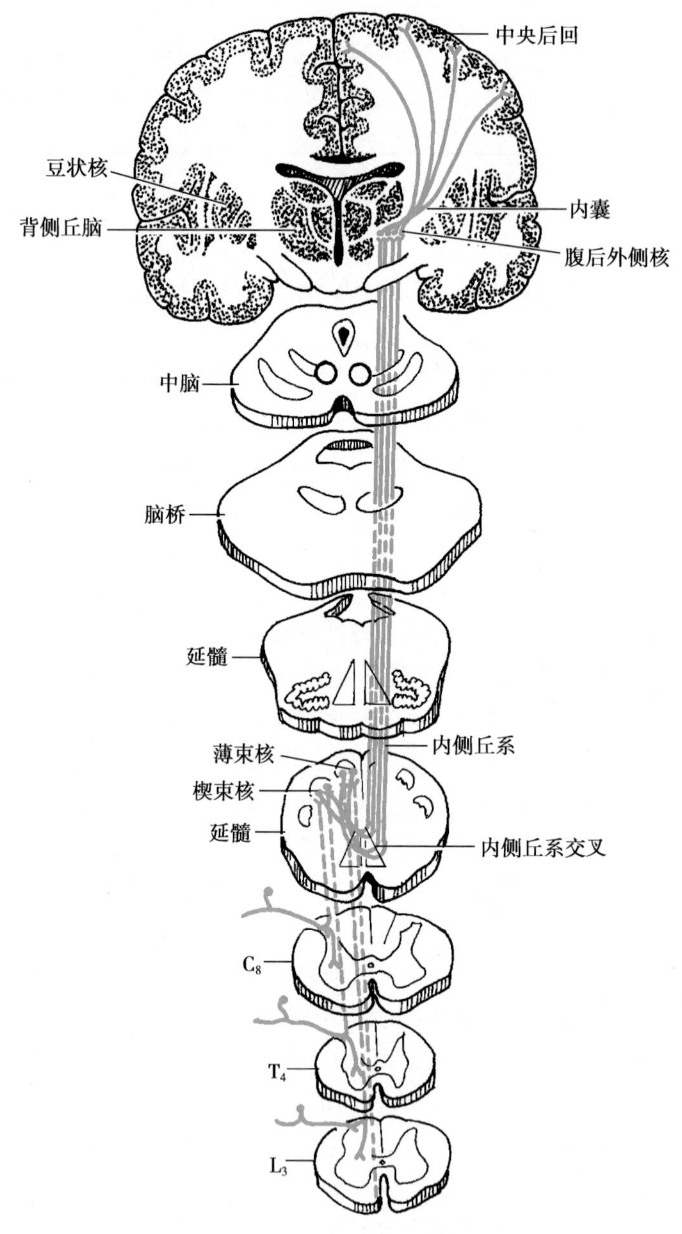

图 9-39 躯干、四肢深感觉传导通路

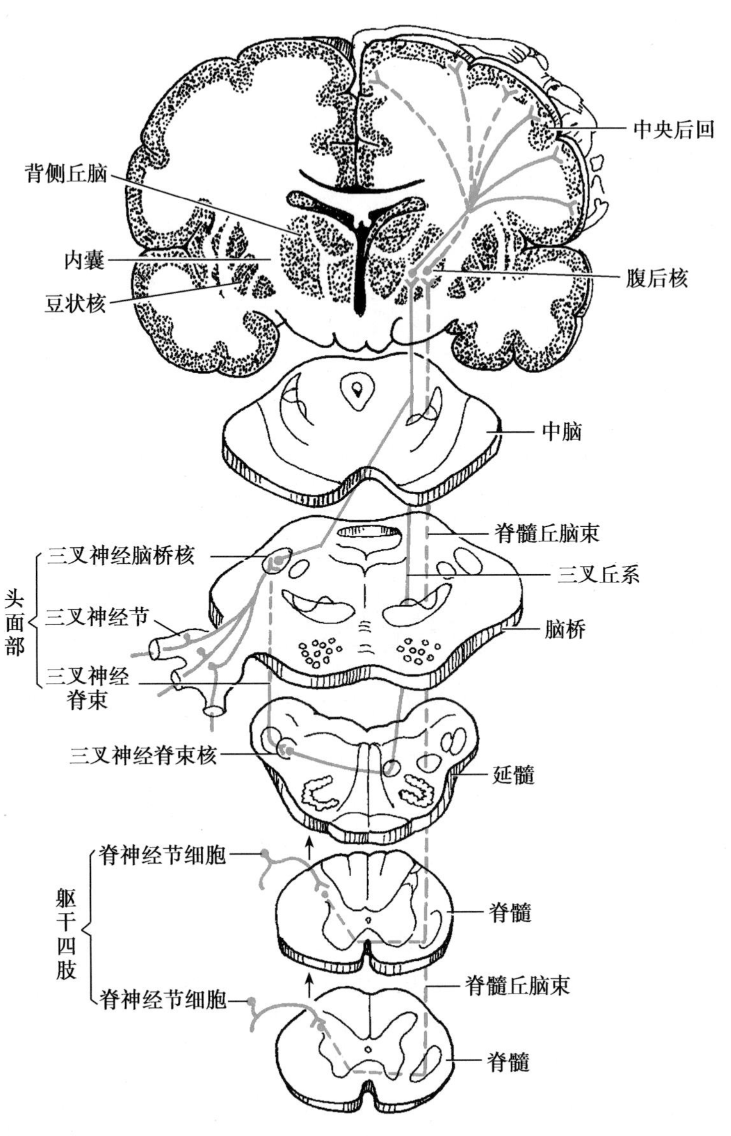

图 9-40　全身浅感觉传导通路

神经元位于外侧膝状体，换元后发出的纤维组成视辐射，经内囊后肢的后部，投射到距状沟两侧的皮质，产生视觉（图9-41）。

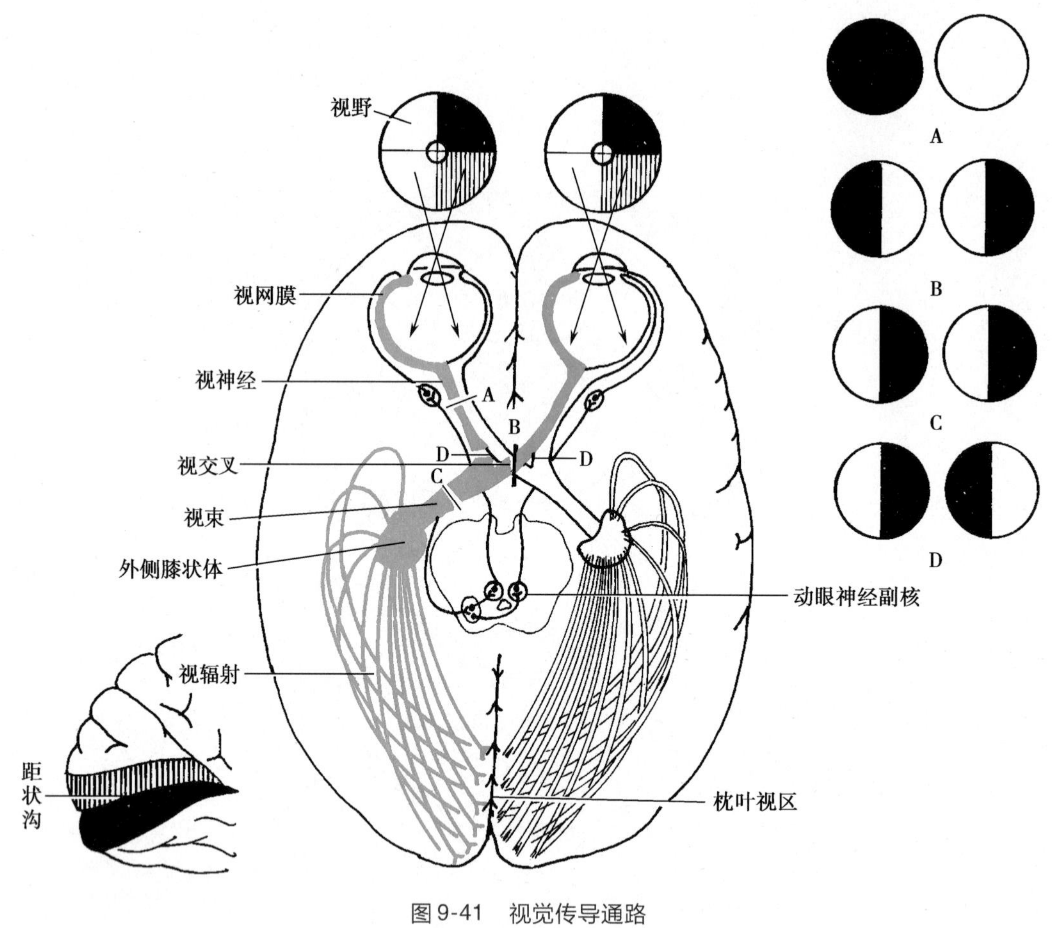

图9-41　视觉传导通路

二、运动传导通路

（一）锥体系

锥体系（pyramidal system）由上、下运动神经元组成，管理骨骼肌的随意运动。**上运动神经元**（upper motor neurons）位于大脑皮质内，其轴突组成锥体束下行。①皮质脊髓束：为终止于脊髓前角的锥体束（图9-42）。在锥体下端，大部分纤维交叉到对侧形成锥体交叉，交叉后的纤维下行终止于脊髓各节段的前角，主要支配四肢肌；没有交叉的纤维下行终止于双侧颈髓和上胸髓的前角，主要支配躯干肌。②皮质核束：为终止于脑干脑神经运动核的锥体束。大部分纤维终止于双侧脑神经运动核，但面神经核的下部和舌下神经核只接受对侧皮质核束的纤维，因此，面肌下部和舌肌只接受对侧纤维支配（图9-43）。**下运动神经元**（lower motor neurons）位于脑干躯体运动核和脊髓前角，发出的轴突分别参与脑神经和脊神经的组成。

（二）锥体外系

锥体外系（extrapyramidal system）是指锥体系以外影响和控制骨骼肌运动的一切传导路径。其纤维起自大脑皮质，在下行过程中与纹状体、小脑、红核、黑质及网状结构等发生广泛

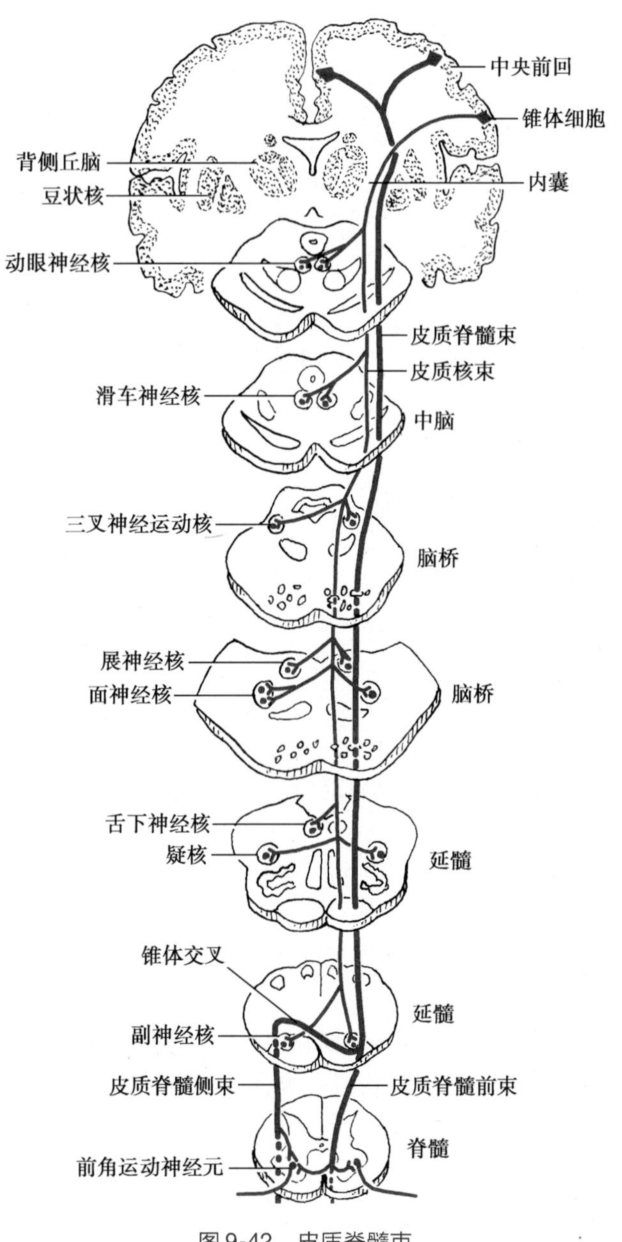

中央前回
锥体细胞
背侧丘脑
豆状核
内囊
动眼神经核
皮质脊髓束
皮质核束
滑车神经核
中脑
三叉神经运动核
脑桥
展神经核
面神经核
脑桥
舌下神经核
疑核
延髓
锥体交叉
副神经核
延髓
皮质脊髓侧束
皮质脊髓前束
脊髓
前角运动神经元

图 9-42　皮质脊髓束

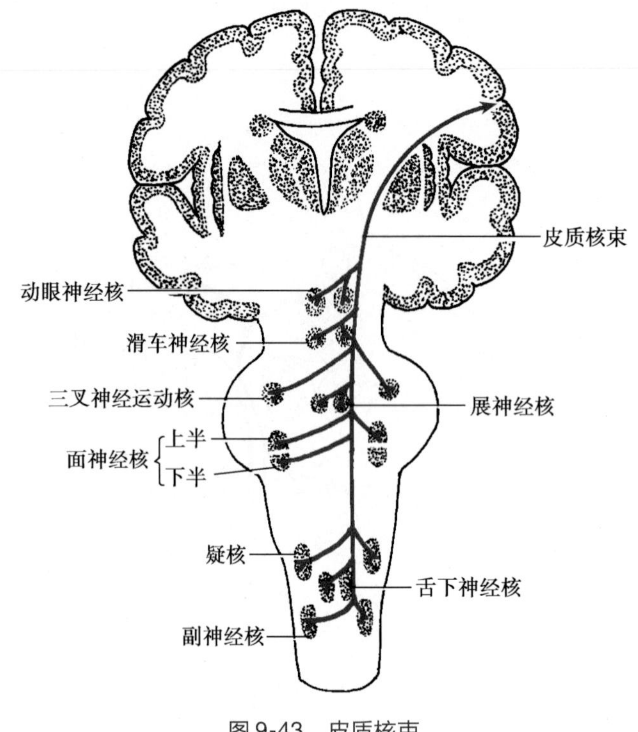

图 9-43 皮质核束

联系,并经多次换元后,最后到达脊髓前角或脑神经运动核。锥体外系的主要功能是调节肌张力,协调肌群的运动,协助锥体系完成精细的随意运动。

(赵文忠)

思考题

1. 一病人突发右侧感觉障碍,右侧肢体瘫痪,双侧视野右半偏盲,请用所学解剖学知识分析受损部位及纤维束。

2. 脊髓半横断损伤时病人会出现哪些功能障碍?

3. 试述脑脊液的循环途径。

4. 在抢救肱骨中段骨折的病人时,因工作人员操作不当,又损伤了桡神经。请问桡神经损伤后有哪些临床表现?

5. 一腰部外伤病人脐平面以下感觉障碍,请分析脊髓损伤的节段。

6. 分析一侧视神经损伤、视交叉损伤或一侧视束损伤后将分别产生哪些临床表现?

第十章　内分泌系统

学习目标

1. 掌握　甲状腺的位置及形态结构。
2. 熟悉　内分泌系统的组成；垂体的位置和肾上腺的形态结构。
3. 了解　垂体的分部；甲状旁腺的形态、位置；各内分泌器官的功能。
4. 熟练掌握　在体表确定甲状腺的位置。

情景与思考

情景：

你知道吗？自吉尼斯世界纪录有史以来，美国的罗伯特·潘兴·瓦德罗，无可争议的是世界第一巨人，身高达2.72米，重达222kg。但遗憾的是，他成年后还快速长高的原因是脑垂体长了肿瘤，患了巨人症。现在在世的最矮成年人是印度的恩鲁图拉木，身高为71.1厘米，他是一名侏儒症病人。这两位病人还都同时伴有身体多器官的病变。

思考：

1. 巨人症和侏儒症病人是什么原因造成的？
2. 你知道人体生长发育和功能调节与内分泌系统有什么联系吗？

内分泌系统由内分泌器官、内分泌组织和散在的内分泌细胞组成（图10-1）。

内分泌细胞的分泌物称**激素**（hormone）。激素进入体液（血液、淋巴、组织液等），作用于特定器官或细胞，称该激素的靶器官或靶细胞。激素对机体的新陈代谢、生长发育和机体的调节起着重要作用。

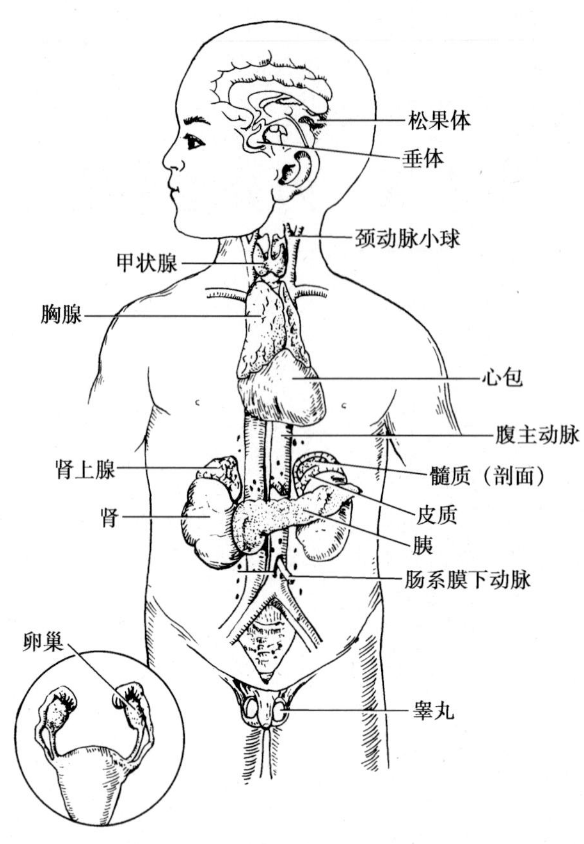

图 10-1 内分泌系统概观

第一节 垂 体

一、垂体的位置和形态

垂体(hypophysis)呈椭圆形,位于颅底蝶骨的垂体窝内,与下丘脑相连。其前上方与视交叉相邻,故当垂体肿瘤时,可压迫视交叉的交叉纤维。

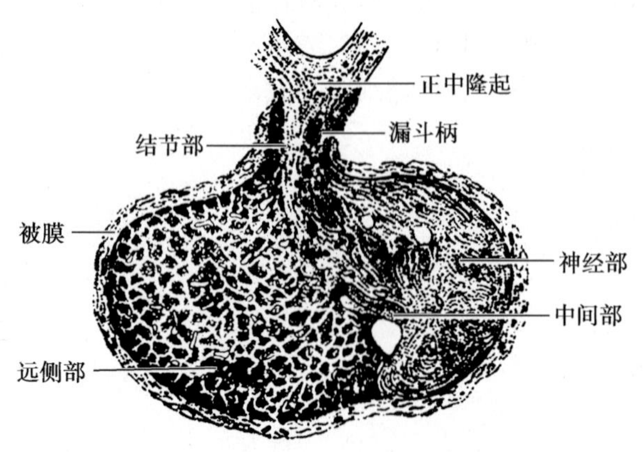

图 10-2 垂体(矢状切面)模式图

垂体分**腺垂体**和**神经垂体**两部分。腺垂体包括远侧部、结节部和中间部，神经垂体包括神经部和漏斗。腺垂体的远侧部和结节部称**垂体前叶**，腺垂体的中间部和神经垂体的神经部称**垂体后叶**（图 10-2）。

二、垂体的微细结构

（一）腺垂体

腺垂体（adenohypophysis）由排列成索状或团块状的腺细胞构成。腺细胞分嗜酸性细胞、嗜碱性细胞和嫌色细胞（图 10-3）。

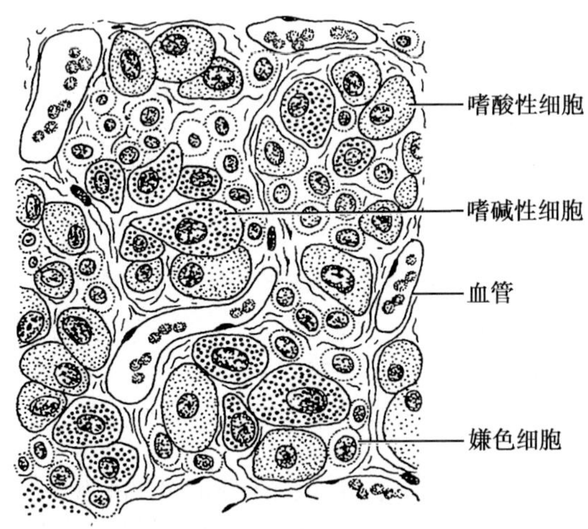

图 10-3 腺垂体的微细结构

1. **嗜酸性细胞** 数量较多，细胞呈圆形或椭圆形，胞质内含有嗜酸性颗粒。嗜酸性细胞能分泌生长激素和催乳素。生长激素能促进体内多种代谢过程，尤其刺激骨的生长。

2. **嗜碱性细胞** 数量少，细胞呈圆形或多边形，大小不等，胞质内含有嗜碱性颗粒。嗜碱性细胞能分泌促甲状腺激素、促肾上腺皮质激素、促性腺激素（促卵泡激素和黄体生长素）和促黑激素等。

3. **嫌色细胞** 数量最多，细胞较小，可能是嗜酸性细胞、嗜碱性细胞的前身。

（二）神经垂体

神经垂体（neurohypophysis）由无髓神经纤维和神经胶质细胞构成，其间含有丰富的血窦，不含腺细胞，无分泌功能，它贮存和释放的激素来自于下丘脑的视上核和室旁核合成的抗利尿激素和缩宫素（图 10-4）。

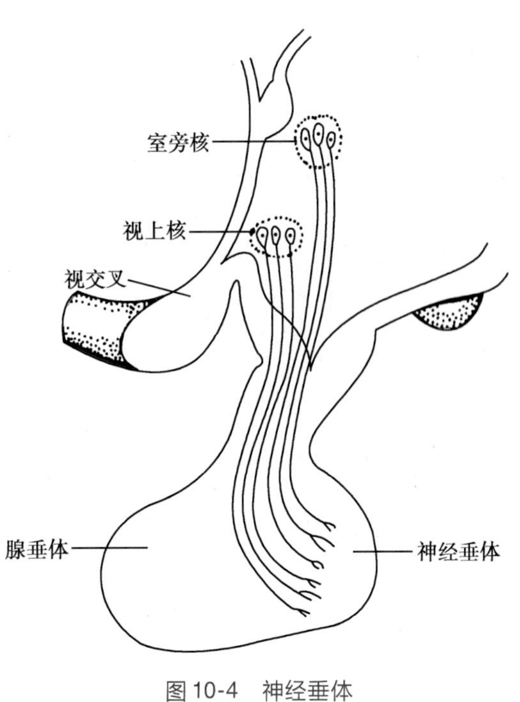

图 10-4 神经垂体

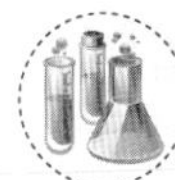

知识窗

生长激素与人体的生长发育

机体的生长发育受多种激素的调节，生长激素是起关键性作用的激素，其作用在青春期达到高峰。

在成年之前，生长激素可促进生长期的骨骺软骨形成，促进骨及软骨的生长，从而使身体增高。巨人症就是由于生长激素幼年时期分泌过多，使全身长骨发育过盛，身高过高的一种疾病。侏儒症是由于幼年时期垂体分泌生长激素不足导致身材矮小，但智力正常。

成年后，骨骺已融合，长骨不再纵向生长，此时如生长激素分泌过多，将刺激肢端骨、颅骨、软组织等增生，表现为手、足、鼻、下颌骨、耳及舌等不相称的增长，称"肢端肥大症"。

第二节 甲状腺及甲状旁腺

一、甲状腺

（一）甲状腺的形态和位置

甲状腺(thyroid gland)呈H形，由左、右两个侧叶及中间的甲状腺峡组成。峡的上缘常有一伸向上方的锥状叶。甲状腺的左、右侧叶位于喉下部和气管颈段的两侧，峡部位于第2～4气管软骨环的前方。甲状腺借结缔组织附着于喉软骨，吞咽时甲状腺可随喉上下移动，临床上借此判断颈部肿块是否与甲状腺有关(图10-5)。

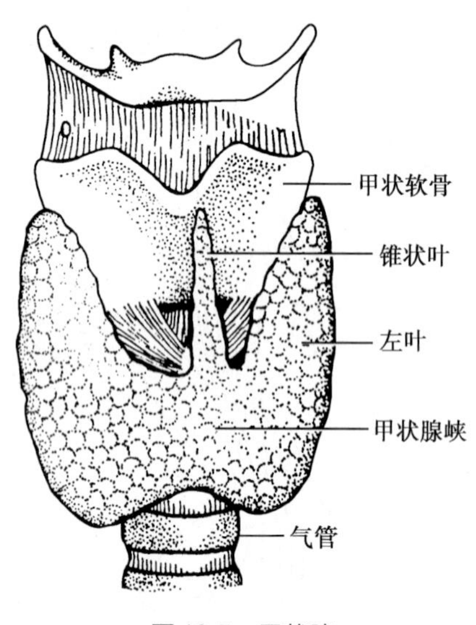

图10-5 甲状腺

（二）甲状腺的微细结构和功能

甲状腺表面包有一薄层的结缔组织被膜，被膜深入甲状腺实质内，将甲状腺分隔成许多甲状腺滤泡，滤泡之间有丰富的毛细血管和少量结缔组织(图10-6)。

1. 甲状腺滤泡　甲状腺滤泡大小不等，呈圆形或椭圆形，由单层滤泡上皮细胞围成，滤泡腔内充满胶质，是滤泡上皮细胞的分泌物，其主要成分是碘化的甲状腺球蛋白，它是合成甲状腺素的主要原料。**甲状腺素**可促进机体的新陈代谢，提高兴奋性，促进生长发育，特别对婴幼儿骨和脑的发育影响尤为显著。

2. 滤泡旁细胞　位于滤泡上皮细胞之间或滤泡之间的结缔组织内，单个或成群存在，能分泌**降钙素**，有降血钙的作用。

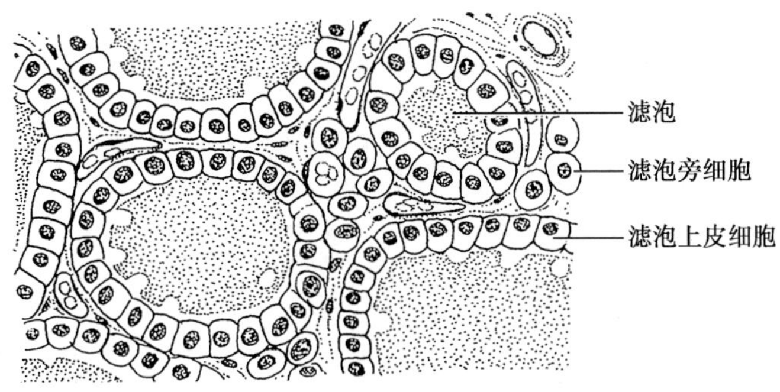

图 10-6 甲状腺的微细结构

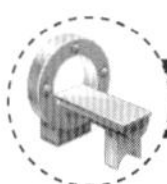
临床应用

甲状腺素与甲状腺疾病

碘被称为智力元素。妊娠3~5个月时,胎儿的脑发育需要充足的甲状腺素。如果妊娠妇女缺碘,就会使胎儿体内的甲状腺素减少,导致脑发育不良;即使出生后再补充足够的碘,也难以纠正先天造成的智力低下,导致出生后呆小症的发生。

一些地方由于水和食物中缺碘导致甲状腺代偿性增大,可见病人颈部有不同程度的肿物,称为地方性甲状腺肿。

甲状腺素分泌过多,称甲状腺功能亢进症。病人表现为脾气大,容易激动,两眼突出,颈部肿大,心跳加快,饭量大但消瘦等。

二、甲状旁腺

甲状旁腺(parathyroid gland)为扁椭圆形小体,大小似黄豆,一般有上、下两对,贴附于甲状腺侧叶的后面或埋在甲状腺实质内。手术切除甲状腺时,应注意保留甲状旁腺(图 10-7)。

甲状旁腺主要由主细胞构成(图 10-8)。主细胞分泌**甲状旁腺素**,其主要功能是参与调节钙磷代谢,有升高血钙、降低血磷的作用。甲状旁腺素分泌不足时,会引起血钙下降,出现手足抽搐。

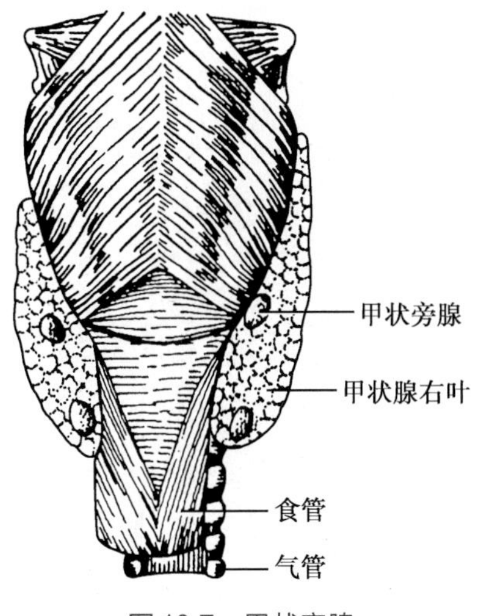

图 10-7 甲状旁腺

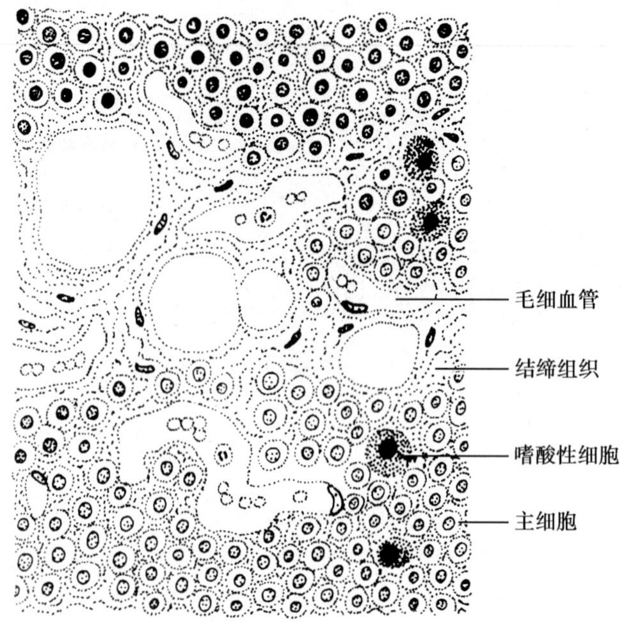

图 10-8 甲状旁腺的微细结构

第三节 肾 上 腺

一、肾上腺的形态和位置

肾上腺(suprarenal gland)左、右各一,附于肾的内上方,腹膜之后。左侧肾上腺呈半月形,右侧肾上腺呈三角形(图 10-9)。

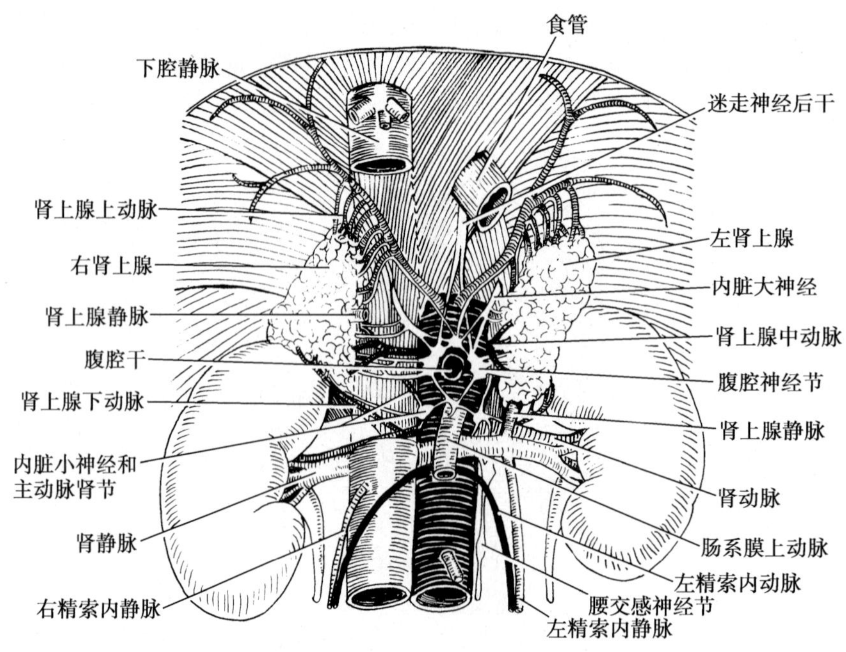

图 10-9 肾上腺

二、肾上腺的微细结构

肾上腺表面有结缔组织被膜，肾上腺实质分皮质和髓质两部分(图10-10)。

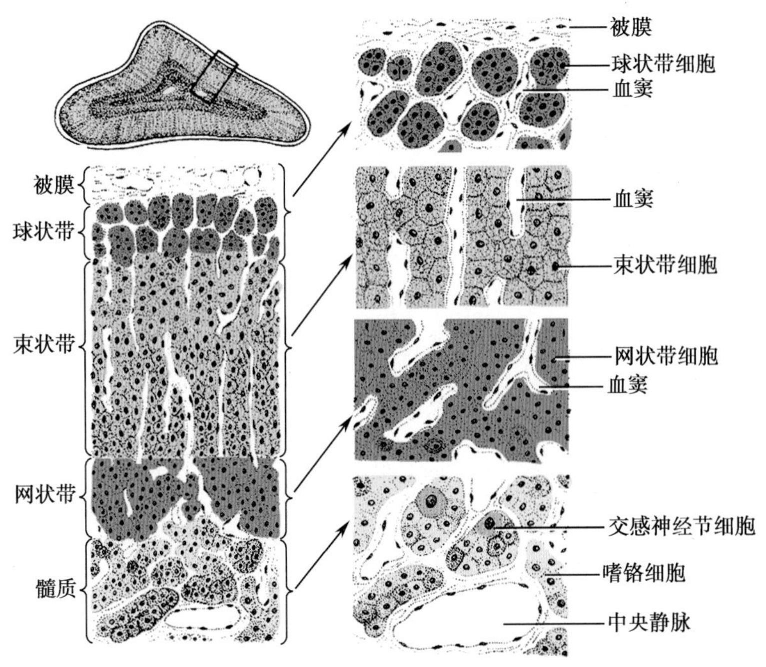

图10-10 肾上腺的微细结构

(一) 肾上腺皮质

肾上腺皮质位于肾上腺浅层，根据细胞排列的形态和特征不同，由浅入深分为**球状带**、**束状带**和**网状带**。

1. 球状带 细胞呈低柱状或卵圆形，排列成团状。球状带细胞分泌**盐皮质激素**，主要为醛固酮，对机体的水和电解质的代谢有重要调节作用。

2. 束状带 由较大的多边形细胞排列成单行或双行细胞索。束状带的细胞分泌**糖皮质激素**，主要为皮质醇，对糖、蛋白质、脂肪的代谢起着重要作用。

3. 网状带 细胞呈多边形，相互吻合成网状。网状带的细胞分泌**雄激素**和少量的**雌激素**。

(二) 肾上腺髓质

肾上腺髓质位于肾上腺的深层，由成索状排列的髓质细胞组成，如用铬盐固定液固定时，细胞内可见黄褐色的嗜铬颗粒，故髓质细胞又称**嗜铬细胞**。主要分泌**肾上腺素**和**去甲肾上腺素**。肾上腺素主要作用于心肌，使心跳加快加强。去甲肾上腺素主要是使小动脉收缩，血压升高。

(牟 敏)

思考题

1. 说出垂体的位置、分部和分泌的激素。
2. 请解释甲状腺肿块会随吞咽上下移动的原因。
3. 简述肾上腺的微细结构和分泌的激素。

第十一章　人体胚胎概要

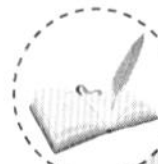

学习目标

1. 掌握　植入的概念、时间、过程和部位；蜕膜的概念和分部；三胚层的形成和分化；胎膜的组成，胎盘的形态结构和功能；胎儿血液循环的特点。
2. 熟悉　受精的部位、时间、过程及意义；卵裂的概念。
3. 了解　男、女性生殖细胞的发生和成熟。
4. 熟练掌握　在标本或模型上指出受精、植入的部位及二胚层、三胚层的结构。
5. 学会　胚胎龄和预产期的推算；运用相关知识进行计划生育和妇幼保健宣教。

情景与思考

情景：

随着一阵“哇哇”的哭声，宣告一个新生命的到来。有趣的是，这个“小生命”竟然起源于一个细胞——受精卵。一个小小的细胞是怎样一步一步演变成一个小生命降落在人间呢？让我们带着这些神奇而有趣的问题一起来探究人体胚胎发生的奥秘。

思考：

1. 受精的意义和植入的时间。
2. 人体胚胎发育的分期及胚胎早期发生的过程。
3. 胎盘的形态、结构和功能。

人体胚胎学(human embryology)是研究人体胚胎发生、发育过程及其规律的科学。

人体胚胎发育过程是从受精卵形成到胎儿娩出，历时约266天(38周)，可分2个时期：①胚期：从受精卵形成至第8周末，受精卵由单个细胞经过迅速而复杂的增殖分化，发育为具有各器官、系统及外形的胎儿雏形。②胎期：从第9周至出生。此期胎儿逐渐长大，各器官、系统继续发育，多数器官出现不同程度的功能活动。

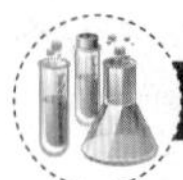

胚胎龄和预产期的推算

胚胎龄的推算通常有两种方法:①月经龄:从孕妇末次月经的第一天算起至胎儿娩出为止,共计280天。以28天为一个妊娠月,则为10个月,产科常用此法。②受精龄:因为受精一般发生在月经周期的第14天左右,故实际胚胎龄应从受精之日算起,即受精龄应为280天-14天=266天(38周),胚胎学常用此法。

预产期推算:当末次月经所在月份为1~3月时,预产期年不变,月份加9,日数加7。当末次月经所在月份为4~12月时,预产期年加1,月份减3,日数加7。

第一节 生殖细胞

生殖细胞又称**配子**,包括精子和卵子。

一、精子的发生和成熟

精子发生于睾丸的生精小管。从青春期开始,生精小管内的精原细胞不断分裂增殖,其中一部分生长分化为初级精母细胞。初级精母细胞连续进行两次成熟分裂形成4个精子细胞,它们各有23条染色体,即23,X或23,Y。精子细胞经过变态成为精子(图11-1)。新形成的精子无运动能力,它们在附睾内储存并继续发育成熟,获得运动能力,但此时尚无受精能力。只有当精子进入女性生殖管道后经子宫和输卵管分泌物的作用,才获得受精能力,此过程称为**获能**(capacitation)。精子在女性生殖管道内的受精能力一般可维持24小时。

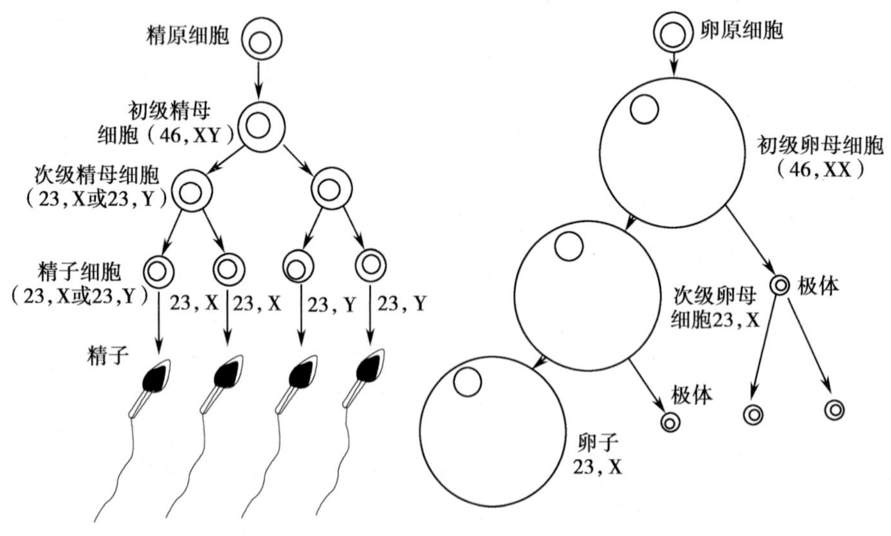

图11-1 精子和卵子发生过程示意图

二、卵子的发生和成熟

卵子发生于卵巢的卵泡,成熟于受精过程。青春期后,正常女性每月通常只有1个卵泡成熟并排卵，其发生过程与精子相似。初级卵母细胞于排卵前 36～48 小时完成第一次成熟分裂，形成 1 个大的次级卵母细胞和 1 个小的**第一极体**，并相继进行第二次成熟分裂，停留于分裂中期。排出的次级卵母细胞与精子结合才能完成第二次成熟分裂，形成 1 个成熟的卵细胞和 1 个小的**第二极体**（图 11-1），它们各有 23 条染色体，即 23，X。若排出的次级卵母细胞不与精子结合，则于排卵后 24 小时内退化。

第二节　受精与卵裂

一、受精

受精（fertilization）是获能的精子与卵子结合，形成**受精卵**（fertilized ovum）的过程。

（一）受精的部位、时间及过程

1. 受精的部位、时间　受精的部位在输卵管壶腹部。受精时间一般发生在排卵后 12～24 小时以内。

2. 受精的过程　当获能的精子穿越卵子周围的放射冠及透明带时，其顶体释放顶体酶，溶解放射冠和透明带，这一过程称为**顶体反应**。而后，精子的细胞膜与卵子细胞膜融合，随即精子进入卵子内。精子一旦进入，卵子浅层胞质内的皮质颗粒立刻释放酶类，使透明带的结构发生变化，不能再与精子结合，从而阻止了其他精子的进入，保证了人卵正常的单精受精。卵子受精子的激发迅即完成第二次成熟分裂。此时精子的核和卵子的核分别称为**雄原核**和**雌原核**，然后两核相互靠近，核膜消失，染色体互相融合，形成 1 个二倍体的受精卵（图 11-2）。

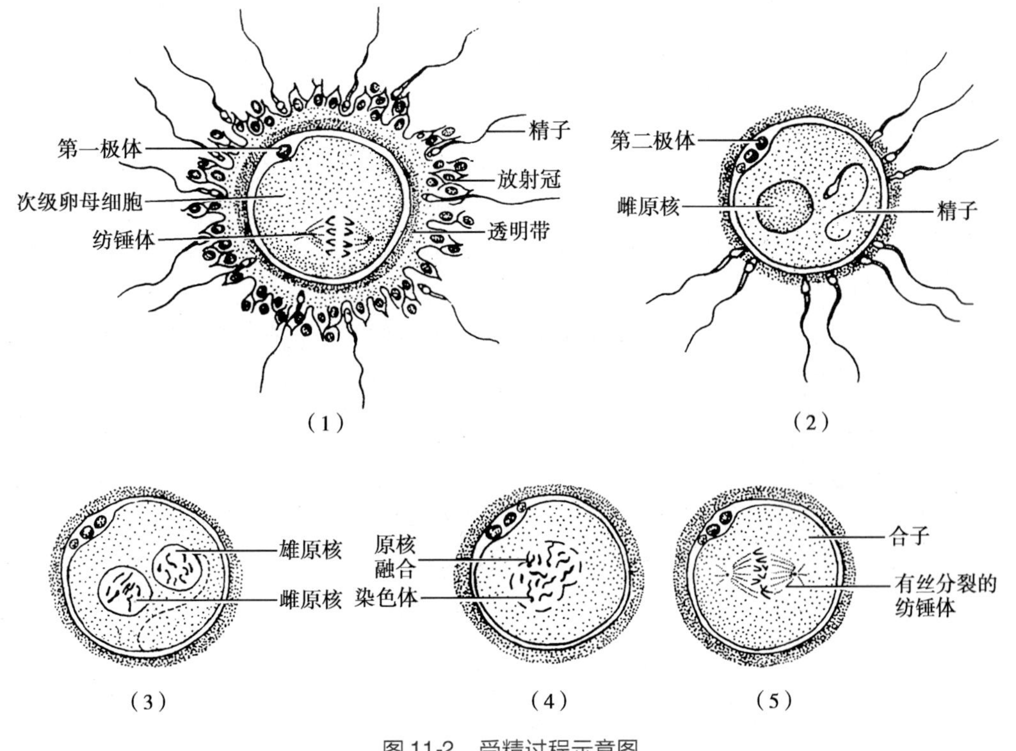

图 11-2　受精过程示意图

（二）受精条件

1. 发育正常并已获能的精子与发育正常的卵子必须在限定的时间内相遇是受精的基本条件。

2. 精液中精子的数量和质量必须正常。若精子总数少于正常，畸形精子、活动能力弱的精子数量超过正常比例，均可导致男性不育。

3. 男、女生殖管道必须通畅。

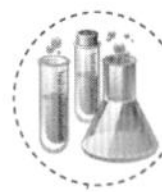

知识窗

人工授精和试管婴儿

人工授精是指用人工的方法将精液注入正处于排卵期的女性生殖管道内，使精子和卵子结合成受精卵。

试管婴儿是指在体外环境完成精卵结合的过程。用人工的方法取出卵细胞置于试管内，使其与获能的精子在试管内受精形成受精卵，受精卵继续在试管内进行分裂形成胚泡，再将胚泡送入母体正处于分泌期的子宫内膜发育成熟，由母体娩出，这种胎儿称为试管婴儿。试管婴儿的诞生为人类治疗某些不孕症展示了新的前景。我国于1988年春天诞生了首例“试管婴儿”。

（三）受精的意义

1. 标志着新生命的开始　受精使卵子代谢缓慢转入代谢旺盛，从而启动细胞不断分裂，逐渐形成1个新个体。

2. 恢复二倍体　染色体数目恢复为23对，一半来自父方，一半来自母方，因此，受精卵具有双亲的遗传物质。

3. 决定新个体的遗传性别　带有X染色体的精子与卵子结合发育为女性；带有Y染色体的精子与卵子结合，发育为男性。

二、卵裂

受精卵进行的细胞分裂，称卵裂（cleavage）。卵裂产生的子细胞，称**卵裂球**（blastomere）。在受精后第3天，受精卵分裂成12～16个细胞，形似桑葚，称**桑葚胚**（morula）。在卵裂的同时，受精卵逐渐向子宫腔方向移动，桑葚胚继续分裂，并由输卵管进入子宫腔。进入子宫腔的桑葚胚细胞继续分裂，数目逐渐增多，在受精后第7天形成囊泡状的**胚泡**。胚泡由**胚泡腔**、**滋养层**和**内细胞群**3部分组成（图11-3）。胚泡腔内含液体；滋养层由单层细胞构成，可

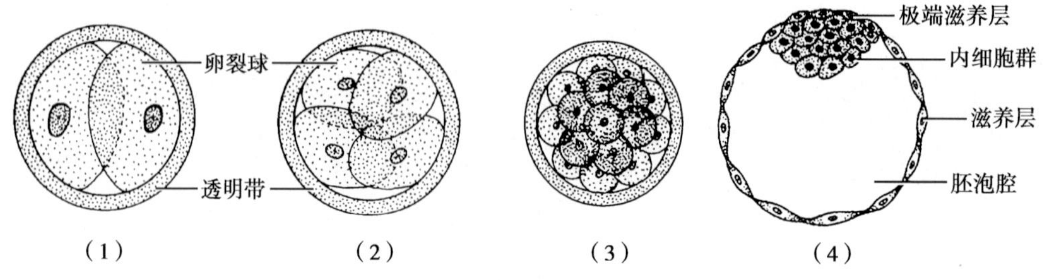

图11-3　卵裂和胚泡形成
（1）两个卵裂球　（2）四个卵裂球　（3）桑葚胚　（4）胚泡

吸收营养，故名滋养层，其中与内细胞群相邻的部分又称**极端滋养层**，将来发育成胎盘；内细胞群将来发育成胎儿（图 11-3，图 11-4）。

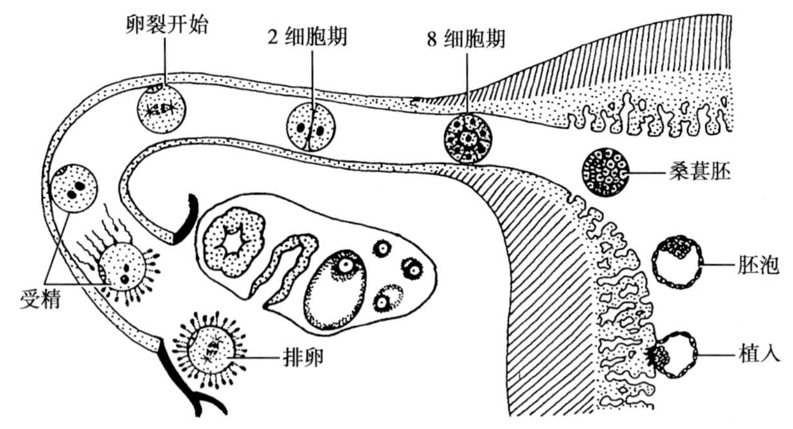

图 11-4 排卵、受精、卵裂和植入的位置

第三节 植入与蜕膜

一、植入

（一）植入的概念

胚泡埋入子宫内膜的过程，称**植入**（implantation）或称**着床**（imbed）。

（二）植入的时间

植入开始于受精后的第 5～6 天，至第 11～12 天完成。

（三）植入的过程

胚泡植入时，其极端滋养层先与子宫内膜接触，并分泌蛋白水解酶将与之接触的子宫内膜溶解，形成缺口，胚泡由此陷入子宫内膜，随着胚泡的逐渐陷入，缺口周围的上皮细胞增生，将缺口修复，至此，胚泡即完全植入子宫内膜（图 11-5）。

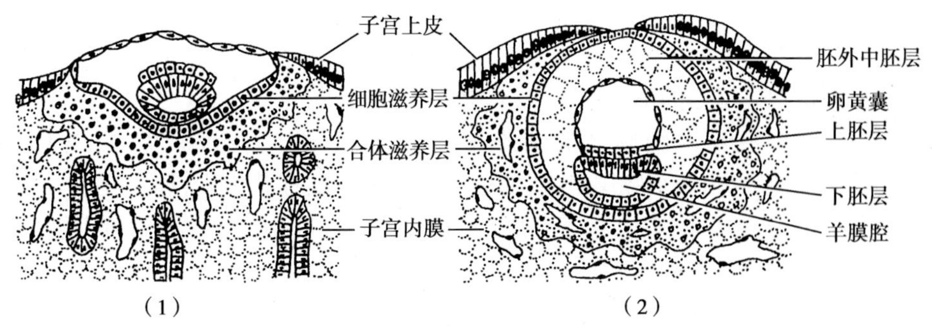

图 11-5 植入过程

（四）植入的条件

植入的条件主要有：①雌激素和孕激素的正常分泌使子宫内膜处于分泌期；②胚泡按时

进入子宫腔；③子宫的内环境正常。人为地干扰植入条件，如口服避孕药、在宫腔内放置节育器等，均可阻碍植入，达到避孕的目的。

（五）植入的部位

正常植入的部位通常在子宫底或子宫体上部。若胚泡在子宫颈内口附近植入并在此形成胎盘，称**前置胎盘**。分娩时胎盘可堵塞产道，导致难产，或胎盘早期分离而引起大出血，若处理不当，可危及母婴生命。若植入发生在子宫以外的部位，称**宫外孕**，常发生在输卵管，偶见于子宫阔韧带、肠系膜，甚至卵巢表面等处。

二、蜕膜

胚泡植入后的子宫内膜功能层称为**蜕膜**（decidua）。根据蜕膜与胚泡的关系，蜕膜可分3部分：①**基蜕膜**：即位于胚泡深面的部分；②**包蜕膜**：包被于胚泡表面的部分；③**壁蜕膜**：为子宫其余部分的蜕膜。随着胚胎的逐渐生长发育，包蜕膜与壁蜕膜之间的子宫腔逐渐变窄，最后，壁蜕膜与包蜕膜融合，子宫腔消失（图11-6）。

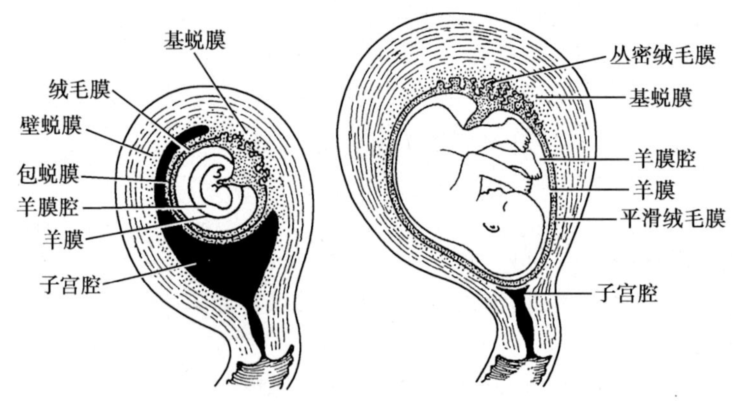

图11-6 胎膜和蜕膜的位置关系

第四节 三胚层的形成与分化

一、三胚层的形成

（一）上胚层和下胚层的形成

在胚泡植入过程中，内细胞群的细胞增殖分化，形成1个圆盘状的结构，称**胚盘**（embryonic disc）。胚盘由两个胚层组成，邻近滋养层的1层柱状细胞，称**上胚层**（epiblast），靠近胚泡腔侧的1层立方形细胞，称**下胚层**（hypoblast）（图11-5）。胚盘是形成胎儿的原基。

（二）羊膜腔和卵黄囊的形成

在上、下胚层形成的同时，上胚层和滋养层间出现1个腔，称**羊膜腔**，内含羊水。上胚层即为羊膜腔的底，腔壁为羊膜上皮。下胚层周缘的细胞向腹侧生长延伸，围成1个囊，称**卵黄囊**，其顶为下胚层（图11-5）。

（三）滋养层与胚外中胚层形成

胚胎第2周，在上、下胚层形成的同时，滋养层细胞增殖分化为两层，即内层的细胞滋养层和外层的合体滋养层。细胞滋养层的部分细胞进入胚泡腔，形成星形细胞网，称为**胚外中胚层**。胚盘尾端与滋养层之间的部分胚外中胚层形成**体蒂**。

（四）中胚层形成

胚胎发育至第3周初，胚盘的上胚层细胞迅速增生，形成1条细胞索，称**原条**。原条的出现决定了胚体的中轴和头尾方向，原条所在的一端为胚体尾端，其前方为头端。原条的细胞不断分裂增殖，一部分细胞在上、下胚层之间形成新的细胞层即**中胚层**。另一部分细胞进入下胚层，并逐渐全部置换了下胚层的细胞，形成1层新的细胞，称**内胚层**。在内胚层和中胚层出现之后，原上胚层改称**外胚层**。于是，在第3周末，三胚层胚盘形成，3个胚层均起源于上胚层。（图11-7，图11-8）。

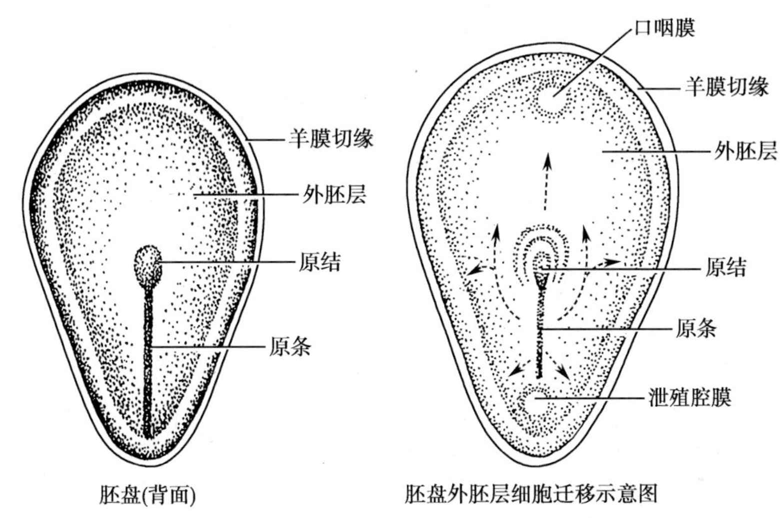

图11-7 胚盘（背面）及胚盘外胚层细胞迁移示意图

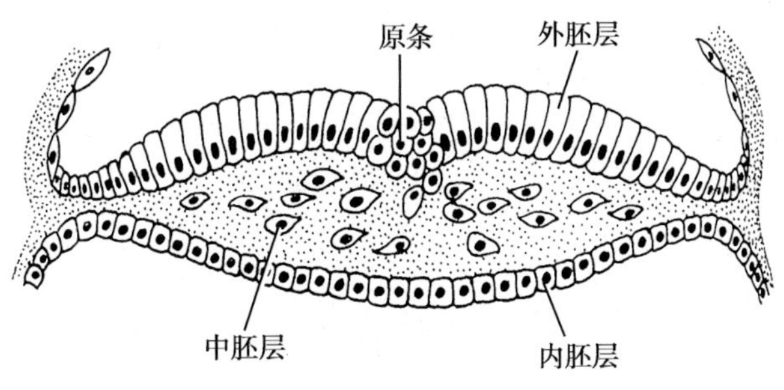

图11-8 胚盘横切（示中胚层的发生）

二、三胚层的分化

从第4～8周，三胚层的细胞不断增殖和分化，形成了人体的各种细胞、组织和器官原基。

（一）外胚层的分化

中胚层形成后，外胚层细胞增厚呈板状，称**神经板**。神经板中央沿长轴下陷，称**神经沟**。神经沟两侧边缘隆起，形成**神经褶**。两侧的神经褶逐渐靠拢愈合成头尾方向的管状，称**神经管**（图11-9），并逐渐向头、尾两端延伸，最后在头、尾两端各有1个孔，分别称**前神经孔**和**后**

神经孔，第 4 周末，两个孔相继闭合。神经管的头端膨大发育成脑，尾端细长演变成脊髓。若前、后神经孔未闭合，将会分别导致无脑畸形和脊柱裂。其余部分的外胚层分化形成皮肤的表皮及其附属结构等。

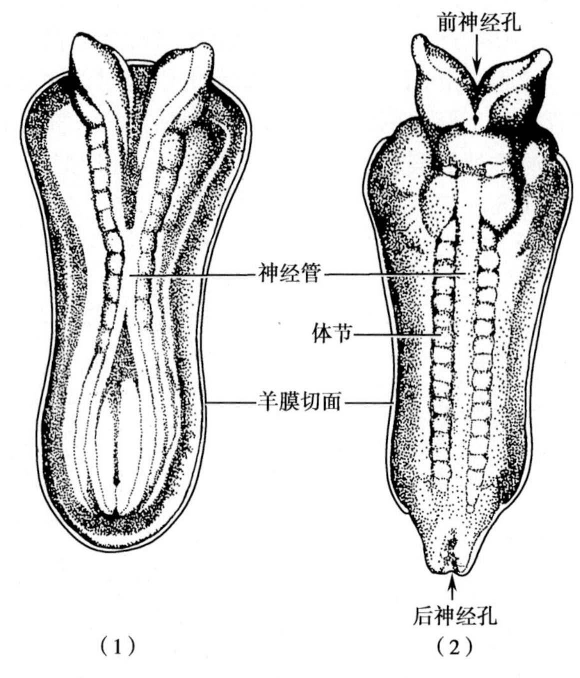

图 11-9 神经管及体节的形成

（二）中胚层分化

第 3 周末，紧邻神经管两侧的中胚层细胞迅速增殖，形成 1 条纵形的细胞索，即**轴旁中**

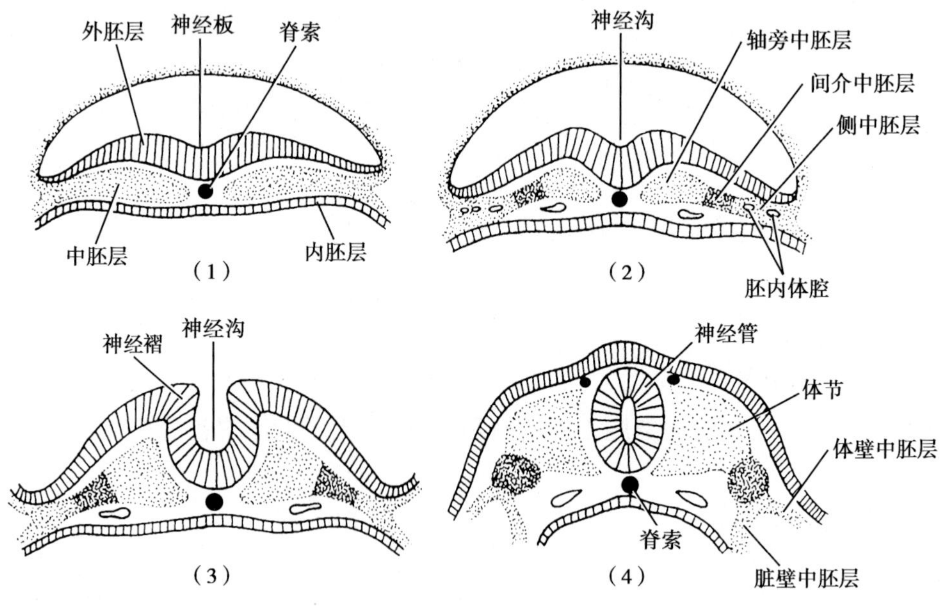

图 11-10 胚盘横切（示中胚层的早期分化和神经管的形成）

胚层。它随即断裂形成**体节**。体节主要分化形成椎骨、骨骼肌和真皮。体节外侧的中胚层，称**间介中胚层**，将来分化形成泌尿、生殖系统的主要器官；间介中胚层外侧的中胚层，称**侧中胚层**，侧中胚层内形成的腔隙，称**胚内体腔**。胚内体腔将来分化形成心包腔、胸膜腔和腹膜腔（图 11-10）。

此外，中胚层还分化出一些散在分布的星形细胞和胶样基质，充填在各个胚层之间，称**间充质**（mesenchyme），具有强大的分化潜能，可分化为结缔组织、平滑肌、心血管系统等。

（三）内胚层的分化

胚盘的两侧缘向腹侧面卷曲，使平膜状的胚盘变成圆桶状的胚体。内胚层则被包入胚体内形成原始消化管。原始消化管将分化为消化管、消化腺、气管、肺、膀胱及尿道等处的上皮。

第五节 胎膜与胎盘

胎膜和胎盘是对胚胎起保护、营养、呼吸、排泄等作用的附属结构，不参与胚胎本体的形成。胎儿娩出后，胎膜、胎盘即与子宫壁分离，并被排出体外。

一、胎膜

胎膜（fetal membrane）是胎儿发育过程中的附属结构，胎儿娩出时，胎膜即与胎儿脱离。胎膜包括绒毛膜、羊膜、卵黄囊、尿囊和脐带等，对胚胎起保护和与母体进行物质交换等功能（图 11-11）。本节着重介绍绒毛膜、羊膜、脐带。

（一）绒毛膜

绒毛膜（chorion）由滋养层和胚外中胚层发育而成。胚胎发育到第 2 周末，滋养层和胚

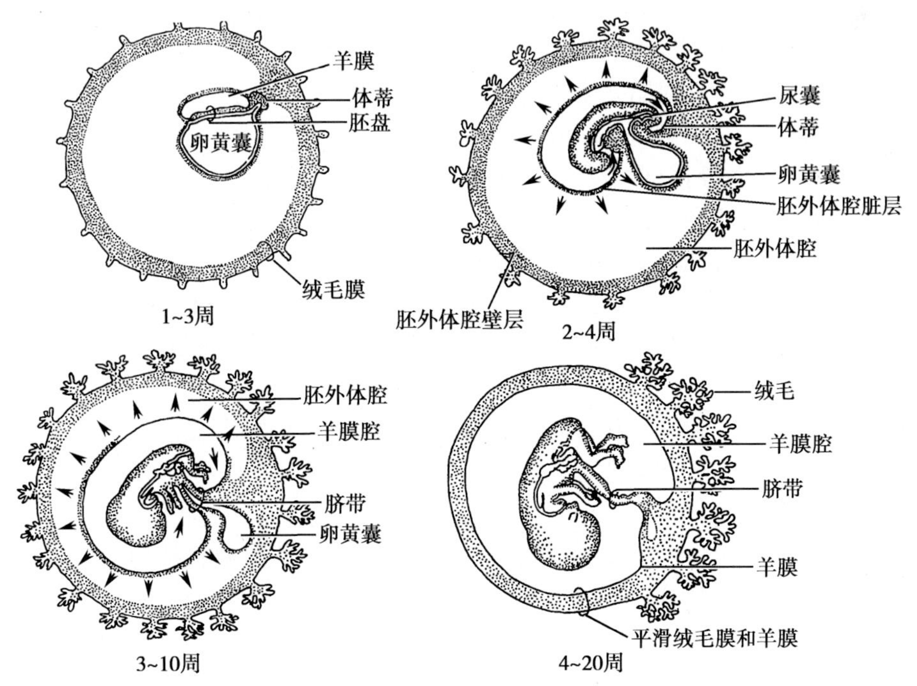

图 11-11 胎膜形成与发展

外中胚层的细胞共同向周围生长，形成许多细小的突起，称**绒毛**。此时胚泡的滋养层称为**绒毛膜**。在绒毛膜内的胚外中胚层形成血管，血管内含有胎儿的血液（图 11-12）。

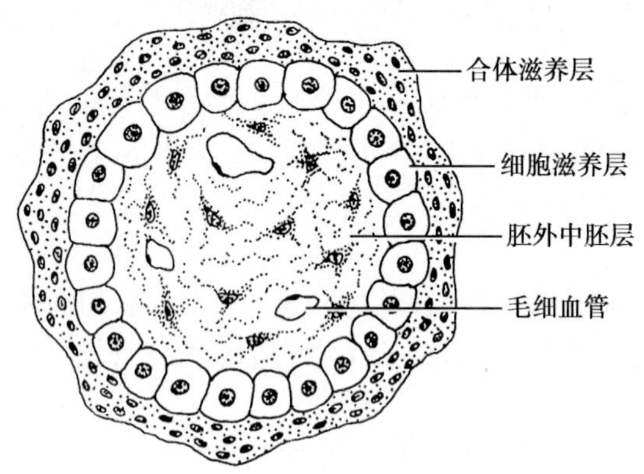

图 11-12　早期绒毛断面

胚胎早期，绒毛膜表面绒毛分布均匀，后来与包蜕膜相接的绒毛由于供血不足而逐渐退化消失，称**平滑绒毛膜**（smooth chorion）；而与基蜕膜相接的绒毛供血充足，发育旺盛，反复分支，呈树枝状，称**丛密绒毛膜**（villous chorion）。

绒毛膜的主要功能是从母体子宫吸收氧气和营养物质供胎儿生长发育，并排出胎儿的代谢产物。

若绒毛表面滋养层细胞过度增生，绒毛变成囊泡状，间质变性水肿，血管消失，绒毛形成很多大小不等的葡萄状水泡，称葡萄胎。如果滋养层细胞恶性变，则为绒毛膜上皮癌。

（二）羊膜

羊膜（amnion）为半透明的薄膜，最初附于胚盘的周缘。羊膜腔位于胎盘的背侧，随着胚盘向腹侧卷曲，羊膜的附着缘移向胚体的腹侧面，羊膜腔也逐渐向腹侧扩展，最后，羊膜的附着线移到胎儿脐带根部，此时胎儿完全游离于羊膜腔内。由于羊膜腔的逐渐扩大，使羊膜和平滑绒毛膜逐渐接近，最终融合，胚外体腔消失。

羊膜腔内的淡黄色液体，称**羊水**。羊水主要由羊膜不断分泌产生，其中也含有胎儿的排泄物。故早期清澈，为无色透明状，后期浑浊。羊水不断产生又不断被羊膜吸收和被胎儿吞饮，所以羊水是不断更新的。足月胎儿羊水的含量为 1000～1500ml。若羊水少于 500ml 为羊水过少；若多于 2000ml 为羊水过多。羊水过少或过多常预示胎儿有某种先天性畸形。穿刺抽取羊水进行胎儿脱落细胞染色体检查、DNA 分析或测定某些物质含量的变化，可早期诊断某些先天性疾病。

羊水的功能：①保护胎儿，免受外力的振动及挤压。②防止胎儿肢体与羊膜发生粘连。③分娩时扩张宫颈和冲洗、润滑产道。

（三）脐带

脐带（umbilical cord）是连于胎儿脐部与胎盘之间的 1 条圆索状结构。由羊膜包绕体蒂、尿囊及卵黄囊等结构所构成。内含有一对脐动脉和 1 条脐静脉（图 11-13）。

脐带长 40～60cm。脐带过短会影响胎儿娩出，引起胎盘早期剥离而出血过多。脐带过长可发生脐带缠绕胎儿颈部、四肢，引起胎儿发育异常或窒息死亡。

脐带的功能：脐带是胎儿与胎盘的血管通道，也是胎儿与母体间物质交换的通道。

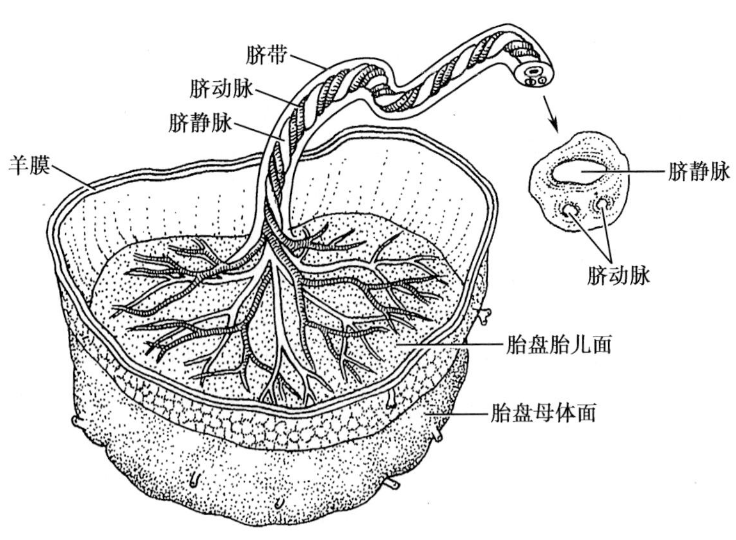

图 11-13 胎盘整体观

二、胎盘

(一) 胎盘的形态结构

胎盘(placenta)由胎儿的丛密绒毛膜和母体子宫的基蜕膜构成。

足月胎儿的胎盘呈圆盘状,中央厚,周边薄,重约 500g,直径 15 ~ 20cm,平均厚约 2.5cm。胎盘可分为胎儿面和母体面。胎儿面光滑,覆有羊膜,其中央与脐带相连,透过羊膜可见下方的血管从脐带附着处向周围呈放射状走行。母体面是基蜕膜与子宫的剥离面,粗糙不平(图 11-13)。胎盘被不规则的浅沟分为 15 ~ 30 个胎盘小叶。小叶之间有基蜕膜形成的胎盘隔,胎盘隔之间的腔隙,称绒毛间隙,其内充满了母体血液,绒毛浸于血液之中(图 11-14)。

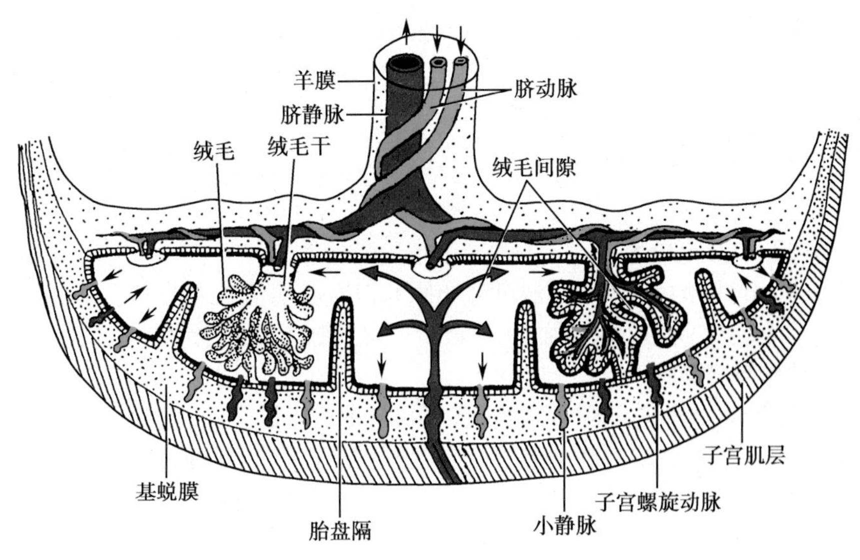

图 11-14 胎盘结构模式图

（二）胎盘的血液循环

胎盘内有母体和胎儿两套血液循环系统（图 11-14）。母体的动脉血由子宫内膜的螺旋动脉注入绒毛间隙，在此与绒毛内毛细血管进行物质交换后，母体的动脉血变成了静脉血，经子宫内膜小静脉、子宫静脉返回母体。胎儿的静脉性质的血液经脐动脉及其分支，最后注入绒毛内毛细血管网，在此与绒毛间隙内母体血液进行物质交换后，变成了动脉性质的血液，经脐静脉返回胎儿体内。

在胎盘内，胎儿血和母体血分别在封闭的管道内环各自循环，互不相通，二者之间进行物质交换所经过的结构，称**胎盘屏障**（placental barrier）。胎盘屏障由合体滋养层、细胞滋养层和基膜、绒毛膜内结缔组织、毛细血管基膜及内皮细胞构成。胎盘屏障能阻止母体血液内的大分子物质进入胎儿体内，对胎儿有保护作用。但对某些药物、病毒和激素等无屏障作用，故孕妇用药需慎重，并应预防感染。

（三）胎盘的功能

1. 物质交换功能　胎儿通过胎盘从母血中获得营养物质和 O_2，排出代谢产物和 CO_2。

2. 防御屏障功能　胎盘屏障是分隔子体血和母体血的薄层结构，有选择性通透功能，在母体血与胎儿血之间进行物质交换时起到屏障作用。

3. 内分泌功能　胎盘能分泌多种激素，对维持妊娠、保证胎儿正常发育起着重要作用。主要激素有：

（1）绒毛膜促性腺激素（HCG）：能促进母体内黄体的生长发育，从而维持妊娠。受精后第 2 周开始，在母体尿中出现绒毛膜促性腺激素，第 8 周达到最高峰后下降、检查该激素是诊断早期妊娠的方法之一。

（2）雌激素和孕激素：妊娠第 4 个月开始分泌，以后逐渐增多，以便在母体的黄体退化后，继续维持妊娠。

（3）人胎盘催乳素：受精后第 2 个月开始分泌，第 8 个月达高峰，直至分娩，其作用是促进母体的乳腺和胎儿的生长发育。

第六节　胎儿血液循环特点

一、胎儿心血管系统的结构特点

胎儿与外界的物质交换必须通过胎盘进行，所以胎儿心血管系统的结构和血液循环途径与出生后大不相同。

（一）卵圆孔和动脉导管

卵圆孔位于房间隔的中下部，血液可经卵圆孔由右心房流入左心房。动脉导管是连于肺动脉干与主动脉弓之间的 1 条短血管，血液可由肺动脉干流入主动脉弓。

（二）脐动脉与脐静脉

脐动脉有两条，起自髂总动脉，经胎儿脐部和脐带进入胎盘。脐静脉为 1 条，从胎盘经脐带进入胎儿体内，入肝后续为静脉导管，经肝静脉注入下腔静脉回到右心房，并发出分支与肝血管相通。

二、胎儿血液循环途径

胎儿的血液在胎盘内与母体血液进行物质交换后，经脐静脉进入静脉导管，然后汇入下腔静脉(图 11-15)。下腔静脉的血液流入右心房后,大部分经卵圆孔流入左心房,再经左心室流入主动脉。主动脉中的大部分血液经主动脉弓的分支流入头颈部和上肢,只有少量血液流入降主动脉。上腔静脉的血液流入右心房,与少量来自下腔静脉的血液一起流入右心室,再流入肺动脉。因胎儿肺无呼吸功能,肺动脉的血液大部分经动脉导管流入降主动脉。降主动脉中的血液一部分供应躯干和肢体,另一部分经脐动脉流入胎盘,再与母体进行物质交换。

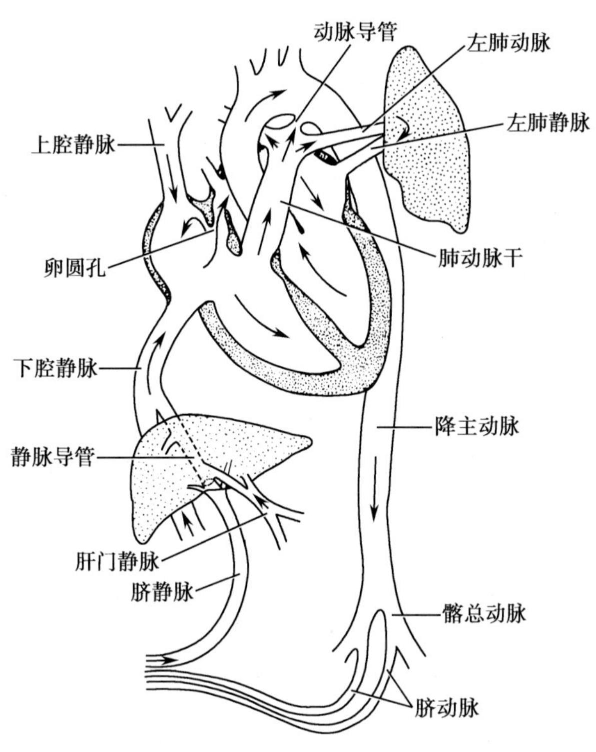

图 11-15 胎儿血液循环途径

三、出生后心血管系统的变化

胎儿出生后,脐带结扎使胎盘血液循环中断,肺开始呼吸,肺循环发挥气体交换的功能。动脉导管、静脉导管和脐血管均废用,血液循环发生一系列改变(图 11-16)。主要变化如下:

(一) 脐静脉(腹腔内的部分)和肝内静脉导管闭锁

由于脐带结扎,脐静脉内血流中断,脐静脉闭锁为由脐部至肝的肝圆韧带。肝内的静脉导管闭锁为静脉韧带。

(二) 脐动脉闭锁

由于脐带结扎,脐血液循环停止,脐动脉大部分闭锁为脐外侧韧带,仅近侧段保留为膀胱上动脉。

(三) 卵圆孔闭锁

由于脐静脉闭锁,从下腔静脉注入右心房的血液减少,右心房压力降低;同时,肺开始呼吸,大量血液由肺静脉回流进入左心房,致左心房压力高于右心房,使卵圆孔闭锁为卵圆窝。若出生 1 年后卵圆孔仍未封闭或封闭不全,称卵圆孔未闭,属先天性心脏病。

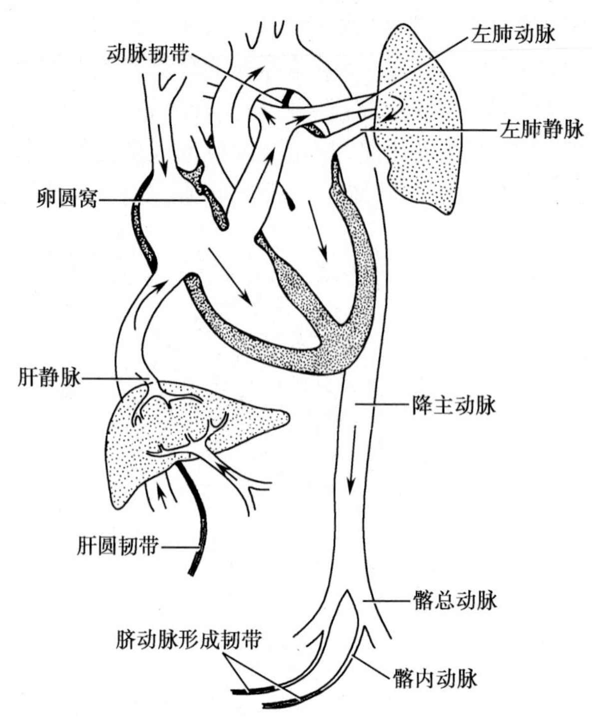

图 11-16 胎儿出生后血液循环途径的变化

(四) 动脉导管闭锁

由于肺动脉内的血液大量流入肺内,动脉导管便逐渐闭锁,形成动脉韧带。若动脉导管未闭锁,称动脉导管未闭。

第七节 双胎与多胎

一、双胎

1 次分娩出生两个新生儿的现象,称**双胎**或孪生。双胎可来自 1 个受精卵,称**单卵双胎**,也可来自两个受精卵,称**双卵双胎**。

(一) 单卵双胎

由 1 个受精卵发育成两个胎儿称**单卵双胎**或**真双胎**。单卵双胎性别相同,容貌、性格也很相似。单卵双胎主要有以下几种情况(图 11-17)。①受精卵分裂产生两个卵裂球,发育为两个胚泡,分别植入,发育为两个胚胎。他们有各自的羊膜腔和胎盘。②1 个胚泡内形成两个内细胞群,发育为两个胚胎,他们位于各自的羊膜腔内,但共用 1 个胎盘。③1 个胚盘上形成两个原条,并发育为两个胚胎,他们同位于 1 个羊膜腔内,也共享 1 个胎盘。单卵双胎的遗传基因完全一致,他们之间若做器官移植,一般不会发生排斥反应。

(二) 双卵双胎

由两个受精卵发育成两个胎儿的现象称**双卵双胎**或**假双胎**。两个胎儿的性别可相同、也可不相同,容貌、性格如同一般的兄弟姐妹。

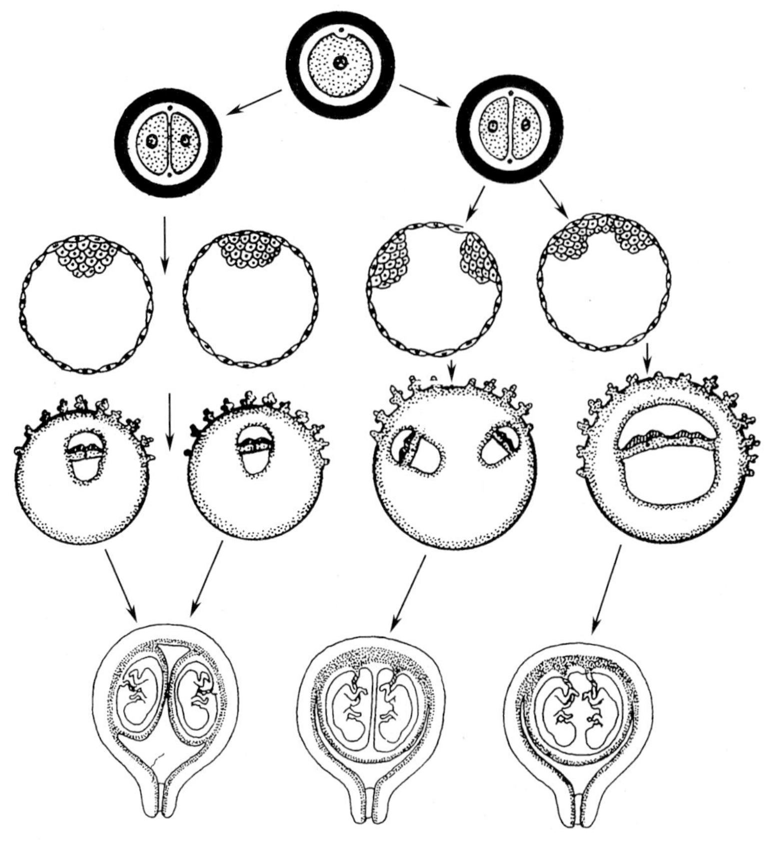

图 11-17　三种类型的单卵双胎形成示意图

二、联体双胎

联体双胎为两个胚胎的局部彼此相连的现象。常见的有头部联胎、颜面胸腹联胎、臀部联胎等。若两个联体胚胎中有 1 个很小且发育不完善，称**寄生胎**(图 11-18)。联胎是由于在单卵双胎中，1 个胚盘形成两个原条时，胚胎分离不完全所致。

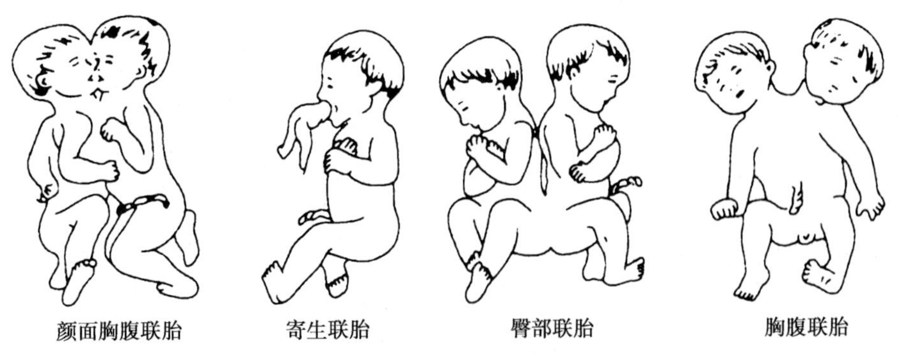

图 11-18　联体双胎模式图

三、多胎

1 次分娩两个以上新生儿者称为**多胎**。多胎的形成原因可以是单卵多胎、多卵多胎和混合性多胎。3 胎以上的多胎很少见。

（鲍建瑛）

思考题

1. 请叙述受精的概念、位置、条件和意义。
2. 试述胚泡植入的时间、位置及植入后子宫内膜的相关变化。
3. 何谓宫外孕？常发生于什么部位？
4. 描述胎盘的形态结构及其功能。
5. 结合学到知识，思考宫腔炎症、人工流产等对女性孕育胎儿的危害。

实践指导

实践1　显微镜的构造和使用　被覆上皮

【实践目的】

学会　显微镜的结构和使用方法，在显微镜下辨认各类被覆上皮。

【实践材料】

显微镜；胆囊切片（HE 染色）；食管横切片（HE 染色）。

【实践内容与方法】

一、显微镜的构造和使用

（一）光学显微镜的构造

普通光学显微镜由机械和光学两部分构成。

1. 机械部分　包括镜座、镜臂、载物台、镜筒、调焦螺旋和物镜转换器。

2. 光学部分　包括目镜、物镜、聚光器和反光镜。

（二）显微镜的使用方法

1. 取镜和放置　取显微镜时，右手紧握镜臂，左手托住镜座。轻放在实验台偏左侧，以镜座后端离实验台边 7～10cm 为宜。

2. 对光　①打开实验台上的工作灯，转动粗调螺旋，使镜筒略升高（或使载物台下降）。②用拇指和食指旋转转换器（切忌手持物镜转动），使低倍镜对准通光孔（当转动听到碰叩声时，说明物镜已对准通光孔中心，光路接通）。③打开光圈，上升聚光器。

3. 低倍镜的使用　①将玻片标本放在载物台上（有盖玻片的一面向上），用玻片夹固定，调整位置，使观察物移至通光孔中央。②用粗调螺旋将镜筒下降（或载物台上升），直至物镜距标本约 5mm 时停止。③左眼观察目镜，同时转动粗调螺旋，使镜筒缓慢上升（或载物台下降），直到看清物象为止。

4. 高倍镜的使用　①先在低倍镜下找到需要放大观察的结构，并将其移至视野中央，同时把物像调节到最清晰的程度。②转动转换器，将高倍镜对准通光孔。③左眼观察目镜，用细调螺旋调节焦距（禁止使用粗调螺旋），直到物像清晰为止。

二、被覆上皮的观察

1. 单层柱状上皮

（1）肉眼观察：切片呈长条形，染成紫蓝色的部分是胆囊内面的上皮。

（2）低倍镜观察：胆囊壁的内面凹凸不平。内面的上皮是单层柱状上皮。

（3）高倍镜观察：上皮细胞呈柱状，排列紧密。细胞质染成粉红色，细胞核呈椭圆形，位于细胞的基底部，染成深蓝色。所有上皮细胞的细胞核，基本位于同一平面上。紧贴上皮细胞基底面的粉红色细线为基膜的切面。

选一段外形整齐、结构典型的单层柱状上皮，在高倍镜下绘图。注明上皮细胞的游离面、基底面、细胞质和细胞核。

2. 复层扁平上皮

（1）肉眼观察：切片呈环形，靠近管腔面有一层紫蓝色区域即为食管上皮。

（2）低倍镜观察：食管上皮是复层扁平上皮，上皮细胞排列紧密，层次较多，从深部至表面染色逐渐变浅。

（3）高倍镜观察：表层细胞呈扁平形，细胞核为卵圆形，中间层细胞呈多边形，细胞核为圆形，细胞界限清晰；基底层细胞呈立方形或矮柱状，细胞核为椭圆形，染色较深，细胞整齐地沿基膜排列。

（诸清华）

实践2　疏松结缔组织　肌组织　神经组织

【实践目的】

学会　在显微镜下辨认疏松结缔组织、肌组织和神经组织的结构特点。

【实践材料】

疏松结缔组织铺片（HE 染色）；透明软骨切片；平滑肌切片（HE 染色）；骨骼肌切片（HE 染色）；心肌切片（HE 染色）；神经的纵、横切片（HE 染色）；运动终板切片（特殊染色）；皮肤切片（HE 染色）。

【实践内容与方法】

1. 疏松结缔组织铺片

（1）肉眼观察：标本染成淡紫红色。纤维互相交织成网状。

（2）低倍镜观察：纤维交织成网，细胞分散在纤维之间。胶原纤维呈淡红色，粗细不等，有的弯曲呈波纹状；弹性纤维呈暗红色，较细而直并交织成网。

（3）高倍镜观察：成纤维细胞的数量较多，胞体较大，多呈星形或梭形，细胞质染成较浅的淡红色，细胞核呈椭圆形，染成紫蓝色。巨噬细胞的外形不规则，细胞核较成纤维细胞的略小，呈圆形，染成深紫蓝色。

2. 平滑肌

（1）肉眼观察：切片中染色最红的部分，是平滑肌层。

（2）低倍镜观察：平滑肌层较厚，肌纤维排列成内、外两层。外层为许多大、小不等的圆形结构，是平滑肌纤维的横断面；内层为许多长梭形结构，是平滑肌纤维的纵切面，两层之间有少量疏松结缔组织。

（3）高倍镜观察：平滑肌纤维的横切面呈圆形，大小不等，其中断面较大的，在中央部有圆形的细胞核，细胞核的周围部有红色的肌浆；而断面较小的只含有肌浆。平滑肌纤维的纵切面呈长梭形，染成红色。细胞核呈椭圆形，位居肌纤维的中央，染成紫蓝色。

3. 多极神经元

（1）肉眼观察：标本呈椭圆形，中央深染的部分为灰质，周围浅染的部分为白质。

（2）低倍镜观察：可见深黄色、多突起的细胞，即多极神经元。

（3）高倍镜观察：多极神经元的胞体不规则，可呈星形、锥体形，可见自胞体发出的突起

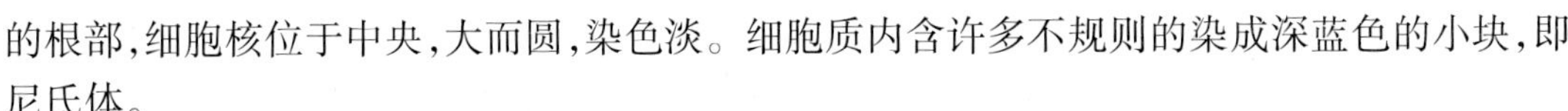

的根部，细胞核位于中央，大而圆，染色淡。细胞质内含许多不规则的染成深蓝色的小块，即尼氏体。

绘多极神经元图，注明神经元胞体的细胞膜、细胞质、细胞核和突起。

4. 示教　①透明软骨；②骨骼肌；③心肌；④有髓神经纤维；⑤运动终板；⑥触觉小体；⑦环层小体。

（诸清华）

实践3　躯干骨、颅骨及其连结

【实践目的】

1. 熟练掌握　骨的构造；关节的基本结构；躯干骨、颅骨各骨的名称、形态和主要结构；脊柱、胸廓和骨盆的组成和形态；颞下颌关节的组成和结构特点；躯干骨和颅骨主要的骨性标志。

2. 学会　骨的形态和分类；关节的辅助结构；椎骨的连结；颅的整体观；新生儿颅的特点。

【实践材料】

标本或模型　人体骨骼、脱钙骨及煅烧骨、长骨剖面、躯干骨散骨、脊柱、颅骨（完整和切开）、分离颅骨、颞下颌关节、肩关节、膝关节、椎骨的连结、新生儿颅骨、鼻旁窦等。

【实践内容及方法】

1. 观察骨的分类和各类骨的形态；骨的构造。

2. 观察直接连结和关节的基本结构、辅助结构。

3. 观察脊柱的外形和组成；椎骨的一般结构和特殊椎骨的形态特点；椎骨的连结；胸廓的外形和组成，胸骨的分部和形态特点，肋的形态特点。

4. 观察颅的组成及重要颅骨的形态和位置；颅各面的重要结构；颞下颌关节的组成及结构特点。

5. 在活体上触摸躯干骨和颅骨的重要体表标志：第7颈椎棘突、胸骨角、肋弓、翼点、下颌角、乳突、颧弓、枕外隆凸等。

（安月勇）

实践4　四肢骨及其连结、骨骼肌

【实践目的】

1. 熟练掌握　四肢各骨的形态结构和骨性标志；骨盆的组成和女性骨盆的特点；四肢主要关节的组成和构造特点；全身主要肌的名称和位置；在尸体或活体上确认常用的肌注部位。

2. 学会　四肢各骨的名称和位置；肌的分类、构造和辅助结构。

【实践材料】

标本和模型：系统解剖尸体、人体骨骼、四肢骨及关节、骨盆、膈等。

【实践内容及方法】

1. 四肢骨及其连结

（1）观察四肢骨各骨的形态结构；在活体上触摸四肢骨的重要体表标志：如肩峰、肩胛骨下角、尺骨鹰嘴、肱骨内上髁、肱骨外上髁、髂嵴、髂前上棘、髂结节、坐骨结节、耻骨结节、内踝、外踝等。

（2）观察肩、肘、腕、骨盆、髋、膝、踝关节的组成和构造特点，在活体上验证各关节的运动；观察女性骨盆的特点。

2. 骨骼肌

（1）观察肌的分类和构造。

（2）观察胸锁乳突肌、斜方肌、背阔肌、竖脊肌、胸大肌、前锯肌、肋间肌、三角肌、肱二头肌、肱三头肌、臀大肌、臀中肌、梨状肌、股四头肌、缝匠肌、小腿三头肌的位置和起止点，并在活体上验证它们的功能。

（3）观察膈的位置、中心腱及各个裂孔通过的结构。

（4）观察腹肌前外侧群各肌，腹直肌鞘，腹股沟管的位置、形态、开口。

（5）在尸体或活体上确认常用的肌内注射部位：三角肌、臀大肌、臀中肌、臀小肌、股外侧肌。

（安月勇　于庆丰）

实践5　消化管和消化腺及腹膜

【实践目的】

1. 熟练掌握　食管、胃、肝的位置和形态；盲肠和结肠的特征性结构。

2. 学会　消化系统的组成、胰的形态和位置、腹膜腔的形成及其结构。

【实践材料】

1. 标本或模型　消化系统概观模型、头颈部正中矢状切面、消化系统胸、腹腔的器官原位标本、男、女盆腔正中矢状切面、腹膜模型。

2. 离体标本　咽、胃、小肠、大肠、牙、直肠、肛管、肝和胰。

【实践内容与方法】

1. 观察消化系统的组成，确认上、下消化道。

2. 口腔　观察口唇和颊，辨认人中、口角和鼻唇沟；辨认腭垂、腭舌弓、腭咽弓、腭扁桃体，观察咽峡构成及位置；观察舌的形态和分部，辨认各类舌乳头、舌系带、舌下阜和舌下襞；观察牙的排列、牙冠及牙龈。唾液腺：观察腮腺的位置、形态和导管开口。

3. 咽　观察咽的位置、形态和分部，观察咽鼓管咽口、咽隐窝、梨状隐窝、咽与周围的交通关系。

4. 食管　观察食管的位置、形态和3个狭窄。

5. 胃　观察胃的位置、形态和分部，观察黏膜皱襞。辨认角切迹、幽门窦、幽门管和幽门括约肌。

6. 小肠　观察十二指肠的分部，辨认十二指肠空肠曲、十二指肠悬韧带，十二指肠大乳头；观察小肠袢的分布，空、回肠的位置和两者的区别。

7. 大肠　观察大肠的位置和分部，辨认盲肠、结肠表面的特征性结构；观察阑尾的位置及根部体表投影；观察直肠的位置和弯曲，辨认直肠横襞、肛柱、肛瓣、肛窦、齿状线和肛门内、外括约肌的位置。

8. 肝　观察肝的形态、位置，辨认肝门及出入的结构；观察胆囊的位置、形态和分部，辨认输胆管道的组成及胆囊底的体表投影。

9. 胰　观察胰的形态、位置，与十二指肠的位置关系。

10. 腹膜　观察腹膜腔的形成；在腹、盆腔标本上，辨认镰状韧带、大网膜、小网膜、肠系膜、阑尾系膜；确认直肠膀胱陷凹、直肠子宫陷凹和膀胱子宫陷凹。

（代加平）

实践 6　消化管和消化腺的微细结构

【实践目的】

1. 熟练掌握　观察胃、小肠黏膜和肝小叶的微细结构。

2. 学会　识别肝门管区和胰的微细结构。

【实践材料】

食管切片、胃底切片、空肠切片、肝切片、胰切片。

【实践内容与方法】

1. 食管切片　肉眼观察食管壁的腔面；低倍镜辨认食管黏膜、黏膜下层、肌层和外膜。

2. 胃底切片

(1) 肉眼观察胃壁的腔面。

(2) 低倍镜观察胃的黏膜、黏膜下层、肌层和外膜。重点观察：黏膜上皮、胃底腺、肌层和外膜。

(3) 高倍镜观察胃底腺，辨认主细胞和壁细胞。

3. 空肠切片

(1) 肉眼观察空肠腔面。

(2) 低倍镜观察肠壁的 4 层结构。辨认黏膜表面的肠绒毛上皮、中央乳糜管、小肠腺和淋巴组织。

(3) 高倍镜辨认单层柱状上皮游离面的纹状缘，杯状细胞。

4. 肝切片

(1) 低倍镜观察肝小叶，确认中央静脉、肝索、肝血窦及肝门管区。

(2) 高倍镜观察：

1) 肝小叶：观察中央静脉、肝索、肝血窦。辨认肝细胞的形态特点。

2) 肝门管区：观察小叶间胆管、小叶间动脉、小叶间静脉。

5. 胰切片

(1) 低倍镜观察外分泌部和内分泌部，辨认腺泡细胞及胰岛。

(2) 高倍镜辨认腺泡细胞呈锥体形，导管由单层上皮构成。

（代加平）

实践 7　呼吸系统主要器官的位置和结构

【实践目的】

1. 熟练掌握　呼吸系统的组成；气管、主支气管和肺的位置、形态和微细结构；胸膜腔、肋膈隐窝的组成和位置；肺及胸膜下界的体表投影。

2. 学会　鼻、喉的位置和形态，喉软骨分类，纵隔的分界和内容。

【实践材料】

呼吸系统概观标本和模型；头颈部正中矢状切面标本和模型；离体喉、气管与主支气管、左右肺、胸腔、纵隔的局部标本和模型；气管和肺组织切片。

【实践内容与方法】

1. 在呼吸系统概观标本和模型上　观察呼吸系统的组成，注意各器官之间的连通关系。

2. 在活体上　观察外鼻的外形、指出主要的结构，喉的位置及吞咽时喉的运动，甲状软骨、喉结、环状软骨前部，在自己胸部指出肺及胸膜下界的体表投影点。

3. 在头颈部正中矢状切面标本和模型上　观察鼻腔的分部，指出嗅区和呼吸区位置和范围；三鼻甲、三鼻道；鼻中隔、鼻旁窦的位置和开口部位。

4. 在喉标本和离体喉模型上　观察喉软骨的分类及各形态结构；比较前庭裂和声门裂的大小。

5. 在气管与主支气管标本和模型上　观察气管与主支气管的形态和位置；比较左、右主支气管的差异，理解气管异物易发生在右侧的原因。

6. 在左右肺、胸腔的标本和模型上　左右对比，观察肺的形态、裂隙及其分叶；肺尖、肺前缘的形态及毗邻关系；胸膜的分部和各部的转折关系，指出肋膈隐窝，辨认肺及胸膜下界。

7. 在纵隔的局部标本和模型上　观察纵隔的境界和内容。

8. 组织切片

（1）气管横切片（HE 染色）：观察气管管壁由内向外黏膜层、黏膜下层和外膜三层结构及组织学特点，注意外膜由透明软骨和结缔组织构成，软骨缺口处可见平滑肌束和结缔组织。

（2）肺切片（HE 染色）：观察肺泡、各级支气管、肺泡隔的组织学特点，辨认气血屏障的组成。注意根据管壁组织特点、管腔大小、管壁有无软骨、是否与肺泡相连等区分各级支气管。

（牟　敏）

实践 8　泌尿系统主要器官的位置、形态和肾的微细结构

【实践目的】

学会　在标本或模型上找到泌尿系统各器官，并观察其位置和形态。在显微镜下辨认肾的微细结构。

【实践材料】

1. 男、女性泌尿生殖系统概观标本及模型。

2. 离体肾、离体膀胱、肾的剖面结构标本及模型。

3. 腹膜后间隙的器官标本及模型。

4. 男、女骨盆腔正中矢状切面标本及模型。

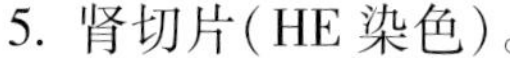

5. 肾切片(HE 染色)。

【实践内容与方法】

1. 取男、女泌尿生殖系统概观标本或模型,观察泌尿系统的组成、位置及各器官的连续关系。

2. 取离体肾和腹膜后间隙的器官标本或模型,观察肾的位置和形态。观察肾门、肾区的位置。

用肾的剖面标本或模型,分辨肾皮质和肾髓质的构造和特点。观察肾窦及内容物,注意肾盂与肾大盏和肾小盏的连属关系。

3. 输尿管　取泌尿生殖系统概观标本结合腹膜后间隙的器官标本,寻认输尿管,并追踪观察其行程,辨认三个狭窄部位。

4. 膀胱　取膀胱离体标本或模型,结合男、女性盆腔正中矢状切面标本,观察膀胱的形态、位置和毗邻。取切开膀胱壁的标本,寻认输尿管的开口和尿道内口,观察膀胱三角的黏膜特点。

5. 女性尿道　取女性盆腔正中矢状切面标本或模型,观察女性尿道的行程、毗邻、形态特点和尿道外口的位置。

6. 肾切片

(1) 肉眼观察:表层染色较深的部分是皮质,深层染色较浅的部分是髓质。

(2) 低倍镜观察:皮质内红色圆形结构是肾小体断面,其周围密集的管腔是近端小管曲部和远端小管曲部。深面无肾小体的部分是髓质,其内的各种管腔是近端小管直部、细段、远端小管直部和集合管的断面。

(3) 高倍镜观察

1) 肾小体:毛细血管球染成红色;肾小囊脏层与壁层间的透明腔隙为肾小囊腔。

2) 近端小管曲部:上皮细胞为锥体形,相邻细胞间的界限不清晰,游离面有红色刷状缘。

3) 远端小管曲部:上皮细胞为立方形,细胞界限清晰。

4) 集合管:上皮细胞可呈立方形或低柱状,界限清楚。

7. 示教致密斑、球旁细胞。

(赖　伟)

实践9　男性生殖系统主要器官的位置与形态及生殖系统的微细结构

一、男性生殖系统主要器官的位置与形态

【实践目的】

1. 熟练掌握　男性生殖系统的组成;睾丸的位置、形态;男性尿道的分部、狭窄及弯曲;前列腺的位置、形态。

2. 学会　附睾的位置和形态;输精管的行程和射精管的组成;阴囊和阴茎的位置和构成。

【实践材料】

男性生殖系统全貌标本；男性盆腔正中矢状切面标本；男性生殖系统离体标本；睾丸、附睾和阴茎剖开标本；男性生殖系统模型。

【实践内容与方法】

（1）在男性生殖器官的全貌和离体标本上观察睾丸、附睾的形态位置。

（2）在男性生殖器官的全貌和离体标本上观察射精管、精囊、前列腺、尿道球腺的形态，位置及相互关系。

（3）在男性正中矢状切面标本和离体标本上观察阴茎和阴囊构成；男性尿道的分部、弯曲及狭窄部位。

二、生殖系统的微细结构

【实践目的】

熟练掌握　睾丸、卵巢、子宫壁的微细结构。

【实践材料】

睾丸组织切片（HE 染色）；卵巢组织切片（HE 染色）；子宫壁组织切片（HE 染色）。

【实践内容与方法】

1. 睾丸切片观察

（1）肉眼观察：分辨周边的白膜与内部的睾丸实质。

（2）低倍镜观察：可见睾丸实质内的精曲小管及其间的睾丸间质。

（3）高倍镜观察：精曲小管管壁厚、管腔小，在靠近基膜处有许多体积小、核圆和染色较深的精原细胞。在管腔侧可见被染成蓝色蝌蚪形的精子。

2. 卵巢切片观察

（1）低倍镜观察：卵巢皮质位于卵巢的周围部，其内有许多不同发育阶段的卵泡。卵巢髓质位于卵巢中央部，由疏松结缔组织和血管等构成。

（2）高倍镜观察：主要观察卵巢皮质。

1）原始卵泡：位于卵巢皮质的浅层。中央部有一个大而圆的卵母细胞，染色较浅；围绕卵母细胞周围是一层扁平细胞，即卵泡细胞。

2）生长卵泡：处于不同发育阶段的生长卵泡其大小和形态结构不完全相同，但都有下列某一特征或全部特征：①卵泡或卵母细胞的体积较大。②卵母细胞的周围有嗜酸性透明带。③卵泡细胞呈立方形，单层或多层。④卵泡细胞之间有大小不一的卵泡腔。⑤透明带周围出现放射冠。⑥卵泡周围结缔组织形成卵泡膜。

选择结构较典型的生长卵泡，在低倍镜下绘图，要求显示卵母细胞、卵泡细胞、透明带、放射冠、卵泡腔和卵泡膜。

3）成熟卵泡：其结构与晚期的生长卵泡相似，但体积更大，并向卵巢表面凸出。这种卵泡因取材不易，不一定能观察到。

通过微细结构观察，联系所学大体结构与功能，试想引起男、女性不育的原因有哪些？

3. 观察子宫壁切片

（1）肉眼观察：子宫壁厚，染成蓝紫色的是子宫内膜；染成红色的是子宫肌层。

（2）低倍镜观察：由子宫内膜向外膜逐层观察。

1）子宫内膜：浅层为单层柱状上皮，染成淡紫色。深层为固有层，可见有许多由单层柱状上皮构成的子宫腺和许多螺旋小动脉。

2）子宫肌层：子宫的肌层很厚，为平滑肌，层次不明显，肌层之间含有许多血管。

3）子宫外膜：浅层为单层扁平上皮（间皮），深层为结缔组织。

（吴宣忠　胡哲）

实践10　女性生殖系统主要器官的位置和形态

【实践目的】

1. 熟练掌握　女性生殖系统的组成；卵巢的形态、位置；输卵管的位置、形态和分部；子宫的位置、形态和分部；阴道的位置形态和毗邻。

2. 学会　卵巢的固定装置及阴道前庭、尿道外口、阴道口的位置关系。

【实践材料】

女性生殖系统全貌标本、离体标本、模型；女性盆腔正中矢状切面标本、模型；女性盆腔标本；女性内生殖器解剖标本；女阴标本；女性乳房解剖标本；女会阴肌标本。

【实践内容与方法】

1. 在女性盆腔标本、内生殖器解剖标本和盆腔正中矢状切标本，观察卵巢的位置形态；输卵管的位置、形态和分部及各部分的形态特征；子宫的位置、毗邻，子宫的形态、分部，子宫腔的连通关系。

2. 在女阴标本上，观察阴阜、大阴唇、小阴唇、阴道前庭、阴蒂的位置形态，注意阴道口和尿道外口的关系；在女性盆腔标本、女性内生殖器解剖标本上，观察阴道穹的构成以及与直肠子宫陷凹的关系。

3. 在女性乳房解剖标本，观察乳房的形态及内部结构。

4. 在女会阴肌标本上，观察会阴的范围、狭义会阴的位置以及广义会阴前后两部分通过的结构。

（吴宣忠　胡哲）

实践11　心的位置、外形、传导系统和血管

【实践目的】

1. 熟练掌握　心的位置、外形和心腔内部结构。

2. 学会　心的传导系统和血管。

【实践材料】

胸腔的解剖标本；心离体标本和模型；心腔的解剖标本；示心传导系统模型；心的血管标本。

【实践内容与方法】

1. 在胸腔解剖标本上，观察心的位置、外形及毗邻关系。

2. 在心的离体标本和模型上，观察心尖、心底、心的2面和3缘，辨认心表面的3沟。结合标本，在活体的胸前壁画出心的体表投影。

3. 取心腔的解剖标本观察心腔内部结构

(1) 右心房：辨认上腔静脉口、下腔静脉口、右房室口、冠状窦口和卵圆窝。

(2) 右心室：观察三尖瓣和肺动脉瓣的形态和开口方向，以及三尖瓣的瓣膜、键索、乳头肌的连接关系。

(3) 左心房：辨认肺静脉口(每侧两个)和左房室口。

(4) 左心室：观察二尖瓣和主动脉瓣的形态和开口方向，以及二尖瓣的键索与瓣膜、乳头肌的连接关系。

4. 在心腔的解剖标本上，辨认心内膜、心肌层和心外膜，以及心内膜与瓣膜的关系。比较心房壁和心室壁，以及左、右心室壁的厚度。在左、右心室之间，寻找室间隔，观察其肌部和膜部的位置。

5. 在示心传导系统的模型上，观察窦房结和房室结的位置以及房室束、左、右束支的走行。

6. 取心的血管标本，观察心的动脉和静脉。在主动脉的根部附近辨认左、右冠状动脉的起始、行程、分支和分布。在冠状沟的后部辨认冠状窦和心静脉的主要属支。

7. 取胸腔解剖标本，辨认纤维性心包和浆膜性心包，观察心包腔的构成。

(罗　明)

实践12　体循环的血管和淋巴系统

【实践目的】

1. 熟练掌握　全身主要浅动脉的搏动部位和止血点；颈外静脉、上、下肢浅静脉的行程、注入部位；下颌下淋巴结、腋淋巴结及腹股沟浅淋巴结的位置。

2. 学会　全身主干动脉的名称，行程及其主要分支和分布；上、下腔静脉系的组成，上、下腔静脉的位置、重要属支的名称及收集范围；肝门静脉组成、主要属支的名称以及与上、下腔静脉系的吻合；胸导管的起始、行程、注入部位和收集范围；脾的形态和位置。

【实践材料】

胸腔解剖标本；躯干后壁的血管标本；头颈部、上肢的血管标本；胸腔和腹腔的血管标本；盆部和下肢的血管标本；腹部的静脉标本；肝标本；肝门静脉系与上、下腔静脉系的吻合模型；淋巴结形态、结构模型，全身浅淋巴结的模型；淋巴导管标本、模型；小儿胸腺标本；胸部、腹部的解剖标本和离体脾标本。

【实践内容与方法】

(一) 体循环的动脉

1. 取躯干后壁的血管标本，观察主动脉的起始、行程和分部，辨认主动脉弓上的三大分支。

2. 取头颈部的血管标本，观察颈总动脉、颈内动脉和颈外动脉的起始、行程和主要分支，辨认颈动脉窦、颈动脉小球。结合标本，在活体上找出面动脉和颞浅动脉的压迫止血点。

3. 取头颈部、上肢的血管标本，观察锁骨下动脉、腋动脉、肱动脉、尺动脉和桡动脉的起始和行程。对照标本：①在活体上确定肱动脉的压迫止血点和测听血压的部位。②在活体上触及桡动脉搏动最明显的部位。③在活体上画出掌浅弓的投影部位和确定指掌侧固有动脉的压迫止血点。

4. 取躯干后壁的血管标本，观察胸主动脉的位置和分支，辨认肋间后动脉和肋下动脉。

5. 在躯干后壁和腹腔的血管标本上，观察腹腔干、肠系膜上动脉、肠系膜下动脉、肾动脉、肾上腺中动脉和睾丸动脉的行程并辨认其分支分布。

6. 在盆部和下肢的血管标本上，观察髂总动脉、髂外动脉和髂内动脉的位置，以及子宫动脉的行程和分布，并注意它与输尿管的位置关系。

7. 在盆部和下肢的血管标本上，观察股动脉、腘动脉、胫前动脉和胫后动脉的行程。对照标本，在活体上触摸足背动脉的搏动。

（二）体循环的静脉

1. 取胸腔的解剖标本：①在升主动脉的右侧寻找上腔静脉，观察其合成、行程和注入部位。②观察奇静脉注入上腔静脉的部位。③观察头臂静脉的位置和合成。

2. 取头颈部的血管标本，观察颈内静脉、颈外静脉、锁骨下静脉和头皮静脉。

3. 取上肢的血管标本，观察上肢的深静脉和浅静脉。

（1）上肢的深静脉：上肢的深静脉与其同名的动脉伴行，最后合成腋静脉。

（2）上肢的浅静脉：手背静脉网、头静脉、贵要静脉和肘正中静脉的起始、行程及注入部位。

4. 取躯干后壁的血管标本，观察位于脊柱胸段右侧的奇静脉，检查其行程、注入部位和收集范围。在腹主动脉的右侧辨认下腔静脉，观察其合成、行程和注入部位。

5. 取盆部和下肢的血管标本观察。

（1）下肢的深静脉：都与同名动脉伴行。观察时应注意股静脉与股动脉的位置关系。

（2）下肢的浅静脉：辨认大隐静脉、小隐静脉的起始、行程和注入部位。

6. 取盆部和下肢的血管标本，观察髂总静脉、髂内静脉、髂外静脉的位置及其属支。

7. 取腹部的静脉标本，观察肾静脉、睾丸静脉、肝静脉以及肝门静脉的属支。在肝门静脉系与上、下腔静脉系吻合模型上，辨认食管静脉丛，直肠静脉丛和脐周静脉网。

（三）淋巴系统

1. 取淋巴结的形态、结构放大模型，观察淋巴结的形态和结构。

2. 取淋巴导管标本，观察并寻找乳糜池，左、右腰干，肠干，左、右颈干，左、右支气管纵隔干和左、右锁骨下干。

3. 取全身浅淋巴结模型和及胸部、腹部的解剖标本，观察下颌下淋巴结，左锁骨上淋巴结，腋淋巴结，胸骨旁淋巴结，支气管肺门淋巴结和腹股沟浅淋巴结的位置。

4. 在腹部的解剖标本上，观察脾的位置，注意其与左肋弓、胰、胃及肾之间的位置关系。取离体的脾标本，仔细观察其形态，辨认其脏面的脾门和其上缘的脾切迹。

5. 在小儿胸腺标本上，仔细观察胸腺的形态和位置。

（罗明　范永红）

实践 13　心及血管的微细结构

【实践目的】

学会　在镜下辨认心壁和血管壁的微细结构。

【实践材料】

心壁微细结构切片（HE 染色）；大动脉的微细结构切片（HE 染色）；大静脉的微细结构切片（HE 染色）；中动脉和中静脉的微细结构切片（HE 染色）；小动脉和小静脉微细结构切片（HE 染色）。

【实践内容与方法】

1. 在心壁的微细结构切片上，观察心壁的分层，由内到外依次是心内膜、心肌层、心外膜。

心内膜构成心腔面，较薄，表层为内皮；内皮深面染色较深的是一层结缔组织层，在结缔组织深部，可见到不同切面的浦肯野氏细胞，体积较普通的心肌细胞大，但染色较浅。心肌层最厚，心肌纤维呈不同方向的切面，肌纤维之间有丰富的毛细血管；心外膜为浆膜，其浅层为间皮，间皮深面有少量的结缔组织。

2. 在大动脉的微细结构切片上，可见内膜、中膜和外膜的分层明显，中膜最厚，主要是大量的弹性纤维，波浪状。在内膜和中膜的交界处，有较明显的内弹性膜，染成淡粉红色。

3. 在大静脉的微细结构切片上，可见内膜、中膜和外膜的分层不明显，外膜最厚，中膜很薄，内有数层平滑肌。

4. 中动脉和中静脉的微细结构观察：肉眼观察，其中壁厚、腔圆而小的是中动脉，壁薄、腔大而不规则的是中静脉。

（1）低倍镜观察中动脉，由管腔面向外依次是内膜、中膜和外膜，三层分层明显。内膜很薄，内弹性膜因管壁收缩而呈波浪状，染成淡粉红色，明显地界于内膜和中膜的交界处。中膜最厚，主要是大量的平滑肌。外膜较中膜稍薄，主要由结缔组织构成，含有小血管和神经。

（2）低倍镜观察中静脉，内膜、中膜和外膜的分层不明显，外膜最厚，中膜很薄，内有数层平滑肌，且分布稀疏。

5. 小动脉和小静脉的微细结构观察：小动脉管腔小、管壁厚、内弹性膜明显，有数层平滑肌，管腔规则；小静脉则管腔大而不规则，管壁薄。

（罗　明）

实践 14　视器、前庭蜗器

【实践目的】

1. 熟练掌握　眼球的组成及结构；房水的产生和循环途径；眼屈光系统的组成。外耳

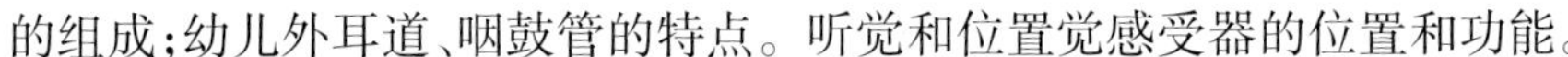

的组成;幼儿外耳道、咽鼓管的特点。听觉和位置觉感受器的位置和功能。

2. 学会　眼副器的组成和功能,眼外肌的名称、作用。前庭蜗器的组成和各部的作用。

【实践材料】

眼球放大模型;眼外肌放大模型;人体头面部标本;猪或牛眼标本;耳模型、内耳放大模型、听小骨放大模型;挂图、多媒体音像资料。

【实践内容与方法】

1. 在眼球放大模型上观察眼球壁及眼球内容物,辨认角膜、巩膜、虹膜、睫状体、脉络膜、视网膜、晶状体、玻璃体、眼睑、结膜、泪器等结构,理解眼的屈光系统。

2. 在眼外肌放大模型上观察眼外肌,辨认上睑提肌,上、下、内、外直肌和上、下斜肌,识记眼外肌的作用。

3. 在耳模型上观察外耳、中耳和外耳,辨认耳廓、外耳道、鼓膜、鼓室、乳突小房、咽鼓管等结构。在内耳放大模型上观察骨迷路和膜迷路,辨认骨半规管、前庭、耳蜗,膜半规管、椭圆囊和球囊、蜗管等结构,思考声波传导途径。

4. 取猪或牛眼,分别作正中矢状切面和冠状切面观察眼球壁及内容物,辨认纤维膜、血管膜、视网膜、晶状体和玻璃体。

5. 在活体上观察眼睑、睑缘、结膜、巩膜、瞳孔等结构。

6. 在活体上观察耳廓、外耳道和鼓膜。

(范永红)

实践15　中枢神经系统

【实践目的】

1. 熟练掌握　脊髓的位置、外形;脑脊液的循环途径。

2. 学会　脊髓的内部结构;脑的外形和内部结构;脊髓、脑的被膜和血管。

【实践材料】

标本和模型:离体脊髓及其横切面、端脑及其各种切面、脑干、间脑、小脑、基底核、脑室、脊髓和脑的被膜、脑血管等。

【实践内容与方法】

1. 脊髓　观察脊髓的外形和内部结构。

2. 脑　观察脑的分部(脑干、间脑、小脑和端脑)。

1) 观察脑干的外形和内部结构。

2) 观察间脑的位置、形态和分部、第三脑室。

3) 观察小脑的外形及第四脑室。

4) 观察端脑表面的沟、回、分叶、内部结构、大脑纵裂、胼胝体、大脑横裂;各脑室的位置及沟通。

3. 脊髓、脑的被膜和血管

1) 观察脊髓的硬脊膜、硬膜外隙、蛛网膜和蛛网膜下隙,注意观察终池。

2) 观察硬脑膜窦、蛛网膜、软膜、蛛网膜下隙,脑脊液的循环途径。

3）观察颈内动脉系、椎基底动脉系的行程和分支；大脑动脉环的组成。

（于　宁）

实践16　周围神经系统、脑和脊髓的传导通路

【实践目的】

学会　各脊神经丛的位置、主要分支及分布；胸神经前支的分布概况；脊神经的数目、分部和分支；12对脑神经的名称、性质，主要脑神经的分支与分布；交感干的形态和位置；传导通路的途径、神经元的位置和交叉部位。

【实践材料】

标本和模型：系统解剖尸体、脊神经、头颈部神经、四肢神经、连有脑神经的颅底、脑神经、内脏神经、传导通路。

【实践内容与方法】

1. 脊神经　观察脊神经的数目、出椎管的部位和分支。

2. 脊神经丛

1）观察颈丛的皮支，膈神经的走行和分布。

2）观察臂丛的组成、位置、主要分支的走行和分布。

3）观察腰丛的组成、主要分支、股神经的走行和分布。

4）观察骶丛的组成、主要分支、股神经的走行和分布。

3. 胸神经前支　观察肋间神经和肋下神经的行程和在腹部皮肤的分布规律。

4. 脑神经

1）观察各对脑神经的连脑部位和出入颅部位。

2）观察主要脑神经的走行、分支和分布。

5. 内脏神经　观察交感干的形态和位置。

6. 传导通路

1）观察浅、深感觉传导通路的途径、三级神经元的位置和交叉部位。

2）观察运动传导通路的途径、上下运动神经元位置和交叉部位。

（胡哲　赵文忠）

实践17　内分泌器官的位置和形态结构

【实践目的】

1. 熟练掌握　甲状腺的形态、位置、微细结构；垂体的位置；肾上腺皮质的分层、微细结构；肾上腺髓质的微细结构。

2. 学会　内分泌系统各器官的位置、组成和微细结构特点。

【实践材料】

内分泌系统概观标本或模型；各内分泌腺的离体标本或模型；垂体、甲状腺、肾上腺组织切片。

【实践内容与方法】

1. 在内分泌系统概观标本或模型上　观察在内分泌系统概观，注意各器官位置、形态特征。

2. 在活体上　触及甲状腺的位置，模拟肿大的甲状腺随喉上下移动。

3. 在各内分泌腺的离体标本或模型上　观察垂体、甲状腺和肾上腺的形态、位置，注意垂体与视交叉、甲状腺和甲状旁腺、肾上腺与肾的关系。

4. 组织切片

(1) 垂体切片（HE 染色）：观察垂体的分部，根据细胞的特点区分腺垂体的嗜酸性细胞、嗜碱性细胞和嫌色细胞。

(2) 甲状腺切片（HE 染色）：观察甲状腺滤泡的上皮细胞、滤泡腔中胶质物和滤泡旁细胞的形态。

(3) 肾上腺皮质切片（HE 染色）：观察肾上腺皮质，由浅入深，依次辨认球状带、束状带和网状带及其细胞形态。

(4) 肾上腺髓质组织切片（铬盐固定）：观察肾上腺髓质的结构特点，注意髓质细胞内黄褐色的嗜铬颗粒。

（牟　敏）

实践 18　人体胚胎概要

【实践目的】

1. 学会　卵裂和胚泡的形成过程；胚盘的结构。

2. 熟练掌握　植入的部位及植入后子宫内膜的变化；三胚层的形成与分化；胎膜和胎盘的形态结构。

【实践材料】

1. 胚胎模型　卵裂球、桑葚胚、胚泡、妊娠子宫剖面模型、第 2 周胚胎模型、第 3 周的胚胎模型、第 4 周末胚胎模型、第 4 周末的胚胎横切模型、胎盘模型、脐带横切面模型、妊娠 3 个月的子宫剖面模型。

2. 标本　不同发育时期的胚胎标本；双胎、联胎和常见畸形胎儿标本。

3. 视频　人体胚胎的早期发育。

【实践内容及方法】

（一）观察胚胎模型

1. 卵裂球及桑葚胚模型　观察卵裂球的形态、大小及细胞数量的变化，以及桑葚胚的形成。

2. 胚泡模型　在胚泡的剖面模型上观察胚泡的滋养层、胚泡腔、内细胞群的位置，以及它们之间的位置关系。

3. 妊娠子宫剖面模型　观察子宫蜕膜与胚胎的关系，并确认基蜕膜、包蜕膜和壁蜕膜。

4. 第 2 周胚胎模型　观察羊膜腔、卵黄囊、内、外胚层、胚盘和绒毛膜等结构。

5. 第 3 周的胚胎模型　观察由外胚层早期分化形成的神经沟、神经褶，二者都位于胚盘的背侧。

6. 第4周末胚胎模型　观察由内胚层分化形成的原肠。

7. 第4周末的胚胎横切模型　观察间介中胚层、侧中胚层和胚外体腔。

8. 妊娠3个月的子宫剖面模型　观察羊膜、绒毛膜和绒毛膜上的绒毛，辨别丛密绒毛膜与平滑绒毛膜。

9. 脐带横切面模型　辨别脐动脉和脐静脉，注意观察脐带的粗细和长度。

10. 胎盘模型　观察胎盘的形态、直径和厚度，辨别其母体面和胎儿面。母体面粗糙，有15～20个胎盘小叶，而胎儿面光滑。

（二）观察不同发育时期的胚胎标本

1. 第8周人胚　花生米大小，已初具人形。手指足趾明显，眼睑开放，外阴可见，性别不分。

2. 第12周胎儿　外阴可见，性别可分。

3. 第20周胎儿　头与躯干出现胎毛。

4. 第28周胎儿　眼睑开放，头发出现。

5. 第36周胎儿　胎体丰满，胎毛基本消失，指甲平齐指尖，肢体弯曲。

6. 第38周胎儿　胸部发育好，乳腺略隆起，指甲超过指尖。

（三）观看视频

学生在观察模型、实物标本的基础上，再观看人体胚胎早期发育的视频，可建立人胚早期发育的动态变化和立体概念，正确理解人胚早期发育的相关内容，为学习后续的临床护理课程奠定扎实的基础。

（鲍建瑛）

教 学 大 纲

一、课程性质

解剖学基础是中等卫生职业教育助产和护理专业一门重要的专业核心课程,包括大体解剖学、组织学和胚胎学3部分。本课程的主要内容是正常组织结构,各系统器官的组成、位置、形态和人体发生、发展规律等。本课程的主要任务是通过学习获得有关正常人体的形态、结构等基本知识和基本理论,掌握解剖学课程实践操作的基本技能,培养和形成良好的职业素质和职业操守,并具有结合生活实际、临床疾病进行应用的能力,同时为学习医学后续课程奠定基础。本课程的同步和后续课程包括生理学基础、基础护理、产科学基础、助产技术等。

二、课程目标

通过本课程的学习,学生能够达到下列要求:

(一) 职业素养目标

1. 具有严谨求实的学习态度、科学的思维能力和创新精神。
2. 具有救死扶伤、爱岗敬业、乐于奉献、精益求精的职业素质和良好的医德、医风情操。
3. 具有团结协作、勇于吃苦,爱护标本、模型和实验仪器设备的良好品德。

(二) 专业知识和技能目标

1. 掌握人体各系统主要器官的位置、形态,人体胚胎发生、发育的基本过程和规律。
2. 熟悉正常人体的微细结构。
3. 了解器官、系统的基本功能。
4. 熟练掌握规范的解剖学和组织学的基本实践操作;能辨认人体主要器官的形态、结构、位置和毗邻。
5. 学会借助显微镜观察人体主要器官的微细结构。

三、教学时间分配

教学内容	学时		
	理论	实践	合计
一、绪论	2		2
二、细胞与基本组织	4	4	8
三、运动系统	6	4	10
四、消化系统	6	4	10

续表

教学内容	学时		
	理论	实践	合计
五、呼吸系统	4	2	6
六、泌尿系统	4	2	6
七、生殖系统	4	4	8
八、脉管系统	8	6	14
九、感觉器	2	2	4
十、神经系统	8	4	12
十一、内分泌系统	1	1	2
十二、人体胚胎概要	4	2	6
机动*	1	1	2
合计	54	36	90*

*各学校可以根据本校实际适当调整。

四、课程内容和要求

单元	教学内容	教学要求	教学活动参考	参考学时	
				理论	实践
一、绪论	（一）解剖学基础的定义与地位 （二）学习解剖学基础的基本观点与方法 （三）人体的组成与分部 （四）常用的解剖学术语	熟悉 了解 熟悉 掌握	理论讲授 多媒体演示	2	
二、第一章　细胞与基本组织	（一）细胞 1. 细胞的形态 2. 细胞的结构 （二）上皮组织 1. 被覆上皮 2. 腺上皮和腺 3. 上皮组织的特殊结构 （三）结缔组织 1. 固有结缔组织 2. 软骨组织和软骨 3. 骨组织骨 4. 血液 （四）肌组织 1. 骨骼肌 2. 心肌 3. 平滑肌 （五）神经组织 1. 神经元 2. 神经胶质细胞 3. 神经纤维 4. 神经末梢	 了解 熟悉 熟悉 了解 了解 熟悉 了解 了解 掌握 熟悉 了解 了解 掌握 了解 掌握 了解	理论讲授 多媒体演示	4	

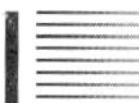

续表

单元	教学内容	教学要求	教学活动参考	参考学时	
				理论	实践
	附:皮肤 1. 皮肤的结构 2. 皮肤的附属器	 熟悉 了解			
	实践1　显微镜的构造和使用,被覆上皮	学会	技能实践		2
	实践2　疏松结缔组织、肌组织、神经组织	学会	技能实践		2
三、第二章　运动系统	(一) 骨和骨连结 1. 概述 2. 全身骨及其连结 (二) 骨骼肌 1. 概述 2. 头肌 3. 颈肌 4. 躯干肌 5. 四肢肌	 熟悉 熟悉 了解 熟悉 熟悉 熟悉 熟悉	理论讲授 多媒体演示	6	
	实践3　躯干骨、颅骨及其连结	熟练掌握	技能实践		2
	实践4　四肢骨及其连结、骨骼肌	熟练掌握	技能实践		2
四、第三章　消化系统	(一) 概述 1. 消化系统的组成 2. 消化管壁的结构 3. 胸部标志线和腹部分区 (二) 消化管 1. 口腔 2. 咽 3. 食管 4. 胃 5. 小肠 6. 大肠 (三) 消化腺 1. 肝 2. 胰 (四) 腹膜 1. 腹膜与腹膜腔的概念 2. 腹膜与脏器的关系 3. 腹膜形成的结构	 掌握 了解 熟悉 熟悉 掌握 掌握 掌握 熟悉 掌握 掌握 熟悉 熟悉 熟悉 了解	理论讲授 多媒体演示	6	
	实践5　消化管和消化腺及腹膜	熟练掌握	技能实践		2
	实践6　消化管和消化腺的微细结构	学会	技能实践		2

续表

单元	教学内容	教学要求	教学活动参考	参考学时	
				理论	实践
五、第四章　呼吸系统	(一) 呼吸道 1. 鼻 2. 咽(见第三章消化系统) 3. 喉 4. 气管与主支气管 (二) 肺 1. 肺的位置和形态 2. 支气管树 3. 肺的微细结构 4. 肺的血管 (三) 胸膜与纵隔 1. 胸膜与胸膜腔 2. 肺和胸膜下界的体表投影 3. 纵隔	 熟悉 熟悉 掌握 掌握 了解 熟悉 熟悉 掌握 熟悉 了解	理论讲授 多媒体演示	4	
	实践7　呼吸系统主要器官的位置和结构	学会	技能实践		2
六、第五章　泌尿系统	(一) 肾 1. 肾的形态与位置 2. 肾的剖面结构与被膜 3. 肾的微细结构 (二) 输尿管 (三) 膀胱 (四) 尿道	 掌握 熟悉 熟悉 熟悉 熟悉 掌握	理论讲授 多媒体演示	4	
	实践8　泌尿系统主要器官的位置、形态和肾的微细结构	学会	技能实践		2
七、第六章　生殖系统	(一) 男性生殖系统 1. 男性内生殖器 2. 男性外生殖器 3. 男性尿道 (二) 女性生殖系统 1. 女性内生殖器 2. 女性外生殖器 (三) 乳房和会阴 1. 乳房 2. 会阴	 熟悉 了解 掌握 掌握 了解 熟悉 掌握	理论讲授 多媒体演示	4	
	实践9　男性生殖系统主要器官的位置与形态及生殖系统的微细结构	熟练掌握	技能实践		2
	实践10　女性生殖系统主要器官的位置和形态	熟练掌握	技能实践		2

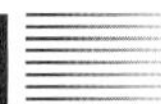

续表

单元	教学内容	教学要求	教学活动参考	参考学时	
				理论	实践
八、第七章　脉管系统	（一）概述 （二）心 1. 心的位置和外形 2. 心腔的结构 3. 心壁结构与传导系统 4. 心的血管 5. 心包 6. 心的体表投影 （三）血管 1. 血管的分类及结构特点 2. 肺循环的主要血管 3. 体循环的主要血管 （四）淋巴系统 1. 淋巴管道 2. 淋巴器官	掌握 掌握 掌握 熟悉 了解 了解 熟悉 了解 熟悉 掌握 了解 熟悉	理论讲授 多媒体演示	8	
	实践 11　心的位置、外形、传导系统和血管	熟练掌握	技能实践		2
	实践 12　体循环的血管和淋巴系统	熟练掌握	技能实践		2
	实践 13　心及血管的微细结构	学会	技能实践		2
九、第八章　感觉器	（一）视器 1. 眼球 2. 眼副器 （二）前庭蜗器 1. 外耳 2. 中耳 3. 内耳	 掌握 了解 熟悉 熟悉 了解	理论讲授 多媒体演示	2	
	实践 14　视器、前庭蜗器	学会	技能实践		2
十、第九章　神经系统	（一）概述 1. 神经系统的组成和功能 2. 神经系统的常用术语 （二）中枢神经系统 1. 脊髓 2. 脑 3. 脊髓、脑的被膜和血管 4. 脑脊液及其循环 （三）周围神经系统 1. 脊神经 2. 脑神经 3. 内脏神经	 熟悉 掌握 熟悉 了解 了解 掌握 掌握 熟悉 了解	理论讲授 多媒体演示	8	

续表

单元	教学内容	教学要求	教学活动参考	参考学时	
				理论	实践
	（四）脑和脊髓的传导通路				
	1. 感觉传导通路	了解			
	2. 运动传导通路	了解			
	实践 15　中枢神经系统	学会	技能实践		2
	实践 16　周围神经系统、脑和脊髓的传导通路	学会	技能实践		2
十一、第十章　内分泌系统	（一）垂体		理论讲授 多媒体演示	1	
	1. 垂体的位置和形态	熟悉			
	2. 垂体的微细结构	了解			
	（二）甲状腺及甲状旁腺				
	1. 甲状腺	掌握			
	2. 甲状旁腺	了解			
	（三）肾上腺				
	1. 肾上腺的形态和位置	熟悉			
	2. 肾上腺的微细结构	了解			
	实践 17　内分泌器官的位置和形态结构	学会	技能实践		1
十二、第十一章　人体胚胎概要	（一）生殖细胞		理论讲授 多媒体演示	4	
	1. 精子的发生和成熟	了解			
	2. 卵子的发生和成熟	了解			
	（二）受精与卵裂				
	1. 受精	熟悉			
	2. 卵裂	熟悉			
	（三）植入与蜕膜				
	1. 植入	掌握			
	2. 蜕膜	掌握			
	（四）三胚层的形成与分化				
	1. 三胚层的形成	掌握			
	2. 三胚层的分化	掌握			
	（五）胎膜与胎盘				
	1. 胎膜	掌握			
	2. 胎盘	掌握			
	（六）胎儿血液循环特点	了解			
	1. 胎儿心血管系统的结构特点				
	2. 胎儿血液循环途径				
	3. 出生后心血管系统的变化				
	（七）双胎与多胎	掌握			
	实践 18　人体胚胎概要	熟练掌握	技能实践		2
机动				1	1

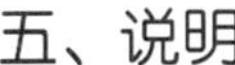

五、说明

（一）教学安排

本教学大纲主要供中等卫生职业教育助产、护理专业教学参考使用，第1学期开设，总学时为90学时，其中理论教学54学时，实践教学36学时（各学校可以根据本校实际适当调整）。学分为5学分。

（二）教学要求

1. 本课程对理论部分教学要求分为掌握、熟悉、了解3个层次。掌握：指对基本知识、基本理论有较深刻的认识，并能综合、灵活地运用所学的知识解决实际问题。熟悉：指能够领会概念、原理的基本含义，解释护理现象。了解：指对基本知识、基本理论能有一定的认识，能够记忆所学的知识要点。

2. 本课程重点突出以岗位胜任力为导向的教学理念，在实践技能方面分为熟练掌握和学会2个层次。熟练掌握：指能独立、规范地运用解剖学实践方法，完成标本、模型的观察、辨认等基本实践操作。学会：指在教师的指导下能初步实施解剖学实践操作，完成实践课任务。

（三）教学建议

1. 本课程依据护士、助产士岗位的工作任务、职业能力要求，强化理论实践一体化，突出"做中学、做中教"的职业教育特色，根据培养目标、教学内容和学生的学习特点以及职业资格考核要求，提倡项目教学、案例教学、任务教学、角色扮演、情境教学等方法，利用校内外实训基地，将学生的自主学习、合作学习和教师引导教学等教学组织形式有机结合。

2. 教学过程中，可通过测验、观察记录、技能考核和理论考试等多种形式对学生的职业素养、专业知识和技能进行综合考评。应体现评价主体的多元化，评价过程的多元化，评价方式的多元化。评价内容不仅关注学生对知识的理解和技能的掌握，更要关注知识在实践中运用与解决实际问题的能力水平，重视学生职业素质的形成。

中英文名词对照索引

B

白细胞	white blood cell, WBC	20
白质	white matter	192
背阔肌	latissimus dorsi	61
被覆上皮	covering epithelium	10
鼻	nose	97
鼻旁窦	paranasal sinuses	47,98
臂丛	brachial plexus	208
变移上皮	transitional epithelium	12
髌骨	patella	52
玻璃体	vitreous body	184
薄束	fasciculus gracilis	193

C

肠系膜上动脉	superior mesenteric artery	161
肠系膜下动脉	inferior mesenteric artery	161
成熟卵泡	mature follicle	131
尺动脉	ulnar artery	158
尺骨	ulna	48
尺神经	ulnar nerve	209
耻骨	pubis	52
耻骨结节	pubic tubercle	52
耻骨联合	pubic symphysis	54
耻骨联合面	symphysial surface	52
初级卵泡	primary follicle	131
垂体	hypophysis	228
次级卵泡	secondary follicle	131
丛密绒毛膜	villous chorion	244

D

大肠	large intestine	84
大脑	cerebrum	198
大隐静脉	great saphenous vein	169
单层扁平上皮	simple squamous epithelium	10
单层立方上皮	simple cuboidal epithelium	11
单层柱状上皮	simple columnar epithelium	11

胆囊 gallbladder 89
骶丛 sacral plexus 210
骶骨 sacrum 37
骶髂关节 sacroiliac joint 54
动脉 artery 142
窦房结 sinuatrial node 149
端脑 telencephalon 198

E

腭 palate 73
耳郭 auricle 186
耳蜗 cochlea 188

F

反射 reflex 191
反射弧 reflex arc 192
房室结 atrioventricular node 149
房室束 atrioventricular bundle 149
房水 aqueous humor 182
腓骨 fibula 52
腓总神经 common peroneal nerve 212
肺 lung 102
肺动脉 pulmonary artery 154
肺动脉干 pulmonary trunk 154
肺静脉 pulmonary veins 154
肺小叶 pulmonary lobule 103
肺循环 pulmonary circulation 143
缝匠肌 sartorius 66
附睾 epididymis 125
复层扁平上皮 stratified squamous epithelium 11
副交感神经 parasympathetic nerve 220
腹股沟管 inguinal canal 63
腹股沟韧带 inguinal liganent 63
腹横肌 transversus abdominis 63
腹膜 peritoneum 91
腹内斜肌 obliquus internus abdominis 63
腹腔干 celiac artery 160
腹外斜肌 obliquus externus abdominis 62
腹直肌 rectus abdominis 62
腹直肌鞘 sheath of rectus abdominis 63
腹主动脉 abdominal aorta 159

G

肝 liver 86
肝门 porta hepatis 87
肝门静脉 portal vein of hepatis 171
肝小叶 hepatic lobule 88

感觉器	sensory organs	180
感受器	receptor	180
肛管	anal canal	86
睾丸	testis	122
膈	diaphragm	61
膈神经	phrenic nerve	206
肱动脉	brachial artery	158
肱二头肌	biceps brachii	64
肱骨	humerus	48
肱肌	brachialis	64
肱三头肌	triceps brachii	65
巩膜	sclera	181
股动脉	femoral artery	163
股骨	femur	52
股静脉	femoral vein	171
股三角	femoral triangle	67
股四头肌	quadriceps femoris	66
骨	bone	34
骨半规管	bony semicircular canals	188
骨单位	osteon	19
骨骼	skeleton	33
骨骼肌	skeletal muscle	21
骨连结	bony union	36
骨膜	periosteum	34
骨盆	pelvis	54
骨髓	bone marrow	34
骨质	sclerotin	34
鼓膜	Tympanic membrane	187
鼓室	tympanic cavity	187
关节	articulation	36
关节面	articular surface	36
关节囊	articular capsule	36
关节盘	articular disc	36
关节腔	articular cavity	36
贵要静脉	basilic vein	167

H

哈弗斯系统	Haversian system	19
红骨髓	red bone marrow	35
红细胞	red blood cell,RBC	20
虹膜	iris	181
喉	larynx	99
滑膜囊	synovial bursa	59
踝关节	ankle joint	55
黄体	corpus luteum	131
灰质	gray matter	192
回肠	ileum	82

会阴	perineum	138
获能	capacitation	236

J

肌节	sarcomere	22
肌皮神经	musculocutaneous nerve	209
肌组织	skeletal muscle	21
激素	hormone	227
集合管	collecting tubule	117
脊神经	spinal nerves	206
脊神经节	spinal ganglion	206
脊髓	spinal cord	193
脊髓丘脑束	spinothalamic tract	193
脊柱	vertebral column	37
甲状旁腺	parathyroid gland	231
甲状腺	thyroid gland	230
假复层纤毛柱状上皮	pseudostratified ciliated columnar epithelium	11
间充质	mesenchyme	243
间脑	diencephalon	196
肩关节	shoulder joint	50
肩胛骨	scapula	47
腱鞘	tendinous sheath	59
浆膜心包	serous pericardium	150
降主动脉	descending aorta	155
交感神经	sympathetic nerve	219
角膜	cornea	181
结肠	colon	85
结缔组织	connective tissue	14
结膜	conjunctiva	184
睫状体	ciliary body	182
解剖学姿势	anatomical position	3
筋膜	fascia	59
近端小管	proximal tubule	117
晶状体	lens	182
精囊	seminal vesicle	126
精索	spermatic cord	125
精子	spermatozoon	124
颈丛	cervical plexus	206
颈动脉窦	carotid sinus	155
颈动脉小球	carotid glomus	156
颈内动脉	internal carotid artery	157
颈内静脉	internal jugular vein	166
颈外动脉	external carotid artery	156
颈外静脉	external jugular vein	167
颈椎	cervical vertebrae	37
颈总动脉	common carotid artery	155
胫骨	tibia	52

胫神经	tibial nerve	212
静脉	vein	142
局部解剖学	topographic anatomy	1

K

空肠	jejunum	82
口唇	oral lips	73
口腔	oral cavity	73
髋骨	hip bone	50
髋关节	hip joint	54

L

阑尾	vermiform appendix	84
郎飞结	Ranvier node	27
肋	ribs	41
肋膈隐窝	pleural recesses	107
肋弓	costal arch	41
肋沟	costal groove	41
肋骨	costal bone	41
肋间神经	intercostal nerve	209
肋间隙	intercostal space	41
肋下神经	subcostal nerve	209
泪器	lacrimal apparatus	184
梨状肌	piriformis	66
淋巴导管	lymphatic duct	175
淋巴干	lymphatic trunk	175
淋巴管	lymphatic vessel	175
淋巴结	lymph node	175
颅骨	cranial bones	43
颅囟	cranial fontanelles	44
滤过屏障	filtration barrier	117
卵巢	ovary	129
卵裂	cleavage	238
卵裂球	blastomere	238
卵泡	follicle	130

M

脉管系统	circulatory system	142
脉络膜	choroid	182
盲肠	caecum	84
毛细淋巴管	lymphatic capillary	175
毛细血管	capillary	142
迷走神经	vagus nerve	217
面静脉	facial vein	167
面神经	facial nerve	216
膜半规管	semicircular ducts	189

N

男性尿道	male urethra	128
脑	brain	194
脑干	brain stem	195
脑脊液	cerebral spinal fluid, CSF	205
脑神经	cranial nerve	212
内耳	internal ear	188
内踝	medial malleolus	52
内脏	viscera	2
内脏神经	visceral nerve	191,218
尼氏体	Nissl body	24
尿道	urethra	120
尿道球腺	bulbourethral gland	126
颞下颌关节	temporomandibular joint	47

P

排卵	ovulation	131
膀胱	urinary bladder	118
膀胱三角	trigone of bladder	118
膀胱子宫陷凹	vesicouterine pouch	93
胚盘	embryonic disc	240
胚胎学	embryology	2
皮肤	skin	29
皮质	cortex	192
皮质脊髓束	corticospinal tract	193
脾	spleen	178
平滑肌	smooth muscle	24
平滑绒毛膜	smooth chorion	244

Q

奇静脉	azygos vein	169
脐带	umbilical cord	244
气-血屏障	blood-air barrier	106
气管	trachea	100
髂骨	ilium	52
髂内动脉	internal iliac artery	161
髂内静脉	internal iliac vein	171
髂外动脉	external iliac artery	162
髂外静脉	external iliac vein	171
髂总动脉	common iliac artery	161
髂总静脉	common iliac vein	171
前锯肌	serratus anterior	61
前列腺	prostate	125
前庭	vestibule	188
前庭大腺	greater vestibular gland	136
前庭蜗器	vestibulocochlear organ	186

球囊	saccule	188
球旁复合体	juxtaglomerular complex	117
球旁细胞	juxtaglomerular cell	117
躯体神经	somatic nerve	191

R

桡动脉	radial artery	158
桡骨	radius	48
桡神经	radial nerve	209
人体胚胎学	human embryology	235
韧带	ligament	36
绒毛膜	chorion	243
乳房	mamma, breast	137
乳房悬韧带	suspensory ligament of breast	137
乳突	mastoid process	44
乳突小房	mastoid cells	188

S

三叉神经	trigeminal nerve	212
三角肌	deltoid	64
桑葚胚	morula	238
上胚层	epiblast	240
上皮组织	epithelial tissue	10
上腔静脉	superior vena cava	166
上运动神经元	upper motor neurons	224
舌	tongue	76
舌下神经	hypoglossal nerve	217
舌咽神经	glossopharyngeal nerve	216
射精管	ejaculatory duct	125
神经	nerve	192
神经垂体	neurohypophysis	229
神经核	nucleus	192
神经胶质细胞	neuroglial cell	24
神经节	ganglion	192
神经末梢	nerve ending	29
神经系统	nervous system	191
神经细胞	nerve cell	24
神经纤维	nerve fiber	27
神经元	neuron	24
神经组织	nervous tissue	24
肾	kidney	111
肾单位	nephron	114
肾单位袢	nephron loop	117
肾蒂	renal pedicle	111
肾门	renal hilum	111
肾区	renal region	111
肾上腺	suprarenal gland	232

肾小管	kidney tubules	117
肾小体	renal corpuscle	114
升主动脉	ascending aorta	154
十二指肠	duodenum	81
食管	esophagus	79
视器	visual organ	180
视网膜	retina	182
受精	fertilization	237
受精卵	fertilized ovum	237
疏松结缔组织	loose connective tissue	15
输精管	ductus deferens	125
输卵管	uterine tube	132
输尿管	ureter	118
竖脊肌	erector spinae	61
髓质	medulla	192
锁骨	clavicle	47
锁骨下动脉	subclavian artery	157

T

胎膜	fetal membrane	243
胎盘	placenta	245
胎盘屏障	placental barrier	246
提睾肌	cremaster	63
体循环	systemic circulation	143
头臂静脉	brachiocephalic vein	166
头静脉	cephalic vein	167
突触	synapse	26
蜕膜	decidua	240
臀大肌	gluteus maximus	66
臀小肌	gluteus minimus	66
臀中肌	gluteus medius	66
椭圆囊	utricle	188
唾液腺	salivary gland	76

W

外耳	external ear	186
外耳道	external auditory canal	186
外踝	lateral malleolus	52
腕关节	wrist joint	50
网状结构	reticular formation	192
网状组织	reticular tissue	17
微循环	microcirculation	153
尾骨	coccyx	37
胃	stomach	80
蜗管	cochlear duct	189

X

膝关节	knee joint	55
系统解剖学	systematic anatomy	1
细胞	cell	6
细胞核	nuclear	9
细胞膜	cell membrane	8
细胞质	cytoplasm	9
细段	distal tubule	117
下颌角	angle of mandible	43
下颌头	head of mandible	43
下胚层	hypoblast	240
下腔静脉	inferior vena cava	169
下运动神经元	lower motor neurons	224
纤维束	fasciculus	192
纤维心包	fibrous pericardium	149
腺	gland	13
腺垂体	adenohypophysis	229
消化系统	alimentary system	70
小肠	small intestine	81
小脑	cerebellum	196
小隐静脉	small saphenous vein	169
楔束	fasciculus cuneatus	193
斜方肌	trapezius	60
心	heart	144
心包	pericardium	149
心包腔	pericardial cavity	150
心肌	cardiac muscle	22
心肌层	myocardium	148
心内膜	endocardium	148
心外膜	epicardium	148
心血管系统	cardiovascular system	142
胸大肌	pectoralis major	61
胸导管	thoracic duct	175
胸骨	sternum	41
胸骨角	sternal angle	41
胸廓	thorax cage	40
胸膜腔	pleural cavity	107
胸锁乳突肌	sternocleidomastoid	60
胸腺	thymus	178
胸小肌	pectoralis minor	61
胸主动脉	thoracic aorta	158
胸椎	thoracic vertebrae	37
血红蛋白	hemoglobin, Hb	20
血浆	plasma	20

血小板	blood platelet	21
血液	blood	20
血液循环	blood circulation	143

Y

牙	teeth	73
咽	pharynx	77
咽鼓管	auditory tube	188
眼房	chambers of eyeball	182
眼睑	eyelids	184
眼球	eyeball	180
眼球外肌	extraocular muscle	186
羊膜	amnion	244
腰丛	lumber plexus	210
腰椎	lumbar vertebrae	37
腋动脉	axillary artery	158
腋神经	axillary nerve	209
胰	pancreas	90
翼点	pterion	44
阴道	vagina	136
阴茎	penis	126
阴囊	scrotum	126
鹰嘴	olecranon	48
右淋巴导管	right lymphatic duct	175
右心房	right atrium	145
右心室	right ventricle	145
原始卵泡	primordial follicle	131
远端小管	distal tubule	117

Z

掌浅弓	superficial palmar arch	158
掌深弓	deep palmar arch	158
正中神经	median nerve	209
支气管树	bronchial tree	103
脂肪组织	adipose tissue	16
直肠	rectum	85
直肠子宫陷凹	rectouterine pouch	93
植入	implantation	239
致密斑	macular densa	117
致密结缔组织	dense connective tissue	16
中耳	middle ear	187
中枢神经系统	central nervous system	191
周围神经系统	peripheral nervous system	191
肘关节	elbow joint	50
肘正中静脉	median cubital vein	168

蛛网膜下隙	subarachnoid space	202
主动脉	aorta	154
主动脉弓	aorta arch	154
主支气管	principal bronchus	101
椎骨	vertebrae	37
椎间盘	intervertebral disc	39
锥体外系	extrapyramidal system	224
锥体系	pyramidal system	224
着床	imbed	239
子宫	uterus	132
子宫动脉	uterine artery	162
纵隔	mediastinum	108
组织学	histology	1
左心房	left atrium	145
左心室	left ventricle	146
坐骨	ischium	52
坐骨棘	ischial spine	52
坐骨结节	ischial tuberosity	52
坐骨神经	sciatic nerve	212

参考文献

1. 柏树令,应大君.系统解剖学.第8版.北京:人民卫生出版社,2013.
2. 王怀生,李召.解剖学基础.第2版.北京:人民卫生出版社,2008.
3. 邹仲之,李继承.组织学与胚胎学.第8版.北京:人民卫生出版社,2013.
4. 牟兆新,夏广军.人体形态与结构.北京:人民卫生出版社,2014.
5. 窦肇华,吴建清.人体解剖学与组织胚胎学.第7版.北京:人民卫生出版社,2014.
6. 孙莉.组织学与胚胎学.北京:人民卫生出版社,2011.
7. 杨壮来,牟兆新.人体结构学.第2版.北京:人民卫生出版社,2011.
8. 丁国芳,张建国.人体解剖学.第2版.北京:人民卫生出版社,2011.
9. 朱大年,王庭槐.生理学.第8版.北京:人民卫生出版社,2013.

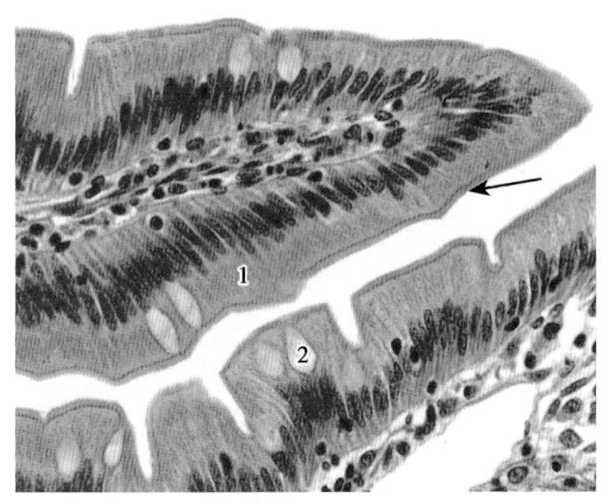

彩图 1　单层柱状上皮（小肠上皮光镜像）
1. 柱状细胞;2. 杯状细胞

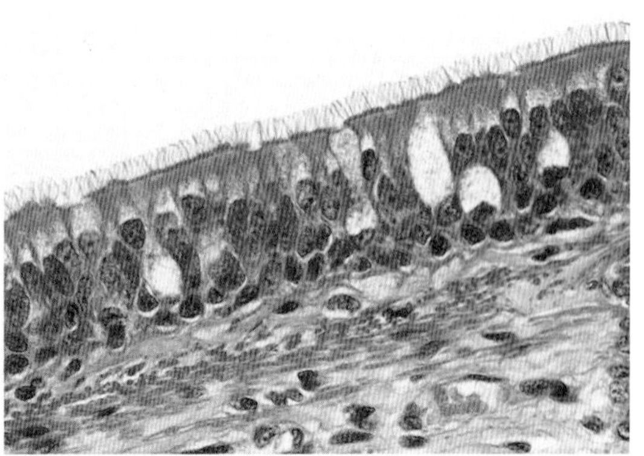

彩图 2　假复层纤毛柱状上皮
（气管上皮光镜像）

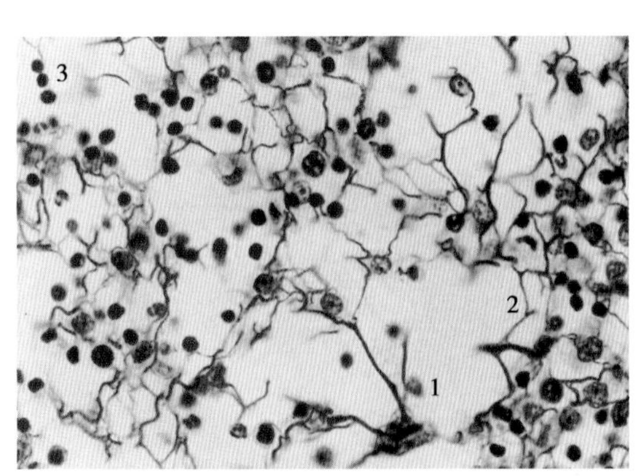

彩图 3　网状组织（淋巴结）镀银染色
1. 网状细胞;2. 网状纤维;3. 淋巴细胞

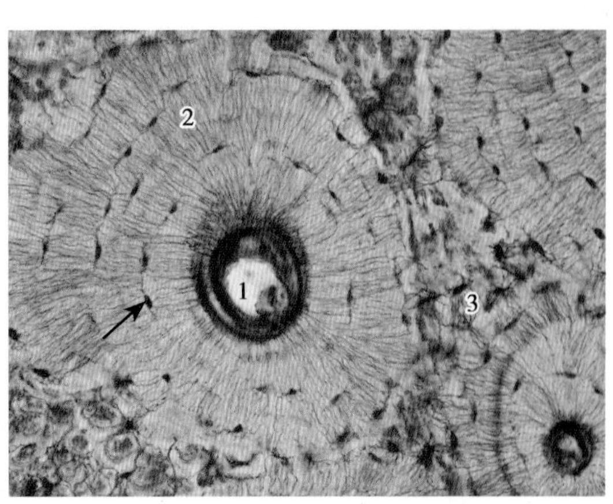

彩图 4　哈弗斯系统（长骨横切面）
1. 中央管;2. 骨小管;3. 间骨板;↑骨细胞

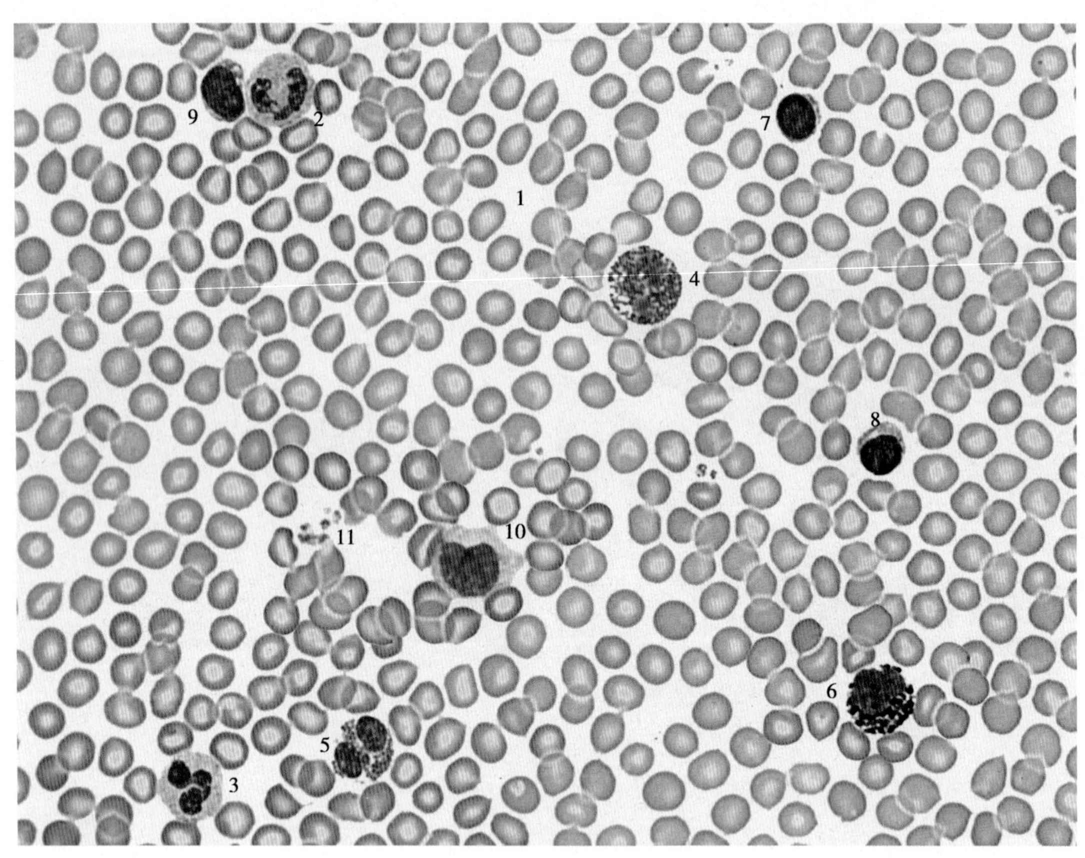

彩图5　各种血细胞

1. 红细胞;2～3. 中性粒细胞;4～5. 嗜酸性粒细胞;6. 嗜碱性粒细胞;7～9. 淋巴细胞;10. 单核细胞;11. 血小板

52检